名医医案百例精选

主 编 吕 波 刘志平

U0319518

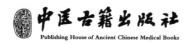

中医古籍出版社

Publishing House of Ancient Chinese Medical Books

图书在版编目（CIP）数据

名医医案百例精选 / 吕波，刘志平主编 . — 北京：
中医古籍出版社，2024.5

ISBN 978-7-5152-2552-4

Ⅰ . ①名… Ⅱ . ①吕… ②刘… Ⅲ . ①医案—汇编—
中国—现代 Ⅳ . ① R249.7

中国版本图书馆 CIP 数据核字（2022）第 138804 号

名医医案百例精选

吕 波 刘志平 主编

责任编辑 张 磊 于 佳
封面设计 宝蕾元
出版发行 中医古籍出版社
社 址 北京市东城区东直门内南小街 16 号（100700）
电 话 010-64089446（总编室） 010-64002949（发行部）
网 址 www.zhongyiguji.com.cn
印 刷 廊坊市靓彩印刷有限公司
开 本 710mm×1000mm 1/16
印 张 33.25
字 数 525 千字
版 次 2024 年 5 月第 1 版 2024 年 5 月第 1 次印刷
书 号 ISBN 978-7-5152-2552-4
定 价 138.00 元

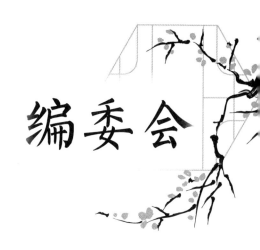

编委会

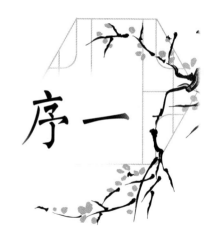

序一

　　中医学是我国优秀传统文化瑰宝，是中国特色医药卫生事业的重要组成部分，千百年来，为中华民族的繁衍昌盛做出了卓越贡献。

　　20世纪50年代，黑龙江省祖国医药研究所成立于具有开放性、多元性、豪放性、融合性、开创性、断续性等黑土文化特点的黑龙江省哈尔滨市，建所初期虽仅几十人，但名医汇聚，硕果累累，口碑极佳，随着研究所的发展，很快便驰名省内外，从而创立了响当当的"祖研"品牌。60多年来，从祖国医药研究所到黑龙江省中医研究院，再到黑龙江省中医药科学院，几次更名，跨越式发展，祖研人不忘初心，祖研品牌底蕴深厚，历久弥新，生动而精彩，名医云集，继承创新，蜚声杏林。坚持强化中医药特色优势的发挥，强化科技创新，不断培养中医药人才。并以专病研究推动临床研究规范化、标准化，整合名老中医的学术思想与技术专长，对有代表性的祖研名老中医进行流派传承。通过对祖研的特色与精神进行梳理和深层次挖掘，系统整理并传承祖研流派名医经验，并与名老中医工作室建设相结合，形成了包括张琪肾病流派、张缙针刺手法流派、高永祥肺病流派、王铁良肾病流派、郭文勤心病流派、滕义和骨病流派、王克勤中医心理流派、吴秉纯药学流派的祖研八大流派。目前，名老中医及近百位中医药名家正忙碌在临床、教学、科研工作的一线，并建立交流平台为广大患者解疾除厄，繁荣中医学术，促进学术流派发展。

　　名老中医的学术经验和技术专长，是他们几十年临证的心血凝聚，是理论和实践相结合的升华，其精辟之论、金石之言，弥足珍贵。为了更好地保持、传承这些宝贵经验，由我的学生吕波博士、贺苏主任组织同仁，查阅自1965年以后所发表的临床经验整理及医案报道，精选祖研流派奠基人名老中医医案500余篇，在此基础上予以补充，精心编写汇集成《名医医案百例精选》。这是以真实医案及诊疗思路、按语等编撰的作品，有着极高的学术价值和应用价值，也是现代中医文献研究不可多得的珍贵资料。该书每篇医案都保留并传递着"纯中医"元素，闪烁着继承创新的光芒。这既是对以往医案的一次整理，也是对回归中医、弘扬岐黄之术的巨大贡献。有感于此，承本书主编之邀，略志数语以之为序，愿中医药事业更加兴旺发达，"祖研"品牌永放光芒！

王克勤

2021年6月

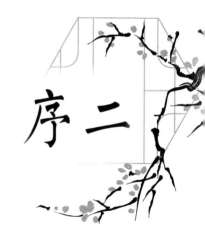

序二

中国医药学是一个伟大的宝库，应当努力发掘，加以提高，对中医药的研究工作首先是发掘和继承。继承是基础，没有继承也就没有发扬，只有在继承的基础上，才能真正地进一步整理和提高。

《名医医案百例精选》系吕波博士后、贺苏主任及同仁在其临床、科研工作之余精心编写而成，中医后继有人可喜可贺，真是"休疑国医难传世，自有高才愿炙亲"。

古往今来，薪火相传，名贤辈出，其著作承先启后而使岐黄之书代有传人。《名医医案百例精选》即将付梓，拜读之余，感慨万千。是书内容集老中医和有识之士多年之临证结晶，内容翔实，尤可贵者，其多为临床积累之心得，对于培养后学，指导临证，实有价值。阅后有感，乐为之序。

古风红 2020年9月
于深圳

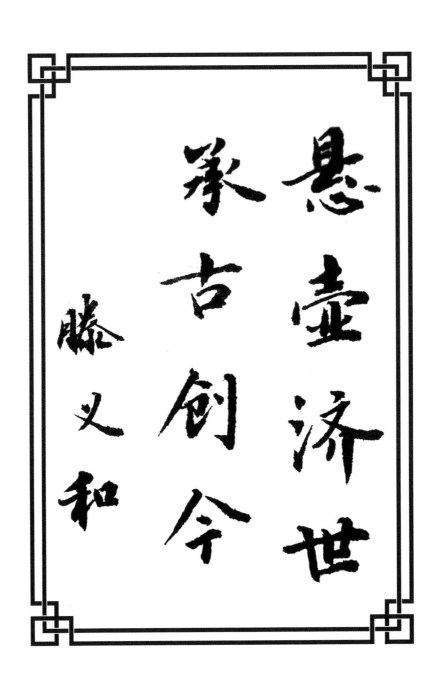

悬壶济世

篆古创今

滕义和

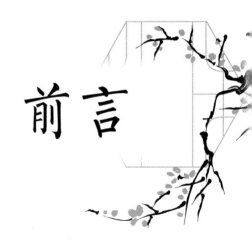

前　言

　　继承和发扬祖国传统医药学遗产，是当今中医发展的主要方向；传承当今名老中医鲜活的临证经验，是发展中医的坚实基础。中医几千年的发展史，从某种意义上讲也是众多中医名家的成才史，而众多中医名家的学术思想与临床经验，在中医发展中又起着举足轻重的作用。

　　推源中医各家学派，起于宋金，盛于元明，四大家而后，代有传人，各承家学，续有发扬，不断推动中医学术的进步，这是应予肯定的一面；但另一方面，各拘门户之见，入主出奴，使后来学医的人，信此蔑彼，又带来了学术上的片面性与局限性。首先，各家学派，各有所长，既有所长，必有所短，这是客观事物的规律。其次，各家所长，也必有一定的适应范围，适应于此者不一定能适应于彼，这又是客观存在的事实。必须吸收各家之所长，肯定其适应范围，取其精华，融一炉冶，则对于中医的理论，可以进一步阐发，对于中药的医疗质量可以进一步提高。我们认为只有通过百花齐放、百家争鸣，才能达到这个目的。

　　习近平总书记对中医药工作作出重要指示强调："传承精华，守正创新，为建设健康中国贡献力量。"名家医案的整理是传承名医经验、保持和发挥中医特色的一个重要部分。这些医案，凝聚了中医名家的心血与经验。历代中医医家都非常重视医案的整理和编撰工作，这些医案是历代中医学家灵活运用中医理法方药治病救人的真实记录，其中蕴藏着许多新发现、新创造、新见解。因此，学习名家医案是中医师提高临床诊疗水平的重要途径之一。名医是中医发展的灵魂，名医是传承国粹的关键，继承和发展中医事业就要深刻领会名医在临床辨证中"理、法、方、药"的独特经验。方从法立、以法统方，方统众药、诸药成方，名医经验与智慧无不凝结在其用药组方之中，远从"方书之祖、医方之经"之《伤寒》《金匮》，近至施今墨药对、焦树德脏腑标本寒热虚实用药式，无不是医家匠心独具、组方遣药之妙笔，诚可谓名医经验与智慧之结晶。章太炎先生曾说："中医之成绩，医案最著，欲求前人之经验心得，医案最有线索可寻，循此钻研，事半功倍。"可见要发掘、继承中医宝库，除传统的教学和科研手段之外，认真学习和研究古今名家医案是非常必要的。基于此，我们在编写黑龙江省中医药科学院的祖研流派《王克勤学术经验集》之后，再次组织我院多位名医高徒及学术继承人，着手编写这本《名医医案百例精选》。

时移事易，当今社会环境下，学贯百病、包罗全科的医生已经鲜见，名医者，多为在某些区域、某些疾病领域具有独特心得体验、医术高明的医生。我们与时俱进，选择了在我省乃至全国有较大影响的专家，尤以祖研流派奠基人、传承负责人、行业知名专家为主，他们为黑龙江中医学术的发展、经验传承倾注了心血，贡献了力量。本次编写以国家中医药管理局第六批全国老中医药专家学术经验继承工作及黑龙江省第一批师承工作为契机，为了更好地传承、保留名家真实医案精华。我们以医案为基础，脉、证、按语为纲领，精选祖研名老中医医案500余篇，每篇医案后均有按语，或为本人所撰，或为继承人所加。并简要介绍名医生平传略，以便读者更加深入理解名医成长历程及学术渊源。方便读者学习，动态化再现名医在疾病诊疗过程中的辨证思维、遣方用药过程，是我们的初衷。本书所载案例翔实，阐发精当，仅对格式进行修改，尽量保持原貌。每份按语尽可能抓住临床思维的精髓，突出要点。能细心品读，反复钻研，掌握精髓，则思过半矣。

医者，艺也；医（艺）无止境，医学学习是一个终身学习、艰难跋涉的过程。中医生存和发展在于人才和疗效。本书所收录皆出自兢兢业业在各自领域的知名中医专家，其中的每一份医案，都是他们多年呕心沥血、秉烛达旦、熟读经典、认真跟师、勤于临证的真实写照。希望能为广大中医医师提供一套临床参考用书，也希望本书能在中医学术发展史上，起到一些总结历史、发扬传承的作用。

　　本书的编写得到了许多专家的帮助和支持，在此向各位专家、学者表示诚挚的感谢，特别感谢王克勤教授、古凤江教授为本书写序，感谢滕义和教授为本书题字。本书张琪医案、高永祥医案由黑龙江中医药大学刘志平整理，郭文勤医案由刘春光整理，张缙医案、王克勤医案、李国平医案、古凤江医案由黑龙江中医药大学王贺整理，滕义和医案由王浩整理，张佩青医案由吕波、张彤整理，王铁良医案由吕波、李莹整理，王孝莹医案由赵铭宇、徐丽丽整理，潘洋医案由陆振华整理，王顺医案由孟祥蕾整理，王学军医案、张雅丽医案由徐庆整理，江柏华医案由李强整理，马林医案由孔连委整理，徐惠梅医案由韩晓雯整理，安玉芳医案由崔立建整理。参与编写的同仁、住培医师、研究生付出了艰辛的劳动，在此一并致以诚挚的谢意！

　　由于时间仓促，还有一些专家医案未收录在辑，有待后续集入，以备参稽。寄期后学有感于本书而有所触，随后踵事增华，析微阐奥，宁不愉快。本书不当和疏漏之处，诚请专家、学者、广大读者予以批评指正并提宝贵意见，以便再版修改提高。

　　注：本书所列方药请在医生指导下应用。

编者
2021 年 6 月

目 录

《 张琪医案 》

◈ 张绾医案 ◈

郭文勤医案

❀ 王铁良医案 ❀

❀ 高永祥医案 ❀

王克勤医案

❧ 滕义和医案 ❧

❖ 王孝莹医案 ❖

❖ 古凤江医案 ❖

王顺医案

王学军医案

❀ 马林医案 ❀

❀ 江柏华医案 ❀

❀ 徐惠梅医案 ❀

张雅丽医案

潘洋医案

◈ 安玉芳医案 ◈

◈ 医案选记 ◈

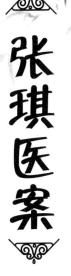

【生平传略】张琪（1922—2019），首届国医大师，黑龙江中医药大学博士研究生导师，中华中医药学会常务理事、顾问、终身理事，中国中医科学院学术委员会委员，中国中医科学院"荣誉首席研究员"，祖研流派·张琪肾病流派奠基人，广东省中医院客座教授，国务院首批享受政府特殊津贴专家，首批全国继承老中医药专家学术经验指导老师，全国优秀中医临床人才培养项目优秀指导老师。先后主持完成了多项科研课题，其中国家"七五"攻关计划1项，获得省部级科技进步奖10余项。出版著作有《脉学刍议》等8部。主审由其传承人整理编著的《中医临床家张琪》《张琪肾病医案精选》《国医大师张琪》3部及《国医大师临床研究》系列丛书中的9册。先后在国家级、省级杂志发表学术论文100余篇。培养医学博士40名、医学硕士8名、学术经验继承人12名、博士后3名。

张琪精于仲景学说，对金元四大家、明清各家学派及叶氏温病学术理论有高深造诣。他精通中医内科，自20世纪60年代起将肾病治疗作为主攻方向。临证擅治肾病及多种疑难重症，在肾病的治疗研究方面尤具特色，其中对急慢性肾小球肾炎、IgA肾病、慢性肾功能衰竭、肾盂肾炎等有较深造诣。其他如对心系、肺系、神志病、肝病、风湿病等疾病的治疗，均有其独到之处。

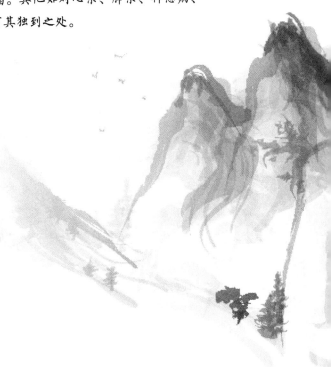

一、治疗血管神经性头痛验案4例

例1：

刘某，男，35岁。1994年12月16日初诊。

头痛3年余，近1年发作频繁，后脑、巅顶较重，兼有健忘、失眠多梦、心悸。CT扫描未见异常，经中西医多方治疗均无效。诊见：面色苍白，手足厥冷，舌淡，脉虚数。证属足厥阴肝经血虚阳虚，寒邪循经上逆为主，兼有足少阴肾虚证。予吴茱萸汤合当归四逆汤化裁。

方药：吴茱萸、红参、白芍、川芎、桂枝、山茱萸、枸杞子、生姜各15g，当归、熟地黄各20g，细辛5g，甘草10g，大枣5枚。7剂，每日1剂，水煎服。

1994年12月23日二诊：服上方7剂，头痛明显减轻，睡眠安好，噩梦减少，但下午仍稍有头痛不适，手足厥冷减轻，脉稍有力，舌转淡红。继用上方化裁治疗。

方药：吴茱萸、当归、白芍、熟地黄各20g，红参、桂枝、川芎、山茱萸、枸杞子、生姜、甘草各15g，黄芪25g，细辛5g，大枣5枚。

1994年12月30日三诊：服上方7剂，头痛未作，自觉轻松，能从事一般劳动，睡眠佳，手足转温，心悸、短气均除，面色转润，舌淡红，脉有力。继服上方加减，迄今5年头痛未作。

【按语】本例西医诊断为血管神经性头痛，曾用中西药治疗无效。根据其发病时手足厥冷、面色苍白、后头巅顶痛甚、舌淡、脉虚数，兼有心悸失眠等症，属厥阴头痛兼少阴肾虚之证，因足厥阴肝经循督脉会于头部巅顶，肝经血虚阳虚，不能上荣，故头痛，予吴茱萸汤与当归四逆汤合用以温肝阳、养肝血，辅以熟地黄、山茱萸、枸杞子滋补肾阴，防刚燥之药伤阴液，前方以温肝阳为主，辅以滋肾阴之品使阴阳相济，后方加黄芪、炒酸枣仁、茯神益气养血宁神以治心悸、失眠、健忘，服药40余剂而愈。

例2：

许某，女，42岁。1997年7月29日初诊。

患头痛2年余，发作时剧痛难忍，CT扫描无异常，遍服中西药无效，曾诊为脑外伤后遗症（患者有头部外伤史）、脑囊虫病及血管神经性头痛等。诊见：患者面色晦暗无光泽、终日昏沉、身重、目不欲睁，发作时呕吐少量痰涎，舌润而胖大，脉沉。证属太阴痰厥头痛，予半夏白术天麻汤加活血通络之品。

方药：天麻、半夏、白术、党参、橘红、黄柏、泽泻、茯苓、川芎、麦芽、神曲、桃仁各15g，全蝎、甘草各10g，干姜10g，丹参20g。水煎服，每日1剂。

1997年8月12日二诊：服上方10剂，头未痛，精神好转，但仍睡眠不佳，头额稍有热感，胃脘嘈杂，舌滑润，脉沉缓。虑及温燥之药伤阴，上方略做增减。

方药：天麻、半夏、白术、太子参、橘红、僵蚕、桃仁、丹参、白芷各15g，黄柏、黄连、全蝎、甘草各10g，白芍、生地黄各20g，川芎25g。

1997年8月28日三诊：服上方10剂，头痛未作，面色转润，嘈杂、头热除，唯睡眠欠佳，入睡难且多梦，拟安神养心之剂。

方药：当归、生地黄、炒酸枣仁、柏子仁、丹参、龙齿各20g，天冬、麦冬、远志、玄参、茯神、太子参各15g。

1997年9月9日四诊：睡眠转佳，头痛未作。嘱服上方以巩固疗效，随访3年未复发。

【按语】本例头痛2年余，发作频繁，其特征是发作性头痛，痛不可忍，兼有昏眩身重、呕吐痰涎、面色晦暗、舌滑、脉沉等症。证属痰厥头痛，以半夏白术天麻汤加味主之，方中半夏燥湿化痰、天麻升清降浊以除头眩，其余皆益气健脾除痰湿之品。然病程2年，久痛入络，痰湿阻滞则血运受阻，故加入川芎、桃仁、全蝎等活血通络，药后收效甚捷，10剂头痛即止，但出现头额部热感、胃中嘈杂等化热伤阴之象，故去干姜、茯苓、泽泻等燥热渗利之剂，入白芍、生地黄以敛阴，黄连清热，故头痛未发，转用养心安神之剂调治其失眠而获痊愈。

例3：

李某，男，43岁。1998年11月1日初诊。

患者形体肥胖，头痛病史10年，经多家医院治疗效果不显，诊断为血管神经性头痛。近1年头痛加剧，偏于右侧，睡眠不实，多梦纷扰，耳鸣健忘，心烦，舌紫暗，苔腻，脉沉。证属久病入络，脉络瘀阻，血瘀气滞痰凝。治宜活血化瘀，疏气涤痰，以血府逐瘀汤合散偏汤化裁。

方药：当归、赤芍、生地黄、桃仁各20g，川芎、夏枯草各25g，红花、柴胡、枳壳、白芥子、香附、白芷各15g。水煎服，每日1剂。

1998年11月15日二诊：服上方7剂，头痛明显减轻，仅觉头微痛不适，效不更方。

1998年11月22日三诊：服上方6剂，症再减，但不断有交叉痛出现，舌紫，脉沉，仍睡眠不佳、心烦。前方加祛风安神养心之品。

方药：生地黄30g，当归、桃仁、赤芍、柴胡、川芎、菊花、酸枣仁各20g，红花、白芥子、远志各15g，夏枯草25g。

1998年12月16日四诊：服上方16剂，头痛未作，睡眠好，现有轻度腹泻。上方去桃仁，加白术15g，服7剂。1年后随访未复发。

【按语】 本例属瘀血头痛，余遇此类头痛甚多，用《医林改错》血府逐瘀汤大多有效，王清任谓："头痛有外感，必有发热恶寒之表证，发散可愈；有积热，必舌干口渴，用承气可愈；有头痛，似痛不痛，用参芪无效，用此方即愈。"笔者经验，头痛日久，舌紫暗或有瘀斑，脉沉或沉涩多属血瘀，本例即舌紫暗、苔腻，脉沉，兼患者体胖，故证属血瘀夹痰浊，以血府逐瘀汤与散偏汤化裁，屡用屡效，方中川芎上行头目，功擅辛散通络，为头痛要药；白芥子燥湿化痰，为治痰之要药，散偏汤中二药相伍为痰瘀合治之剂；夏枯草清肝散络，痰瘀化热者用之可平肝清热；菊花清利头目，与活血化瘀药合用相得益彰，故收效甚捷。

例4：

张某，男，55岁。1992年6月2日初诊。

患者形体肥胖，1年前患头痛，自感心窝部一阵发热上冲，头痛昏眩，不能正常工作，经系统检查为脑动脉硬化、血管神经性头痛，但治疗皆无效。

诊见：心窝部灼热，颜面潮红，烦躁，怔忡。证属五志过极，相火妄动上逆。治宜苦寒直折其热，辅以滋阴之品。

方药：黄连、黄芩、麦冬、赤芍、石斛、茵陈、枇杷叶各15g，生地黄20g，大黄7g，甘草10g。每日1剂，水煎服。

1992年7月10日二诊：服上方12剂，诸症均减，但烘热上冲头痛之症未除，舌红，苔薄，脉弦中有缓象，宜苦寒直折其热加潜阳之品，使相火归于其位。

方药：黄连、怀牛膝各15g，黄芩、胆南星、甘草各10g，大黄7g，生牡蛎25g，珍珠母、赭石各30g，生地黄、玄参各20g。

1992年7月31日三诊：服上方12剂，自觉烘热上冲症状基本消失，但遇情志不遂仍有发作，继上方化裁。

方药：黄连、黄芩、桃仁、牡丹皮、麦冬、甘草各15g，大黄7g，赭石、珍珠母各30g，胆南星、焦栀子各10g，生地黄20g，生牡蛎25g。服上方6剂诸症已愈，随访6年未复发。

【按语】本例属相火妄动，前人对相火论述不一，但不外虚实两端，以赵献可为代表认为相火即命门之火，为命门火衰，阴盛格阳，浮越于上之虚火，亦称龙雷之火，只宜温降引火归原，切忌苦寒直折；以李时珍、徐大椿为代表则认为相火即心包之火，心藏神为君火，包络为相火，并认为属实火，主虚主实，见仁见智虽有不同，但皆主张只宜安谧，不宜妄动，安谧为生理，妄动为病态。本例即属于相火妄动之实热，患者烘热上冲，头痛昏眩，心悸怔忡，烦躁不宁，舌赤、苔腻，脉弦，据其脉证，以苦寒直折，清泄心包之火，辅以生地黄、麦冬、石斛滋阴液，以期达到"阴平阳秘"之效。复诊诸症减轻，脉缓，但烘热不能根除，故于泻火滋阴基础上加生赭石、珍珠母、生牡蛎重镇潜阳，服10剂收全功。

【参考文献】张琪.血管神经性头痛验案4则［J］.新中医，2001，33（6）：66-67.

二、桂枝去芍药加麻辛附子汤治疗水肿1例

赵某，女，28岁，工人。

主诉及病史：肾小球肾炎1年余，周身浮肿，尿少，尿量300mL/24h，曾住院2～3次，浮肿始终不消，时轻时重，尿蛋白（+++～++++），颗粒管型2～3个，特来求张老诊治。诊其浮肿较重，头面及下肢皆肿，腹胀满，食入益甚，面色无华，畏寒肢冷，舌润苔滑，脉沉。

辨证：阳虚而肺脾肾功能失调。

治则：宣肺温脾肾利水法。

方药：桂枝15g，麻黄15g，附子15g，细辛5g，生姜15g，红枣4枚，甘草10g。水煎服。服上方3剂，尿量明显增加，约1500mL/24h，又继服5剂，尿量增至3000mL/24h，水肿全消，胀满大减，诸症均有好转，尿检：蛋白（++），余皆阴性。唯胃纳稍差，下肢无力、以手压之稍有指痕，腹部微有不适，乃脾虚运化不及之候，遂以健脾利湿法调治20余剂，诸症基本消失，尿蛋白（±）而病情缓解，后随访一直未复发。

【按语】本案慢性肾炎浮肿，屡治不消，虽系阴水，仍头面及全身肿甚，具有一派阳虚寒象。故用桂枝去芍药加麻辛附子汤以肺脾肾三脏合治，药后阳气渐复，水湿得化，不仅浮肿诸症减轻，且尿蛋白随之减少，后脾虚证明显，而用健脾利湿法收功。

【参考文献】曹洪欣.张琪教授运用经方治疗肾病的经验［J］.黑龙江中医药，1991，（3）：1-3，56.

三、应用瓜蒌瞿麦丸治水肿1例

王某，男，30岁。1989年5月29日初诊。

主诉及病史：慢性肾小球肾炎2年余，尿蛋白（++～++++），曾用中西药治疗，效果不明显。近日病情加重，浮肿，尿少，尿量约400mL/24h，腰酸乏力，下肢冷，口干，时有咽痛，舌红苔白，脉细而无力。尿蛋白（++++）。曾服强的松及利尿剂，未见缓解。

辨证：肺中燥热，肾阳虚而上热下寒，气化不利。

治则：清肺温肾利湿法。

方药：以瓜蒌瞿麦丸化裁。天花粉20g，瞿麦20g，附子15g，山药20g，茯苓15g，泽泻20g，熟地黄20g，黄芪30g，蒲公英30g，甘草15g。水煎服。

1989年6月14日二诊：共服上方12剂，尿量增加至2000mL/24h，浮肿全消，余症明显好转，尿蛋白（++），略有乏力、纳差，舌淡红，脉滑，遂改用健脾益气、清利湿热剂调治而愈。

【按语】观本例患者所服方药皆益气解毒利湿之品，近百剂而无效，且对肾上腺皮质激素不甚敏感，虽屡用利尿剂，但浮肿不消或稍减而复作，综合脉症，张老认为属上热下寒、寒热错杂，遂以瓜蒌瞿麦丸改为汤剂施治。用花粉、公英清上热以降肺气、通调水道，附子温肾阳而助气化，熟地益肾温补而不燥，黄芪、山药、甘草补脾气助健运，茯苓、泽泻利水湿。诸药合用，寒温并施，熔清上温下补中于一炉，使肺脾肾功能协调，故能在错综复杂的病机中而取效。

【参考文献】曹洪欣.张琪教授运用经方治疗肾病的经验［J］.黑龙江中医药，1991，（3）：1-3，56.

四、牡蛎泽泻散逐饮除水气1例

吕某，男，28岁。1989年4月12日初诊。

主诉及病史：患肾病综合征，几经治疗无明显好转。现腰以下肿甚，阴囊肿大，腹胀满，口黏而干，尿少色赤多泡沫，尿量约500mL/24h，舌红胖大，苔白腻，脉滑。总蛋白4.8g%，白蛋白2.4g%，球蛋白2.4g%，总胆固醇310mg%，尿蛋白（+++），颗粒管型3～5个。

辨证：湿热壅滞下焦。

方药：以牡蛎泽泻散加减。牡蛎20g，泽泻20g，葶苈子15g，商陆15g，海藻30g，天花粉15g，常山15g，车前子15g，五加皮15g，白花蛇舌草30g。水煎服。

1989年4月19日二诊：服上方6剂，尿量增多，约1800mL/24h，尿蛋白（++），颗粒管型0～2个。药已见效，以上方去常山，加瞿麦20g、萹蓄20g。

1989年4月26日三诊：服药6剂，诸症明显好转，尿蛋白（+），管型（－），略有腰酸，下肢微浮肿，舌淡红略胖，苔薄白，脉沉滑。遂改为补肾利湿法，以济生肾气丸化裁，又调治20余剂，尿蛋白阴性，浮肿全消而获愈。后随访1年未复发。

【按语】患者患病两年一直治疗，曾用强的松等多种中西药物，皆未能控制病情，腰以下肿难消，且形体肥胖，已呈现药物性柯兴氏征状。张老以牡蛎泽泻散加车前子、五加皮、白花蛇舌草，意在清利下焦湿热。方中商陆用量虽大，却未见泻下及不良反应，且诸症及尿检明显好转，足以说明经方配伍之妙。

【参考文献】曹洪欣.张琪教授运用经方治疗肾病的经验［J］.黑龙江中医药，1991，（3）：1-3，56.

五、治疗杂病（痿证、冬温、百合病、尿崩症）验案4例

例1：

刘某，女性，22岁，工人。1979年10月12日初诊。

主诉及病史：本年6月初，在汽油锅旁工作，被汽油味熏蒸昏迷倒入锅内，苏醒后，发现左小腿麻痹、瘫痪，左脚趾亦不能活动，疑与汽油中某种化学物质中毒有关，遂送入职业病院住院，治疗4个月未见好转。于1979年10月12日来本所门诊医治。左小腿瘫痪全无知觉，足冷至膝，自觉麻痹从膝关节有逐渐向上扩展的趋势，肌肉萎缩，舌润，脉沉弱。

辨证：气虚血滞，经脉痹阻。

方药：补阳还五汤加味。黄芪100g，赤芍15g，川芎15g，归尾15g，地龙15g，红花15g，桃仁15g，丹参20g，甘草10g，炙马钱子面1g（冲服）。水煎服。

1979年10月25日二诊：服15剂，左下肢阵有热感，检查同前。用药15剂无好转，不宜再用原方，考虑单瘫麻痹不仁、寒冷、脉沉弱，当属肾元不充、筋骨痿软之痿证，改用温肾元补肝肾法治疗，地黄饮子增味。

方药：熟地黄30g，石斛20g，麦冬15g，五味子15g，石菖蒲15g，远志15g，肉苁蓉20g，巴戟天20g，肉桂7.5g，附子7.5g，枸杞子20g，牛膝15g，菟丝子20g。水煎服。

1979年11月18日三诊：服本方18剂，左下肢有明显温热感，脚尖能上翘，左右可以小小活动，稍能启步，脉沉稍有力，病有转机，继宜本方增味主治。

方药：熟地黄30g，肉苁蓉20g，石斛20g，巴戟天20g，菟丝子20g，玉竹20g，五味子15g，石菖蒲15g，牛膝15g，枸杞子20g，麦冬15g，附子7.5g，肉桂7.5g，狗脊15g，甘草10g。水煎服。

1979年12月5日四诊：服药20剂，左下肢知觉已恢复，有温热感，腿能站立，不用扶杖能走一段路，跛行，小腿阵感麻木，脉沉，舌尖红。此肾元渐充、筋骨得养，症已明显好转，继以前方主治。

方药：熟地黄30g，肉苁蓉20g，石斛20g，麦冬15g，玉竹20g，巴戟天20g，白芥子15g，菟丝子20g，枸杞子20g，川续断15g，五味子15g，牛膝15g，附子7.5g，肉桂7.5g，甘草10g。水煎服。

1980年1月25日五诊：吃上方40剂，左脚功能完全恢复正常，行走能力恢复，近日曾滑冰2次，一切正常，肌肉萎缩亦恢复，嘱停药观察。

【按语】本案以左下肢瘫痪就诊，诊前怀疑汽油中毒所致，经西医神经科会诊，未予确诊。中医辨证初按气虚血滞经络痹阻，立方遣药，服药15剂未收效果。考虑患肢寒凉不痛不痒，麻痹不仁，瘫痪不用，当属祖国医学中之痿证。《素问》谓"肝主筋，肾主骨"，血不足则筋缩，精不足则骨痿，其症乃肝肾亏损、阴阳俱虚、筋骨失于濡养所致，采用河间地黄饮子补肝肾，滋阴助阳，濡养筋骨以恢复肢体之功能。近人有用此方治疗脊髓灰质炎恢复期的下肢瘫痪，以及脊髓炎遗留下肢瘫痪等症，其病机皆肾元亏虚督脉失充，与本案病虽不同，病机则同，异病同治，故亦用此方取效。四诊方加入白芥子于大队补药中，取其化痰通络补而不滞，阳和汤亦熟地黄、白芥子同用，其意相同。

例2：

秦某，女性，20岁，工人。

主诉及病史：素有癫痫宿疾，经常发作，于1979年12月2日突然发冷发热，入某医院住院，经过全面检查，除体温高外，余无异常，曾用氨基苄青霉素、红霉素等，发热不退，住院27天体温维持在39℃～40℃之间，身体极度衰弱，疑血液病拟做骨穿，患者拒绝而出院，于1979年12月29日本人会诊。憎寒壮热（体温39℃～40℃），高热持续27日不退，无汗、头痛、肢节酸痛、口渴、烦躁不宁，舌红绛、薄苔干，唇干红，尿黄便燥，脉浮数。

诊断：冬温。

辨证：气营两燔。

治则：清气凉营透邪。

方药：生石膏75g，生地黄35g，牡丹皮15g，玄参20g，金银花50g，连翘30g，薄荷10g，柴胡30g，赤芍15g，黄芩15g，甘草10g。水煎，隔5小时一服。

1979年1月4日二诊：连服上方6剂，周身微汗，恶寒退，发热减，体温下降至38℃左右，全身肢节较前舒适，舌红稍润苔薄，脉象浮数，此热已初清，邪有外透之机，遵前法施治。

方药：生石膏75g，生地黄35g，牡丹皮20g，玄参20g，金银花50g，连翘30g，薄荷10g，柴胡30g，黄芩15g，党参20g，甘草10g。水煎，隔5小时一服。

1980年1月10日三诊：又服上方5剂，发烧已退，体温36.5℃，纳食正常，舌淡红、苔薄润，此邪热除，病已痊愈。近日癫痫发作频繁，发作时目斜，气上冲，两手紧握，抽搐咬牙，唇舌俱咬破，用苯妥英钠不能制止。此由高热日久引动肝风，挟痰浊上冲，宜镇肝息风化痰法。

方药：柴胡15g，生龙骨20g，生牡蛎20g，大黄5g，半夏15g，皂角刺3g，全蝎5g，生地黄20g，黄芩15g，甘草7.5g，钩藤15g，蜈蚣1条，代赭石20g，生石膏40g。水煎，日2次服。

1980年1月20日四诊：服药后10天之内未发作，精神转佳，嘱继服上方若干服观察。

【按语】本案以高热持续20余日不退为主证，本年立冬以来气温偏高，应寒不寒，患者体虚不适应而感外邪，温邪入侵由卫及营，20余日，气分之邪未除又侵入营分，除憎寒壮热、口渴等气分症状外，还出现舌绛唇红、躁扰不宁等营分证，因此在治疗中既要清泻气分之热，又要凉血滋液，以吴氏玉女煎加减，以达气营两清的目的。叶天士谓"入营犹可透热转气"，故方内加用透热转气之药，柴胡，《本草》谓其"和解透邪"，验之于临床确有卓效，但温病学家以柴胡为伤寒少阳药，视为温病所忌，且有柴胡劫肝阴之说，实属偏见，本人用于温邪入气分，与石膏合用，屡用屡效。且用量须大，量小则药力不速，本方内用30g，服后周身微汗，邪气随汗而除，即前人所谓透热转气之意。

例3：

卫某，女性，37岁，工人。1979年9月11日初诊。

主诉及病史：患者原住哈尔滨市，因爱人工作调转去甘肃兰州，人地生疏，与邻居不和，长期心情抑郁不快，遂罹此病。从1976年10月开始自觉有人与之说话，开始声音小，继之声音大，至1978年加重，甚至在大街上车水马龙嘈杂声中，幻觉幻听说话之声亦不减弱，不仅如此，还觉有人教以回答幻听之事。曾一度幻听有人教以持刀剔颈，当即操刀，幸被家人发现将刀夺下，未致肇事。经兰州各医院精神科会诊，有谓神经官能症，有谓精神分裂症，皆未能定。经中西医治疗无效，来哈市投亲求诊。

除上述表现外，精神痴呆、表情淡漠、沉默不语、少眠多噩梦、恐惧、心悸、头晕，舌尖赤、苔白干，脉象浮滑。

诊断：百合病。

辨证：阴虚阳浮，神气不归舍。

治则：滋阴潜阳，收敛神气。

方药：百合50g，生地黄20g，生龙骨20g，生牡蛎50g，远志25g，麦冬15g，五味子15g，茯苓20g，陈皮15g，甘草10g，竹茹15g。水煎服。

1979年10月4日二诊：吃药10剂，精神好转，痴呆之状有明显改善，有时眉宇之间微露笑容，幻觉幻听之事仍有，但较少较轻，突出好转的是，自言自语回答对方可以控制，为2年来少有的现象。再以前方增减加重养心之剂。

方药：百合50g，生地黄20g，生龙骨20g，生牡蛎50g，远志15g，麦冬15g，茯苓20g，合欢花30g，小麦50g，甘草15g，大枣6个，五味子15g。10剂，每日1剂，水煎服。

1979年10月16日三诊：吃药10剂，精神状态进一步好转，时有笑容，睡眠明显见好，能入睡5～6个小时，噩梦减少，仍幻听有人说话，但已大减，自言自语能够控制，脉象浮滑，舌苔薄干。继用前方治疗。

1979年10月30日四诊：吃上方10剂，精神恍惚明显好转，睡眠好转，噩梦减少，但仍有幻听似有人与之说话，声音已小，胸烦闷，脉象沉，继宜前方稍加理气之剂。

方药：百合50g，生地黄20g，生龙骨25g，生牡蛎20g，合欢花20g，甘草15g，小麦50g，红枣6个，香附15g，柴胡15g，青皮15g，赤芍15g，陈皮15g。水煎服。

1979年11月13日五诊：服上方12剂，病情继续好转，精神状态大为改观，仍有幻听似有人说话，但亦极轻，胸烦闷，脉沉，改用疏郁活血理气之剂。

方药：桃仁25g，香附15g，青皮15g，柴胡15g，半夏15g，木通15g，陈皮15g，大腹皮15g，赤芍20g，紫苏子15g，桑白皮15g，甘草15g，小麦50g，红枣5个。水煎服。

吃上方10剂后，幻觉幻听基本消失，睡眠亦好，食纳增加，谈笑自如，神色与前宛若两人。嘱停药观察。

随访于1979年12月已回兰州。

【按语】本案诊断为百合病，似与《金匮要略》百合病的症状欲食不食、欲卧不卧、欲行不行不甚符合，但神志恍惚、精神不定的表现则完全相同，故诊断为此病。根据《诸病源候论》及《金匮要略》谓本病除起于伤寒大病之后外，亦由于平素情志不遂，持久的精神刺激所引起，与本案的致病因素十分符合。精神魂魄各安其所，则生机勃勃、精力健旺，《黄帝内经》有五神藏之说。阴虚阳浮则神魂游荡，悠悠忽忽，幻觉幻听，此本案病机之所在，治用百合地黄汤合龙骨、牡蛎及甘麦大枣汤，滋阴潜阳益心气，收摄浮越之神气，使归其宅，诸证大减，最后尚遗小有幻觉、心胸烦闷，考虑乃属气血凝滞于心窍，神气为之所阻，是以余症未能完全消除，前段属虚，故用前药而收功，本段属实，改用《医林改错》癫狂梦醒汤以活血疏郁治之而愈。

例4：

杨某，女，13岁，学生。1979年10月25日初诊。

主诉及病史：平素瘦弱，未发现有任何疾病。2个月以来，口渴引饮，以至狂渴饮水甚多，每天喝水10暖瓶，小便多，饮一溲一，尿色清白。于哈尔滨医科大学附属第一医院及市儿童医院检查尿比重为1.004，尿糖（－），颅摄片蝶鞍大小正常，骨质未见破坏及增生，诊断为尿崩症。刻下：形体消瘦，口渴狂饮，小便多，食少，精神萎靡不振，舌红苔干黄，脉弱。

诊断：消渴（上消及下消合并）。

辨证：肾元式微，阳虚不能蒸化，津不上升，故消渴，肾阳衰微，关门不固，故小便频多。

治则：补肾助阳，固摄滋液。

方药：菟丝子15g，五味子15g，益智仁15g，煅龙骨20g，煅牡蛎20g，麦冬15g，附子10g，熟地黄20g，茯苓15g，甘草5g，石莲子15g。水煎服。

1979年11月2日二诊：服上方8剂，喝水减少，每日最多饮2暖瓶量水，尿减少，全身稍有力，头稍痛，舌边赤、苔黄稍润，脉沉细。宜前方增减治疗。

方药：菟丝子15g，五味子15g，益智仁15g，生山药20g，天花粉15g，熟地黄20g，附子10g，茯苓15g，煅龙骨20g，煅牡蛎20g，麦冬15g，肉桂5g，石莲子15g，甘草5g。水煎服。

患者家住肇源农村，来哈投亲治病，因在亲家不便已回肇源。11月19日家属来哈叙病情，据述吃上方10剂口渴大减，日喝水量减至1～2瓶，小便亦随之大减，食欲及睡眠俱好，但仍消瘦头痛，宜前方增减治疗。

方药：菟丝子15g，五味子15g，天冬15g，山药30g，补骨脂10g，沙参15g，益智仁10g，天花粉20g，附子10g，肉桂5g，茯苓15g，覆盆子10g，熟地黄15g，甘草10g。水煎服。

1980年2月1日来信，吃上方20剂，明显好转，喝水量控制在早晨3～5小茶杯，小便次数明显减少，一昼夜1000mL左右，饭量增加，身体见胖，精神大好，休息不好时，则喝水量及尿次数稍增，休息后即恢复，有时小有头痛。据患者之父在信中说，吃最后一次方的药效果尤为明显，现仍在吃药以巩固疗效。

【按语】本例尿崩症，服药40剂而基本缓解，临床表现以狂渴多尿为特征，从祖国医学文献中探索当属"消瘅""肾消"范畴。本病现代医学谓为下丘脑和脑垂体功能减退，抗利尿激素分泌过少所引起。由于抗利尿激素分泌过少，小便增多，形成脱水，故口渴引饮，身体消瘦，古人谓"饮一溲二"，因此可知小便多为本病的主要矛盾，治疗的焦点在于多尿。前人张介宾对本病有较为精湛的论述，他说："阳不化气，则水精不布，水不得火，则有降无升，所以直入膀胱，而饮一溲二，以致泉源不滋，天壤枯涸者，是皆真阳不足，火亏于下之消证也。"由此可知本病的病机为肾阳不固，命火式微，水津不能四布，故多尿狂渴而日趋瘦，治疗当以温肾助阳固摄为主，如附子、肉桂、益智仁、菟丝子、山药、龙骨、牡蛎等，热药助阳，应防伤阴，故佐以五味子、麦冬、天花粉以敛阴滋液。服药40剂，多尿与狂渴诸症皆除，饭量增加，体重亦增，精神大好，近期疗效比较满意。

【参考文献】张琪.杂病治验［J］.黑龙江医药，1980，8（4）：17-21.

六、运用小柴胡汤治疗便秘1例

倪某，女，44岁。

主诉及病史：产后便秘10余年，常七八日不便，伴脘闷，纳呆，腹胀。曾服多种中成药治疗。服后当时有效，停药便秘如故。证见面赤，身体消瘦，脘胀纳呆，有时恶心欲呕，倦怠乏力，尿色黄，大便4日未解，舌苔白腻，脉弦。

辨证：此乃枢机不利，气化不行，津液不能敷布所致。《金匮要略·妇人产后病脉证治》："大便坚，呕不能食，小柴胡汤主之。"

方药：柴胡15g，黄芩15g，半夏10g，红参15g，胡麻仁20g，甘草10g，生姜10g，大枣3枚。

服药7剂，大便畅，每日1次，食纳亦增，唯胃脘稍有不适。宜上方加神曲15g，麦芽15g。

连服10余剂，久病沉疴，乃告痊愈。

【按语】本案便秘既非阳明燥结，又非津枯血少，故通腑润肠之药治皆罔效。张老用小柴胡汤意在和解阴阳，使"上焦得通，津液得下，胃气得和"，故使诸症自解。

【参考文献】陈惠泉.张琪老中医治疗疑难重症四则［J］.辽宁中医杂志，1986，18（3）：33-34.

七、辨证应用桃核承气汤治疗瘀热尿血（隐匿性肾炎）1例

崔某，男，59岁。1973年11月29日初诊。

主诉及病史：有慢性肾炎病史，经治疗症状缓解，但尿中仍持续性有微量蛋白。于本月26日过劳后出现腰酸乏力，小腹痛，尿血色紫有块，尿道时

有阻塞感（未发现结石），伴左下腹隐痛拒按，手足心热，口干，食少纳呆，舌质紫、无苔少津，脉沉滑有力。

辨证：瘀血夹热，内结伤络。

治则：泄热逐瘀，凉血止血。

方药：桃仁20g，大黄10g，桂枝15g，赤芍20g，甘草10g，生地黄30g，茅根50g，小蓟30g，侧柏叶20g。3剂，每日1剂，水煎服。

1973年12月3日二诊：服上方3剂，肉眼血尿消失，尿道已无阻塞感。大便日行2次而不溏，手心热，左侧小腹微痛，舌质紫稍润，脉沉滑。尿检红细胞50个以上/HP，蛋白（+++），前方去赤芍，大黄改为7.5g，加蒲黄炭15g。

1973年12月7日三诊：服上方3剂，诸症全消，舌质红苔薄，脉沉稍滑。尿检：蛋白（++），红细胞15～20个/HP。此为下焦瘀热已减，患者年老久病，阴津已亏，继以前方去桂枝，加枸杞子20g，以滋补肾阴。

服上药9剂，尿检示尿蛋白（±），自觉症状良好，嘱停药观察，1年半后随访未复发。

【按语】仲景《伤寒论》中桃核承气汤为治疗瘀热互结下焦的蓄血发狂证所设。伤寒之膀胱蓄血发狂与此之尿血虽有相异之处，然皆为瘀热互结于下焦所致。故张老用泄热逐瘀、凉血止血之桃核承气汤加减。待药中病机，瘀热得除，又加滋肾养阴之品，以善其后。

【参考文献】古凤江，张少麟.张琪验案4则［J］.中医杂志，1997，38（3）：148-149.

八、吴茱萸汤加减治疗眩晕（梅尼埃病）1例

庞某，男，33岁。1984年2月3日初诊。

主诉及病史：病3年余，发作时头晕耳鸣目眩，视物旋转，如坐舟车，恶心吐涎沫，闭目即止。经多家医院检查，均诊为梅尼埃病。历经中西医治疗不效，1周内发作数次，不能工作，望其面色青暗不荣，舌质紫暗，脉沉细。

辨证：阳虚阴盛，血运失畅，浊阴上逆，脉络瘀滞。

治则：温肝散寒，化痰降逆。

方药：吴茱萸15g，人参15g，生姜15g，大枣5枚，半夏20g，天麻15g，白术15g，茯苓15g，橘红15g，钩藤15g。每日1剂，水煎服。

1984年3月15日二诊：服药以来，眩晕一直未发，食欲增进，面色转红润，舌淡红，脉沉有力。患者自觉已愈，要求回农场上班，远期追踪无复发。

【按语】《伤寒论》厥阴篇378条的吴茱萸汤为厥阴头痛所设。本患者病机恰如肝胃虚寒，浊阴上逆，寒邪夹浊阴之气上逆乘胃。中阳不振，脾气不升，胃气不降，故恶心、吐涎沫；肝经与督脉会于巅顶，阴寒随经上逆则见面色青暗；上扰清阳则眩晕频作。患者虽无头痛，但谨守病机，可知常达变。方中吴茱萸入通于肝，温肾辛散，使土不受扰；配生姜宣散寒邪，降逆止呕；人参、大枣补虚和中；配半夏、白术、天麻、钩藤，共成治痰浊上逆眩晕的有效方剂。

【参考文献】古凤江，张少麟.张琪验案4则［J］.中医杂志，1997，38（3）：148-149.

九、真武汤合甘麦大枣汤化裁治愈甲减1例

谭某，女，52岁。1984年1月7日初诊。

主诉及病史：甲状腺切除术后1年余，全身呈黏液性水肿，沉重难支，乏力自汗，表情淡漠，眩晕心悸，畏寒手足厥冷，小便少，眼睑浮肿，舌滑润，脉沉。某医院诊为甲状腺功能减退症，经中西医治疗无效，来我所门诊求治。

辨证：心肾阳衰，水气上泛。

方药：真武汤合甘麦大枣汤化裁。人参15g，制附子15g，茯苓20g，白术15g，白芍20g，生姜15g，甘草15g，小麦50g，红枣5枚，陈皮15g，枳壳15g。7剂，每日1剂，水煎服。

1984年1月21日二诊：服上方6剂，浮肿见消，心悸大减，小便增多，全身微似有汗，周身较前有力，头眩大减，此病已有转机，继宜前方去陈皮、枳壳，加泽泻20g、五味子15g。

1984年2月20日三诊：治用上方14剂，水肿全消，自汗止，全身有力，

心悸、眩晕、畏寒诸症皆消失，患者面色红润，精神睡眠均好，恢复如常人，追踪观察1年，病情稳定。

【按语】真武汤原载于《伤寒论》，系用于肾阳虚衰，水邪内停，泛溢机体之证，有温阳利水之功，临床上用于治疗各种原因引起的水肿，如肾性水肿、心性水肿、肝硬化水肿等，疗效显著，本病因甲状腺切除引起甲状腺功能减退而出现水肿，并现一派心肾阳衰的证候，可按中医"水肿"辨治。本病属水肿中阴水范畴，故用真武汤加减主治。病者素有心悸易惊，自汗满闷，故合甘麦大枣汤养心安神；加人参扶正益气而止汗；复加陈皮、枳壳疏通气机，共奏温肾阳化气行水之效。

【参考文献】古凤江.著名老中医张琪临证举隅［J］.黑龙江中医药，1985，7（2）：1-2.

十、应用滋肾通关丸治疗癃闭（前列腺肥大）1例

陈某，男，79岁。1985年4月27日初诊。

主诉及病史：发病2个月，小便涩痛，淋滴难下。一昼夜排尿仅100～150mL，尿色黄赤，大便干，数日不行，少腹满。某医院诊为前列腺肥大，经抗菌消炎治疗，效果不显，动员其插管排尿，家属拒不接受，遂求治于张老。刻下：患者手足心热，大便数日未行，舌质红干、无苔，脉沉滑而弦。

辨证：肾阴不足，膀胱湿热。

治则：滋阴通关，清利湿热。

方药：知母15g，黄柏15g，肉桂5g，熟地黄20g，木通15g，车前子15g，瞿麦20g，萹蓄20g，大黄7.5g，滑石15g，山栀15g，竹叶15g，甘草10g。6剂，每日1剂，水煎服。

1985年5月3日二诊：服药6剂，小便通利，一昼夜排尿500mL，尿道痛大减，大便虽已行但不畅，舌红略见薄苔，脉象沉滑。前方大黄增至10g，加枸杞子15g、生地黄20g。

1985年5月10日三诊：服药6剂，大便较前通利，小便增多，一昼夜约排尿1000mL，少腹胀满和尿痛均消失，精神转佳，脉象沉中带有缓象，舌转

淡红、苔薄，继用前方，大黄减至5g。

1985年5月20日四诊：小便量继续增多，一昼夜1500mL，大便通畅，诸症消失，舌淡红、苔白，脉沉缓。病已缓解，嘱继服3剂，随访病情稳定。

【按语】前列腺肥大，属中医"癃闭"范畴，《黄帝内经》云："膀胱者，州都之官，津液藏焉，气化则能出矣。"可见此证与肾及膀胱关系最为密切。患者年高体瘦，小便涓滴不通，大便秘，舌质红干，脉沉滑而弦，证属肾阴亏耗，膀胱湿热蕴蓄。故采用黄柏、肉桂、知母、熟地黄滋肾通关；瞿麦、萹蓄、木通、车前子、山栀、竹叶清利湿热；大黄泻热通便，使阴分不足得复，下焦湿热得清。

【参考文献】古凤江.著名老中医张琪临证举隅［J］.黑龙江中医药，1985，7（2）：1-2.

十一、治疗中风验案5例

例1：中风、舌强语言謇涩（脑血栓形成）

主诉及病史：肖某，女，54岁，街道干部。素患高血压。1973年2月脑血栓形成，左半身不遂，血压230/130mmHg，经治疗后，肢体活动功能已恢复，走路一如往常。1974年4月某日睡眠醒后，即感到舌强硬，说话不清，吃饭亦觉费力，痰涎多，呈黏稠状，随时咯吐，左右上下肢活动如常，血压170/100mmHg。

辨证及治法：此为风痰客于舌本，闭阻脉络，气血流行不畅，舌不能转动，故语言謇涩，为中风症状之一，用涤痰汤，以涤除风痰之法治之。

方药：天南星三钱，半夏四钱，橘红三钱，茯苓四钱，甘草二钱，党参三钱，石菖蒲三钱，竹茹三钱，枳实三钱。

二诊：服前方3剂，舌强见好，语言较前有所进步，饮食亦较方便，但痰涎仍黏稠，舌体肥大，苔白，脉象沉滑，仍以前方增减治之。

方药：胆南星三钱，半夏三钱，橘红三钱，茯苓四钱，甘草二钱，沙参三钱，竹茹三钱，麦冬三钱，石菖蒲三钱，枳实三钱。

三诊：服上方3剂，舌强明显好转，言语大有进步，痰涎减少，舌体见小，舌苔已转薄，脉象沉滑，此为风痰大减之佳兆。继用前方3剂。

四诊：患者服药9剂后，说话基本恢复，但舌体仍较有硬感，说话、吃饭尚未恢复如常，痰涎已大减，舌质紫，脉弦滑。宜前方加活血通络之品。

方药：沙参三钱，半夏三钱，胆南星三钱，橘红三钱，茯苓三钱，竹茹三钱，枳实三钱，桃仁三钱，赤芍三钱，麦冬三钱，石菖蒲三钱。

患者经服用上方数剂后，说话恢复如常，舌体转软，嘱其注意将息，防止再发。

【按语】本案为风痰阻于经络，气血运行不畅所致的舌强、语言謇涩之证。故立涤除风痰之法，选用涤痰汤方加减。方中用天南星、半夏、橘红、茯苓、竹茹行气祛风化痰，石菖蒲涤痰开窍，年迈之人体质虚弱，用党参以扶气补虚，正气扶、风邪祛、痰邪除，则诸证皆愈。

例2：中风（失语）

主诉及病史：那某，46岁，女，街道干部。1周前，因与邻居发生口角，出汗受风，突然失语，就诊时，患者以手指其胸部，表示胸闷之意，同时又以手指其后头部，分析可能为后头痛。舌苔白，舌体已破，脉沉。

此证为暴怒后，汗出受风，风邪客于心脾二经，《诸病源候论》谓："脾脉络胃夹咽，连舌本，散舌下。心之别脉系舌本。今心脾二脏受风邪，故舌强而不得语。"但初诊时，未认识到此为外中风邪，从舌苔白、胸满辨证为痰迷舌强，用化痰开窍之法。

方药：半夏三钱，橘红三钱，茯苓三钱，郁金三钱，石菖蒲三钱，竹茹三钱，青皮三钱，麦冬三钱，黄芩三钱，钩藤三钱（后下）。

二诊：其人仍不能言语，但以手示意胸闷减轻，有太息，后头痛。改以清热开窍驱风之法。

方药：白芷三钱，乌药三钱，川芎三钱，葛根四钱，橘红三钱，桔梗三钱，麻黄一钱，郁金三钱，青皮三钱，黄芩三钱，知母一钱，石菖蒲三钱。

三诊：用上方3剂后，其人已能说一两句话，仍有太息，口唇起疱，舌质红，无苔，脉象沉弦。此风邪已有外达之机，气渐舒，热邪内蕴之兆已露，宜用驱风顺气、清热开窍法。

方药：葛根四钱，白芷三钱，乌药三钱，川芎三钱，橘红三钱，姜虫三钱，石菖蒲三钱，黄芩四钱，生地黄四钱，郁金三钱，青皮三钱，甘草二钱。

四诊：用上方3剂后，已能说话，但仍舌硬，自述后头部痛，牙痛，口唇起疱，舌质红，脉象沉弦。证为风邪已透，气机亦宣，唯热未除，宜以清热为主，辅以驱风开窍之剂。

方药：葛根四钱，白芷三钱，川芎三钱，生地黄六钱，黄芩四钱，生石膏一两（碎），菊花三钱（后下轻煎），姜虫三钱，石菖蒲三钱，甘草二钱。

五诊：舌体已渐柔软，说话继续好转，唯仍头痛、牙痛、后背及关节痛，舌质红，脉弦。宜前方增减主治。

方药：葛根四钱，白芷三钱，生石膏一两半（碎），生地黄六钱，玄参四钱，甘菊花三钱（后下），赤芍四钱，黄芩三钱，羌活二钱，川芎三钱，甘草二钱。

六诊：患者说话已恢复正常，自觉下午眩晕，牙痛，夜间多梦，舌破，脉弦滑。证为风邪大部已去，但阴虚阳盛，阳明胃热仍未清除。治宜滋阴潜阳、清热息风之法。

方药：生地黄一两，玄参五钱，麦冬四钱，甘菊花三钱（后下），葛根四钱，生石膏一两半（碎），川芎三钱，钩藤四钱（后下），柏仁四钱。

七诊：服上方3剂，头痛减半，眩晕及夜寐多梦皆有好转，仍胸闷堵塞，舌质红，苔黄，脉象弦滑。内蕴之热已外达，肝郁气机不宣，日久已入营血，血脉痹阻，用王清任血府逐瘀汤增减治之。

方药：桃仁三钱，当归四钱，赤芍四钱，柴胡三钱，生地黄四钱，川芎三钱，桔梗三钱，怀膝四钱，香附三钱，黄芩三钱，玄参三钱。

八诊：用上方2剂后，胸满堵闷现象已明显减轻，头部仍不适，牙痛，舌质红苔转薄、色黄，脉弦滑。继服前方3剂。

九诊：患者失语之症已完全恢复，仅有头痛不适，睡眠有时多梦，处以安神养心之剂，以善其后。

【按语】本案为中风所致的失语症。中风分内风、外风两类，内风相当于现代医学的脑血管意外等症，外风则属于风邪外中之症。本例即为患者暴怒后，气机壅塞，又复汗出为风邪所中，其邪中于心脾二经，"脾脉络胃夹咽，连舌本，散舌下。心之别脉系舌本"，所以心脾受邪，故舌强不得语。患者能说话后，详细询问其致病经过，果因该人怒不可遏后，汗出受风所致。

本案从二诊以后，治法改以驱风、顺气、开窍之剂，仿乌药顺气汤加减，用药9剂后，患者即能言语。四诊患者头痛，牙痛，口唇起疱，改以清热之法为主，驱风开窍为辅。七诊头痛牙痛等症已明显减轻，唯胸满堵闷，舌苔黄，此乃蕴热已外达，气机不宣，尚未全部恢复，且舌质红，已由气郁到血瘀，故改用血府逐瘀汤以活血逐瘀，并加黄芩、玄参等品以清热滋阴，最后收效。

例3：中风（脑血栓形成）

主诉及病史： 刘某，男，47岁，干部。患者既往有动脉硬化病史，于2周前突然感到右侧酸麻软弱，不能持重物，逐渐出现右侧上下肢瘫痪，口角歪斜，饮水即呛，舌强语言謇塞，舌质红，无苔，脉虚弦。经某医院诊断为脑血栓形成，给予烟酸、芦丁等。2周以来上下肢恢复不明显，血压150/100mmHg。

辨证及治法： 本证为肾虚内夺而厥之喑痱。《黄帝内经》谓："喑痱之状，舌喑不能语，足废不为用。"盖肾脉夹舌本，肾虚内夺故不能言而为喑，"肾脉循阴股内廉，斜入腘中，循骭骨内廉，及内踝后入足下"。肾气不顺，故废为痱。治疗宜滋肾阴，温肾阳，以息内风，选用刘河间"地黄饮子"加减。

方药： 熟地黄八钱，石斛三钱，麦冬三钱，五味子三钱，石菖蒲二钱，远志三钱，肉苁蓉四钱，巴戟天三钱，枸杞子三钱，菟丝子三钱，附子一钱半，肉桂一钱半。

二诊： 用上方5剂，肢体功能略有恢复，微感有力，脉象虚弦，舌质红，血压140/90mmHg。于上方加白菊花三钱。

三诊： 用前方8剂，右侧瘫痪之肢体已有明显好转，能下地扶杖走10余步，说话也有较大进步，于上方加首乌四钱。

四诊： 病情较前大有好转，扶杖能步行百步之远，语言基本恢复正常，舌质正红，血压140/95mmHg，脉弦较有力，仍继服前方。

五诊： 患者患侧肢体活动功能陆续恢复，语言基本正常，但仍有头昏、健忘之症，脉呈弦象，继服用前方观察。

六诊：患者的患肢活动已恢复，语言如常人，嘱其按上方再服若干剂，以巩固疗效。

【按语】本案属于中风中之"内风"，因肾虚内夺所致，由于肾中元阴元阳俱亏，不能上润肝木，肝风内动，故出现一系列内风证候，若只知滋水以涵木，不知肾中元阴元阳为水之本源，不从肾中元阴元阳入手，则不能治愈此症。只有温肾阳、滋肾阴，引浮越之阳以归其宅，方能水升火降，内风得以平息。河间地黄饮子即宗此意而设，因此每遇此症，用本方则屡屡收效。

例4：中风（脑出血）

主诉及病史：王某，女，72岁。患者既往有高血压病史，经常头痛，眩晕。突然于1971年12月24日昏迷跌倒，意识不清，左半身偏瘫，病理反射均为阳性。当时经某医院诊断为脑出血，部位在内囊。经用抗生素、止血药及降低颅内压药物等，患者仍昏迷并逐渐加深而来就诊于中医。刻下：患者昏迷不醒已3夜4天，面颊潮红，右眼瞳孔缩小，体温38.5℃，头额部手扪之发热，掌心热，大便已4日未通，牙关紧闭，小便赤涩，气粗，口眼歪斜，血压150/80mmHg，舌质绛、苔黄厚，脉弦滑有力。

本证为类中风中腑之证。乃心肝火盛，痰热内闭，实热内结的闭证。治宜平肝息风，清热豁痰通便。

方药：半夏三钱，橘红三钱，茯苓三钱，郁金三钱，黄芩三钱，川连一钱半，石菖蒲三钱，生地黄四钱，麦冬四钱，大黄一钱半，菊花三钱，蒺藜四钱，甘草一钱半。

二诊：服上方2剂后，体温降至37℃，意识转清醒，额痛，胸部烦热，大便未通，小便黄，畏热，扬手掷足，下肤左侧拒按，舌苔白厚，脉弦滑有力。此为痰热已清，清窍已开，唯腑实未通，实热尚未得肃，仍宗前法加重泻下。

方药：大黄三钱，生地黄六钱，玄参五钱，麦冬五钱，黄芩三钱，桃仁三钱，蒺藜四钱，甘菊三钱，川连二钱，半夏三钱，橘红三钱，石菖蒲三钱。

三诊：服上方3剂，大便先后便2次，量甚多，大部分为羊屎块状，坚硬奇臭，便后患者头额部已不痛，烦躁怕热等症状消失，意识清醒，睡眠较好，食已知味，左半身偏瘫，体温正常，血压140/80mmHg。此为大便已通，腑实已开，痰热大清，再拟以清热化痰息风之法，以善其后。

方药：半夏三钱，橘红三钱，苓苓四钱，竹茹三钱，甘草二钱，石菖蒲三钱，川连二钱，黄芩三钱，生地黄四钱，麦冬四钱，菊花三钱，蒺藜三钱，钩藤三钱（后下）。

四诊：用上方2剂，患者一般情况较好，头已不痛，体温一直正常，食欲较好，但患者仍不欲言，左半身偏瘫，血压140/80mmHg，舌苔已转润，脉弦无力。以养血疏风活络之剂改善肢体的活动功能。因其人年迈，恢复非易。

例5：中风（脑出血）

主诉及病史：刘某，男，46岁，工人。患者素有高血压病史，于1周前突然昏迷跌倒，继则出现右侧上下肢瘫痪，当时经某医院诊断为脑内囊出血。患者意识不清，口眼向左歪斜，牙关紧闭，左侧瞳孔散大，高烧持续不退，血压170/100mmHg，病理反射阳性，经用多种抗生素不效。经中医会诊。刻下：昏不知人，右侧肢体瘫痪，口角歪斜，面颊赤，唇干，胸部烦热，牙关紧闭，喉中痰声曳锯，呼吸气粗，双手紧握，大便7日未行，小便赤涩，遗不自知，腹部拒按，发热不退，舌红苔黄燥，脉弦滑数有力。

辨证及治则：此证为痰热内阻，腑实不通的中风中腑证。故以化痰清热、通便利窍之法理之。

方药：半夏三钱，橘红三钱，麦冬四钱，玄参四钱，生地黄五钱，川连二钱，黄芩三钱，郁金三钱，石菖蒲三钱，大黄三钱，菊花四钱（后下），蒺藜四钱，甘草二钱。

二诊：服前方2剂，体温降至37.2℃，患者意识稍清，但仍处于昏迷状态，可对话一两句，烦热之象大减，牙关已开，大便仍未行，已知小便，舌苔厚而干，脉弦滑数有力。此为痰热及内结之实热稍减，但清窍仍未大开。宜前方加减主治。

方药：大黄三钱，芒硝三钱（冲），橘红三钱，枳实三钱，郁金三钱，川连二钱，黄芩三钱，菊花三钱（后下），玄参四钱，生地黄四钱，麦冬四钱，蒺藜四钱。

三诊：服药2剂，意识逐渐清醒，能对话，烦热现象已消除，大便下行3次，其量较多，坚硬成块，舌质红，苔转白仍干，体温36.4℃，喉部痰声已减。从症状可见，痰热得清，清窍已开，腑实已通。再拟以清热化痰开窍之法。

方药：半夏三钱，胆南星三钱，橘红三钱，茯苓三钱，石菖蒲三钱，郁金三钱，川连二钱，黄芩三钱，大黄一钱半，生地黄四钱，麦冬四钱，玄参四钱，甘草一钱半。

四诊：服药3剂，舌强已有明显好转，吞咽稍呛，右侧半身偏瘫，舌质红，苔已退，脉弦滑。立清热养血，活络祛风之法。

方药：秦艽三钱，羌活二钱，独活三钱，防风二钱，川芎三钱，白芷三钱，黄芩三钱，生地黄四钱，生石膏八钱（碎），当归四钱，白芍四钱，苍术三钱，茯苓三钱。

五诊：服前方5剂，诸症悉减，尤以肢体活动功能恢复明显，血压150/100mmHg，舌、脉同前。继服前方。

六诊：肢体活动功能已明显恢复，可扶床下地，走几十步，上肢稍能抬起。仍用上方加地龙三钱，继续服用。

七诊：服上方8剂，肢体明显恢复，以前方增减，继续服用。

其后追踪观察：患者连服前方20剂后，已基本恢复肢体的活动功能，可以自己料理生活。

【按语】第四例、第五例皆为脑出血，中医则称为中风，然中风包括类中风及真中风2种，类中风相当于现代医学所说的脑血管意外，真中风则为外风侵袭人体，出现肢体不遂，口眼㖞斜，或舌强、言语不清等症，乃风邪侵入经络，气血运行不周所致。

以上两例病案，为中风中腑（即类中风），即刘河间所云："风病多因热盛，非外中于风，良由将息失宜，而心火暴甚，肾水虚衰，不能制之，则阴虚阳实，而热气怫郁，心神昏冒，筋骨不为用，而卒倒无所知也。"要始终抓住实热郁结的病机，治宜清热泄热，特别是用大黄一药，使大便行、腑实通、发热退，患者意识转清，转危为安，泄热则出血自止。若不顾"热"徒止其血，血反不能止，两例皆以大黄收效，可见本药为治疗中风中腑证之要药。

【参考文献】张琪.医案五则［J］.黑龙江医药，1975，3（3）：36-40.

十二、疏风清热利湿以治痹证1例

刘某，男，25岁，工人。1990年10月8日初诊。

主诉及病史：患者在野外工作，半月前两小腿突然出现结节，灼热硬痛，踝关节肿痛甚重，不能起步行走，经系统检查，血沉及抗"O"均未见异常，小便色黄，舌苔白腻，脉滑而有力。

辨证：风湿热壅于肌肉关节。

治则：祛风清热利湿。

方药：当归、黄芩、苍术、防己、羌活、泽泻、猪苓、葛根、苦参、知母各15g，赤芍20g，防风、升麻、甘草各10g。6剂，每日1剂，水煎服。

二诊：服上方6剂，两小腿结节消退，踝关节肿痛减消大半，未见有新的结节出现，现脚背轻度肿胀稍痛，小便黄，舌苔白转薄，病情明显好转，内湿热邪渐退，宜继服上方。

三诊：继服上方6剂，浮肿全消，关节不痛，皮下结节全消，未再出现，已痊愈。

【按语】本案辨证根据关节肿痛、皮下结节灼热疼痛、小便黄、舌苔白腻、脉滑等认定为风湿热邪壅于肌肉关节，非寒证，故不用乌桂等辛热之剂。选用东垣当归拈痛汤，该方以羌活、防风驱风、祛风；泽泻、猪苓等利湿；苦参、黄芩、知母、苍术清热除湿，合之具疏风清热除湿之功。该方特点为上下分消，使外邪疏散，湿热蠲除，气血壅滞得以宣通，则诸症自愈。

【参考文献】张少麟，张玉梅.张琪教授运用东垣方辨治疑难病症经验举隅［J］.中医药信息，1992，9（2）：39-41.

十三、益气健脾、除湿化痰以止眩晕1例

王某，女，62岁，干部。1991年6月28日初诊。

主诉及病史：患者眩晕史4~5年，经治疗曾一度缓解，近月来眩晕加重，经某医院系统检查诊断为脑供血不全，曾用低分子右旋糖酐、维脑路通、胞二磷胆碱等药治疗无明显效果。来门诊治疗，观其人体形不胖，面色白，终

日头昏眩不清，阵发性眩晕甚重，舌淡红，脉象弦滑。血压120/70mmHg。

初按肾虚治疗，予以杞菊地黄汤。服药6剂，头未痛，睡眠稍好，但眩晕未减，仍阵发作，发作时静卧闭目稍缓解，全身沉重，微恶心，阵烦闷，张老观其面色晦暗，舌淡红稍有腻苔，脉象弦，阵烦闷，证属脾胃虚弱、痰湿中阻、清阳不升之证，宜半夏天麻白术汤主治。

方药：生芪、泽泻、半夏各20g，天麻、白术、党参、茯苓、橘红、黄柏、苍术、麦芽、神曲各15g，甘草10g，干姜7g。6剂，水煎服，日2次。

三诊：服上方6剂，头痛眩晕俱未发作，身重恶心已除，精神好，面色转润，舌淡红，脉象沉。继宜上方加味主治。

方药：党参、麦芽、黄芪、泽泻、半夏各20g，天麻、白术、橘红、黄柏、茯苓、苍术、神曲、钩藤各15g，干姜、生甘草各10g。6剂，水煎服，日2次。

四诊：服上方6剂，眩晕已除，头目清，为近年来罕见之现象，精神、食欲、睡眠均正常，嘱继服上方6剂以善后。

【按语】本案为脾胃内伤痰湿上逆之眩晕症，辨证以身重恶心、烦闷、头眩眼黑、四肢厥逆为特征，本案虽四肢闭逆、面色不泽不甚典型，然身重眼不欲睁、恶心烦闷、舌苔小腻、脉弦可以排除肝阳亢逆及风火阳证。张老认为此类眩晕属于脾胃内伤，痰湿失运上逆清阳受蒙所致，用东垣之半夏天麻白术汤，主用半夏除痰；参、芪、苓、泽甘温健脾益气、淡渗利湿，陈皮、神曲、麦芽消食润气，以利脾胃之枢机，天麻治虚风眩晕；干姜辛热，温运脾阳；黄柏苦寒燥湿泻火以反佐之，药味虽繁，但配伍严谨，张老除用治痰厥头痛外，用于同类病机之眩晕具有良效，本案即其一例。可见张老运用古方，师而不泥，辨证精细，用药灵活，足为侪辈所效仿。

【参考文献】张少麟，张玉梅.张琪教授运用东垣方辨治疑难病症经验举隅［J］.中医药信息，1992，9（2）：39-41.

十四、疏风除湿、温经通络以治腰痛1例

张某，女，44岁，工人。1991年10月5日初诊。

主诉及病史：患者曾患肾小球肾炎，经治疗，尿蛋白转阴，唯腰痛不除，

眼睑晨起微肿，小便色淡黄，询其致病之由，据述因冬季居室寒冷感冒后，始则身痛，继则腰痛，小便后浮肿，治疗后小便利，尿蛋白转阴，而腰痛不愈，甚则痛难转侧，曾用补肾除寒湿之品未收效，诊其脉象沉中带有缓象，舌苔白滑润。症脉综合分析，为寒湿入侵足少阴肾经，日久血凝作痛，不通其络则痛难已，因予祛风湿、温经活血通络法治疗。

方药：当归20g，川芎、羌活、独活、防风、防己、桃仁、苍术、丹参、秦艽各15g，肉桂、甘草各10g。水煎服，日2次。

二诊：患者连服上方26剂，腰痛痊愈。自述此病治1年余，服药百剂以上未有如此方之效者。

【按语】此方根据东垣川芎肉桂汤化裁，腰痛病因多端，不可执一方而通治，本证东垣谓足太阳，足少阴血络中有凝血作痛，温其经破其血络可愈，其功效在于祛风湿、温经络，与王清任之身痛逐瘀汤有异曲同工之效，故用于此类腰痛甚为合拍。

【参考文献】张少麟，张玉梅.张琪教授运用东垣方辨治疑难病症经验举隅［J］.中医药信息，1992，9（2）：39-41.

十五、痿证治验1例

马某，男，24岁。

主诉及病史：1年前因一氧化碳中毒昏厥4天，苏醒后出现面容僵木痴呆，说话语音不清，上肢瘛疭，下肢颤抖，走路摇摆不稳，头目眩晕，记忆减退，诊为一氧化碳中毒后遗症。于1980年5月29日请张老诊治。

辨证及治法：症如上述，舌润脉缓。始用地黄饮子补肝肾、息内风法施治，病情无明显改善。张老反复思索，《灵枢·口问篇》："故上气不足，脑为之下满，耳为之苦鸣，头为之不倾，目为之眩。"张锡纯对肢体痿废责之于气虚，气为血之帅，气行则血行。本案患者由于气虚，无力推动血液上行，灌注于脑，故出现肢体不遂、颤抖等症。治以益气补肾，平息内风。

方药：拟补阳还五汤合可保立苏汤二方化裁。黄芪75g，赤芍15g，川芎15g，当归20g，地龙15g，桃仁15g，红花15g，丹参15g，补骨脂15g，枸杞子20g，肉苁蓉20g，菟丝子20g，巴戟天15g，核桃1个（带壳捣）。连服上方百余剂，面容僵木痴呆消失，两腿有力，步履恢复正常，两手瘛疭基本消失，仅时有小动，记忆明显恢复。

【按语】 本案属宗气亏虚，当以黄芪为首选药，气足则血充，故诸症向愈，以补阳还五汤为主加入补肾药。因本病病位在脑，"脑为髓之海""肾主身之骨髓"，本方加入温补肾阳之药，其意即在于此。核桃一味，《医林改错》可保立苏汤，用治内风，《医学衷中参西录》补脑振萎汤，治疗肢体痿废偏枯，本案两上肢抽动，实乃内风之证，故张老撷前贤之经验而用之。

【参考文献】 陈惠泉.张琪老中医治疗疑难重症四则［J］.辽宁中医杂志，1986，17（3）：33-34.

十六、以补肾为本治疗五迟、五软1例

刘某，男，14岁。

主诉及病史：早产儿，自幼体弱多病。六周岁尚不能走步，七岁始能依墙走几步，但步态不稳，两脚跟不能着地，跛行。诊为小脑发育不全，脑型麻痹（痉挛型）。经治无效，于1980年5月13日请张老诊治。见患儿身躯较矮，头型大，智力语言皆无异常，两眼稍斜视，两腿肌肉松懈，两足畸形，其他无何异常所见。舌苔淡薄，脉沉滑。中医属五迟、五软之证。

辨证：肾气不足。

治则：滋肾阴，补肾阳。

方药：熟地黄30g，石斛20g，枸杞子20g，麦冬15g，五味子15g，石菖蒲15g，远志15g，肉苁蓉20g，甘草10g。服药30余剂，两腿有力，行路速度增快。

此后病情未再见好转，张老反复研究，应以补气为主，因气旺则血行，筋骨得以濡养。当以黄芪为主药，辅以活血通络之品，以改善肢体功能，予补阳还五汤加味：黄芪75g，丹参20g，红花15g，桃仁15g，当归15g，地龙15g，牛膝15g，川芎15g，赤芍15g，枸杞子20g，甘草10g，炙马钱子粉0.5g（冲）。连服50余剂，病情逐渐恢复痊愈。

【按语】 本案初按肾阳不足治疗，病情有明显改善。后从大补元气入手，

辅以活血通络之剂，增灸马前效果显著。黄芪补气，归、芍、丹参、桃、红活血益气通络，补而不滞；张老说：马钱子有开通经络，透达关节之力，远胜于他药。连服50余剂，诸症速减，病除而愈。

【参考文献】陈惠泉.张琪老中医治疗疑难重症四则［J］.辽宁中医杂志，1986，17（3）：33-34.

十七、清热除湿、通络舒筋以治湿热痹证（坐骨神经痛）1例

鲍某某，男，25岁。1986年6月29日初诊。

主诉及病史：因工作环境潮湿，于3年前出现右侧腰部疼痛，沿大腿向下放散至腘窝以下，弯腰及活动则疼痛剧烈，难以忍受，肢体沉重拘急，行走困难，尿黄赤。经某医院诊为"坐骨神经痛"，曾用中西药及针灸治疗，效果均不明显。舌质红、苔黄腻，脉滑。

辨证：湿邪外侵，痹阻经络，化热伤阴，筋脉失养。

治则：清热除湿，通络舒筋。

方药：白芍30g，甘草20g，防己20g，生薏苡仁30g，萆薢20g，穿山龙50g，地龙15g，牛膝15g，木瓜15g，知母15g，桂枝15g，柴胡15g。6剂，每日1剂，水煎服。

1986年7月6日二诊：服药6剂，腰痛减轻，休息及轻微活动时向下肢放散痛已消失，仅在过劳时仍感不适，肢体仍有沉重感。脉象转缓，腻苔已清。此湿热渐化、筋脉渐舒之佳兆。继以上方加炙川乌15g、老鹳草50g。

1986年7月12日三诊：服前方6剂，腰及右下肢痛基本消失，右侧肢体较前有力，沉重感减轻，但走路稍多仍觉酸软乏力。舌淡红、有少许白苔，脉缓。此湿热虽减，病肝肾必虚，宜除湿热、补肝肾。

方药：狗脊20g，千年健15g，熟地黄20g，淫羊藿15g，生薏苡仁30g，防己20g，老鹳草50g，牛膝15g，穿山龙30g，白芍20g，甘草15g，地龙15g，萆薢15g，黄柏15g，苍术15g，炙川乌15g。

服药6剂，诸症消失，仅走路久时下肢稍有酸重感。嘱停药观察，2年后追访未见复发。

【按语】本案为坐骨神经痛，属祖国医学痹证范畴。张老根据《素问·生气通天论》"因于湿，首如裹，湿热不攘，大筋緛短，小筋弛长，緛短为拘，弛长为痿"的理论，结合舌苔厚腻，脉滑，尿黄赤等，辨证为湿热之邪伤其筋脉所致，故采用清热利湿、舒筋活络之法，药用芍药甘草汤酸甘化阴以濡养筋脉。方中生薏苡仁、草薢、知母清热舒筋，穿山龙、地龙通经活络，牛膝、木瓜舒筋活血，桂枝通阳化湿。三诊时见药已中的，虑其病久正虚，故以补肝肾、强筋骨与除湿热并举，扶正祛邪，以收全功。

【参考文献】古凤江.著名老中医张琪临证举隅［J］.黑龙江中医药，1985，7（2）：1-2.

十八、痹证验案4例

例1：

冷某，男，25岁，军人。1971年9月10日初诊。

主诉及病史：该患两年前因拉练露宿寒冷潮湿之处，随后即出现由左侧臀部沿大腿后侧、腘窝、小腿外侧扩散剧烈疼痛，下肢酸软无力，沉重拘急，行动困难，经市某医院诊断为坐骨神经痛。曾用中西药及针灸治疗，效果不甚明显，故来我所诊治。检查：该患站立时身体略向健侧倾斜，病侧下肢在髋、膝关节处微屈而足跟不着地。步履十分困难，坐骨神经走行处明显压痛。膝关节伸直时疼痛剧烈，溲黄，舌苔白腻，脉象沉滑。

辨证：湿热伤筋。

治法：清热利湿，舒筋活络。

方药：穿山龙一两半，地龙三钱，老鹤草一两，薏苡仁一两，苍术三钱，黄柏三钱，知母三钱，白芍八钱，牛膝三钱，草薢四钱，茯苓四钱，甘草二钱。每日1剂，水煎，日2次服。

1971年9月15日二诊：服前方4剂，左下肢疼痛明显减轻，较前有力，小便色黄转淡。舌苔白腻渐化，脉沉滑。此湿热渐化之兆。宗前方加木瓜三钱继服之。

1971年9月24日三诊：服上方6剂，左下肢沉重感基本消失，但走路多则酸痛。乃湿热减、肝肾虚之故。宜在利湿药中加滋补肝肾之品。

方药：穿山龙一两半，地龙三钱，老鹳草一两，薏苡仁一两，苍术二钱，黄柏三钱，知母三钱，白芍八钱，甘草三钱，川续断三钱，枸杞子三钱，木瓜三钱，熟地黄四钱。每日1剂，水煎，日2次服。

1971年10月5日四诊：服上方8剂，上述症状基本消失，唯左腿走路多即有酸软乏力之感。舌苔已退，脉象沉。宜前法加重滋补肝肾之品。继用上方加菟丝子四钱，枸杞子改用四钱，煎服法同上。

1971年10月28日五诊：服前方14剂，左下肢走路已无酸软乏力。嘱其停药观察。

随访症已痊愈。

【按语】本症为坐骨神经痛，属于祖国医学痹证范畴。曾经中西医及针灸治疗，效果不明显。以往所用又大多为驱寒之品，用后症状非但不减，反而酸痛加重，可见非痛痹也。忆《素问·生气通天论》有"因于湿，首如裹，湿热不攘，大筋缱短，小筋弛长，缱短为拘，弛长为痿"的记载。而患者左下肢酸软无力，牵扯大筋作痛。恰与《素问》所记载证候符合，再审其舌苔白腻，脉象沉滑，溲黄，症属湿热伤筋无疑，应用清热利湿，疏通经络药物，疗效较为满意。继则出现左下肢不耐过劳，可见湿热虽减，但筋骨已弱，邪衰正虚，再于除湿热药物中加入滋补肝肾、强壮筋骨之品，最后以收全功。

例2：

刘某，女，37岁，工人。1972年8月15日初诊。

主诉及病史：产后两周，周身酸痛，腰胯以下尤甚，不能久坐，双手指关节疼痛明显，屈伸不利，神疲倦怠，动则汗出，恶露通畅。舌淡口和，脉象沉弱。曾用一些祛风活络药物，其效不显。

辨证及治法：上述脉症为产后血虚，筋脉失于濡养，风寒之邪趁虚侵袭所致。治疗当用益气养血，濡润筋脉，祛风除湿，疏通经络。

方药：生黄芪四钱，党参二钱，当归三钱，熟地黄四钱，白芍三钱，川芎二钱，桑寄生四钱，独活二钱，秦艽三钱，防风二钱，细辛一钱，牛膝三钱，桂枝三钱，甘草一钱半。每日1剂，水煎，日2次服。

1972年8月22日二诊：服上方3剂，周身酸痛明显减轻，腰酸痛大好，两手指尖麻木。舌淡口和，脉象沉弱。继用前方主治。

1972年9月4日三诊：服前方7剂，周身及腰胯疼痛已除。嘱继服前方数剂，以善其后。

【按语】祖国医学对痹证的治疗，要从正邪两方面考虑。《黄帝内经》谓"皆因体虚，腠理空虚，受风寒湿气而成痹也"。本案罹于产后，为血虚不能濡养筋脉，风寒邪气入侵，正值产后，百脉空虚，邪气趁虚侵袭，故治疗时必须内外兼顾。方中以人参、黄芪补气；四物养血和血；牛膝、桑寄生、熟地黄滋补肝肾，强健筋骨，用扶正之法以治内；独活、秦艽、防风、细辛疏风散寒，驱邪除外以治外，正邪内外兼顾治疗，病即霍然而愈。

临症中遇到体虚而外为风寒湿侵袭之关节炎、筋膜炎、神经根炎皆可用独活寄生汤，疗效较为满意。

例3：

赵某，男，32岁，军人。1972年3月16日初诊。

主诉及病史：患病1年余。开始时两下肢酸软无力，逐渐腰骶部牵扯两下肢疼痛。近半年来疼痛加剧，不能走路，下肢关节无红肿热征，手心热，尿黄。舌苔薄干，脉象沉滑有力。经某医院诊断为腰骶部神经根炎，曾中西医治疗无明显效果，用中药驱寒剂及虎骨酒不仅无效，反而加重。

辨证及治法：此属血内有热，无以营养筋脉，外为湿邪侵袭所致之内热外风之症。宜用养血清热之法以营筋脉，疏通经络。

方药：秦艽三钱，二活各二钱，防风二钱，川芎二钱，白芷三钱，黄芩三钱，细辛一钱，二地各四钱，生石膏六钱（碎、先煎），当归三钱，赤芍三钱，茯苓三钱，苍术三钱。每日1剂，水煎，日2次服。

1972年3月20日二诊：服上方3剂，下肢痛大减，能下地步行，但必须缓慢行走，仍牵扯腰骶部作痛，宜前方增减主治。

方药：秦艽三钱，二活各二钱，防风二钱，川芎二钱，黄芩三钱，二地各四钱，生石膏六钱（碎、先煎），当归三钱，赤芍三钱，苍术三钱，穿山龙一两，老鹤草一两。每日1剂，水煎，日2次服。

1972年3月26日三诊：服上方3剂，两下肢痛继续好转，腰骶部痛大减，已能走路，但仍有微痛之感，小便微黄，舌苔已退，舌质转红润，脉象沉滑，继用上方。

1972年4月20日四诊：继服前方4剂，下肢及腰骶部已不痛。嘱继服上方数剂，以资巩固。

【按语】本案痹证，属于血虚为热，筋脉失养，外为风寒侵袭所致。《金匮要略·中风历节篇》"风血相搏，即疼痛如掣"即指此类症状而言。但此类型，既无关节红肿，又无身热脉数，殊难辨认，风寒湿邪在外，外候易识，邪热内潜，未显露于外，故容易忽略，辨证时须注意合脉症候。如本例口干舌燥，手心热，小便黄，舌红苔薄而干，脉象沉滑有力，皆血虚内热之候，此症用辛热驱寒药不仅无效，反而加重，自然就不难辨识了。

本案用大秦艽汤加减治疗，方中四物汤养血和血；生地黄、黄芩、生石膏清热凉血；秦艽、二活、防风等祛风通络。二诊因无头面上部之风去白芷、细辛，加穿山龙、老鹤草增强舒筋通络的作用。原方治中风中经络之症，张老运用于治疗此痹证甚效。

例4：

王某，女，34岁，工人。1976年7月28日初诊。

主诉及病史：患者凤患肾盂肾炎，服用呋喃西林后，始觉手足麻木，灼热刺痛，有时不能忍受。经某医院诊断为药物中毒性神经根炎，经中西药治疗无效，舌尖赤，脉象弦滑。

辨证及治法：此为毒热痹阻于血络，非风寒湿之邪内侵，故不宜用辛燥药物，应以清热解毒、活血通络之剂。

方药：蒲公英一两，紫花地丁六钱，牡丹皮三钱，红花四钱，赤芍四钱，地龙三钱，连翘五钱，当归四钱，甘草二钱，鸡血藤一两，苍术三钱，黄柏三钱，知母三钱。每日1剂，水煎，日2次服。

1976年8月10日二诊：服上方9剂，四肢末端灼热剧痛有明显减轻，下肢由膝关节麻木缩小到踝关节，症状以麻木较为突出，乃由于四肢末梢血运行不周所致，宜前方加益气之剂，俾气行则血行之故。

方药：黄芪八钱，穿山龙六钱，蒲公英一两，紫花地丁六钱，红花三钱，赤芍四钱，地龙三钱，连翘五钱，当归四钱，甘草二钱，鸡血藤一两，苍术三钱，黄柏三钱。每日1剂，水煎，日2次服。

1977年5月15日三诊：服上方50剂，两手指麻痛已完全消失。唯两下肢有麻痛，两脚部尚有微热，脉象滑。宜前方增减治疗。

方药：黄芪八钱，蒲公英一两，紫花地丁六钱，红花三钱，赤芍四钱，地龙三钱，连翘五钱，金银花六钱，牛膝三钱，牡丹皮三钱，桃仁三钱，鸡血藤一两，黄柏二钱。甘草二钱，每日1剂，水煎，日2次服。

1976年7月10日四诊：服上方20剂，两脚灼热痛已基本消失，嘱继服上方若干剂，以善其后。

【按语】本案为药物中毒性多发性神经炎。祖国医学认为，本案的四肢末端麻木，灼热疼痛为热毒痹阻于血络，治疗用清热解毒，活血化瘀之法而取效。二诊时灼热痛即见效，然本症以麻木症状突出，为气血不行之故，所以加黄芪以益气，服用本方50剂，麻痛基本消失，但两脚仍微灼热痛，又加重清热解毒之剂，而收全功。

【参考文献】张琪.医案四则［J］.黑龙江医药，1978，（6）：17-19.

十九、神志病验案4例

例1：狂证（痰热扰心）

袁某，女，47岁。1984年6月14日初诊。

主诉及病史：8年前患精神分裂症，当时治愈。近日复发，由家人陪伴来诊。家人代诉，患者近来因情志不遂，思事太过而发病。骂詈不避亲疏，常欲出走，烦躁易怒，夜不能寐，头痛恶热，大便秘结。曾服西药安眠镇静之剂罔效，特求诊治。诊见精神错乱，语无伦次，表情淡漠，精神反应迟滞，舌质红、苔黄厚而腻，脉象沉实。

诊断：狂证（精神分裂症）。

辨证：气血久郁，化热化痰，痰热扰心，神失所主。

治则：急则治标，宜先泻热涤痰、宁心安神。

方药：礞石20g（碎），大黄10g，黄芪15g，沉香15g，生地黄20g，麦冬20g，玄参20g，甘草10g。6剂，每日1剂，水煎服。

二诊：服药6剂，大便已行，初则坚硬粪块裹黏液臭秽，继则黄褐软便，每日1次，精神状态转佳。据家人述，近1周来神志清楚，语言正常，未见怒毗骂詈之状，烦热亦减，不服镇静安眠之药夜间已能入睡3~4小时。舌苔转薄，脉象沉。此痰热渐除，心神渐安之佳兆。但近2天自行停药后又大便不通，标急已解，拟疏郁活血法以固其本，加大黄以泻余热。

方药：桃仁30g，香附15g，青皮15g，柴胡15g，半夏15g，木通15g，陈皮15g，大腹皮15g，赤芍15g，桑白皮15g，紫苏子20g，甘草15g，大黄7.5g。

此后嘱两方交替使用。共服前方12剂，后方12剂。至8月6日复诊时，诸症悉除，已痊愈。1985年8月追访已上班10个月，一切如常，未见复发。

【按语】张介宾曰："狂症多因于火，或谋为失志，或思虑郁结，屈无所伸，怒无所泄，以致肝胆气逆，木火合邪……故当以治火为先，或痰或气，察其微甚而兼治之。"本案之病机与此同。故张老吸取先贤治狂之经验，标本缓急，用之得法。先以礞石滚痰丸泄其热而攻其痰，痰热下则神志安；继以癫狂梦醒汤疏肝郁而行气血，气血行则郁热解。因患者伤津大便不通，余热不清，故在运用滚痰丸泻热涤痰之时，辅以增液汤以滋阴泻热通便。盖因情志不遂，思虑太过，气机郁结，故痰热得清后，还应解郁活血以使气机畅达。标本兼治，此乃两方交替服用之意。

例2：癫狂（虚实寒热错杂）

刘某，男，20岁。1990年12月20日初诊。

主诉及病史：其母代述，精神失常年余。患者因长期精神抑郁，以致精神失常。彻夜不寐，狂躁，打人骂人，毁物，思维断裂，语无伦次，有迫害妄想。经多家医院诊为精神分裂症。曾用冬眠灵（大剂量）等西药及中药治疗，病势略有缓和，打人毁物、狂躁等症已数月未见，但患者仍有迫害妄想，思维错乱。平时情绪抑郁不愿见人，有时一人向隅自语，有时又情绪激昂，讲话滔滔不绝，但杂乱无绪。请张老诊治。诊见患者形体适中，表情呆滞。对医者问话初不予睬，继而答非所问。舌质微红、苔白厚，脉弦微滑。

诊断：癫狂。

辨证：肝气郁结，痰热内阻，神明失用。

治则：疏泄肝胆郁热，温阳化痰醒神。

方药：柴胡20g，龙骨20g，牡蛎20g，黄芩15g，大黄10g，茯苓15g，半夏15g，桂枝15g，石菖蒲15g，甘草10g，生姜10g。14剂，每日1剂，水煎服。

服上方14剂，患者睡眠比较安稳，情绪有所好转，有时与其母做简短对话，有时主动与他人交谈。但仍多自坐卧，心烦，胸闷善太息，舌脉大致同前。以上方略事加减，服药至30剂，病情大见好转。患者情绪稳定，睡眠可达7小时左右。对问话能正确回答，并有时与人结伴滑冰、看球赛等，妄想已不显。后又以上方略做增减（加神曲、麦芽、党参、半夏、川连等），继服2个月，患者精神渐至正常思维正常，未见迫害妄想等症，情绪较前明显乐观，但较正常人略显呆滞。舌质淡红、苔薄白，脉微弦。遂停汤剂，改服张老的"宁神灵冲剂"巩固。3个月后患者痊愈，又休息调养3个月，即上班工作。随访3年，病未见反复。

【按语】本例精神分裂症历经年余，虽经多方治疗而未能痊愈。根据其证候特点，初病之时当为"狂证"，来诊之际又似属"癫证"。采用柴胡加龙骨牡蛎汤加减治疗，病情逐渐向愈，半年调理终至恢复正常工作，说明本方确有良效。

例3：狂证（瘀血内阻）

史某，女，32岁。1983年9月16日初诊。

主诉及病史：烦躁不安，发狂数月。患者因家庭不和，经常与其爱人口角，郁郁寡欢，月经逐渐减少，后致闭经1年余。初则烦躁易怒，继而狂躁外奔，争吵骂詈，不避亲疏。曾入某专科医院，使用冬眠灵治疗无效，故由家人陪伴来门诊请张老诊治。患者狂躁不安，经闭不行，少腹拒按，舌质紫暗，脉沉弦有力。

诊断：狂证（精神分裂症）。

辨证：瘀血闭阻胞宫，实热上扰神明。

治则：清热泄下，活血逐瘀。

方药：桃仁30g，大黄20g，桂枝15g，牡丹皮20g，玄明粉15g，赤芍15g，甘草15g。10剂，每日1剂，水煎服。

连服上方10剂，每日大便1~2次，精神渐安，未出现骂詈奔走现象。但月经未潮，少腹仍拒按。上方去玄明粉，加水蛭10g，继服上方10剂，月经于本月15日来潮，经量较多，夹有瘀块，精神转佳。继以养血活血之剂调治而愈。

【按语】妇人感情易动，情志易郁，故多肝气不舒，甚则可见瘀血经闭。张老认为情志不遂可致经闭，反之经闭也可导致神志变异，所以治疗妇人神志病，调理月经是一个不可忽视的因素。本案即因情志久郁闭经而致。瘀血闭阻胞宫，久而化热，实热与瘀血内结，故少腹硬满拒按；血不得下，热不得泄，循冲任上扰神明，故神志不宁、狂躁不安。舌脉也皆为瘀血实邪内结之象，故张老投桃核承气汤加味而效。

例4：夜游症（心肾气虚）

姜某，女，13岁。1984年11月30日初诊。

主诉及病史：患夜游症1年余，且伴有遗尿症。本年7月份曾因车祸而致昏迷，经抢救后神志恢复，未遗有其他症状，但夜游加重，每晚必发，发则睡中出走。遗尿也随之加重，每夜必遗，几无虚日。几经治疗未效，因请诊治。患者夜寐不安，夜游遗尿，面色无华，神疲乏力，舌淡红，脉沉而无力。

诊断：夜游遗尿症。

辨证：心肾气虚，神志失藏；下元不固，膀胱失约。

治则：补肾摄纳，养心安神。

方药：龙骨20g，牡蛎20g，益智仁15g，远志15g，龙齿15g，山药20g，五味子15g，熟地黄15g，甘草10g，人参10g，杏仁15g，石菖蒲15g。

1984年12月7日二诊：服药6剂，遗尿症状减轻，隔一两日遗尿1次，但仍有夜游，睡眠不安。面色较前转佳。前方加酸枣仁15g、茯神15g、枸杞子20g，再服。

1984年12月14日三诊：又6剂后夜游外出次数大减，时间亦缩短，遗尿基本控制，近1周来未有遗尿。精神转佳，但夜寐多梦，舌淡红，脉沉迟。继用前方加附子10g、肉桂10g，连服14剂。

1985年1月3日四诊：述除1984年12月18日有1次遗尿外，此后夜游、遗尿未再发生，但尚有夜间多梦易惊。此心肾气虚渐复，尚未收全功。嘱继用前方（加桑螵蛸15g）半月，以资巩固。

后追访半年，已痊愈。

【按语】夜游、遗尿两症，临床往往同时并见，多由心肾失藏，神志浮越，下元不固，膀胱失约而致。因儿童稚阴稚阳之体，心肾之气易虚，故多见此症。故投以熟地黄、山药、枸杞子、五味子、肉桂、附子温补肾气；人参、茯神、石菖蒲、酸枣仁、远志益气养心；龙骨、牡蛎、桑螵蛸、益智仁等收敛固摄。诸药相伍，心肾气复，神志得藏，下元得固，故夜游遗尿之疾遂愈。

【参考文献】朱永志．张琪治疗神志病经验举隅［J］．中医杂志，1994，（8）：463-464.

二十、应用桂枝加附子汤治疗阳虚自汗1例

患者，男，23岁。1980年5月6日初诊。

主诉及病史：自汗1年余。尤其在精神紧张时汗出不止，伴有头眩、夜寐不安、多梦健忘等。西医诊为自主神经功能紊乱，曾用中西药治疗20天不效，求张老诊治。患者就诊时汗出不止，头面如洗，遍身衣湿，头晕乏力，精神倦怠，四肢厥冷，舌淡苔白滑，脉沉。

辨证：卫阳不足，表虚不固。

治则：调和营卫，温阳益气，固表敛汗。

方药：桂枝15g，白芍20g，甘草10g，附子10g，煅龙骨20g，煅牡蛎20g，麻黄根15g，党参15g，黄芪50g，五味子15g，生姜10g，红枣5枚。8剂，每日1剂，水煎服。

1980年5月14日二诊：服上方8剂后，自汗明显减少，头晕减轻，全身较前有力，但仍手足厥冷。已见成效，继服前方，附子增为15g。

1980年6月4日三诊：连服上方20剂，附子增至25g，汗出已止，手足转温，睡眠好转，余症悉除。嘱继用原方10剂后，停药观察。

1年后随访已不自汗，诸症皆除。

【按语】本例自汗，西医诊为自主神经功能紊乱，中医称阳虚自汗。张老认为卫阳虚为病之本，卫阳不能固于外，则营阴不能守于内，故汗出淋漓不止。《伤寒论》曰："太阳病，发汗，遂漏不止，其人恶风，小便难，四肢微急，难以屈伸者，桂枝加附子汤主之。"其所述病因和症状与本案虽不完全相符，但汗出遂漏不止的主症相同，病机则一。故张老守其法，活用其方，予桂枝汤调和营卫，加附子温阳固表，再辅以党参、黄芪、龙骨、牡蛎、五味子、麻黄根等，以增益气固表敛汗之效。全方共奏调和营卫、温阳益气、固表敛汗之效。为增温阳固表之力，附子增至25g，可见张老临床经验之一斑。

【参考文献】古凤江，张玉梅，张琪教授验案二则［J］.山东中医杂志，1997，16（1）：33-34.

二十一、大量鼻衄1例

蔡某，男，39岁，干部。1980年1月25日初诊。

主诉及病史：鼻衄1年半，呈周期性发作，大约每隔半月发作1次，出血量甚多，一般在500mL左右，甚者，有一次达2000mL，其色鲜红，出血时间常持续2小时以上，凝血时间长。出血前心烦不安，两腿酸软，步履艰难，舌白苔润，脉浮空豁。实验室检查：血小板16万，出血时间3分钟，凝血时间8分钟，血红蛋白14g。该患曾经哈尔滨某医院五官科检查，未发现异常，服凉血止血功效的中药百余剂无效。该患十分痛苦，特来本所门诊求治。

辨证：肾元亏损，虚阳浮越，龙火上奔，迫血上行，势若涌泉。

治则：大补肾阴、潜阳，佐以引火归元，切不可见血止血。

方药：熟地黄50g，枸杞子20g，生地黄30g，女贞子20g，玄参25g，怀牛膝15g，代赭石30g，牡丹皮10g，甘草10g，附子7.5g，肉桂5g。童便1盅，热服后，服汤剂。

1980年3月28日二诊：连服上方7剂，2个月鼻未出血，精神甚好，全身有力，心烦不安亦未出现，但鼻腔干燥，舌干头痛，脉弦较有力，继以前方增味主治。

方药：熟地黄25g，生地黄30g，枸杞子20g，天冬20g，知母15g，玄参25g，怀牛膝15g，代赭石30g，牡丹皮10g，甘草10g，附子7.5g，贡桂2g，童便

1盅。服法同前。

1980年5月5日，患者来信告知，鼻一直未出血，体力已恢复，一切甚好。

【按语】本例鼻衄，周期发作，出血量多，顽固不愈。曾用大量中、西药止血而不效。据其脉象浮而空豁，舌白苔润，两下肢酸软难支，属于虚阳上越，迫血妄行之证。前人张介宾云："衄血有格阳证，以阴亏于下，而阳浮于上，但察其六脉细微，全无热证，或脉见浮虚豁大，上热下寒而血衄不止，皆其证也。治宜益火之源，古有八味地黄汤，得其对证之剂，余复有镇阴煎之别，其效尤捷。"张氏所论格阳衄血与本案病机相符，故用八味地黄汤与镇阴煎两方化裁，加赭石以引血下行，童便咸寒以滋阴降火止血，师其意而不泥其方，取得了显著效果。

【参考文献】张琪.大量鼻衄［J］.黑龙江中医药，1981，（2）：30-31.

二十二、应用乌药顺气散之临证验案5例

例1：中气

吕某，男，32岁，工人。1983年3月8日初诊。

主诉及病史：自述10年前因与领导不和，抑郁日久，患发作性昏厥症，发作时手脚厥冷，神志不清，舌硬麻不能言语，颈项强直，心中抽掣，1~2小时即缓解，但发作渐频繁，精神倦怠，面色不泽，脉象弦迟，舌润，畏寒遇冷及生气即加重，久治不效，经介绍来门诊治疗。

辨证及治法：此病当属肝气郁滞又感风寒，为风邪壅于经络，气滞不通所致，因予乌药顺气散疏气散风，加赭石、龙牡以镇潜之，使邪不上犯。

方药：乌药15g，川芎15g，白芷15g，僵蚕15g，橘红15g，枳壳15g，桔梗15g，麻黄15g，生姜10g，甘草10g，龙骨20g，牡蛎20g，生赭石30g。水煎服。

1983年5月18日二诊：服上方12剂，诸症基本消失，两个月仅发作两次，甚轻，只口角舌稍麻，转瞬即逝，手脚转温，已无畏寒现象，面色转润，脉象滑。前方加苍术15g，继服10剂，诸症痊愈，1年后遂访未犯病。

例2：中风

刘某，女，19岁，农民。1977年5月7日初诊。

既往健康，本年3月初劳动后受风头痛，继之右上下肢沉重，步行欠灵活，手不能拿重物，逐渐加重，右上肢不能高举，梳发（辫子）须向外伸展，有似划弧形圈状，异常吃力，右腿瘛疭不已，不能控制，步行前倾不稳，舌强语言不利，血压120/80mmHg，病理反射（－），在某医院脑血管造影未成功，舌体胖大，苔薄白，脉象浮滑。西医拟诊：脑血管畸形。

辨证及治法：辨证为风邪中于经络，宜疏风法邪通络法。

方药：麻黄7.5g，乌药15g，川芎10g，白芷15g，僵蚕15g，橘红15g，枳壳15g，桔梗15g，黄芩15g，钩藤20g，菊花15g，甘草10g。水煎服。

1977年5月12日二诊：服上方2剂，右上肢抬举略有好转，下肢仍步态不稳，前倾，瘛疭未止，自汗，语言稍好，脉浮，舌胖苔白。此风邪有外出之机，药证合拍，继以前法主治。

方药：麻黄7.5g，乌药15g，川芎15g，防风10g，赤芍15g，桂枝15g，白芷25g，橘红15g，防己15g，黄芩15g，甘草10g。水煎服。

1977年5月18日三诊：服上方6剂，病情明显好转，右下肢已不沉重，步行前倾基本消失，瘛疭已止，右上肢能直举高抬不须划圈，舌强基本消失，仍稍硬。现症见：右手腕无力，指端凉，握力略弱，不能拿重物，左侧头稍痛，舌胖苔白略干，六脉浮象已减，此风邪大除，经络疏通之佳兆，但从脉滑舌干分析，有风邪化热之证，宜前方加清热之品以防微杜渐。

方药：麻黄7.5g，桂枝15g，川芎15g，防风15g，赤芍15g，白芷15g，黄芩15g，防己20g，乌药15g，生石膏40g，白附子10g，甘草10g。水煎服。

1977年5月28日四诊：服上方3剂，病情继续好转，右下肢步行已无前倾之象，上肢活动自如，舌柔软，语言恢复正常，唯右上肢尚觉沉重，手腕无力，握力弱，舌体见小，苔薄，脉浮滑已转缓象，此风邪大除，卫气虚已露端倪，宜益气疏风通络法以善后。

方药：黄芪30g，地龙15g，川芎15g，赤芍15g，防己20g，防风15g，麻黄7.5g，桂枝15g，白附子10g，白芷15g，甘草10g，水煎服。

1977年6月15日五诊：连服上方10剂，诸症基本消除，继续调治而愈，远期追踪疗效巩固。

例3：风疾

许某，女，47岁，营业员。1984年8月12日初诊。

主诉及病史：患者体质肥胖，面色白，晨起眼睑有轻度浮肿，自述1年来患一奇疾，偏身顽麻沉重难支，犹如绳缚，口、眼、鼻孔、前后阴七窍如冒气之状，整日不解，百治不效，来门诊求治。脉象沉而有力，舌胖嫩、有齿痕。

辨证及治法：据舌脉，思此乃风胜气壅，经络痹阻，痰湿不化，气不通调，则孔窍犹如冒气之状，气郁生疾，壅于肢节则遍身顽麻沉重难支，宜顺气祛风化痰法治之。

方药：乌药20g，麻黄10g，川芎15g，白芷15g，僵蚕15g，橘红15g，胆南星15g，半夏15g，枳壳15g，桔梗15g，甘草10g，生姜10g。水煎服。

本方即乌药顺气散加半夏、胆南星的化痰，服药10余剂后窍孔冒气及顽麻俱明显减轻，依方化裁，连服60余剂而愈。

例4：麻木

张某，男，42岁，工人。1983年12月27日初诊。

主诉及病史：自述患病之由，时值隆冬，零下20余摄氏度，穿拖鞋送客人至室外，初觉两足冷，继而顽麻至膝，步履困难，经用针灸、中西药俱无效，来门诊就医。诊其脉沉紧有力，舌润，两腿麻至膝，感觉迟钝，经某医院神经科未能确诊。

辨证及治法：随证求因，结合脉证分析，当属风寒客于经络，卫气不得畅通，风胜气壅之证，予乌药顺气散加味主治。

方药：乌药20g，麻黄10g，川芎15g，白芷15g，橘红15g，半夏15g，干姜10g，僵蚕15g，枳壳15g，桔梗15g，炙川乌10g，甘草10g。水煎服。

二诊：连服上方6剂，两腿顽麻大减，面积亦缩小。继用上方不变，连服12剂而愈。

例5：石淋

程某，女，28岁，工人。1983年3月3日初诊。

妊娠5个月，少腹及腰右侧剧痛难忍，小便黄，尿检示红细胞30～40个/HP，大便秘结，脉滑而有力，舌质红苔白燥，少腹触之柔软，肾盂造影未显影，因思如此剧痛，结合小便中红细胞当系结石，桃仁、大黄皆治疗此证颇效，但为妊娠所忌，可用行气利尿排石法。

方药：乌药20g，川芎15g，白芷15g，枳壳15g，桔梗15g，金钱草50g，石韦20g，车前子15g，甘草10g。水煎服。

连服3剂，排出砂石10余块，腹痛随之顿解，从而痊愈。

【按语】以上列举用乌药顺气散化裁治疗5病案例，病虽不同，而属于气壅则一，故皆用本方以顺气，气顺则邪自除。于此可见古人制方用药配伍精当乃从实践而来，十分宝贵，吾人必须掌握其理、法、方、药之妙用，才可以随证化裁，得心应手，运用自如，以达到古方今用的目的。

【参考文献】张琪.乌药顺气散之临证应用［J］.中医药信息，1987，（1）：10-12.

二十三、益气升阳、甘温除热以治阴火上乘之低热1例

马某，女，28岁，学生。1981年8月1日初诊。

主诉及病史：该患者正在美国攻读硕士学位，由于过度疲劳，半年来全身倦怠乏力，精神不支，出现低热，在国外医院曾系统检查未获得结果，回哈尔滨市后又在某医院系统检查，仍无结果，曾服中药若干剂未效，慕名求张老诊治。其人身体消瘦、面色苍白，自感气短心悸、倦怠嗜卧，纳呆、食不知味，五心烦热，体温37.5～38.0℃，午后症状加重，舌苔白少津，脉象虚数。

辨证：劳役伤脾，中气不足，清阳下陷，阴火上乘。

治则：益气升阳，甘温除热。

方药：北芪25g，红参（另包单煎）、白术、半夏、陈皮、茯苓、柴胡、白芍各15g，黄连、泽泻、防风、独活、甘草各10g，生姜15g，红枣3枚。水煎服。

二诊：服药4剂发热消退，体温36.2℃～36.5℃，全身较前有力，精神好转，食纳亦增，但近日贪食瓜果，出现腹胀便溏，舌苔白稍腻，脉象弱，此乃脾胃元气渐复，寒凉又伤脾阳致脾失健运，宜前方加温运之剂。

方药：红参（另包单煎）、白术、茯苓、陈皮、半夏、紫苏子、柴胡各

15g，砂仁、炮姜、泽泻、防风、川连、甘草各10g，木香7g。6剂，水煎，日2次服。

三诊：服上方6剂，腹胀痛已愈，热未作，全身有力，精神好，食纳增，有饥饿感，大便日1行，不溏，舌润，口和，脉象缓，继以益气健脾温中和胃法。

方药：红参（另包单煎）、白术、茯苓、神曲、紫苏子、半夏、陈皮各15g，砂仁、川连各10g，木香、公丁香各7g，麦芽20g。3剂，水煎，日2次服。服上方3剂诸症皆愈，即日将赴美国继续攻读求学。

【按语】综合本案致病之因及临床表现，为劳倦伤脾胃之证，劳倦伤脾，中气下陷，阴火逆而上冲，遂致发热缠绵不退。东垣称之谓"阴火"，认为"阴火为元气之贼，意即阴火盛则元气衰"。他在《脾胃盛衰论》中说："脾胃一伤，互劳互作，其始遍身壮热，头痛目眩，肢体沉重四肢不收，怠惰嗜卧，为热所伤，元气不能运用，故四肢困怠。"观东垣之论，于内伤之发热，病因病机昭然若揭。张老于东垣学说有极深之研究，辨证娴熟，选用"升阳益胃汤"补脾胃中气，升阳以助脾胃生升之气，佐以黄连以清热除烦，苓泽渗利湿热，补中有发，升中有降，俾清阳升、浊阴降，脾胃之气复则阴火自除，药仅4剂热邪蠲退，诸症霍然而愈。

【参考文献】张少麟，张玉梅.张琪教授运用东垣方辨治疑难病症经验举隅［J］.中医药信息，1992，（2）：39-41.

二十四、妊娠恶阻治验1例

罗某，女，30岁。

主诉及病史：妊娠两月余，恶心呕吐不止，浆水不进，口干舌燥，伴头晕，胸脘灼热，懊侬不宁，夜不能寐，呕吐食物残液，继之夹有大量血丝，舌苔淡白，脉滑。

方药：川连15g，半夏30g，竹茹15g，陈皮15g，茯苓15g，枳壳15g，生地黄20g，麦冬20g，甘草10g，生姜15g。3剂，每日1剂，水煎服。

二诊：药进3剂，病情明显好转，恶心呕吐减轻，夜能入睡，但仍觉心中懊侬，口干咽燥，舌淡苔薄，脉滑。

方药：栀子20g，豆豉15g，生地黄20g，麦冬20g，竹茹15g，芦根50g，陈皮15g，甘草10g。

三诊：又进3剂，病情稳定旬余。昨晨又觉心烦懊侬，恶心呕吐不止，不能食，气上逆，不排气，甚感痛苦，舌淡苔白，脉滑。上方加生代赭石40g、半夏20g，栀子增为25g。嘱1日3次服，每次120mL。

服药4剂后，诸症悉除，未复发。

【按语】 妊娠恶阻属妇人常见病。本案初用常规治法未收全功，继而用大剂量赭石、栀子、半夏，才获显效。代赭石、半夏虽为妊娠禁忌药，但两药配伍，可降胃安冲、镇逆止呕，赭石有降逆气不伤正之功，故用之应手取效。

【参考文献】 陈惠泉.张琪老中医治疗疑难重症四则［J］.辽宁中医杂志，1986，（3）：33-34.

二十五、带下病治愈1例

齐某，女，33岁，职员，哈尔滨人。1964年5月4日初诊。

主诉及病史：患者下腹痛坠，两髋骨及臀部牵扯少腹下坠，白带多，整日淋漓不断，状如腐牛乳样，黏稠腥秽，腹内发热感。13年前生一女孩，迄未孕育。面容憔悴，体质消瘦如柴，舌质红有薄苔，脉象沉缓。经上海某医院检查，诊断：盆腔静脉怒张。哈尔滨某医院诊断：1. 粘连性子宫后屈；2. 盆腔静脉怒张；3. 滴虫性阴道炎。建议：1. 试行子宫整复术。2. 治疗阴道炎，提高卵巢功能。3. 上述方法无效时必须切除子宫。患者畏惧手术，转某院中医治疗，服药数10剂无效，又转我所门诊治疗。

辨证及治法：肝经湿热流注于带脉，宜淡渗利湿，清热解毒，佐以温下元之法。

方药：薏苡仁五钱，芩皮三钱，滑石三钱，连翘三钱，川柏钱半，金银花四钱，蒲公英六钱，紫花地丁四钱，赤芍三钱，肉桂一钱，甘草二钱。

1964年6月4日二诊：用前药8剂后，发烧减轻，白带稍减，但仍白带腥臭，少腹灼热下坠，脉沉。前方黄柏增至二钱，另加苦参三钱、地肤子三钱。

服前药逐渐好转，白带日减，少腹下坠已轻，发烧感亦有明显减退，以后蒲公英增加至一两，紫花地丁增加至六钱，金银花、连翘、薏苡仁增至五钱。同时中间出现阴痒，又加入蛇床子三钱，服药40剂，白带已无，少腹下坠及发烧感皆消失。9月去哈尔滨某医院检查已恢复正常完全治愈。10月份妊娠，13年未怀孕，1965年7月如期正常分娩一男孩。

【按语】患者终年子宫分泌白带甚多，身体异常消瘦，精神不支，头晕，腰酸，少腹疼痛。中医诊断为带下病，考带下之病与任督冲带四脉有关。张子和说："……冲任督三脉同起而异行，一源而三歧，皆络于带脉，冲任督三脉，皆统于篡户，循阴器，行廷孔溺孔上端，冲任督三脉以带脉束之……白物满溢，随溲而下，绵绵不绝，是为白带。"可知本病隶属于奇经四脉。

其次，带下在中医文献中包括白带、赤带、黄带、青带、黑带等。本病例下流白色的黏液，属于白带。白带的病机不一，古人有各种的说法，有的主张脾虚湿气下陷，有的主张肾气不固，有的主张下元寒冷，有的主张痰湿，有的主张湿热，所以对于本病，必须辨证找出那一种病机，才能决定治疗方针。

本病脉搏沉缓，少腹怕凉下坠，似乎属于下元寒湿，但少腹有发热感，并有舌象红赤、心悸、少寐等阴虚症状，当非寒湿，此为一点。第二点，带下之状稠黏腥秽，宛如腐败牛乳，阴道内时作痒，此为湿热下注的有力根据。再次，患者异常消瘦，属于阴虚有热体质。《妇科玉尺》说"瘦人白带，每属阴虚"，此为第三点。同时结合既往用药未效，可以推断从下元寒湿入手，宜乎其不愈。根据以上几点，可以排除寒湿而认为属于下元湿热。

带下如腐牛乳样腥秽异常，不仅湿热，亦成毒秽，所以在治疗中不仅要清热利湿，而且必须配合解毒之品，如金银花、连翘、蒲公英、紫花地丁、甘草等，再用黄柏、苦参苦寒以清热，茯苓、薏苡仁淡渗以利湿，防止苦寒伤其下元，故少佐肉桂以温下元，又加地肤子、蛇床子以治阴痒，诸药配合，相辅相成，收到良好效果。

【参考文献】张琪.治愈带下病1例［J］.黑龙江中医药，1966，（1）：25，36.

二十六、治愈右侧输尿管炎性狭窄并发肾盂积水1例

苏某，女，35岁。1980年12月15日初诊。

主诉：患肾盂积水已有半年余，经中西医治疗未见好转。

现病史：患者于1980年6月下旬自觉腰轻度痛，后于7月1日中午突然出

现无痛性尿血，无尿频、尿急感，是日深夜又出现右侧腰部牵引下腹剧烈疼痛，急以肾绞痛原因待查入当地医院治疗，注射杜冷丁后疼痛缓解。尿检红细胞满视野，白细胞（+++），蛋白（+），X线腹部平片（-），给予消炎、止痛治疗后，腰痛、血尿均消失，尿检（-），10天后出院。住院期间曾用青霉素、链霉素以及清热利尿等中药。8月初，又发生绞痛1次，但较前1次为轻，无血尿，仍用上法治疗后缓解。8月15日肾盂排泄性尿路造影示：右肾盂积水（中度），右输尿管迂曲、肾下垂。1980年10月入某院治疗，诊断为肾结石。给予中药排石汤等治疗两个月，肾盂造影提示积水仍无改善，肾图示下尿路梗阻，超声波探查右肾肿大。同年11月下旬又转入某医院，经逆行肾盂造影，诊为右侧输尿管炎性狭窄并发肾盂积水，给予消炎、理疗等治疗，仍不见好转，准备手术，本人不同意，故来本所门诊求治。现症见面色㿠白，神疲乏力，夜间手足发热，腰部不适感，无尿频、尿急、尿痛，尿检（-）。脉沉，舌面湿润。施温阳利水兼以活血之法，方药：金匮肾气丸加味。熟地黄25g，山药15g，茯苓15g，牡丹皮15g，泽泻15g，枸杞子15g，肉桂7.5g，附子7.5g，车前子15g，怀牛膝15g，甘草7.5g，丹参15g，菟丝子15g。每日1剂，水煎服。

追访3年未复发，早已上班工作。

服上方30余剂后，自觉腰部不适好转。1981年2月16日排泄性尿路造影右侧输尿管通畅，肾盂积水基本消失。效不更方，继用上法，巩固疗效。

【按语】中医学并无肾盂积水名称及类似描述，但对水液停聚则论述颇多。其产生的病因多责之于阳气不足。《金匮要略》谓"病痰饮者当以温药和之"，张景岳谓"阳王（旺），则气化水即为精，阳衰则气不化而精即为水"，可见积水之不同。故《金匮要略》病痰饮分别用苓桂术甘汤和肾气丸主治，前者在脾，后者在肾。本病须温肾利水，用肾气丸加味，补肾温阳利水，佐以活血之品，服药30剂后，腰部不适大减，经排泄性尿路造影，右侧输尿管通畅，肾盂积水基本消除，继用上方以巩固疗效。

【参考文献】张琪.治愈右侧输尿管炎性狭窄并发肾盂积水1例报告［J］.中西医结合杂志，1984，（12）：751.

二十七、潜镇化瘀治疗高血压肾病、肾功能衰竭1例

梁某，男性，45岁。2000年2月16日初诊。

主诉及病史：头晕伴胀痛反复发作5年，近日加重，伴鼻衄、乏力、腰痛，舌红，脉弦。血压：180/120mmHg。同位素肾图：双肾功能轻度受损，排泄延迟。心电图：ST–T改变。肾功能：Cr 264μmol/L，BUN 15mmol/L。尿常规正常。诊断：眩晕（高血压肾病，肾功能衰竭失代偿期）。

方药：代赭石40g，生龙骨20g，生牡蛎20g，石决明30g，怀牛膝20g，珍珠母30g，菊花20g，益母草30g，水蛭10g，杜仲20g，枸杞子20g，女贞子20g，菟丝子20g，玉竹20g，桃仁15g，赤芍15g，牡丹皮15g，钩藤15g，草决明30g，甘草15g，葛根20g。14剂，每日1剂，水煎成200mL，分早晚口服。

二诊：头晕减轻，鼻衄未再出现，脉弦之势减，血压：160/100mmHg，血Cr 218μmol/L，BUN 7.5mmol/L。守前方加减治疗半年，临床症状消失，血压维持在150～130mmHg间，血肌酐，尿素氮逐渐稳定下降恢复至正常，Cr 132μmol/L，BUN 6.6mmol/L。

【按语】本例高血压所致肾功能衰竭，治疗过程中以降血压为主，遵从张锡纯重镇潜阳之法，用镇肝熄风汤加减，重用代赭石、珍珠母、石决明达30～40g，通过降血压可以减轻高血压对肾脏的负担，有利于肾功能恢复。其二用活血化瘀之品：牡丹皮、赤芍、水蛭、牛膝、益母草等，改善肾功能衰竭的血瘀状态，有利于促进恢复肾功能；方中葛根是张老常用药，认为对头晕、头项不适，现代医学的高血压，脑动脉硬化，颈源性眩晕都有较好的疗效，现代药理证实其含有的黄酮类物质和葛根素能直接扩张血管，使外周阻力下降，有明显的降压作用，同时能抑制血小板凝集。

二十八、补肾通关治尿频1例

姜某，女性，45岁。2000年4月12日初诊。

主诉及病史：尿频、尿急1年余，曾服用过中药治疗（药物不详），症状无好转。神疲乏力，自汗，双下肢酸痛无力，无尿痛，受寒则症状加重。尿

常规：WBC 0～1/HP。舌尖红，苔白，脉弦细。诊断：尿道综合征。

方药：桑螵蛸20g，龙骨20g，太子参20g，茯苓15g，龟甲20g，石菖蒲15g，远志15g，益智仁20g，当归20g，覆盆子20g，枸杞子20g，淫羊藿15g，熟地黄20g，山茱萸20g，金樱子20g，甘草15g。7剂，每日1剂，水煎服。

二诊：用药1周，白天尿频、尿急明显好转，但夜尿多而频数，每晚7～8次，睡眠欠佳。前方减益智仁、覆盆子、枸杞子、淫羊藿、熟地黄、山茱萸，加炒酸枣仁20g、五味子20g、首乌藤30g、柏子仁20g、知母15g、川黄柏15g、肉桂10g、肉苁蓉15g、巴戟天15g，治疗20天排尿正常，乏力、自汗、腰痛消除，睡眠正常。

【按语】患者有尿频、尿急，而无相应理化检查异常，诊为尿道综合征。其病机为心肾两虚，心肾不交，所以失眠、尿频。采用桑螵蛸散加味治之，该方能补肾养心，治疗虚性小便频数，加覆盆子、金樱子以加强收涩敛尿之功，同时助以枸杞子、熟地黄、山茱萸、淫羊藿滋肾阴，温肾阳，以阴阳相济。二诊时症状更典型，睡眠不好，则越有尿意，尿频次数多则影响睡眠，前方加上滋肾通关丸，这是张老妙用之处。本方原为治疗下焦湿热，小便癃闭，点滴不出而设，而张老却用其治疗尿频。小便频数、癃闭均为膀胱气化不行、失常，方中黄柏、知母苦寒清热燥湿兼滋阴，肉桂温养命门之阳蒸水化气，则小便正常通利。

二十九、化瘀止血治疗顽固性血尿1例

于某，女性，71岁。2000年5月19日初诊。

主诉及病史：肉眼血尿半个月，伴有轻度腰部酸痛，乏力，但无浮肿，无尿路刺激症状。舌红、苔黄厚，脉和缓。尿常规示：蛋白（+++），RBC满视野，WBC（-）。肾脏B超示：右肾积水。西医按急性肾炎治疗半个月，无明显效果。辨证：尿血，以清热凉血止血法，用水牛角、血余炭之类治疗2周，肉眼血尿消失，尿常规：RBC满视野。嘱患者做双肾CT检查，膀胱镜及逆行造影，均未见异常，尿培养：大肠埃希氏菌G（-）。又静脉滴注抗生素1周，偶见肉眼血尿。此时患者面色萎黄，轻度贫血貌，无尿路刺激征，立活血化瘀止血法。

方药：龟甲20g，三七15g，刘寄奴30g，山栀10g，蒲公英30g，金银花

30g，藕节 20g，乌梅炭 20g，赤芍 15g，桃仁 15g，儿茶 10g，蒲黄 15g，甘草 15g，龙骨 20g，茜草 20g，海螵蛸 20g。服药 2 周，尿常规：蛋白（－）；RBC 20～30/HP。前方加减出入治疗 20 余日，血尿止，尿常规正常。

【按语】此例为老年无痛性血尿患者，初治无好转，张老为医谨慎，嘱患者进一步检查，除外占位性病变，便大胆用药，因患者症状单一，久病入络，凉血止血效欠佳，故改立活血化瘀止血法，虽尿培养有细菌生长，但感染征象不明显，西药抗感染治疗效果亦欠佳。因血尿重且久，方中用赤芍、桃仁、藕节、茜草活血化瘀，三七、蒲黄活血止血；用儿茶、乌梅、龙骨、海螵蛸收敛止血，舌红，辨有热象，用龟甲、山栀滋阴清热，蒲公英、金银花清热解毒。立法准确，处方丝丝入扣，使顽固性血尿得以治愈。

三十、疏肝解毒治疗乙肝相关性肾炎 1 例

王某，男性，32 岁。2000 年 6 月 9 日初诊。

主诉及病史：因腰酸痛，乏力，自汗，右上腹胀满不适，疼痛 1 周，到某医院检查，乙型肝炎病毒血清学标志物测定：HBsAg（＋）、HBeAg（＋）、HBcAb（＋）。肝功明显异常：ALT 148U/L，AST 74U/L，TP 54g/L，GLO 19g/L，T-BIL 48.7μmol/L，LDH 280U/L，尿常规：蛋白（＋＋＋＋），颗粒管型，0～2/HP，RBC（－），WBC（－），潜血（＋＋），肾功能正常，心脏彩超示：左房、左室扩大，左心功能减低，疑为心肌病。心电图：窦性心动过速，顺钟向转位。西医诊断：1.扩张型心肌病。2.乙型肝炎。3.慢性肾小球肾炎。患者未同意收住院治疗，而慕名来诊。查：舌红，少苔，脉数。

辨证：肝郁湿毒中阻。

治则：清热解毒，柔肝疏肝，健脾益肾。

方药：白花蛇舌草 30g，蒲公英 30g，金银花 30g，连翘 20g，大青叶 15g，柴胡 20g，白芍 20g，败酱草 20g，五味子 15g，白术 20g，茯苓 20g，虎杖 20g，黄芪 30g，党参 20g，山药 20g，石莲子 15g，地骨皮 15g，龟甲 20g，白茅根 30g，茜草 20g，地榆 20g，甘草 15g。每日 1 剂，前 50 味单包后下，水煎服。

2000 年 6 月 16 日二诊：临床症状都有不同程度缓解，舌红，少苔，脉较

前和缓。尿常规：蛋白（＋），潜血（＋）。心脏彩超：左房、左室扩大，心功能正常。前方减地榆，加枳壳15g、豆蔻15g。

2000年6月30日三诊：腰痛消失，乏力明显改善，右上腹发胀，肝功能复查：T-BIL 23.0μmol/L，除总胆红素略有偏高，其他肝功能指标均恢复正常，ALT 38U/L，AST 28U/L，尿常规：蛋白（＋），潜血（－），舌红，白苔，脉弦，再减茜草，加砂仁15g、生姜10g。

2000年7月7日四诊：服药后稍感恶心欲吐，双下肢软而无力，饮食尚可，口干舌燥，舌红，中间有黄苔。热象重，加大滋阴清热药味，处方调整如下：石斛20g，寸麦冬15g，生地黄15g，白芍20g，陈皮15g，枳壳15g，甘草15g，蒲公英30g，板蓝根20g，大青叶20g，五味子15g，天花粉15g，牡丹皮15g，赤芍20g，茵陈15g，砂仁15g，豆蔻15g，紫苏子15g，焦山栀10g，虎杖20g。

2000年7月14日五诊：活动后稍感乏力，其他无明显不适，肝功能、尿常规正常，前方再进7剂，善后巩固。

【按语】张老认为此例为乙肝相关性肾炎，但确诊需经肾活检。治疗着眼于乙型肝炎上，用其自拟"慢肝复康汤"合清心莲子饮化裁，柴胡、白芍、枳实、甘草、茯苓为"慢肝复康汤"，功效柔肝疏肝健脾，患者乙型肝炎病毒标志物阳性，应用大剂清热解毒之品。患者乏力，自汗，舌红，少苔，加之尿常规变化，心功能改变，是气阴两虚，所以配合清心莲子饮以益气养阴，清利湿热止血。辨病与辨证相结合，理法合拍，用药1周后尿蛋白由（＋＋＋＋）降为（＋），心功能恢复，2周后肝功基本正常。患者原发性心脏病性质尚未定，但存在心功能不全，心衰加重了肝、肾负担，随着益气养阴治疗，心功能恢复并减轻了肝肾负担，使肝功能、尿常规等检测指标很快恢复正常。

【参考文献】王少华，朱海燕.张琪教授治疗肾系疾病验案四则［J］.上海中医药大学学报，2001，（3）：31-32.

三十一、内科疑难病案4例

例1：眩晕（脑积水术后）

李某，男，41岁。2000年9月6日初诊。

主诉及病史：头痛2年，伴视力下降，经头颅CT检查诊断为脑积水，并于1个月前行手术引流，术后头痛减轻，但头晕较重，纳差，乏力，舌尖红、苔白腻。

辨证及辨病：眩晕（痰湿型）。

方药：泽泻、茯苓、黄芪、麦芽各30g，半夏、白术、太子参各20g，天麻、川柏、橘红、苍术、神曲、僵蚕、桂枝、甘草各15g。患者用药后头晕明显减轻，自行按原方连续服用20余剂，再诊时除睡眠不好时稍感头晕，其他已如常人，舌淡红、苔白，前方减僵蚕加远志、炒酸枣仁各15g，以善其后。

【按语】《灵枢·海论》："脑为髓海……髓海不足则脑转耳鸣，胫酸眩冒。"《丹溪心法·头眩》："无痰不作眩。"上论从不同角度说明了眩晕证病位在脑与痰湿之邪的关系。脑积水从现代医学看为脑脊液循环、代谢障碍所致，属中医水湿内停，再结合白腻苔，辨为痰湿型眩晕，处方以半夏白术天麻汤合苓桂术甘汤加减用之，前方可燥湿化痰、健脾和胃，后方可温化痰饮，方中用橘红易陈皮，取其活血通络化痰之功，僵蚕化痰散结，两药的运用利于脑脊液的吸收，麦芽、神曲消食化浊醒脾，以利水湿运化，张老认为此二方配合治疗脑积水确有良效。

例2：郁证（抑郁症）

门某，女，55岁。2000年6月9日初诊。

主诉及病史：家属代述，睡眠不好，情绪低落3个月。发病前有精神刺激，单位重组后下岗，对此思虑过度，严重时整夜不眠，对周围一切不感兴趣，厌世，沉默无语，情感淡漠，大便数日1行，1周前曾去专科医院，诊断为抑郁症，予以博乐欣、塞乐特等口服，服药后睡眠稍好，但乏力倦怠明显，其他症状无改善。观察患者表情呆板，目光呆滞，问话不语，或半天一语，舌苍老、苔白干，脉弦。

辨病及辨证：郁证（肝郁气滞）。

方药：柴胡、龙骨、牡蛎、香附、百合、合欢花、甘草、生地黄、麦冬、石菖蒲各20g，黄芩、半夏、远志、郁金、桂枝、桃仁、赤芍、青皮、枳实各

15g，酸枣仁、五味子各25g。7剂，每日1剂，水煎服。

二诊：患者面目表情明显见好，见医生微露笑容，女儿代述睡眠好转，比以前愿意活动，但是听钟表等响动仍发烦躁，大便正常，西药均减半服用，前方减枳实，加柏子仁20g。

三诊：2周后，可以自述病情，烦躁焦虑明显减轻，近5天停中药，眠差、多梦、胸闷、气短、时有恐惧感，舌苔厚，脉弦。前方加益智仁、珍珠母各20g，又进10剂，其间停用西药，临床症状基本消失，睡眠如常，能与家人正常交流，可进行一般家务劳动。

【按语】随着生活节奏的加快和变化，以及人们的重视程度提高，抑郁症在临床上很多见，患者痛苦，也给家人造成很大负担，西药治疗又存在一定副作用。此例张老用柴胡加龙骨牡蛎汤配合活血化瘀药治疗，疏郁活血，佐以安神养心，前后服药1个月，病情缓解，柴胡加龙骨牡蛎汤是《伤寒论》方，具有解肝胆郁热、益气养心敛神作用，是张老治疗失眠、郁证即现代医学的神经官能症、抑郁症、更年期综合征等常用方。

例3：喘证（肺心病、心功能不全）

苗某，女，58岁。2000年4月19日初诊。

主诉及病史：喘咳、胸闷10余年，加重10余日，伴心悸，双下肢肿胀，夜不能平卧，咳黄痰，发热。查：颈静脉怒张，双下肢红肿，有瘀斑、触之热、无触痛。舌紫暗、苔黄腻，脉弦滑。患者自述用各种西药均过敏，故慕名来诊。

辨病及辨证：喘证（痰瘀阻肺）。

方药：太子参、麦冬、柴胡、牛膝、当归、赤芍、大青叶、连翘、丹参各20g，五味子、生地黄、桃仁、红花、枳壳、白芍、桔梗各15g，蒲公英、紫花地丁、金银花、白花蛇舌草各30g。每日1剂。

再诊：服药7剂，咳喘稍好转，下肢肿胀程度有所减轻，红青紫色也有所消退，前方略做加减服用20天，热退。可以平卧，偶有黄白相兼痰，舌由紫转红、苔白腻，脉滑数象消失。处方调整如下：黄芪25g，红参、五味子、麦冬、桃仁、红花、柴胡、白芍、桔梗、知母、附子、猪苓、甘草各15g，丹参、生地黄、天花粉、五加皮、泽泻、葶苈子、冬瓜皮各20g，鱼腥草30g。又服药2周，患者除活动后感心悸外，其他症状、体征消失（双下肢皮肤发黑，有色素沉着）。

【按语】本例为慢性支气管炎合并感染、肺气肿、肺心病、心功能不全患者，系久病肺气损伤，痰郁内结，肺气郁闭，血行无力，痰瘀相结于肺，滞留于心，双下肢体征也为血运不畅，瘀血阻滞而成，治疗豁痰祛瘀、保肺生津平喘，方用生脉散合血府逐瘀汤，同时加用蒲公英、紫花地丁等清热解毒之品。二诊时方中用附子，以振心阳（心率快时不能用）；葶苈子涤痰除壅，清肺利水纠正心衰，现代药理证实本品含强心苷，醇提物具有强心作用；鱼腥草、天花粉、知母可清肺之痰热，辨证加减治疗月余，在未用任何西药的情况下取得好疗效。

例4：消渴（糖尿病1型）

杨某，男，65岁。2000年4月28日初诊。

主诉及病史：乏力，多食，消瘦，口干渴，多饮，多尿，颜面潮红，周身关节疼痛20余天。舌红、苔白干，脉弦。血糖9.2mmol/L，尿糖（++++）。

西医诊断：糖尿病（1型）。

中医辨证：消渴（上、中、下三消）。

用自拟益气滋阴饮加减：生地黄、党参、女贞子、玉竹、天冬、葛根、菟丝子、天花粉、石斛、生山药、枸杞子、丹参各20g，石莲子、地骨皮、知母、赤芍、五味子、苍术各15g，黄芪、玄参各30g。服药1周后，多饮、多食、多尿症状明显缓解，查血糖6.0mmol/L，尿糖（+）。效不更方，继续服药14剂，血糖稳定在5.6～6.0mmol/L，尿糖（±）。

【按语】消渴病理变化多责之于阴虚与燥热两个方面，并且互为因果，热灼肺津而多饮，热郁脾胃而多食，虚火在肾而多尿，并创益气滋阴饮，该方具有益气滋阴、补肾润肺之功，治疗糖尿病颇效。此例患者还借鉴了施今墨老先生对药的运用：黄芪、葛根、苍术、玄参。现在有人觉得中药治疗糖尿病改善临床症状尚可，降血糖效果甚微。张老认为：只要辨证准确，降血糖确有效果，而且疗效稳固。

【参考文献】王少华，张少麟.张琪教授治疗内科疑难病拾萃［J］.陕西中医，2001，22（7）：411-412.

三十二、加味小青龙汤治疗痰饮宿痰，外感寒邪之咳喘1例

孟某，男，67岁。1996年11月4日初诊。

患者素患有慢性支气管炎、肺气肿，入冬后感冒发作，喉中痰鸣音甚剧，咳嗽气喘不能平卧，痰呈泡沫样，畏寒时冷，尿频色清，听诊两肺下野湿性啰音，舌润苔白，脉滑，应用先锋霉素及氨苄青霉素治疗10天效果不明显，请张老诊治，根据上述脉证为肺肾虚寒痰饮证，用加味小青龙汤温寒化饮。方药组成：麻黄、半夏、五味子、白芍、桂枝、甘草、肉苁蓉各10g，细辛、干姜各5g，熟地黄25g，淫羊藿、枸杞子各15g。连服6剂，咳嗽明显好转，夜间已能平卧，继服6剂，咳嗽喘促均消除而病获缓解。远期追踪1997年及1998年均未发作，体力明显增加。

【按语】慢性支气管炎、肺气肿属痰饮病，若复感外邪，则常见咳嗽，咳痰呈清稀泡沫，甚则气喘不得卧，伴发热恶寒，肢体酸楚，舌白润，脉浮滑等。此为表寒里饮之证，小青龙汤解表化饮止咳为最佳首选方药，药后汗出而诸症缓解。临床观察，如属新感，病愈不易复发；如属痰饮宿积咳喘之症不易根治，多遇寒而发。张老根据此类患者临床常伴小便清频、手足逆冷，多在小青龙汤基础上加用补肾之品，命名为加味小青龙汤，以增强疗效，控制复发。

三十三、运用加味麻杏甘石汤治疗表邪不解，邪热迫肺咳喘之证1例

孙某，男，7岁。1993年11月5日初诊。

患者初起发热恶寒，后壮热无汗，体温39.7℃，听诊右肺有散在湿性啰音，X线示右肺呈密度阴影，白细胞总数19100/mm³，嗜中性粒细胞75%，诊断为大叶性肺炎，继发脓胸。用青链霉素、红霉素、氨基苄青霉素静点15天，未见好转，体温40.3℃。张老会诊：时见咳声嘶哑，痰黏稠不易咯出，舌尖红，发热无汗，脉浮数。治宜宣肺清热逐饮，投以麻杏甘石汤（麻黄、黄芩、川贝母、桔梗、甘草各10g，杏仁、牛蒡子各15g，生石膏50g）加川贝母、白芥子、鱼腥草，水煎服。服药3剂后汗出热退，痰易咯出，咳喘大减，体温

降至38.5℃，便秘，上方加瓜蒌、大黄、半夏，以利肺泄痰浊，服3剂，大便通，诸症悉退。继用滋阴润肺之剂以善其后。

【按语】麻杏甘石汤治疗上呼吸道感染，肺炎甚效。张老常在此方基础上加川贝母、鱼腥草、黄芩以增加清肺化痰之效，尤以小儿肺炎效佳，石膏之剂量大于麻黄10倍为佳，故此方取名加味麻杏甘石汤。组成如下：麻黄、黄芩、川贝母、桔梗、甘草各10g，杏仁、牛蒡子各15g，生石膏50～100g。如见舌红少津，为肺阴亏耗，宜于方中加沙参、麦冬、玉竹、生地黄、石膏为质重之药，似与轻清宣透相悖，但张老师临床经验，石膏与麻黄合用，不仅不会遏制邪气外出，反而有解肌透表之功，尤其肺热甚者非此药不能收功。

三十四、运用大承气汤加味治疗毒热壅遏，肺失肃降作喘1例

汪某，男，42岁，工人。1994年10月18日初诊。

咳喘倚息不得卧，喉中哮鸣音，咳黄痰。西医诊断：慢性支气管炎，肺气肿合并感染。张老诊之，面青唇紫，舌苔干黄，脉象滑数，大便7日未行，辨证为腑气不通，肺气受阻，失于肃降。宜大黄承气汤加味，拟方：大黄、麦冬各20g，芒硝、枳实、厚朴、葶苈子、杏仁、黄芩、沙参各15g，甘草10g。服上方3剂，大便下泻3次，黏秽污水样便，咳喘大减，能平卧入睡，痰转白，呼吸较前通顺，痰鸣音大减，苔转白，脉滑，继以清肺化痰之剂，治之而安。

【按语】急重症感染性疾病易引起急性呼吸窘迫综合征，临床表现喘促不得卧，呼吸困难，胸满腹胀，大便不通，脉象滑实，舌苔黄燥，此为毒热壅肺，肺失肃降。用通腑泄热之剂，有利于腹胀减轻，膈肌下降，解除肺膨胀，改善肺的通气功能。张老指出：承气汤除用于热性病阳明腑证外，凡实热内结皆可用之，组方为大黄20g，芒硝、枳实、厚朴、葶苈子、黄芩各15g，甘草10g，鱼腥草30g，该方通腑泻热解毒，服药后大便通，肺气得以下降，哮喘迅即缓解。

【参考文献】刘未，迟继铭.张琪教授运用仲景方治疗咳喘的经验［J］.中医药学报，2001，44（5）：55.

三十五、验案3例

例1：便血伴口糜

安某，男，60岁。1999年3月10日初诊。

患者便脓血伴口腔糜烂反复发作1年余，服中西药罔效。诊见：口腔黏膜多处色红、糜烂、疼痛，腹痛，便脓血、色紫暗，肛门坠痛，舌红、苔白腻，脉弦缓。肠镜示：直肠黏膜糜烂、直肠炎。

中医诊断：便血，口糜。

辨证：肝气犯胃，肝胃郁热，脾气虚寒。

治则：抑肝气之抗逆，温脾清胃。

方药：乌梅、当归、白头翁、桂枝各20g，白芍、陈皮、甘草各15g，黄连、黄柏、干姜、砂仁各10g，细辛5g。7剂，每日1剂，水煎服。

二诊：口疮及便血症状减轻，大便次数较多，下大量脓液，腹痛下坠大减，此湿热下行之佳兆，但防其泄泻过度有伤脾阳，予上方加附子、花椒各10g以温阳除湿，续进7剂。

三诊：诸症消失，仅口腔尚有一处糜烂未愈，续进7剂，口腔糜烂随之消除，症状完全消失而痊愈。

【按语】本案病机为肝胃郁热，脾气虚寒，上热下寒之症。肝气亢而化上热，肝胃郁热上蒸发为口腔糜烂；脾气虚而生下寒，与肝胃郁热夹杂下利脓血。病变涉及肝脾胃，寒热错杂，故治疗较难。张教授根据肝气亢而上热，脾气虚而下寒，运用乌梅丸化裁，抑肝和胃理脾，调上热下寒之病机，取得良好疗效，此"温清并用"之妙。方中乌梅、白芍、白头翁平抑肝气之亢逆；黄连、黄柏苦寒清胃热；干姜、细辛、桂枝、附子、花椒温脾寒；砂仁、陈皮理脾和胃。肝气平，脾气温，胃气和，寒热平调则上热下寒之症自愈。

例2：悬饮

卢某，女，50岁。2000年12月2日初诊。

主诉及病史：胁肋胀痛40余天。患者暴怒后出现胁肋胀痛，经检查心电图正常。X线片显示：双侧胸腔积液。曾抽液2次化验，结核菌（－），试用抗结核及抗菌药物治疗无效。诊见：患者胁肋胀痛，形体肥胖，胸背闷痛，胃脘胀痛，气短乏力，善太息，肢体沉重，口干渴饮，失眠，舌尖红、苔白腻，脉沉弦。

中医诊断：悬饮。

辨证：肝郁气滞，水阻痰凝。

治则：疏肝理气，涤痰通络，佐以清热。

方药：柴胡10g，黄芩、红参、半夏、郁金、浙贝母、白芥子、瓜蒌子、陈皮、青皮、石菖蒲、麦冬、延胡索、桃仁、甘草、生姜各15g，生地黄、香附各20g，大枣5枚。7剂，每日1剂，水煎服。

2000年12月10日二诊：诸症均减轻，但口干渴饮、腹胀症状突出，前方去麦冬、青皮、香附，加五味子、知母、厚朴、红花各15g，太子参20g。7剂，水煎服，每日1剂。

2000年12月18日三诊：诸症明显减轻，续用上方7剂，症状消失。X线片显示：心肺未见异常。

随访2月未见复发。

【按语】本例胸腔积液西医未能确诊何病，中医辨为悬饮，证属肝气郁滞、水阻痰凝留于胁下。《金匮要略·痰饮咳嗽病脉证并治》云："水在肝，胁下支满。"该患者素为多痰多湿之体，复因郁怒伤肝，气机不畅，水湿痰浊因而阻滞，水停胁下致胁肋胀痛；湿性重浊黏滞故见肢体沉重；痰湿阻络，血行不畅，日久则化热伤阴。张教授针对上述病因病机以疏肝理气、活血通络、化痰清热为治，取得良好疗效。方中柴胡、青皮、陈皮、香附疏肝理气；半夏、浙贝母、白芥子、瓜蒌子、石菖蒲化痰湿通络，其中白芥子尤善去皮里膜外之痰涎；延胡索、郁金、桃仁活血化瘀通络；黄芩、生地黄、麦冬滋阴清热；人参、甘草、生姜、大枣益气调中，相辅相成，共奏疏肝理气、化痰祛瘀通络、疏畅三焦气机之功，气机畅则痰湿消。气郁化热，防其开伐耗气伤阴，二诊加太子参、五味子、知母以益气敛阴清热。仅服药21剂而痊愈。

例3：多寐

张某，女，26岁。2000年12月2日初诊。

主诉及病史：7年前因高考落榜抑郁而致多寐，多方求治未效。诊见：头昏神倦，时有巅顶痛，面红心烦多梦，舌质紫暗、苔白，脉沉涩。

诊断：多寐。

辨证：抑郁伤肝，气机不畅，血运受阻，清窍失调。

治则：活血化瘀通络。

方药：当归、生地黄、川牛膝各20g，桃仁、红花、枳壳、赤芍、柴胡、川芎、桔梗、菊花、黄芩、桑叶、牡丹皮、甘草各15g。7剂，水煎服，每天1剂。

【按语】《医学入门·卷三》云"多寐阴盛，而昼寝不厌"，属于阴寒湿胜之类。本例则因情志抑郁日久肝失疏泄，气机不畅，瘀血阻络，清阳痹阻，故而多寐。治以活血化瘀之血府逐瘀汤加味。方中当归、赤芍、川芎、生地黄、桃仁、红花、川牛膝、牡丹皮养血行血，活血通络；柴胡、枳壳、桔梗疏畅气机，通调清窍；菊花、桑叶上清头目；甘草调和诸药。全方有疏畅气机、活血通络、通调清窍之功。清窍营卫调和则头目清，多寐除而病愈。血府逐瘀汤出自《医林改错》，张教授临床应用于气血瘀阻者，皆取其活血通络、调畅气机之功。原书载能治不寐，今反其道以之治疗多寐取效，可见中医药双向调节之作用。

【参考文献】张春艳，王建明.张琪教授验案3则［J］.新中医，2001，30（11）：13-14.

三十六、治疗单腹胀（肝硬化晚期腹水）1例

于某，男，27岁。1980年5月23日初诊。

主诉及病史：患者腹胀已6个月。1979年曾诊断为肝硬化，两周前因呕血、便血入某院治疗，诊为肝硬化癌变、癌性腹膜炎，住院1周，出院后患者来所求治；该医院5月19至21日理化检查结果如下：同位素诊断报告提示为肝弥漫性病变。超声波检查提示为大量腹水、肝改变硬化癌变可能性大；肝功检查：转氨酶115个单位；血红蛋白60g/L，红细胞2000000/mm³，白细胞3900/mm³；腹水化验：未发现癌细胞；血沉：第一小时32mm，第二小时63mm。诊时证见面色黧黑、晦暗微黄，腹部高度膨隆，腹皮绷紧，腹壁脉络

显露，脐突起，皮肤干燥，形体消瘦，胁下胀满，进食即胀满难忍，口干苦，大便秘结、4~5日1行，小便短少，舌少津、苔白燥，脉弦数。肝肋下1cm，脾肋下4cm，高度腹水，下肢不肿。

诊断：腹胀。

辨证及治法：此乃水毒与热邪结聚于内，隧道不通，气血为之所阻，外候虽见虚象，然二便秘，脉弦数，口苦舌干，乃属实热之证。在本虚标实、标急于本的情况下，不除其水则虚必难复，故急当治标，然其势急而证危，远非一般利水之剂所能奏效，必宜泻热逐水之峻剂舟车丸化裁为主，辅以苓术健脾扶正。

方药：二丑、茯苓各30g，大黄、橘皮各15g，炙甘遂2.5g，广木香7.5g，白术、槟榔各20g。水煎，分2次服。

1980年5月26日二诊：上方服2剂，大便日2行，小便量稍增，腹皮见松。药虽中病，但仍嫌药轻力薄，于前方中加入大戟，并增甘遂用量以加强其逐水之功。

方药：二丑、白术、槟榔各30g，大黄10g，炙甘遂5g，广木香7.5g，橘皮15g，茯苓40g，炙大戟2.5g。水煎，分2次服。

1980年6月2日三诊：上方续服6剂，腹部见松，大便下泻，小溲增多，胀满略减，稍能进食，但下午低热。病已见转机，效不更方。以前方加茵陈30g，以清利湿热。

1980年6月9日四诊：服上方6剂，小便日量1500mL，大便溏、日1行，腹胀满大消，脉沉弦。再拟行气逐水，少佐扶正之剂。

方药：炙甘遂10g，炙大戟5g，白术、海藻、槟榔、党参、泽泻、茵陈各30g，茯苓、二丑各40g，广木香、大黄各10g，生姜15g。水煎服。

1980年7月2日五诊：上方加减服21剂，尿量在1500mL左右，腹部明显缩小，已不觉胀，日餐600g，大便正常，下午体温36.8℃~38℃，自觉乏力，脉数。邪去十之七八，已显气阴两虚之候。拟益气、健脾、逐水，攻补兼施法。

方药：黄芪、党参、海藻、二丑、茯苓各30g，白术、柴胡、槟榔各20g，泽泻、麦冬各15g，炙甘遂、大黄各10g，炙大戟5g。水煎服。

1980年7月8日六诊：前方稍出入共服12剂。小便日量2000mL，大便正常，仅有少量腹水，腹已不胀，每日食量500g，下午体温37.5℃左右，舌苔润，脉弦数。改用清热、滋阴、逐水之剂。

方药：银柴胡、炙鳖甲、青蒿、麦冬各20g，胡黄连、甘遂、大黄、木香各10g，秦艽、知母各15g，海藻、茯苓各30g。水煎服。

1980年7月14日七诊：服上方3剂，下午体温37.2℃～37.3℃，腹水全消，小便日2000mL，大便日1次，手心热，脾肋下4cm，舌尖红、苔白，脉弦数。仍以前方加减，再服6剂。

1980年7月31日八诊：前药尽剂，体温恢复正常，腹水全消，腹不胀。食欲增至每日600g，精神大振，身体见丰，脉沉滑。脾肋下3cm。病情缓解，停服中药，令其浆粥自养，以利康复。

1980年8月2日九诊：脾肋下3cm，肝肋下1cm，血红蛋白9g，白细胞6000/mm^3，红细胞3700000/mm^3。

随访患者已正常工作2年，除脾大2cm外，余无异常，病情一直稳定。

【按语】本例为肝硬化失代偿期，高度腹水形成，曾用西药强烈利尿之剂皆周效，某医院曾诊断为"癌变"，虽未检出癌细胞，但肝硬化之诊断则毫无异议，当时腹部高度膨隆，胀满难忍，已属危重。张老据其腹胀急、口干便秘、舌燥脉弦数、体虽瘦弱而未现形脱便血及腹水感染和昏迷等并发症，认定此症尚在可攻之时，机不可失，因而一再用二丑、大黄、甘遂、大戟逐水泻热，从小量开始逐渐增至大量，如甘遂、大戟峻利泻水竟增至10g之多。诸药合用达攻结行水之效，又辅以参、术、苓以健脾扶正。可喜之处，用药后大便通利，小便亦增多，而且从小量递增至大量，使邪去而正气不致大伤。然"大毒治病，十去其六"，迨水气大除，腹胀缓解，续以攻补兼施，善始善终，使至顽固之腹水完全消退，病情获得缓解，且2年来一直稳定。本病例成功之关键，在于辨证准确，抓住了可攻有利时机，果断用药，若见病重而不敢用峻剂，见危而畏缩不前，则必然药不胜病而贻误病机。

【参考文献】张琪.单腹胀（肝硬化晚期腹水）［J］.新中医，1984（1）：22-23.

【评注】张琪教授精于仲景学说，守正创新，对历代医家及中西会通学派之学说兼收并蓄，对现代医学亦多探索。他对内科杂病造诣颇深，专攻疑难重症是其临证一大特点。他常在古方基础上加减化裁，创制出许多行之有效的新方剂。其治病医理采众家之长，择善而从，并酌以己见；治法有宗，师古不泥；古方新用，创制新方；权衡药味，果敢精当；疑难病症，大方复治；擅用活血化瘀法。善于用辨证法思想指导临床用药，精通中医内科，善于用大方复治法治疗内科疑难杂病，临床上独具特色，疗效卓著。

【生平传略】张缙（1930—2021），男，辽宁省黑山县人，国内外著名针灸专家，祖研流派·张缙针刺手法流派奠基人。早年毕业于中国医科大学，后又结业于全国高等医学院校针灸师资班。1956年参加了黑龙江省祖国医药研究所建所工作，1985年又主持了该所扩建为黑龙江省中医研究院和黑龙江省非药物治疗中心工作。黑龙江省中医研究院研究员、主任医师，兼任黑龙江中医药大学教授、博士研究生导师，中国针灸学会常务理事，中国针灸学会针法灸法分会理事长，东北针灸经络研究会会长，黑龙江省针灸学会会长，中国国际针灸考试委员会委员，国家自然科学基金会学科评审组成员，加拿大安大略中医学院名誉院长。

张缙教授在针灸经络研究方面主要致力于针刺手法、针灸古典文献校释和循经感传的研究。他在临床上用针少，用穴巧，擅长飞经走气、气至病所以及用针取热取凉等手法，临床效果极佳。在经络研究方面，最早提出提高循经感传阳性率的激发方法，提出并论证了隐性感传的存在及其理论意义，还提出循经感传具有普遍性、潜在性（隐性）、可激性、可控性、趋病性、效应性、循经性和变异性。此理论体系在指导针灸临床方面被证明是行之有效的。在古典针灸文献研究方面，他历时20年为国内外奉献了一部百万字的巨著《针灸大成校释》，还对《针方六集》进行了校点，他在1978年就提出了针灸学术的分科方案，并撰写了分科内容大纲。

张缙曾多次应邀到德国、波兰、匈牙利、罗马尼亚、日本、俄罗斯、瑞士和阿联酋等国访问讲学，深受国外学者的赞誉。他在国内外刊物上发表论文80余篇，主持编写了《针灸大成校释》《中国针灸荟萃·针灸学分卷》等专著，多次荣获国家中医药科技进步奖和部以上及省医药科技成果奖。张氏先后7次被载入美国传记中心和英国剑桥的《世界名人录》，并分别被该两组织聘为理事和终身研究员。他还被美国、法国、匈牙利、日本等国的中医针灸学会聘为名誉会员和顾问。2010年11月16日，张缙教授被认定为《人类非物质文化遗产代表作名录·中医针灸》代表性的四位传承人之一。

张缙医案

一、运用烧山火法治疗血痹1例

患者某，女，37岁。2013年12月27日初诊。

病史：阵发性双侧手指麻木、疼痛2年。2年前遇冷水后出现双手指麻木、疼痛症状，伴有对称性感觉减退，间歇性双手皮色变苍白、发绀，遇冷时症状加重，二便正常，饮食正常，夜寐安，舌质淡，苔薄白，脉细弱无力。经当地医院药物治疗，未见明显效果。

诊断：血痹。

辨证：风寒侵袭，痹阻经脉。

治法：温经散寒，行气通络。

取穴：外关。手法操作：外关穴揣、抓定穴后，行推针速刺法进针，慢慢搓针，当出现酸、重样针感后，沿手少阳三焦经行循摄法至手指，并向手指端推针行气，使针感循经传至手指，气至病所后行烧山火手法，使热感沿三焦经传至手指，留针40min。每日操作1次，针后手指麻木疼痛感减轻，5次后发作时间和频率明显好转，10次后痊愈。

【按语】血痹首载于《灵枢》，《金匮要略》正式确立病名、病因及治法。外感风寒，气血运行不畅，经脉闭阻则手指麻木、疼痛；寒邪侵袭手三阳之经，邪正交争故间歇性皮色改变。舌、脉皆属风寒阻络、气机痹阻之象。外关穴乃手少阳三焦经络穴、八脉交会穴，通阳维脉，为祛除风寒湿邪之要穴，也是张缙教授临证常用之穴，于此穴行烧山火手法，可振奋手三阳经气血，起速效。

二、运用烧山火法治疗肩痹1例

患者某，女，52岁。2014年1月6日初诊。

病史：左肩部疼痛1个月。1个月前睡觉时遇风寒后出现左肩部疼痛，连及肩胛，上举不能，遇风寒痛增，得温痛缓，夜间尤甚，平素手足凉，畏风寒，舌质淡紫，苔薄白，脉弦紧。

诊断：肩痹。

辨证：风寒外侵，瘀阻经络。

治法：祛风散寒，活血通络，行气止痛。

取穴：养老、温溜、会宗。手法操作：养老、温溜、会宗分别揣、抓定穴后，行弹针速刺法进针，慢慢搓针，当出现酸、重样针感后，沿手三阳经行循摄法至肩胛部，并向肩部推针行气，使针感循经传至肩胛部，气至病所后行烧山火手法，使热感沿手三阳经脉传至肩胛部，留针40min。每日操作1次，针后肩部疼痛明显好转，5次后痊愈。

【按语】肩痹病名首见于《内经》，多为风寒之邪侵袭经脉，瘀阻脉络，而发肩痛。养老、温溜、会宗为手三阳经郄穴，郄穴为气血聚集之处，穴性主痛，故取养老、温溜、会宗三穴行烧山火手法，为张缙教授多年临床经验所得，其效卓然。

三、运用烧山火法治疗胃缓1例

患者某，女，44岁。2012年8月2日初诊。

病史：胃脘部胀满10年余。10年前于生气后出现胃脘部胀满，饮食后加重，曾行钡餐检查，诊断为胃下垂。诊见面色萎黄，体瘦，呕吐痰涎，脘腹坠胀感，食少，大便稀溏，夜寐安，舌质暗，苔白厚，脉缓。

诊断：胃缓。

辨证：脾虚气陷。

治法：补中益气，升阳举陷。

取穴：足三里。手法操作：足三里穴揣、抓定穴后，行推针速刺法进针，慢慢搓针，当出现酸、重样针感后，沿足阳明胃经行循摄法至胃脘部，并向胃脘部推针行气，使针感循阳明胃经传至胃脘部，气至病所后行烧山火手法，使热感沿阳明胃经传至胃脘部，留针40min，针后加艾灸3炷。每日操作1次，针后胃脘部胀满感减轻，5次后饮食渐增，脘腹坠胀明显好转，10次后痊愈。

【按语】《灵枢·本脏》曰："脾应肉……肉䐃不坚者，胃缓。"足三里穴乃胃经合穴、下合穴,位于犊鼻穴下3寸,张缙教授常说于此穴行烧山火手法送热至胃脘部,需经过膝、髋关节两处关隘,需应用循、摄法,循经导气,手法不熟练很难成功。

四、运用烧山火法治疗遗尿1例

患者某,男,11岁。2014年7月12日初诊。

病史:遗尿3年。3年前受惊吓后出现遗尿,每夜1~2次,曾中药治疗有所好转,但劳累后加重,家人给以叫醒排尿等诱导,仍有遗尿,未曾见效。面色黄白相间,倦怠乏力,舌质淡,苔白,脉沉细。

诊断:遗尿。

辨证:肾阳不足。

治法:温补肾阳,缩尿止遗。

取穴:膀胱俞、中极。手法操作:膀胱俞穴、中极穴揣、抓定穴后,行推针速刺法进针,慢慢搓针,当出现酸、重样针感后,行循、摄法至小腹及阴部,并向小腹及阴部推针行气,使针感循经传至小腹及阴部,气至病所后行烧山火手法,使热感自腹内传至小腹及阴部,留针40min,针后加艾灸3壮。每日操作1次,针后倦怠乏力感减轻,2次后遗尿减至每夜1次,操作5次后痊愈。

【按语】遗尿之症首见于《内经》,多因肾阳不足,温化固摄无权,膀胱失约而致。病位在膀胱,病性属虚寒,故取膀胱的俞募配穴法,于膀胱俞、中极穴行烧山火手法,传热至下腹部及阴部,可温阳补肾,调节膀胱的气化功能。

【参考文献】张忠平,张海月,张缙.张缙运用烧山火手法临床经验举隅[J].中国民间疗法,2015,23(11):10-11,3.

五、针刺治疗冷泪症1例

患者某,男,22岁。2008年12月6日初诊。

自述2年前于暴风雪中行走2小时后,出现双眼迎风流泪,冬季尤甚,经某医院诊断为泪腺炎。诊见目内眦红肉稍隆起,舌淡,苔白,脉细弱。

诊断：冷泪症。

辨证：肝肾亏虚。

治疗：风池、内睛明、攒竹、承泣、肝俞、肾俞、合谷。风池：弹针速刺，搓针得气，气至病所施烧山火手法，送热至眼底，留针30min。内睛明：将眼球拨向外侧，弩法进针，压针缓进快出，不留针。攒竹、承泣：弹针速刺，得气后留针30min。肝俞、肾俞、合谷：投针速刺，得气后推针运气，使针感循经上传，施提插捻转补法，留针30min。按上述疗法每日1次，针后流泪减少，5次后目内眦之隆起渐消，12次即愈。

【按语】《灵枢·经脉》云："肾病者……目䀮䀮，如无所见。"膀胱与肾相表里，故取足膀胱经之睛明、攒竹、肝俞、肾俞以补肾益睛；阳明经为多气多血之经，故取承泣、合谷益气养血、疏经活络；胆经"起于目锐眦"，取胆经风池，祛风养血明目。七穴同用而病愈。

六、针刺治疗月经先期1例

患者某，女，29岁。2009年3月2日初诊。

自述无明显诱因月经提前半年余，经量多、质稀、色淡，神疲乏力，气短懒言，少腹空坠，纳少便溏，舌淡，苔薄，脉细弱。

诊断：月经先期。

辨证：气虚，气不摄血。

治疗：气海、中极、脾俞、足三里、三阴交。气海、中极：揣定穴位，推针速刺，搓针得气，气至病所施烧山火手法，送热至胞宫，留针30min。脾俞、足三里：毫针针刺，得气后施提插捻转补法，留针30min。三阴交：揣定穴位，弹针速刺，得气后按法闭其下气，开其上气，气至病所，搓针取热，留针30min。每日1次。经1周治疗，患者月经按时而来。

【按语】用中极取热气至病所以调冲脉、任脉经气；脾俞、足三里可健脾胃益气血，助生化之源；气海总调一身元气，补之能益气摄血；配三阴交以调养胞宫、固冲摄血。

七、针刺治疗子宫脱垂1例

患者某，女，33岁。2008年12月7日初诊。

因第2胎难产致子宫脱垂6年。患者腹部有下坠感，腰酸痛，白带多，伴口苦口干，大便不畅，尿欠清，舌淡红，苔薄黄，脉滑。

诊断：子宫脱垂，

辨证：肾精亏虚，冲任不固。

治疗：取气海、中极。气海：按针速刺，搓针得气，气至病所，施烧山火手法送热至胞宫，留针30min，如操作得当可见气满自摇之征。中极：推针速刺，得气后推针运气，气至病所，以九阳之术施提插捻转补法，使冲任调和，留针30min。每日1次。治疗10次后少腹下坠感改善，口苦口干好转，便畅尿清。经3个疗程后患者神清气爽，气息调和，诉腹部有下坠感、腰酸痛缓解。

【按语】子宫脱垂属中医学"阴挺""阴脱"等范畴。其发病原因，《医宗金鉴》认为："妇人阴挺，或因胞络伤损，或因分娩用力太过，或因气虚下陷，湿热下注。"因此，针灸治疗本病应根据补中益气和升提固脱的原则选穴施治。

八、针刺治疗胃脘痛2例

例1：

患者某，女，39岁。2008年7月8日初诊。

1年前因产后未满月吃梨引起胃痛，经治疗后好转，却每因生气或饮食生冷而复发。复发时胃脘闷痛或痛剧，胁肋胀满，呕吐酸水后腹胀及胃痛减轻，服用木香槟榔丸后症状好转。近日因生气复食生冷而发作，胃痛拒按，腹部闷胀，口吐酸水，饮食减少，舌淡，左脉沉弦、右脉细弦，胃俞、三焦俞有压痛。

诊断：胃脘痛。

辨证：寒凝气滞。

治疗：取胃俞、中脘、三焦俞。胃俞、中脘：推针速刺，飞法得气使针体自摇，以六阴之术行提插捻转泻法，留针30min。三焦俞：投针速刺，搓针得气后行提插捻转泻法，留针30min。以上穴位配合艾炷灸法。每日1次。治疗5次，胃痛、腹胀减轻，无吐酸水，胃俞、三焦俞压痛减轻。治疗10次，原有症状消失，胃俞、三焦俞无压痛，胃脘喜按。

【按语】宋代王执中云："人仰胃气为主……欲脾胃之壮，当灸脾胃俞可也。"中脘为胃经之募穴，施针施灸治之，可健脾养胃、助阳温中；胃俞是胃腑元气输注于背部的腧穴，施术治之，可补胃虚之本；三焦俞是三焦元气输注于背部的腧穴，施术治之，可调理三焦经经气。

【参考文献】尚艳杰.张缙临证验案举隅［J］.中国中医药信息杂志，2010，17（10）：85.

例2：

王某，女，35岁。

主诉：胃痛已5年。现病史：患者性情急躁，因食后生气胃痛，虽经口服肝胃气痛片治愈，却每因生气复发，复发时，胃脘痛胀满，面青舌紫，脉沉弦。

诊断：胃脘痛（肝胃不和）。

治疗：取中脘、气海、公孙、内关、足三里。中脘：毫针直刺1寸，搓法得气，留针30min。气海：毫针直刺1寸，用盘法得气，留针30min。公孙：毫针直刺1寸，得气后留针30min。内关：毫针直刺0.8寸，得气后留针30min。足三里：毫针直刺1.2寸，得气后留针30min。共治疗10次治愈，此例在治疗中对患者进行了心理疏导。

【按语】胃痛的部位在上腹部胃脘处，俗称心窝部。其疼痛的性质表现为胀痛、隐痛、刺痛、灼痛、闷痛、绞痛等，常因病因病机不同而异，其中尤以胀痛、隐痛、绞痛常见。可有压痛，按之其痛或增或减，但无反跳痛。其痛有呈持续性者，也有时作时止者。其痛常因寒暖失宜、饮食失节、情志不舒、劳累等诱因而发作或加重。本病证常伴有食欲不振、恶心呕吐、吞酸嘈杂等症状。

九、针刺治疗痛经2例

例1：

闵某，女，27岁。

主诉：痛经2年，加重3个月。现病史：2年来，每次经前3～4天或经期小腹胀痛，时而加重，经卧床休息或服用止痛药可得暂时缓解。经行量少、淋漓不畅，经色紫黑有块，块下则痛稍减，小腹凉胀，憋闷不适，胸胁乳房作胀，经多方治疗效不明显，近3个月来，诸证明显加重，故来院诊治。舌质紫暗，脉沉弦。

诊断：痛经（原发性痛经）。

治疗：中极，毫针直刺1寸，用虚搓、实搓交替之搓法得气，将针尖斜向下，取气至病所手法，将针感送至阴部，后用取热法取热，此例局部有较强热感，留针30min。三阴交（双），毫针直刺1.2寸，得气后留针30min。绝骨（双），毫针直刺1寸，得气后留针30min。地机（双），毫针直刺1寸，得气后留针30min。每次月经来潮前5天用针治疗。经连续施术治疗5次后，月经来潮，诸证减轻大半。宗上法继续在第2次月经前5天施术治疗，又经5次治疗后，诸证完全消失。

【按语】中极为膀胱经之募穴，又是任脉与足三阴经之交会穴，能统治足三阴经病证，可调肝脾，和气血。绝骨为八会穴中之髓会，可泻肝胆郁火。地机为脾经之穴，可调脾利湿，通络活血。诸穴相配合用，可达到活血化瘀、理气止痛之目的。此例小腹凉胀、舌质紫暗、脉沉弦为寒凝之象，故用取热法奏效。

例2：

王某，女，34岁。

主诉：痛经11个月。现病史：11个月前，因正值月经期生气而得。此后每次月经期间小腹胀痛，两胁窜痛，严重时小腹呈阵发性剧痛、拒按，经行量少、淋漓不畅，经色紫黑夹有血块，经前白带量多。平时易怒，遇事易于激动生气，面部色素沉着，舌有瘀点，脉沉涩。曾用药治疗无效。妇科检查：

子宫大小正常，子宫后倾，左侧附件增厚呈条索状，右侧正常。

诊断：痛经（附件炎，继发性痛经）。

治疗：关元，毫针直刺0.8寸，用盘法得气，闭其上气，针尖向下，针感送至阴部，留针30min。间使，毫针直刺0.5寸，得气后留针30min。三阴交，毫针直刺1寸，得气，闭其下气，开其上气，针尖向上，用赤凤摇头手法，通关节，将针感送至小腹部，留针30min。治疗2次后，第1次月经期间小腹胀痛及两胁窜痛减轻，月经过后治疗2次，至第2次月经期间小腹胀痛及两胁窜痛明显减轻，腰部酸痛，月经量多已无血块。共治12次痊愈。

【按语】本病的发生与任脉、胞宫的周期性生理变化密切相关。主要病机在于邪气内伏或精血素亏，更值经期前后冲任二脉气血的生理变化急骤，导致胞宫的气血运行不畅，不通则痛，或胞宫失于濡养，不荣则痛，故使痛经发作。常见的证型有肾气亏损、气血虚弱、气滞血瘀、寒凝血瘀和湿热蕴结。痛经的治疗原则，根据"痛则不通"的机制，主要是以通调气血为主。间使乃是厥阴经之经穴，三阴交乃足三阴经之交会穴，两穴合用可起到行气活血、祛瘀止痛之效。

十、针刺治疗便秘2例

例1：

魏某，男，39岁。

主诉：便秘5年。现病史：5年前开始大便干燥，2~3日解大便1次，渐渐5天解大便1次。近1年来，每7日排便1次，且不服用泻药不能排便。腹部柔软，唯左侧腹部切诊时，可触及硬块一条或数个，口干口渴，形体消瘦，舌红，苔黄燥，脉弦大。

诊断：便秘（热秘）。

治疗：足三里，毫针斜刺1.2寸，搓法得气，闭其下气，针尖向上，用赤凤摇头法使针感过膝关节，取气至病所手法，将针感送至胃部，留针30min。承山，毫针直刺1.2寸，捻转法，得气后留针30min。天枢，毫针直刺1.2寸，盘法得气，留针30min。腹结，毫针直刺1.2寸，盘法得气，留针30min。施针治疗时，停用一切泻药。经3次治疗后，自动排便1次，便质干燥，似羊粪蛋状。上法又经5次连续治疗后，大便自动排出，屎质变软。又连续治疗10次后，排便恢复正常，口干口渴消失。

【按语】天枢为大肠经之募穴，可理肠导滞，其位置与大肠在体表的投影基本一致，接近脏腑，是治疗大肠功能失调最直接有效的穴位；承山系马丹阳天星十二穴之一，并有治"痔疾大便难"之记载，两穴配用是治疗便秘之特效穴，施术之效果之奇，妙在手法之功上。

例2：

马某，男，63岁。

主诉：便秘8个月。现病史：8个月前出现便秘，排便费力，4天排便1次。患者大便稍干，面色无华，头晕心悸，神疲气短，舌淡苔薄，脉细无力。

诊断：便秘（气虚秘）。

治疗：足三里，毫针斜刺1.2寸，搓法得气，闭其下气，针尖向上，用赤凤摇头法使针感过膝关节，取气至病所手法，将针感送至胃部，留针30min。承山，毫针直刺1.2寸，捻转法，得气后留针30min。天枢，毫针直刺1.2寸，盘法得气，留针30min。腹结，毫针直刺1.2寸，盘法得气，留针30min。

经1次治疗后，大便2天1次，头晕心悸、神疲气短皆减轻，上法继续施治1次，大便即每天1次，不干不稀，头晕心悸、神疲气短消失，面色无华好转。

【按语】便秘的主要临床特征为大便排出困难，排便时间或排便间隔时间延长，粪质多趋干硬。其表现粪质干硬，排出困难，排便时间、排便间隔时间延长，大便次数减少，常三五天、七八天，甚至更长时间排次大便，每次排大便常需半小时或更长时间，常伴腹胀腹痛、头晕头胀、嗳气食少、心烦失眠等症；或粪质干燥坚硬，排出困难，排便时间延长，常由于排便努挣导致肛裂、出血，日久还可引起痔疮，而排便间隔时间可能正常；或粪质并不干硬，也有便意，但排便无力，排出不畅，常需努挣，排便时间延长，多伴有汗出、气短乏力、心悸头晕等症状。

十一、针刺治疗泄泻3例

例1：

熊某，男，38岁。

主诉：泄泻已20多天。现病史：20多天前，因吃甜瓜后出现腹痛，2天后出现泄泻。大便下坠，腹痛（脐周痛），肠鸣，腹痛即泻，泻后腹痛肠鸣即止，大便每天4～5次，粪便带白黏冻，不思饮食，食后腹胀。左侧天枢压痛明显，身瘦，面色苍白，舌苔薄白滑润，脉沉细而数。大便常规检查：黄色，糊状。曾口服黄连素等无效。

诊断：泄泻。

治疗：天枢（双），毫针直刺1.2寸，盘法得气，留针30min。足三里，毫针斜刺1.2寸，搓法得气，闭其下气，针尖向上，用赤凤摇头法使针感过膝关节，取气至病所手法，将针感送至胃部，留针30min。

二诊：泄泻已止，腹痛减轻。针穴手法同一诊。

三诊：2天未泄泻，腹痛腹胀减轻，仍食欲不振。针穴手法同一诊。

四诊：泄泻、腹痛腹胀治愈，仍食欲不振，饮食减少。针中脘、足三里，和胃散滞。

【按语】泄泻以大便清稀为临床特征，或大便次数增多，粪质清稀；或便次不多，但粪质清稀，甚至如水状；或大便溏薄，完谷不化，便中无脓血。泄泻之量或多或少，泄泻之势或缓或急。常兼有脘腹不适，腹胀腹痛，肠鸣，食少纳呆，小便不利等症状。起病或缓或急，常有反复发作史。常由外感寒热湿邪，内伤饮食，情志失调，劳倦，脏腑功能失调等诱发或加重。

本案例责之于肝气乘脾，《素问·举痛论》云："百病生于气也。"若肝失疏泄，气机郁滞不通，则腹痛。《素问·脏气法时论》指出"脾病者……虚则腹满肠鸣，泄食不化"；针大肠募穴天枢、胃的下合穴足三里和胃之募穴中脘，通肠和胃，消食导滞，施用通因通用之法而收效。

例2：

陈某，男，57岁。

主诉：反复泄泻8年，加重半个月。现病史：患者8年来时稀时溏，便无秽臭，腹无痛胀，饮食如常，精神不振，倦怠乏力，时而头晕，身瘦，面黄，泄泻常反复发作，此次因半月前饮食失节而加重。大便每天3～5次，时稀时溏，便无秽臭，腹无痛胀，饮食如常，精神不振，倦怠乏力，时而头晕，身瘦，面色萎黄，语音低微，腹部无压痛，舌淡无苔，脉虚缓。既往有风湿性腰痛和坐骨神经痛病史。

诊断：泄泻。

治疗：天枢，毫针直刺1.2寸，盘法得气，留针30min。足三里，毫针斜刺1.2寸，搓法得气，闭其下气，针尖向上，用赤凤摇头法使针感过膝关节，取气至病所手法，将针感送至胃部，留针30min。阴陵泉，毫针直刺1.2寸，捻转法，得气后留针30min。

二诊：一诊治疗后的下午至二诊上午10点未排大便，精神好转，倦怠乏力明显改善。针穴手法同上。

三诊：泄泻治愈，无其他不适症状。

【按语】泄泻的病因是多方面的，主要有感受外邪、饮食所伤、情志失调、脾胃虚弱、命门火衰等，这些病因导致脾虚湿盛，脾失健运，大小肠传化失常，升降失调，清浊不分，而成泄泻。《景岳全书》曰："泄泻之本，无不由于脾胃。"

阴陵泉为脾经合穴，具有健脾利湿之功；足三里乃足阳明胃经合穴，有补益脾胃、调和气血、疏通经络、和胃止痛的功效，能疏通阳明胃经，通调胃腑之气，可鼓舞中气，使气机得通，清浊得分，升降功能得以恢复。临床有"实则阳明（胃）虚则太阴（脾）"的说法。

例3：

曹某，男，36岁。

主诉：泻水样便1月余。现病史：平素胃寒，因过食生冷，遂下利水样便，每天4～5次，逾月不止。患者精神萎靡，面色无华，腹痛绵绵，喜温喜按，口不渴，大便中有不消化食物，舌质淡红，苔白腻，脉濡缓。

诊断：泄泻。

治疗：天枢，毫针直刺1.2寸，盘法得气，留针30min。气海，毫针直刺1寸，盘法取气后，用烧山火手法使腹部全有温热感，留针30min。足三里，毫针斜刺1.2寸，搓法得气，闭其下气，针尖向上，用赤凤摇头法使针感过膝关节，取气至病所手法，将针感送至胃部，留针30min。太白，毫针直刺1.2寸，捻转法，得气后留针30min。阳陵泉，毫针直刺1.2寸，捻转法，得气后留针30min。针后灸神阙。

二诊：便稀，每日1行，大便中未见不消化食物，腹痛愈。

三诊：便质成形，每日1行，精神好转。

【按语】太白为脾经输穴，又是原穴，五行属土，为脾经本穴。《素问》云："治脏者治其俞。"此穴有健脾和胃化湿之功。天枢为大肠的募穴，大肠传导功能与脾胃有关，治肠有益于脾胃，调理脾胃有益于治肠，两者关系较为密切。足三里为胃经合穴，五行属土，为胃经本穴，故为主治胃病之要穴，同时又能治大小肠疾患，前人有"肚腹三里留"的明训，此穴有健脾和胃、助肠化食之功能，为治脾虚泄泻之要穴。阴陵泉为脾经合穴，具有健脾利湿之功。本例属脾肾阳虚，《景岳全书》说："阳气未复，阴气盛极之时，即令人洞泄不止也。"故针气海用烧山火手法，温补真阳，补益脾阳；艾灸神阙温运中阳；因夹有肠腑虚寒，故配取天枢，针后加艾灸，温阳散寒，涩肠止泻。俾真阳得复，脾阳得运，肠腑寒邪既去，传化正常，则泄泻即愈。

十二、针刺治疗腹痛1例

田某，男，44岁。

主诉：腹部冷痛6年。现病史：6年前因睡卧露天地感受寒凉而得，以后每因感受寒凉或惊恐易于复发。复发前腰部觉凉，由左侧脐腹胀痛向左上腹及剑突下走窜，甚至走窜胁肋作痛。腹部凉痛，痛处拒按，口鼻气凉，四肢厥冷，全身畏寒。内服温热药物，外用热敷和火烤则凉痛减轻或痛止，但不能根治。曾用火针刺入腹部治之，不效。伴有尿频、目昏、牙齿隐痛、精神萎靡等症状。身瘦，面色青黄，语音低微，脉沉细。曾用真武汤、桂枝汤、附子理中丸、建中汤等治疗，收效亦不卓。

诊断：腹痛。

治疗：足三里，毫针斜刺1.2寸，搓法得气，得气后行烧山火手法，闭其下气，针尖向上，用赤凤摇头法使针感过膝关节，取气至病所手法，将针感送至胃部，留针30min。关元，毫针针刺，行捻转法，得气后行烧山火手法，留针30min。太溪，毫针针刺，行捻转法，留针30min。治疗3次后腹痛消失。

【按语】腹痛部位在胃脘以下、耻骨毛际以上，疼痛范围可以较广，也可局限在上腹、小腹或少腹。疼痛性质可表现为隐痛、胀痛、冷痛、灼痛、绞痛、刺痛等，腹部外无胀大之形，腹壁按之柔软，可有压痛，但无反跳痛，其痛可呈持续性，亦可时缓时急，时作时止，或反复发作。本例为命门火衰，肾阳不足，外因感受寒凉，寒邪留滞中宫，气血凝滞，失却真阳温蕴以消阴翳之功能，故施用温补肾阳之法，针关元、太溪，用烧山火手法，使真阳壮盛则阴翳自消。腹痛预防与调摄的大要是节饮食，适寒温，调情志。寒痛者要注意保温，虚痛者宜进食易消化食物，热痛者忌食肥甘厚味和醇酒辛辣，食积者注意节制饮食，气滞者要保持心情舒畅。

【评注】张缙教授40多年来从事中医研究工作，取得了丰硕成果。他具有百折不挠的奋进向上的精神、卓越的组织才能和超人的胆识，既是一位精于科学技术研究的学者，又是一位中医药宏观战略方面的专家。他在循经感传、针刺手法、古典针灸文献及中医软科学研究等方面都取得了重要成就，为我国的针灸事业和中医药的发展做出了突出的贡献。

【生平传略】郭文勤（1938—2019），男，汉族，黑龙江省富锦市人，中共党员，黑龙江省中医药科学院主任医师、教授，祖研流派·郭文勤心病流派奠基人。郭文勤教授是国家级名老中医、著名心脑血管专家、博士研究生导师、全国老中医药专家学术经验继承人指导老师。曾任中国中医药学会心系病分会委员，全国胸痹（冠心病）急症协作组委员、东北分组组长，黑龙江省中医药学会理事、心病专业委员会主任委员，黑龙江省老年医学会理事，黑龙江省中医研究院副院长，享受国务院政府特殊津贴。

1987年协作攻关课题"心痛气雾剂"被评为卫生部重大科技成果二等奖；1992年因科研工作表现突出被黑龙江省政府奖励授予一级工资；主持研究的"补心气""滋心阴"口服液获国家中医药管理局二级成果奖；1997年研制的"参乌冠心冲剂"被黑龙江省政府评为科技进步三等奖。主要著作有《胸痹心痛证治与研究》《中医痛证大成》《中医急诊医学》《现代中医心病学》等，先后发表论文40余篇。

郭老从事科研、临床、教学工作五十八载，学术造诣颇深，精通《内经》《难经》，熟读《伤寒论》《金匮要略》《景岳全书》《丹溪心法》《医宗金鉴》及李东垣的《脾胃论》等著作，临证体会有独到之处，在实践中亦颇有发挥。尤其是在治疗心系疾病上疗效显著，深受患者及其家属的信任，在社会上有良好的口碑和声誉。20世纪70年代全国盛行"活血化瘀"法治疗冠心病，而他则提出了以"益气"法（益气化瘀、益气温阳豁瘀）为主治疗冠心病，获得满意疗效。1989年郭老提出了把冠心病分为虚证、实证、虚实夹杂证三个证候。虚证又分为心气虚、肾气虚、气阴两虚、阴阳俱虚；实证分为气滞血瘀、痰浊痹阻、痰瘀交阻、寒凝阻络；虚实夹杂分为气虚血瘀、气虚痰阻、阳虚阴盛，根据三大证候辨证施法。郭老首次提出"心病表现于心，根源于肾"的重要理论，在临床治疗中，时时不忘顾护其肾，尤其是对该病在治疗后一阶段必须以补肾气为主，方能巩固其疗效，应"心肾同治"或"先心后肾"。运用独特的补肾益气活血法治疗冠心病、心律失常（尤其是缓慢性心律失常），收到了令人满意的疗效。

一、补肾法治疗缓慢型心律失常2例

例1：

钟某，男，59岁。2009年3月5日初诊。

主诉及病史：胸闷乏力1月余，加重20余天。患者1个月前酒后出现胸闷气短，遂于某医院就诊，诊断为心律失常（Ⅲ度房室传导阻滞）。经用阿托品、肾上腺素、参附注射液疗效不显，遂于我院就诊。现症见：胸闷气短，时心慌，全身乏力，腰膝酸软，畏寒肢冷，舌苔薄白，舌质淡，脉损。查心电图示：Ⅲ度房室传导阻滞，心率38次/分。

中医诊断：心悸。证属心肾阳虚，心气不足。

治法：温补心肾，益精填髓。

方药：右归丸合麻黄附子细辛汤加减。麻黄、附子各10g，细辛5g，熟地黄、山药、当归、山茱萸、枸杞子、菟丝子、鹿角胶、杜仲各20g，肉桂5g，红参15g，黄芪75g，桂枝40g。5剂，每日1剂，水煎，早晚分服。

2009年3月10日二诊：服药后全身乏力感减轻，时有心慌胸闷气短。心电图示：Ⅲ度房室传导阻滞，心率41次/分。上方改麻黄、附子各15g，细辛7.5g，红参20g。7剂，每日1剂，水煎，早晚分服。

2009年3月17日三诊：服药后诸症可，心慌胸闷气短较前减轻。心电图示：Ⅱ度房室传导阻滞，心率69次/分。上方改麻黄、附子各17.5g，细辛10g。7剂，每日1剂，水煎，早晚分服。继以上方随证略做加减，共服2个月余，心率维持在60～70次/分，无明显不适症状。

【按语】郭教授治疗缓慢型心律失常根据中医学理论、前人经验与自己的临床应用体会，结合现代病理和药理知识进行组方遣药，机圆法活。以肾阳虚为主，用麻黄附子细辛汤加右归丸。具体药物组成如下：麻黄、附子各10g、细辛5g，熟地黄、山药、当归、山茱萸、枸杞子、菟丝子、鹿角胶、杜仲各20g，肉桂5g。以肾阴虚为主者，用麻黄附子细辛汤加左归丸，具体药物组成如下：麻黄10g，附子10g，细辛5g，熟地黄、山药、山茱萸、枸杞子、鹿角胶、牛膝各20g。附子专于补火助阳，其温阳之功，上能助心阳以通脉，中能温脾阳以散寒，下能补肾阳以益火。郭教授对附子最大量可用到27.5g；麻黄取其温散阴寒以调血脉，可助附子发越阳气，促进血脉运行，最大量可用到27.5g；熟地黄滋肾益精为主；鹿角胶性温生精补髓，养血助阳，强壮筋骨为辅；山茱萸养肝滋肾；山药补脾益阴，滋肾固精；菟丝子、杜仲补肝肾，强腰膝，当归养血和血，与补肝肾之品相配，以补养精血。诸药合用，而成温补肾之阴阳之基础方剂。然后根据患者临床表现，结合辨证进行加减化裁。

【参考文献】寇玮蔚，张明飞，郭茂松，等.郭文勤教授补肾法治疗缓慢型心律失常经验介绍［J］.内蒙古中医药，2010，29（1）：53-54.

例2：

谭某，男，36岁。

主诉及病史：诊断为心律失常1年余，曾住某大医院治疗，好转出院后曾间断复发。心电图提示：频发室性期前收缩。症见心慌，气短，心烦，胸闷不适偶有胸痛，口唇发绀，头晕耳鸣，乏力，舌苔白腻、舌质紫暗、舌下脉络曲张，脉细而结。

诊断：心律失常。

证属痰瘀内阻。治宜补肾豁痰化瘀。

方药：红参25g，麦冬20g，白芍25g，当归20g，生地黄20g，茯苓25g，清半夏20g，石菖蒲25g，瓜蒌20g，丹参20g，红花15g，炙甘草15g，何首乌25g，枸杞子20g。每日1剂，水煎服。同时口服心律平150mg，日3次。

服7剂后自觉症状较前有所减轻，二诊时将心律平改为100mg，日3次，口服。服14剂后，三诊时自觉症状明显减轻，遂停用心律平。继服原方2个月后，诸症渐除，心律规整。随访半年未复发。

【按语】郭师认为心律失常病情顽固，反复发作，其病机多数兼见肾虚，此治疗应以豁痰化瘀补肾为主。这类患者因恐惧顽固心律失常而表现心烦，闷、头晕等症亦减。上方坚持服1个月，治疗时要注意配合使用Ⅰb或Ⅰc类抗心律失常药，但使用时间不宜过久，做到中病即止。

因为目前临床对良性室性期前收缩患者，存在血管迷走性晕厥者（倾斜试验有助于明确诊断）。随着射频消融技术的发展，人们认识到有些心律失常仅是特发性室性期前收缩而已，这些情况使用心律失常药并无意义。

【参考文献】韩迪，刘长发.郭文勤教授豁痰祛瘀补肾法治疗心律失常经验［J］.中国中医药现代远程教育，2015，13（16）：51-52.

二、从肾论治冠心病验案3例

例1：

郭某，男，57岁。2014年6月24日初诊。

主诉及病史：胸闷痛时作4年。患者4年前无明显诱因出现胸闷，就诊于哈尔滨医科大学附属第四医院，诊断为冠心病，给予植入2枚支架治疗，后症状好转。2014年6月10日在哈医大复查，Holter示室早756个，其中成对室早6次、室性心动过速1阵、室性期前收缩三联律17阵、房性期前收缩1个，ST段改变。既往高血压病史16年，最高180/120mmHg，口服降压药控制尚可；糖尿病病史16年，自行注射胰岛素治疗，血糖控制尚可。刻下症见：胸闷心悸时作，气短，乏力，情绪急躁易怒，纳可，寐不佳，大便可，小便清长，舌质紫苔少，脉沉细。血压150/80mmHg，心率73次/分，律不齐。观其脉症，一派气阴两虚之象，故辨为胸痹气阴两虚证，投以人参芍药散加减治疗。西医诊断：冠心病，冠脉支架植入术后，心律失常。

方药：红参15g，黄芪50g，麦冬25g，当归20g，白芍50g，甘草15g，牡丹皮50g，僵蚕30g，蜈蚣2条，菟丝子50g，山茱萸30g，枸杞子30g，玉竹20g。7剂，每日1剂，水煎，早晚饭后服。

2014年7月3日二诊：服药后胸闷心悸、气短乏力明显好转，二便可，寐仍不佳。查体：血压150/80mmHg，听诊未见期前收缩，心率70次/分，律不齐。舌质淡紫，苔薄白，脉弦细。加代赭石20g、生龙骨30g、生牡蛎30g以镇心安神。7剂，每日1剂，水煎，早晚饭后服。

2014年7月11日三诊：服上方7剂，诸症好转，夜寐佳，食纳可，二便可，舌质淡紫，苔薄白，脉弦滑。心率78次/分，律齐，心电图大致正常。

以原方继服以善后，随访半年后无复发。

【按语】该方由人参芍药散加僵蚕、蜈蚣、菟丝子、山茱萸、枸杞子而成。郭老把握胸痹"表现于心，根源于肾"之思想，在原方益气滋阴养血之基础上重用补肾之品，以体现"治病必求其本"之义。患者气阴两虚，根源为肾阴阳俱虚，故常有气短、小便清长、乏力、不寐等症；肾阴阳两虚则不能推动心阳温利血脉，故形成瘀血，阻滞上焦，故有胸闷、情绪急躁易怒之表现；又胸阳不振，水火不济，扰乱神明则发为胸痹。脉沉主肾主里、脉细主心主虚。经郭老准确辨证，于方中用红参、黄芪、甘草补益脾气以灌溉四旁，其中红参亦有益肾气、助肾阳之功；以当归、白芍、麦冬、玉竹补阴血之不足；牡丹皮、僵蚕、蜈蚣入络祛瘀；重用菟丝子、山茱萸、枸杞子补肾阳益肾精；诸药并用，心肾同治，标本兼顾，则诸症皆除。

例2：

骆某，男，58岁。2015年9月1日初诊。

主诉及病史：该患者冠脉支架（2枚）植入术后1年，胸闷痛、气短加重半月余就诊。患者因"冠心病心梗"分别于2009年在哈尔滨医科大学附属第一医院、2014年在哈尔滨医科大学附属第二医院行冠脉支架植入，术后症状缓解，近半月无明显诱因出现胸闷痛、气短加重。既往高血压病史40年，最高180/100mmHg，自服降压药控制良好，糖尿病病史11年，自用胰岛素皮下注射，血糖控制可；腔梗病史11年。现查：心电图示：陈旧性下壁、前间壁梗死；心脏彩超示：二尖瓣、三尖瓣少量反流，左室舒张功能障碍Ⅰ级。刻下症见：胸闷痛，气短，乏力，纳可，寐可，二便可，舌质紫苔黄厚，脉沉弦而迟缓。血压140/80mmHg，心率58次/分，心音低弱。观其脉症，一派痰浊血瘀之象，故辨为胸痹，痰浊肾虚血瘀证，投以温胆汤合麻黄附子细辛汤合六味地黄丸加减治疗。西医诊断：冠心病，陈旧性下壁、前间壁梗死，心律失常。

方药：陈皮25g，胆南星20g，茯苓25g，熟地黄25g，山茱萸30g，枸杞子40g，苍术40g，丹参50g，川芎50g，土鳖虫20g，水蛭7.5g，蜈蚣1条，藿香30g，佩兰30g，麻黄15g，附子10g，细辛5g，炮姜20g，生姜15g，大枣10枚，石菖蒲25g。7剂，每日1剂，水煎，早晚饭后服。

2015年9月9日二诊：胸闷痛、气短减轻，查体：血压150/80mmHg，心率68次/分，律齐。咽红，舌质紫苔薄白，脉沉弦无力。前方去胆南星、苍术、佩兰、炮姜，加白芍50g、牡丹皮50g、玉竹25g。7剂，每日1剂，水煎，早晚饭后服。

2015年9月17日三诊：诸症明显缓解，舌质淡紫苔薄白，脉弦滑。血压140/80mmHg，心率76次/分，律齐。心电图大致正常。前方继服以善后，随访半年后无复发。

【按语】该方由温胆汤合麻黄附子细辛汤加熟地黄、山茱萸、枸杞子等组成。亦体现出郭老心病从肾论治的原则。患者痰浊血瘀，因痰浊盘踞上焦，胸阳失展，气机闭阻，脉络阻滞，故有胸闷痛、气短等症；久病耗伤肾之气阴，故有乏力之症；痰浊久聚故郁而化热，故有舌苔黄厚之象。脉沉主肾主里，脉弦主饮主痛，脉迟为阳衰不能鼓动血行，脉缓为肾精不足脉中空虚。经郭老准确辨证，于方中用陈皮、胆南星、茯苓、苍术、藿香、佩兰清化痰热；用石菖蒲开窍豁痰，醒神化湿；用丹参、土鳖虫、水蛭、蜈蚣入络祛瘀；用麻黄散寒；附子、细辛、炮姜、生姜温里助阳，通彻表里以鼓舞心肾之阳，"阳光普照，阴霾自散"，通过温阳调节脏腑功能，痰瘀则无所生；用熟地黄、山茱萸、枸杞子填精益髓，滋补肾阴；用大枣补中益气，养血安神。诸药并用，则诸症祛。

【参考文献】夏正，郭茂松.郭文勤教授从肾论治冠心病验案举偶［J］.黑龙江中医药，2017，46（2）：22-23.

例3：

王某，女，73岁。

主诉及病史：胸闷、胸痛如针刺时作时止4年，未予系统治疗，近日来逐渐加剧，伴心悸、气短、头晕、少寐、乏力、腰酸倦怠，舌淡紫苔薄白脉沉细。查体：血压130/80mmHg、心率80次/分，节律齐，心音纯，双肺呼吸音清。心电图示：窦性心律，左前分支传导阻滞，ST-T改变。

中医诊断：胸痹。

西医诊断：冠心病，心绞痛。

辨证：心肾亏虚，心血瘀阻。

治法：益气补肾，活血化瘀。

方药：自拟参乌冠心丸加减。红参15g，黄芪50g，麦冬20g，丹参15g，当归20g，白芍20g，炙甘草15g，牡丹皮30g，生龙牡各25g，郁金20g，巴戟天20g，枸杞子20g，山茱萸20g，川芎15g。服药14剂，患者自觉心前区舒畅，其他症状减轻大半，继以上方加减服用。调治月余症状基本消失，心电图大致正常，病情稳定。

【按语】肾系先天之本，元气之根，人体五脏阴阳之根本。该患年迈久病，肾气不足，肾精亏虚，心失所养脉道不利，而发心痛。郭老认为本病属于本虚标实之证，以血瘀邪实为标，心肾不足为本。故治疗当益气补肾活血，然此类患者虽有血瘀之征，但年高久病正气不足，不可一味活血化瘀，以防耗气伤津，当标本兼治，攻补兼施。方中红参、黄芪、麦冬、白芍益气养阴；丹参、牡丹皮、郁金、川芎活血化瘀；巴戟天、枸杞子、山茱萸补肾以养心。诸药合用益气补肾活血，该法在长期的临床实践中取得了非常显著的效果。

三、豁痰化瘀法治疗冠心病医案3例

例1：

王某，女，55岁。2009年7月6日初诊。

主诉：阵发性胸痛连及后背3个月，加重1周。患者3个月前无明显诱因出现阵发性胸背刺痛，遂到医院就诊，诊断为冠心病心绞痛。经银杏叶制剂治疗后，剧烈头痛，遂来院就诊。现症见：胸背刺痛，胸闷如窒，灼热感，口苦不欲饮，痰多黄腻，舌苔黄腻，舌质紫暗，脉滑数。查心电图示：ST-T改变。中医诊断：胸痹，证属痰浊血瘀型。治当豁痰化瘀，方用温胆汤加减。

方药：陈皮25g，半夏15g，茯苓25g，甘草10g，竹茹20g，枳实15g，黄连25g，丹参30g，红花10g，川芎25g，赤芍20g，胆南星20g，石菖蒲25g，生姜15g，大枣10枚。7剂，每日1剂，水煎，早晚分服。

2009年7月13日二诊：服药后胸闷较前减轻，仍有胸痛、后背痛。上方加狗脊40g、葛根40g。7剂，每日1剂，水煎，早晚分服。

2009年7月20日三诊：胸痛、后背痛明显减轻。前方继服，7剂，每日1剂，水煎，早晚分服。继以上方随证略作加减，共服2个月余，偶有胸痛症状，余无明显不适。

【按语】郭文勤教授从医50余年，在治疗心血管疾病方面有着独特的见解，他结合前人的经验和自己在临床的体会，组成了治疗冠心病心绞痛痰瘀互结型的基本方：陈皮、半夏、茯苓、甘草、竹茹、枳实、丹参、红花、川芎、赤芍、胆南星、石菖蒲、生姜、大枣。方中半夏燥湿化痰，降逆和胃；竹茹清胆和胃，除烦止呕；陈皮、枳实行气消痰，使痰随气下，使气顺则痰自消；茯苓健脾渗湿，使湿去则痰不生；川芎、红花、丹参、赤芍活血化瘀，畅通血脉；胆南星清火化痰；石菖蒲开窍，豁痰理气，活血去湿；甘草、生姜、大枣既可健脾，又可调和诸药。随证加减：舌苔黄腻加黄连、牡丹皮；不寐加生龙骨、生牡蛎；心悸加远志、酸枣仁；纳呆便溏加入四君子汤；气虚明显加党参、黄芪；头晕目眩，口燥咽干，腰膝酸软加枸杞子、山茱萸；畏寒肢冷加附子、仙茅、淫羊藿；胸胁胀痛，嗳气频繁加柴胡、香附等。

【参考文献】张明飞，寇玮蔚，郭茂松，等.郭文勤教授豁痰化瘀法治疗冠心病心绞痛经验介绍［J］.内蒙古中医药，2010，29（2）：125.

例2：

刘某，男，39岁。1999年3月8日初诊。

主诉：阵发性胸痛5月余。

现病史：患者5个月前无明显诱因突然出现胸痛、胸闷，于哈尔滨医科大学附属第一医院就诊，诊断为下壁心梗，遂住院治疗，建议介入治疗，患者未同意，经扩冠、抗凝、调脂对症治疗好转后出院，出院后仍时有阵发性心前区疼痛，伴乏力，胸闷，气短，劳累后加重，一直口服消心痛及心痛定等药物，症状无明显缓解，故来我处寻求中医治疗。

既往史：高血压病史10年。

体格检查：血压130/90mmHg，心率65次/分，律齐，舌苔薄白质淡紫，脉沉微弦。

辅助检查：心电图：Ⅱ、Ⅲ、AVF导联T波改变。

中医诊断：胸痹（心血瘀阻）。

西医诊断：冠心病，下壁心梗恢复期，高血压。

治法治则：活血化瘀，通络止痛。

方药：血府逐瘀汤加减。当归25g，生地黄20g，桃仁25g，红花10g，桔梗20g，枳壳20g，赤芍10g，柴胡20g，牛膝25g，土鳖虫10g，红参10g，黄芪50g，水蛭5g，川芎25g。7剂，每日1剂，水煎，早晚温服。

二诊：气短，乏力稍减，仍感胸痛频作，程度稍减。方药：前方改水蛭7.5g，加蜈蚣2条、三七10g。7剂，每日1剂，水煎，早晚温服。

三诊：自觉胸痛减轻，乏力、气短等明显好转，继服前方14剂。

【按语】郭老认为本患辨证属心血瘀阻，故以血府逐瘀汤为主方。血府逐瘀汤出自清代王清任之《医林改错》，本方主治诸症皆为瘀血内阻胸中，气机郁滞所致。即王清任所称"胸中血府血瘀"之证。胸中为气之所宗，血之所聚。血瘀胸中，气机阻滞，则胸痛日久不愈，痛如针刺，且有定处；治宜活血化瘀，兼以行气止痛。方中桃仁破血行滞而润燥，红花活血祛瘀以止痛，共为君药。赤芍、川芎助君药活血祛瘀；牛膝活血通经，祛瘀止痛，引血下行，共为臣药。生地黄、当归养血益阴，桔梗、枳壳，一升一降，宽胸行气；柴胡疏肝解郁，升达清阳，与桔梗、枳壳同用，尤善理气行滞，使气行则血行，以上均为佐药。桔梗并能载药上行，兼有使药之用。另加水蛭、土鳖虫增强破血逐瘀力度，合而用之，使血活瘀化气行，则诸症可愈。

例3：

齐某，男，56岁。2012年6月14日初诊。

主诉：阵发性胸闷4年。

现病史：患者4年前因工作劳累出现阵发性胸闷，偶有胸痛，活动后气短，后于阴雨天或饮汤后上述症状加重，曾于哈尔滨医科大学附属第二医院，诊断为冠心病、心绞痛，建议行冠脉支架植入治疗，患者拒绝。曾间断口服复方丹参滴丸、通心络胶囊等药物，胸闷症状有所缓解。近日患者劳累后胸闷症状加重，为求中医治疗遂来院就诊，现患者胸闷如窒，后背疼痛，偶有胸痛，活动后气短，神疲乏力。既往史：高血压及糖尿病病史10余年。

体格检查：血压160/95mmHg，口唇发绀，心率68次/分，律齐，舌质淡紫、边有齿痕，舌苔厚腻，脉沉而无力，体胖。

心电图：窦性心律，Ⅱ、Ⅲ、AVF及V5-V6导联ST段下移，T波倒置。

中医诊断：胸痹（痰浊闭阻）。

西医诊断：冠心病，心绞痛。

治法：益气化痰通阳，理气宽胸。

方药：瓜蒌薤白半夏汤加减。半夏15g，瓜蒌30g，薤白25g，桂枝40g，九节菖蒲25g，牡丹皮40g，苍术25g，干姜20g，锁阳25g，仙茅25g，洋火叶35g，炮姜15g，红参15g，黄芪25g。7剂，每日1剂，水煎，早晚温服。

二诊：患者自觉胸闷、气短症状明显减轻，但仍于饱食后胸闷，喉中痰多，纳可。方药：前方改瓜蒌35g，加山茱萸30g、菟丝子30g。7剂，每日1剂，水煎，早晚温服。

三诊：患者胸闷大减，体力渐复，偶有心前区疼痛，面色晦暗，舌苔白，质淡紫有瘀点，此为痰瘀交阻之象。方药：前方加土鳖虫15g、水蛭5g。7剂，每日1剂，水煎，早晚温服。

四诊：患者无胸闷，胸痛，偶有后背疼痛，较前减轻。心电图示大致正常。方药：前方再进14剂，以资巩固。

【按语】郭老认为胸闷苔腻乃痰浊闭阻、胸阳失展之证，且心主血脉，胸阳不展，鼓动无力，血行迟缓，滞而为瘀，治疗时以祛痰为主，兼以化瘀。此患先以瓜蒌薤白半夏汤加味，通阳散结，宽胸化痰。方中薤白宽胸散结，利气宽胸，善治胸闷如窒，胸痛彻背，为治痰浊闭阻、胸阳不振之要药。桂枝温通心阳，温经通脉。苍术，干姜温脾阳而除脾湿，以杜生痰之源。中老年患者，多肾气不足，故郭老提出"冠心病表现于心，根源于肾"的冠心病防治理论。对于稳定期的冠心病患者要注意调补肾之阴阳，故方中加入仙茅、菟丝子、山茱萸等药。

四、益气活血法治疗冠心病心绞痛验案4例

例1：

李某，女，65岁。2006年12月5日初诊。

主诉：胸闷痛、气短反复发作1年，加重2周。患者于1年前曾发生前间

壁心肌梗死，经治疗后病情缓解，但常有胸闷及心前区刺痛或隐痛，含服硝酸甘油可缓解。近2周来，病情加重，胸痛频作，含硝酸甘油不缓解，伴气短、乏力等症。诊见：面色无华，胸闷气短，乏力，胸部隐痛或刺痛，且时时加剧，纳食尚可，大便干结，舌淡红、苔薄白，脉沉细。

中医诊断：胸痹（心气不足、血滞心脉）。

西医诊断：冠心病，心绞痛。

治则治法：益心气，通心脉。

方药：心宁丸加减。黄芪50g，党参35g，麦冬、玉竹、郁金各25g，五味子20g，桂枝、火麻仁、川芎、阿胶（烊）各15g，甘草10g，大枣10枚。7剂，每日1剂，水煎，早晚分服。

2006年12月12日二诊：服上方后症状明显好转，仅偶有心悸，心前区疼痛及胸闷改善。夜寐欠宁，多梦，上方加酸枣仁50g。7剂，每日1剂，水煎，早晚分服。

2006年12月19日三诊：服上方后胸闷明显减轻，心前区疼痛、心悸已除，腑气欠畅，脉弦滑。上方加制大黄10g，枳壳、厚朴各15g。每日1剂，水煎，早晚分服。再服上方14剂，胸闷、心前区疼痛未再发作。随访半年，心绞痛未再发作。

【按语】郭教授治疗冠心病根据中医学理论、前人经验与自己的临床应用体会，结合现代病理和药理知识进行组方遣药，机圆法活。组成心宁丸基本方：黄芪、酸枣仁各50g，红参、红花、甘草各15g，川芎、桂枝、郁金、石菖蒲各25g，玉竹、麦冬、五味子各20g。本方益气药以红参、黄芪为主；活血药以红花、川芎、郁金为主。郭教授对红参、黄芪推崇备至，认为红参性温热，补气通阳力佳，非红参温热大补之性不能峻补心气、温补心阳，故临床只要没有明显热象均可辨证应用，常用量为15g。黄芪甘温补气升阳，益卫固表，健脾疗虚，补气升阳，活血利水，治内伤劳倦。从古代文献看，黄芪不归心经，并非善于治疗心疾，然郭教授推崇黄芪，原因有三：一是黄芪可益元气而补三焦，胸痹患者人到中年元气易亏；二是黄芪可补胸中大气，胸中大气即为宗气，宗气者，贯心脉而行呼吸；三是黄芪可调营卫。《难经》云："损其心者，调其营卫。"卫气者，所以温分肉而充皮肤，肥腠理而司开阖。黄芪其气微温，能温补人体清阳之气，直入中土而行三焦，能内补人体中气，气旺则血行，故黄芪能行营气，逐恶血。气旺则血行，瘀血痰浊自消。川芎为血中之气药，活血行气，走而不守；红花、郁金活血化瘀，使瘀祛脉通；配玉竹、麦冬以养心阴；五味子敛气阴且能止汗；酸枣仁养心血，安心神；石菖蒲引诸药入心经；心主血脉，桂枝温心阳，通血脉，化生阳气，激发心脏功能活动的正常运行，乃心病之要药，张锡纯善用桂枝"升大气"（即胸中之宗气）；甘草补益心脾。诸药合用而成温补之剂，全方选药精当，配伍合理，补气不塞滞，助阳不伤阴，行气不破气，活血不破血，化瘀不伤正，散敛结合，标本兼顾，振奋心阳，使血得温则行，而痹通痛消。然后根据患者临床表现，结合辨证进行加减化裁。加减：胸痹重者加瓜蒌、薤白；气虚甚者黄芪加至100g；肝气郁结者加柴胡；心火旺者加黄连；肝火盛者加石决明、夏枯草；血瘀重者加地龙、水蛭。方中药物用量乃郭教授数十年临床之心得，并灵活运用三因制宜之原则，在临证时疗效显著。

【参考文献】李红彦，曹罗文，李龙，等.郭文勤教授益气活血法治疗冠心病心绞痛经验介绍［J］.新中医，2009，41（3）：12-13.

例2：

芦某，女，65岁。2014年8月1日初诊。

主诉：阵发性胸痛6年，加重1周。现病史：患者6年前因劳累出现胸痛时作，并伴有胸闷、心慌。曾于黑龙江某医院经心电图、心脏彩超等检查后诊断为冠心病，经扩冠、抗血小板、调脂等治疗后症状有所减轻。平素口服欣康片、倍他乐克、复方丹参滴丸等药物维持治疗。1周前患者过劳后胸痛加重，连及后背，其痛为隐隐作痛，伴有胸闷，自服欣康片等药物后仍反复发作，故来我处诊治。现患者胸痛时作，连及后背，胸闷，劳则加重，伴心慌，神疲乏力，头晕，口干，睡眠及二便正常。

既往史：高血压20年，平素口服拜新同30mg/日以降压；糖尿病10年，现诺和灵30R，早16iu，晚14iu，皮下注射以降糖。

体格检查：血压165/95mmHg。舌质紫暗，苔薄白，脉沉滑。

心电图：窦性心律，V5-V6导联ST下移0.25mv，T波低平，左室肥厚，室性期前收缩。

中医诊断：胸痹（心血瘀阻，气阴两虚）。

西医诊断：冠心病，心绞痛，高血压，2型糖尿病。

治法治则：益气活血养阴。

方药：人参芍药散加味。红参15g，麦冬15g，五味子15g，当归15g，黄芪50g，白芍25g，炙甘草10g，牡丹皮40g，九节菖蒲25g，丹参25g，牛膝25g，桃仁15g，菟丝子25g，车前子30g，夏枯草30g。7剂，每日1剂，水煎，早晚温服。

二诊：患者胸痛，后背痛，胸闷、心慌减轻，自觉体力渐复，头晕好转。唯近日大便稀薄，无腹痛，无恶心呕吐，舌红苔白润滑，脉沉无力。改方药治以健脾益气，温中止泻，给予参苓白术散加减。方药：红参15g，白术15g，白扁豆25g，茯苓20g，山药20g，甘草15g，莲子肉25g，炒薏苡仁25g，砂仁25g，桔梗25g，陈皮25g，乌梅25g，枸杞子35g，山茱萸25g，炮姜20g。7剂，每日1剂，水煎，早晚温服。

三诊：患者胸痛，后背痛好转，偶有心慌，近3日未大便。舌质淡红，苔薄白，脉沉稍滑。上方去乌梅，加桃仁15g以活血润肠。7剂，每日1剂，水煎，早晚温服。

四诊：患者诸症皆好转，心电图：窦性心律，左室肥厚；血压130/80mmHg。舌质淡红，舌苔薄白。予院内制剂参乌冠心丸，1丸/次，日3次口服，以益气活血补肾，巩固治疗。

【按语】郭老认为本病证属虚实夹杂。气阴两虚为本，血瘀为标，故治以益气活血养阴。心气不足，阴血亏虚，则无力推动气血运行，血行不畅，气血瘀阻，心失濡养，故症见胸痛隐隐，胸闷，心慌，神疲乏力，头晕口干。方中黄芪、红参配麦冬、白芍、五味子益气养阴，配当归、丹参、桃仁、牛膝、牡丹皮益气活血化瘀，最后以甘草调和诸药，同时具有酸甘化阴之效。二诊后患者胸痛等症明显减轻，标实已去，故去活血诸药，加莲子肉、薏苡仁、茯苓、白术、白扁豆等补益心脾之药以巩固疗效，治其本虚。

例3：

赵某，男，56岁。1997年3月6日初诊。

既往冠心病、心绞痛病史2年。现症见：心前区隐痛日发作2~3次，每次持续2～3分钟，心悸，气短，胸闷，倦怠乏力，舌红，苔薄，脉沉无力，血压160/100mmHg，心率74次/分，节律齐，心尖区Ⅱ级收缩期杂音，肺OB，心电图示：V_3-V_5 T波倒置1.5mv。

辨证：气阴两虚，脉络不畅。

方药：红参20g，黄芪60g，当归15g，白芍15g，丹参15g，五味子15g，炙甘草15g，三七粉10g。日1剂，水煎，早晚温服。

服7剂后诸症减轻，用原法，随症略做加减，续服1个月诸症消失。心电图T波倒置0.6mv。

【按语】胸痹心痛属西医冠心病心绞痛范畴，《素问·藏气法时论》云："心病者，胸中痛，肋支满，应背肩胛间痛，两臂内痛。"郭老认为本病的基本病机为本虚标实，本虚主为气、血、阴阳亏虚，其中以心气不足为主。标实主要为寒凝、气滞、痰浊、血瘀，其中以血瘀突出，临床以人参芍药散为主方随症加减治疗本病，效果颇佳。

人参芍药散出自李东垣的《脾胃论》，为治"脾胃虚弱，气促憔悴"之方，方用红参、黄芪大补元气，白芍、当归、麦冬、五味子补血养阴，甘草和胃缓中调合诸药，诸药合用共奏补气养血滋阴之功。

郭老治疗胸痹的原则是寓通于补，以温阳益气、滋阴养血为主，化瘀、通络、补气、豁痰为辅，或先补后通，或先通后补，用药则温不辛散，补不滋腻。

【参考文献】郭静，高山，吴春平.郭文勤治疗胸痹心痛的经验［J］.黑龙江中医药，1999，（1）：22.

例4：

侯某，女，45岁。

主诉及病史：心悸、气短阵发2年，来诊时自述2周前因劳累而发病，自觉心悸，胸闷，气短，乏力，口干，头晕，时心前区隐痛，舌苔薄白质紫暗，脉弦细而结。查体：血压155/90mmHg，心率80次/分，节律不齐，期前收缩5次/分，心音纯，双肺呼吸音清。心电图示：室性期前收缩，ST-T改变。

诊断：心悸（气阴两虚，脉络不畅）。

治法：益气养阴，活血通络。

方药：人参芍药散加减。红参15g，麦冬25g，当归25g，白芍25g，黄芪50g，甘草10g，牡丹皮35g，九节菖蒲25g，牛膝30g，郁金30g，桃仁20g，蔓荆子50g，石决明50g，土鳖虫10g，地龙45g。7剂，每日1剂，水煎，早晚分服。

服药后诸症减轻，期前收缩减少，现偶有遇冷空气心前区疼痛，上周感冒发热，体温39.2℃，口角疱疹。查体：血压140/90mmHg，心率74次/分，律齐，双肺呼吸音清。前方减当归、麦冬，加金银花50g，继服7剂，热退。余症减轻。

【按语】人参芍药汤出自李东垣《脾胃论》，由人参、芍药、甘草、黄芪、当归、麦冬、五味子组成。原为治疗"脾胃虚弱，气促憔悴"之证。药仅七味，却寓生脉散、当归补血汤、芍药甘草汤三方。方中生脉散益气养阴、养心复脉；黄芪伍当归、芍药，补气生血活血；炙甘草益气补心复脉，善疗"脉结代，心动悸"。诸药共奏益气生血活血、养心生脉复脉之功。郭老常以本方为基础化裁，治疗心动过速、频发期前收缩等心律失常疾病，多有良效。本例中，郭老以人参芍药散去五味子，加牡丹皮、桃仁、牛膝、郁金、土鳖虫、地龙以化瘀通络；九节菖蒲宁心安神；蔓荆子、石决明一以清轻，一以重镇，共收平肝息风、清利头目之功。

五、益气养阴、清热解毒法治疗病毒性心肌炎验案4例

例1：

卢某，女，17岁。2009年4月初诊。

现病史：患者8岁时发现病毒性心肌炎，经常出现心慌、胸闷、气短、乏力，活动后明显，经中西医治疗病情时轻时重，近1周因学习紧张而感冒后出现心慌、胸闷、气短、乏力、咽红，曾在某省级医院经住院治疗效果不佳，遂慕名来郭老处求治。现患者心慌、胸闷、时感心前区隐隐作痛，气短、乏力、活动后明显加重，形体消瘦，面色少华，夜寐不宁，心烦易惊，手足心热，纳少，舌质淡红，苔薄白，脉细弱无力。

查体：血压118/75mmHg，心率92次/min，节律不齐，心电图示：窦性心律不齐；心电频谱示：心肌供血不足，心肌抗体（+）。

西医诊断：病毒性心肌炎。

中医诊断：心悸。

辨证：气阴两虚，毒热未清。

治法：益气养阴佐以清热解毒。

方药：红参15g，黄芪50g，炙甘草10g，麦冬15g，川芎15g，龙骨25g，牡蛎25g，当归15g，白芍15g，玉竹10g，金银花30g，连翘30g，山豆根15g，远志25g，豆蔻20g。7剂，水煎服。

二诊：服上方7剂，心悸、心慌明显好转，胸闷、气短、乏力，咽痛亦见改善，心率85次/min，食欲渐增，舌质淡红，苔薄白，脉沉细。

方药：前方加牡丹皮35g、牛蒡子25g、射干15g。

三诊：服上方7剂，心悸心慌已消失，无胸闷胸痛，体力渐复，气稍短，夜寐佳，食纳可，舌质淡红，苔薄白，脉沉。心率78次/min，律齐，心电图大致正常。以原方加减继服以善后，随访半年后无复发。

【按语】该方由人参芍药散加金银花、连翘、射干、山豆根而成。原方以益气滋阴养血为主。病毒性心肌炎虽以气阴两虚为本，但同时存在毒热未清，故需标本兼治。方中加入金银花、连翘等清热解毒之品以治其标，方可收标本皆治之效。该方在长期的临床实践中取得了非常显著的效果。

病毒性心肌炎随证加减：有咽红而痛者加牛蒡子25g、蒲公英45g、板蓝根35g；胸痛者加郁金25g、鸡血藤40g、延胡索20g；有口渴咽干、五心烦热者加牡丹皮35g、生地黄20g、知母15g；气短明显者加大红参、黄芪用量；畏寒肢冷脉迟者加桂枝15g、附子10g、麻黄10g；头晕者加川芎15g、粉葛40g；舌苔黄厚而腻者重用苦参为25～30g、竹茹20g；舌苔白厚者加白扁豆20g、苍术15g；频发期前收缩者加青礞石25g；胃脘胀满加柴胡15g、枳壳15g；食少纳呆者加鸡内金20g、焦三仙各20g；心悸心慌者加龙骨20g、牡蛎20g；脉数者加黄连10～12.5g、苦参20g；少寐多梦者加柏子仁20g、远志20g等。

【参考文献】任凤梧，郭文勤. 郭文勤教授应用人参芍药散治疗病毒性心肌炎临床经验［J］. 辽宁中医药大学学报，2011，13（7）：35-36.

例2：

黄某，女，12岁。1998年11月5日初诊。

现病史：心慌、胸闷、气短、乏力2个月，活动后气短明显，经某医院多功能心电检测及化验检查，诊断为病毒性心肌炎并住院治疗月余，效果不佳，遂来门诊求治。现仍心慌心悸，胸闷，时感心前隐疼，气短，乏力，活动后明显加重。形体消瘦，面色少华，夜寐不宁，心烦易惊，手足心热，纳少，舌质淡红，苔薄白，脉细数而结，心率116次/分，节律不齐，期前收缩8～10次/分。心电图示：窦性心动过速，频发室性期前收缩。心电频谱示：心肌供血不足，心肌抗体（+）。心肌酶：谷氨酰转移酶增高，碱性磷酸酶增高。

中医诊断：心悸（气阴两虚）。

西医诊断：病毒性心肌炎。

治则治法：益气养阴。

方药：党参15g，炙甘草15g，麦冬15g，五味子15g，黄芪30g，龙骨20g，牡蛎20g，当归10g，白芍25g，金银花15g，连翘15g，鸡内金15g，远志15g，青礞石12.5g，生姜10g，大枣3枚。7剂，水煎服。

1998年11月15日二诊：服上方7剂，心悸心慌症大见好转，胸闷、气短、乏力亦见改善，心率102次/分，期前收缩4～5次/分，食欲见增，舌质淡红，苔薄白，脉细数。继前方改党参为红参10g，黄芪增至40g，再服4剂。

1998年11月26日三诊：心悸心慌已消失，无胸闷胸痛，体力渐复，气稍短，夜寐安宁，食欲大增，面色红润，期前收缩偶发，脉沉有力。继前方去青礞石加茯苓15g，续服14剂。再诊，诸症皆平，心电图示：正常范围。

随访半年，病已痊愈。

【按语】心肌炎是儿童及青壮年的常见病，其发病率逐年增高，病情重者可危及生命。其病因病机为邪毒外犯，内舍于心，所致气血失和，气阴两虚，其病位在心，损及他脏属虚证或本虚标实，或虚实夹杂证。表现为血瘀、痰浊、心阳不足等证。临床证见：心悸，胸闷，气短乏力，心律失常。多属中医"心悸""怔忡""虚劳""胸痹"等范畴。

心肌炎病位在心，气阴两虚见证颇多。郭老师治疗本病，中医辨证属气阴两虚型（慢性期或恢复期）者，以益气养阴为主，同时配以清热解毒之品，使邪毒尽去，标本兼顾，攻补兼施。以人参芍药散加减，每获良效。人参芍药散出自李东垣《脾胃论》，为治"脾胃虚弱，气促憔悴"之方。有补中益气、养胃生津之功效。《灵枢》云："人之所受气者，谷也；谷之所注者，胃也；胃者，水谷气血之海也。"《脾胃论》云："心为五脏之主。""五脏皆得胃气乃能通利。""内伤脾胃，乃伤其气；外感风寒，乃伤其形，伤其外有余，有余者泻之；伤其内为不足，不足者补之。"心与脾在生理功能上、经络上息息相关，相互联系，脾胃的功能赖于心的主宰，脾胃虚弱影响"心主血脉"的功能。郭老师从调理脾胃入手，固其后天之本，使心得以濡养，故心肌炎诸证自愈。郭老师根据心肌炎或虚或实或虚实互见的病理特点，临床随证加减，灵活运用得心应手。方中人参补元气、益心气、补脾益肺安神，《本草纲目》言其"治男妇一切虚证"，《本经》言其"主补五脏，安精神，定魂魄，止惊悸，除邪气，明目，开心益智"。黄芪入脾肺之经，补中益气为补气之要药，"补诸虚不足一也，益元气二也，壮脾胃三也，去肌热四也"；炙甘草补脾气；寸冬、白芍益胃生津，润肠通便，防止辛燥伤阴；五味子益气生津，补肾养心，收敛耗散之气。

【参考文献】姜延，王绍兵.郭文勤治疗心肌炎经验[J].黑龙江中医药，2000，（1）：28-29.

例3：

陈某，女，32岁。2014年10月15日初诊。

主诉：阵发性胸闷、心慌2周。

现病史：患者2周前出现发热，微恶风寒，咽痛，咳嗽，鼻塞流涕，四肢关节酸痛，时轻时重，近2日心率加快，心悸明显。曾于哈尔滨市某西医院静脉滴注头孢等药物治疗，恶寒、发热症状减轻。今来院就诊，症见阵发性心悸、胸闷，伴发热、纳呆、恶心、腹泻、全身酸懒，舌质红，苔黄腻，脉促。

体格检查：体温37.8℃，血压110/80mmHg，心率105次/min，听诊双肺呼吸音清。

辅助检查：心电图示窦性心动过速，心率105次/min。

中医诊断：心瘅（湿热内蕴，邪毒犯心）。

西医诊断：病毒性心肌炎。

治法治则：清热利湿，解毒宁心。

方药：甘露消毒丹加减。豆蔻25g，广藿香20g，连翘35g，射干20g，薄荷

15g，茵陈20g，滑石20g，石菖蒲20g，浙贝母25g，黄芩15g，连翘40g，土茯苓60g，金银花25g，桔梗25g，山豆根20g。7剂，每日1剂，水煎，早晚温服。

禁忌：禁食油腻、辛辣、生冷、寒凉等刺激性大的食物，饮食以清淡为宜。

二诊：服用前方后，患者自觉心悸、胸闷症状明显减轻，发热已退，食欲增加，恶心、腹泻亦明显好转，舌淡红、苔淡黄，脉弦滑。查体：心率80次/min，律齐，血压110/80mmHg。心电图复查：正常心电图。

巩固治疗月余而愈，随访1年未见复发。

【按语】患者女，32岁，就诊出现发热或微恶风寒、咽痛、咳嗽、四肢关节酸痛等上呼吸道病毒感染症状，经西药治疗有所缓解，就诊时出现阵发性心悸、胸闷，伴发热、纳呆、恶心、腹泻、全身酸懒等症状，舌质红、苔黄腻，脉促，测体温37.8℃。根据其临床表现，符合病毒性心肌炎的发病先兆，即发病前有1～3周的上呼吸道或消化道病毒感染史。中医辨证属于湿热证，由湿热毒邪侵袭所致，湿热毒邪侵袭机体，邪正相争则出现发热恶寒；湿热毒邪从口鼻而入，由表及里，首先犯肺，致使肺失宣降，肺气上逆出现咽痛、咳嗽、鼻塞流涕；湿热毒邪侵袭脾胃，致脾失健运，水湿内停出现纳呆、恶心、腹泻、全身酸懒、四肢关节酸痛等症。若未经及时治疗，病情进一步传变可累及于心，出现心悸、胸闷、气短、胸痛等症。故早期治疗尤为重要。根据辨证，治疗以清热利湿法为主，拟甘露消毒丹加减。方中茵陈、滑石清热利湿；黄芩清热燥湿，解毒，且透散卫表兼以化浊；连翘、射干、薄荷，清利头目，且可解毒利咽；白豆蔻芳香化湿，利气宽胸，调畅中焦脾胃之气以祛湿。诸药配伍增加清热除湿之功效。药予数剂，诸症悉平。

例4：

李某，女，17岁，学生。2014年2月18日初诊。

主诉及病史：心慌、气短、憋闷、乏力半年，加重10天。12年前因胸闷气短住院诊断为心肌炎，经治疗好转（具体不详）。2010年于门诊诊断为心肌炎、心律失常，经治疗后好转。2周前因过度劳累后出现心慌、气短、乏力头晕。现心慌、胸闷时作，气短、乏力，活动后加重，手足心热，咽红，多梦，食量过多，二便正常，月经周期规律，经血量少色淡，舌质淡紫，苔薄白，脉细弱结代。

查体：血压110/70mmHg，心率84次/分，律不齐，心电图示窦性心律不齐。

实验室检查：心肌抗体（＋）。

西医诊断：病毒性心肌炎。

中医诊断：心瘅。

辨证：气阴两虚。

治则：益气养阴，清热解毒。

方药：人参芍药散加减。红参15g，黄芪50g，白芍25g，麦冬15g，当归15g，丹参30g，牡丹皮30g，金银花40g，板蓝根30g，连翘40g，桔梗15g，甘草15g，代赭石30g，九节菖蒲20g。14剂，水煎服，早晚饭后温服。

2014年3月4日二诊：患者自述上述症状较前明显好转，但见便干，活动后汗出，乏力，因生活琐事而易怒，胃反酸明显。血压110/74mmHg，心率88次/分，律齐，舌质淡红，苔白微厚，脉细弱。前方加大黄6g入血分而调中，泄热推荡；瓦楞子30g、海螵蛸20g，制酸养胃；柴胡15g、香附20g，疏肝开郁，以防肝气乘脾。14剂，水煎服，早晚饭后温服。

2014年3月18日三诊：患者感觉诸症减轻，多梦，寐差。血压102/78mmHg，律齐，心率76次/分，舌质淡红，苔薄白，脉弦细。前方加酸枣仁25g、远志25g、茯神50g以安神定志、宁心入寐，龙齿2袋平肝潜阳以定惊悸。14剂，水煎服，早晚饭后温服。

2014年4月1日四诊：患者查心电示窦性心律，心率70次/分，自觉诸症消失。血压100/80mmHg，心率68bpm，律齐。舌质红，苔薄白，脉沉弦滑。前方继服14剂。

随访1年，偶有感冒，但无上述症状。

【按语】本案患者因宿疾内伏，调理失常，外邪侵袭，卫外不固而诱发宿疾重生。心藏神而主血脉，邪气所乘，心气不足，心阴虚耗，故心慌。过度劳累，忧思劳神，耗伤心脾之气，脾不运化，五脏不充，故气短、乏力。久病气虚，暗损五脏之阴，故见一派阴虚之象。心连舌本，脾气散精于舌下，故舌之荣润反映心脾气血之荣损。现患者舌脉都符合气阴两虚型，故用人参芍药散进行治疗。人参芍药汤出自李东垣的《脾胃论》，本为补中益气、养胃生津之方。而人参芍药散（人参、黄芪、白芍、麦冬、当归、牡丹皮、连翘、金银花、板蓝根、桔梗、甘草）是郭文勤教授结合自己多年临床经验，针对治疗病毒性心肌炎气阴两虚证，在古方人参芍药汤的基础上合理加减而成的经验方。郭老善用红参，认为其性温热，能理一切虚证，补气通脉之力尤佳，气足则神安，神安则心慌自止。黄芪补气升阳，托毒邪外出，益卫固表，直入中土而行三焦，内补中气之不足，中气充盛则正旺，正旺则邪去。白芍、麦冬益胃生津，养胃而顾护阴液。麦冬又可补心劳伤损；当归温中止心腹之痛；丹参安神益气养阴，补血行血；三者相配，共奏活血行血养血之功，则胸闷痛自除。上六药共行补益气血之功，气血足则营卫和，营卫和则正气充于外，邪无所容耳。牡丹皮清透阴分入血，连翘除心经热毒，二者相伍入阴而安五脏。金银花、板蓝根、桔梗清热解毒利咽，且桔梗为舟楫之剂，引诸药上至高之分以成功，三药共守肺之门户，外邪不得侵扰，清理余毒，则咽喉清利。九节菖蒲"宣五脏，开心孔"，故多梦渐愈，"补五脏，通九窍"，则诸脏渐安，气阴渐复，正气渐足。代赭石养血气而重镇，与红参相伍则心安悸止。甘草，补脾益气，清热除烦养血，善治百邪，又"解百药毒免害，和诸药性杜争"。纵观全方，郭老从调理脾胃入手，补后天之本，养心脾之神，益气养阴，清热解毒，正气存内，邪不可干，则诸症自愈。

【参考文献】李雪伟，郭文勤.郭文勤教授运用人参芍药散治疗青少年病毒性心肌炎验案分析［J］.黑龙江中医药，2017，46（2）：32-33.

六、治疗充血性心衰经验体会1例

刘某，女，60岁。2003年10月7日初诊。

肺心病史6年余，每于冬季加重，均以西药维持。近来病情持续加重，求治于中医。现患者喘咳气逆，倚息不能平卧，心悸，倦怠乏力，腹胀纳呆，面目浮肿，双下肢指痕（+++），小便量少，畏寒肢冷，舌胖嫩紫黯，苔白滑，脉沉滑。听诊双肺湿性啰音，心率80次/分，律不齐，触诊肝脏胁下4cm。心电图：肺形p波，房早，ST-T改变。

西医诊断：肺心病（心衰Ⅲ度）。

中医诊断：喘证（水凌心肺）。

治法：益气温阳利水，活血化浊。

方药：附子10g，桂枝20g，白芍25g，茯苓25g，白术20g，葶苈子30g，大枣10枚，生姜10g，泽泻20g，紫蔻20g，砂仁20g，白扁豆20g，牡丹皮20g，黄芪60g，川芎25g，丹参25g。服药7剂后喘息不能平卧，心悸均减轻，双下肢指痕（+）。以前方加减续服，以善其后。

【按语】该患者心力衰竭是由于久病而致心肾阳气不足，鼓动无力，影响血脉的运行，久之则血瘀水停而产生的恶性循环。以气虚、阳虚、血瘀、水停为主要病机，涉及心、肺、肝、脾、肾多个脏器，故表现为本虚标实之证。郭老选用益气温阳、化气行水之真武汤合五苓散为主方，主要取其壮火制水之意。随证佐以开宣肺气、温化肾气、活血散瘀之剂。方中桂枝、茯苓、猪苓、泽泻等化气行水使肾气得以蒸腾；牡丹皮、川芎、丹参等活血化瘀；葶苈子泻肺平喘，紫蔻、砂仁、白扁豆芳化湿浊。诸药合用，共奏益气温阳、活血利水之功，取得了较好的疗效。

【参考文献】徐惠梅.郭文勤教授诊治心系疾病学术思想及验案举例［C］.中华中医药学会心病分会.中华中医药学会心病分会第十一届学术年会论文精选.2009：223-228.

七、益气养阴、活血利水法治疗心力衰竭5例

例1：

林某，女，57岁。2014年1月4日初诊。

主诉：阵发性胸闷、气短10余年，加重1周。

现病史：患者10余年前无明显诱因出现胸闷、气短症状，曾于北京301医院就诊，诊断为风湿性心脏病、二尖瓣狭窄，给予二尖瓣置换术及抗凝、扩冠治疗，其后半年患者病情相对稳定。1周前劳累后患者自觉上诉症状加重，伴胸痛，心悸，双下肢中度浮肿，夜间不能平卧，为求中医系统治疗，今日来院求治。现患者胸闷痛，心悸，气短，双下肢中度浮肿，夜间端坐呼

吸，倦怠乏力，小便短少，夜寐不佳，食纳可。既往史：风湿性心脏病病史，二尖瓣置换术后。

体格检查：心界正常，心率72次/分，律不齐，期前收缩6个/分，双肺呼吸音清，未闻及干湿啰音，双下肢指痕（++），血压110/70mmHg。舌质红，苔薄白而干，脉沉细无力而结。

辅助检查：心电图示窦性心律不齐，左心室肥大，室性期前收缩或室内差异性传导，ST-T改变。心脏彩超：二尖瓣机械瓣置换术后，机械瓣功能正常，三尖瓣少到中量反流，肺动脉高压，左室舒张功能减低。

中医诊断：心悸（气阴两虚、血瘀水停）。

西医诊断：风心病瓣膜置换术后、心律失常、室性期前收缩、心功能不全、心功能Ⅲ级。

治法治则：益气养阴，活血利水。

方药：人参芍药散合五苓散加减。红参15g，黄芪50g，当归25g，白芍25g，麦冬25g，甘草10g，九节菖蒲25g，牡丹皮40g，苍术25g，白扁豆25g，桂枝15g，茯苓25g，白术20g，泽泻25g，猪苓15g，葶苈子25g，竹叶20g，灯心草10g，大枣7枚。7剂，每日1剂，水煎早晚温服。

二诊：服药后患者胸闷，气短好转，双下肢浮肿，心悸症状较前减轻，夜间可平卧，胸痛连及后背。心率70次/分，律不齐，期前收缩2个/分，血压100/78mmHg。舌淡紫、苔薄，脉沉弦偶有结。

方药：前方去当归，改桂枝20g，加丹参30g、红花10g。7剂，每日1剂，水煎早晚温服。

三诊：服药七剂后患者自觉上诉症状明显减轻，夜寐欠佳。心率71次/分，律不齐，血压112/74mmHg。舌淡紫，苔薄白，脉沉弦。

方药：前方加酸枣仁30g。7剂，每日1剂，水煎早晚温服。

【按语】郭老认为疾病日久，伤及气血，导致气阴两虚。气虚无力行血，阴虚则阴不敛阳，瘀血阻滞脉道，脉道不充，气血运行不畅，心血瘀阻，故胸闷痛；心脉失养故心悸；气短、倦怠乏力，均为气虚之象；气虚则无以推动水液运行，导致水液内停，溢于肌肤，则见双下肢中度浮肿，小便短少；虚热内扰则夜寐欠佳；舌脉均为气阴两虚兼血瘀之证。故治以益气养阴、活血通络，方中红参、黄芪补益心气之虚；麦冬养阴；牡丹皮、丹参活血化瘀，杜绝瘀阻水停之后患，且兼清瘀热；当归、白芍养血活血；甘草调和诸药；苍术、白扁豆燥湿健脾，以杜生痰之源；九节菖蒲开窍化痰，醒脾安神；茯苓、猪苓、泽泻、葶苈子均利水渗湿，逐水湿之邪从小便而去；茯苓、酸枣仁宁心安神之效。白术补气健脾，燥湿利水；茯苓、白术共用健脾利水，断其生痰、生湿之源；桂枝则温阳化气利水；竹叶、灯心草利尿消肿，竹叶与麦冬还能养阴生津，以防利尿后津伤；大枣甘温补脾益气，养心安神，又能保护胃气以合药力；丹参、红花活血化瘀。郭老认为气阴两虚日久必兼血瘀，常佐以丹参、牡丹皮，以活血化瘀兼清瘀热，疗效颇佳。

例2：

王某，女，73岁。2009年6月22日初诊。

主诉：阵发性胸闷痛3年，加重伴喘憋1周。

现病史：患者于3年前无明显诱因出现胸闷痛症状，遂到黑龙江某医院就诊，诊断为"冠心病"，但未给予系统治疗。1周前患者因劳累后上诉症状加重，伴腹胀、夜间端坐呼吸、喘憋等症状，为求中医治疗，今日来院门诊就诊，查心电图示：ST-T改变。现患者胸闷痛，腹胀，喘憋，活动加重，心悸，气短，乏力，双下肢中度浮肿，夜寐欠佳，大便干，食纳差。

既往史：慢性胃炎病史。

体格检查：心界正常，心率88次/分，律齐，双肺呼吸音清，未闻及干湿啰音，腹大如鼓，推之波动，叩之音浊，肝脾触之不清，双下肢中度浮肿，血压145/85mmHg。舌质紫，苔薄白，脉弦滑。

辅助检查：心电图示：窦性心律，ST-T改变（Ⅱ、Ⅲ、avF、V3-V6ST段下移）。心脏彩超示：二尖瓣、三尖瓣少量反流，主动脉少量反流，左室顺应性减低。消化系超声：肝回声改变。

中医诊断：心悸（三焦壅塞，痰瘀水停）。

西医诊断：冠心病、心功能不全、心功能Ⅲ级。

治则治法：宣导三焦，活血利水。

方药：茯苓导水汤加减。茯苓25g，桑白皮25g，木瓜25g，紫苏梗25g，槟榔30g，大腹皮25g，木香7.5g，砂仁20g，麦冬20g，泽泻30g，白术25g，陈皮20g，灯心草5g，二丑（各）10g，通草10g。7剂，每日1剂，水煎早晚温服。

二诊：服药七剂后患者自觉症状好转，但仍有心前区不适，双目发呆，夜寐欠佳。心率86次/分，律齐，血压140/70mmHg。舌质紫，苔薄白，脉弦滑。

方药：前方加川芎25g、当归25g、熟地黄20g、白芍20g、酸枣仁30g、甘草15g。7剂，每日1剂，水煎早晚温服。

三诊：服药后诸症可，食后腹胀，仍有胸闷，气短，口干。心率92次/分，律齐，血压150/90mmHg。舌淡紫，苔薄白而少，脉滑稍弦。

方药：前方去木瓜、桑白皮、大腹皮、泽泻，加草果25g、厚朴20g、沙参25g、天花粉40g。7剂，每日1剂，水煎早晚温服。

【按语】患者久病体虚，且遇到外感六淫或七情劳倦等诱因，加剧心阳亏虚，导致肺脾肾受损，水湿内停而成痰饮，充斥三焦，决渎失司，而致瘀痰水停。水饮凌心则胸闷痛，喘憋，心悸，气短；水饮壅塞中焦，脾失健运，则脘腹胀满，食纳差；水溢肌肤，则四肢困重乏力、双下肢中度浮肿；舌脉均为三焦壅塞、痰瘀水停型。治以宣导三焦、活血利水。方中茯苓、木瓜、陈皮、苏梗、桑白皮、大腹皮行在表里之湿；槟榔、白术、泽泻、木香、砂仁、灯心草行在里之湿；二丑、槟榔泄水通便。诸药合用，既治表，又治里，内外分消，水饮自除；草果、厚朴则燥湿祛痰消胀；沙参、天花粉滋阴养胃生津；川芎、当归、熟地黄、白芍养血活血；酸枣仁宁心安神；草果、厚朴燥湿消胀；沙参、天花粉养阴。郭老认为，利水之法必伤阴，在利水消肿的同时，兼顾养阴之品，以防津伤。

例3：

佟某某，男，67岁。2010年8月8日初诊。

主诉：阵发性心悸、胸闷、气短2年余，加重1周。

现病史：患者2年前无明显诱因出现心悸、胸闷、气短症状，未系统检查和系统治疗，曾口服复方丹参滴丸、欣康等药物，效果不显。1周前因劳累后，患者自觉上诉症状加重，伴心前区疼痛等症状，为求中医治疗，今日来院门诊就诊。现患者心悸，心前区憋闷、疼痛，活动后气短、乏力，时耳鸣，呃逆，咳嗽，痰少而黏，双下肢中度浮肿，夜寐可，大便干，4～5日1行，小便短少，食纳可。

既往史：腔隙性脑梗死。

体格检查：心界正常，心率86次/分，律齐，双肺呼吸音粗，可闻及干湿啰音，双下肢中度浮肿，血压135/80mmHg。舌淡紫、边有齿痕、苔薄腻，脉沉弦滑。

心电图示：窦性心律，ST–T改变（Ⅰ、avL、V_1–V_6ST段下移）。

中医诊断：心悸（心肾阳虚、血瘀水停）。

西医诊断：冠心病、心功能不全、心功能Ⅲ级、腔隙性脑梗死。

治则治法：益气温阳，活血利水。

方药：制附子10g，白术25g，泽泻25g，猪苓10g，茯苓25g，桂枝25g，蜜麻黄10g，葶苈子35g，冬瓜皮40g，竹叶10g，通草10g，红参15g，槟榔30g，紫苏梗25g，生姜10g。7剂，每日1剂，水煎早晚温服。

二诊：服药7剂后患者自觉心悸、气短、双下肢浮肿较前好转，仍时胸闷痛。心率78次/分，律齐，血压130/75mmHg。舌紫暗、苔薄白稍腻，脉沉滑稍弦。

方药：前方加丹参25g、牡丹皮30g。7剂，每日1剂，水煎早晚温服。

【按语】患者年过七旬，肾阳虚衰，过劳伤肾，肾阳更虚。肾主水，依赖阳气以蒸腾，今肾阳亏虚，气化失司，水不化津而泛滥肌肤，则见双下肢中度浮肿，小便短少；阳虚不能化水，水饮内停，上凌于心，故见心悸；饮停胸胁，胸阳痹阻，气机不畅，故见心前区憋闷疼痛，气短；水饮阻滞中焦，胃失和降，则呃逆；久病气虚，则乏力；痰浊阻滞，肺失宣降，则咳嗽，痰少而黏。舌苔脉象均为阳虚血瘀水停之象。治以温补心阳，益气化水。方中制附子性味辛热，以温壮肾阳，使水有所主；生姜、紫苏梗宣散，佐制附子之助阳，是于主水之中有散水之义；泽泻甘淡，直达肾与膀胱，利水渗湿；茯苓、猪苓之淡渗增强其利水渗湿之力，茯苓还具有健脾补中和宁心安神之效；白术补气健脾，燥湿利水；葶苈子则利水消肿；通草则清热利尿，诸药合用，以断其生痰、生湿之源；红参益气健脾。桂枝入可温阳通脉，化气利水；蜜麻黄宣发肺气，发汗解表，使肌肤之水湿从毛窍外散，并能通调水道，以助利尿消肿之力；槟榔则通便利水；虚证日久易致瘀，瘀证日久，易化热，故加丹参、赤芍活血化瘀，兼清瘀热。郭老认为，人体水液代谢主要与肺、脾、肾、三焦、膀胱有关，《内经》云"肾者，胃之关，关门不利，聚水而从其类也"，但脾肾两脏在水液代谢中最为重要，肾主水，脾制水，常常采用真武汤、五苓散加减，常用药物有桂枝、猪苓、茯苓、泽泻、白术、车前子等。

例4：

患者，男，67岁。2014年6月24日初诊。

主诉：胸闷痛时作8年，加重10日。

现病史：患者8年前无明显诱因出现胸闷痛，于附近医院就诊，诊断为冠心病、心肌梗死，经皮冠脉介入术（PCI）治疗后症状好转。2周前因过度劳累后出现胸闷痛、气短、乏力。刻下症：胸闷痛时作，气短乏力、活动后加重，肢冷，畏寒，小便不利，下肢浮肿，舌质紫，苔白腻，脉沉细。

既往史：高血压病史16年，最高180/120mmHg，口服降压药控制尚可。

查体：血压140/80mmHg，心率73次/min，律齐。

心电图示：窦性心律，ST-T改变。心脏彩超与左心功能测定示：双房增大，左室增大，左心衰（射血分数：44%），二尖瓣、三尖瓣、主动脉瓣、肺动脉瓣少量反流，左室舒张功能减低。

西医诊断：冠状动脉粥样硬化性心脏病、心绞痛、慢性心力衰竭。

中医诊断：心衰。

辨证：阳气亏虚，血瘀水停。

治法：益气温阳，化瘀利水。

方药：五苓散加减。桂枝30g，茯苓25g，泽泻20g，猪苓20g，白术25g，红参15g，炮附片10g（先煎），当归25g，牡丹皮35g，丹参25g，大腹皮25g，冬瓜皮25g，甘草片15g。14剂，水煎服，早晚餐后温服。

2014年7月9日二诊：患者自述肢冷、畏寒、小便不利、下肢浮肿等症状缓解，气短、乏力缓解不明显。血压136/70mmHg，心率75次/min，律齐。舌紫、苔薄白，脉沉滑。前方加黄芪50g以补气升阳。14剂，水煎服，早晚餐后温服。

2014年7月24日三诊：患者感觉诸症减轻，多梦，寐差。血压130/78mmHg，心率76次/min，律齐。舌质紫、苔薄白，脉弦滑。前方加酸枣仁25g、远志25g、茯神50g，以安神定志、宁心入寐。14剂，水煎服，早晚餐后温服。

2014年8月7日四诊：患者诸症消失。血压132/88mmHg。心率72次/分，律齐。舌质淡紫，苔薄白，脉沉弦。前方继服14剂。

随访半年，偶有感冒，但无上诉症状。

【按语】患者久病体虚，暗损五脏。气虚推动无力，故见胸闷痛、气短、乏力；阳虚难以温煦，故肢冷、畏寒；肾虚无力运化，水液内停，故小便不利、下肢浮肿；舌脉亦符合阳气亏虚、血瘀水停之证。

五苓散原方出自《伤寒论》，为太阳蓄水兼有表证而设，然郭文勤教授结合多年临床经验，将其应用于慢性心力衰竭，效果显著。方中桂枝温振心阳，调畅经络，亦可宣展气机、蒸化三焦以通阳化气散水；白术补气健脾，培土燥湿，土旺散水以利水津四布，使水有所制；茯苓、猪苓、泽泻皆归肾经，可利水渗湿，尤长于行水利小便，能宣通水道。上药共行利水祛邪之功。郭文勤教授善用红参，认为其性温热，能理一切虚证，补气通脉之力尤佳，气足则神安，神安则邪祛；附子辛热，其性走而不守，能通行十二经，故凡阳气不足之证均可用之，尤能补益肾阳；当归温中止心腹之痛；丹参、牡丹皮活血化瘀，通胸腹之痹；冬瓜皮清热利水，大腹皮行气利水，二药有增水行舟之妙；甘草益气养血，清热除烦，普治百邪，又"解百药毒免害，和诸药性杜争"。纵观全方，郭文勤教授从心肾入手，振心肾之阳，利肾之水，通心之痹，水去瘀散，则诸症自愈。

【参考文献】杨玉韩，郭茂松.郭文勤运用五苓散治疗慢性心力衰竭验案［J］.中国民间疗法，2019，27（9）：103-104.

例5：

麻某，男，71岁。2001年4月19日初诊。

现病史：患者为老红军，体重75kg左右，患冠心病30年，每年冬春两季必有发作，西医治疗可以暂时缓解病情。逐年迁延发作，病情持续加重，逐渐进展为难治性心衰。本次因情志刺激而得发，气短、水肿发作明显。由于常年大量应用西医治疗，本次住院目前临床应用的强心利尿扩血管治疗手段均无明显效果，患者无奈，求治于中医。患者自觉胸闷，心悸，气短，口干，不能平卧，后背冰冷不温，腹部胀满不适，食欲不振，小便少，一昼夜仅300mL，便秘结，1周1行。活动后则心悸气短加重明显。

查体：口唇颜面发绀，颈静脉怒张，肝颈静脉回流征（＋），肝脏扩大，质地硬，腹部膨隆，压痛（－），移动性浊音（＋），肠鸣音减弱，1次/分，听诊双肺可闻及少量湿啰音，心率110次/分。双下肢浮肿明显，按之没指。舌质红紫而有瘀点瘀斑，舌苔白厚腻，脉沉伏。

心脏彩超示：冠心病，全心衰竭。

西医诊断：冠心病，心衰Ⅲ度。

中医诊断：胸痹心水。

辨证为心阳虚衰，水气凌心，心脉瘀阻，痰浊阻滞，心阳虚衰为本，血瘀痰浊为标，本虚标实。

治则：利水化瘀温阳。

方药：附子10g，白术25g，麻黄10g，茯苓25g，泽泻、葶苈子各30g，白茅根50g，桂枝25g，红花10g，当归25g，猪苓15g，益母草25g，桃仁、生姜各15g，大枣10枚。水煎，每日1剂，早晚温服。

二诊：患者服药14剂，自觉呼吸状态好转，心悸气短明显减轻，夜间可以平卧，口唇、爪甲、颜面发绀明显减轻，腹水有所减少，听诊双肺仍可闻湿啰音，但范围程度较前明显减轻，大便排出基本通畅，2日1行，尿量增加，一昼夜为1300mL，双下肢水肿消退明显，舌质紫有瘀点，苔白，脉沉。前方加车前子25g。

三诊：服前方21剂，浮肿明显减轻，心悸气短进一步好转，排尿1800mL/24h，大便排出状态进一步改善，1日1行，体力有所增加，听诊双肺有少量啰音，心率90次/min，舌脉变化不显著，唯食欲欠佳，于二诊处方中加入五加皮20g、焦山楂25g、鸡内金25g、红参10g。

四诊：又服药21剂，浮肿完全消失，体力明显增加，听诊肺部啰音消失，诸症基本好转，活动后仍觉心悸气短，偶有发绀，舌质紫而少苔、有瘀点瘀斑。

方药：红参15g，黄芪50g，生地黄、柴胡、桃仁各15g，红花10g，当归

25g，枳壳15g，赤芍10g，川芎20g，桔梗、杏仁各15g。水煎，日1剂，早晚温服。

患者再服药21剂，状态已如平常人，好转出院，嘱其慎起居，避风寒，避免过劳。随访年余，状态稳定，未闻复发。

【按语】本病以心肾阳虚为本，血瘀水停为标，基本病机是各种原因导致心阳鼓动无力，心气不能正常推动血液运行；肾阳虚衰不能正常代谢水液，而出现瘀血，水饮交互为患。病机的特点是本虚标实，心阳鼓动无力，心气不能正常推动血液运行为病之本，瘀血、水饮等病理产物阻滞为病之标。经过大量临床实践，以经方真武汤加味治疗充血性心衰效果满意。

若患者表现为心悸气短，手足厥冷，自汗乏力，小便不利，双下肢浮肿，呼吸困难不能平卧，舌质滑润，口唇青紫，脉沉细涩，辨证为心肾阳衰，水气凌心，血络瘀阻。治以益气温阳利水，真武汤加味，组成：红参15g，附子15～25g，茯苓20～35g，黄芪30～50g，白术15～35g，赤芍20～35g，桂枝15～25g，生姜15g，泽泻20～35g，葶苈子20～35g，甘草10g。本方意在温补心肾之阳，活血利水。肾阳不足，气不化水则小便不利，手足厥冷；水湿溢于肌表则肢体浮肿；水邪上凌心阳则心悸气短，不能平卧。本方为真武汤加味而成，真武汤为温肾助阳、健脾利水之剂。水之所制在脾，水之所主在肾，肾阳虚不能化气行水，脾阳虚不能运化水湿，则水湿内停；心阳不振则鼓动无力，血脉瘀阻，导致水气凌心故发为心衰。以大辛大热的附子温肾助阳、化气行水，兼暖脾土，以温运水湿；茯苓、白术健脾利湿，淡渗利水，使水气从小便而出；赤芍活血兼利小便；再加入红参、黄芪健脾益气；桂枝温经通阳化气，与附子合用则温肾壮阳、益气养心之力越强；附以丹参、红花活血化瘀改善血液循环；葶苈子平喘利尿。实践证明，效果满意。药理证实，人参能扩张血管，增加血流量，降低心肌耗氧，提高心肌收缩力和耐缺氧能力，从而起到强心和调节心律作用。在种类众多的人参当中，郭老喜用红参，其益气生津，为治疗心血管病的良药，一般用量为10～15g。此外，还善用黄芪，认为黄芪甘温补气升阳、健脾疗虚、生血生津、活血利水，为补气良药，尤其适合各种心血管病的益气治疗。药理研究表明，黄芪能增强机体的免疫力、降低胆固醇、降低心肌耗氧量、提高心肌收缩力。同时药理研究证明，附子、麻黄、桂枝以及生脉散都具有非洋地黄样正性肌力作用，用于治疗各种心脏病引起的心衰，辨证以心阳虚衰，鼓动无力为主证时效果满意。

【参考文献】郭文勤. 郭文勤教授治疗充血性心衰经验体会［C］. 中华中医药学会心病学分会. 中华中医药学会心病学分会成立暨第八次全国学术年会论文精粹，2006：74-77.

八、益气补血、疏肝健脾法治疗心脏神经症2例

例1：

张某，女，46岁。2008年10月7日初诊。

主诉：心悸阵作6年。

现病史：6年前无明显诱因出现心悸阵作，于佳木斯某医院就医，诊断不详，未确诊及治疗。

现症：心悸阵作伴胸闷气短，乏力，时有胸痛，并向左侧肩背部放散，左侧胁肋部疼痛，大便干，每日1行，小便正常，梦多纷纭。此患者常年于浴室工作，工作至深夜方能入睡，生活无规律。

体格检查：心率90次/分，节律规整，心音正常。血压100/60mmHg。舌质紫，苔薄白，脉弦细。

辅助检查：心电图示窦性心律，Ⅱ、Ⅲ、aVF ST段轻度下移；心脏彩超：心脏结构未见异常；心肌抗体（－）。心肌酶：正常。

中医诊断：心悸（气血亏虚、心神不宁）。

西医诊断：心脏神经症。

治则治法：益气补血，养心安神。

方药：养心汤加减。黄芪75g，红参15g，当归25g，川芎25g，茯神30g，远志25g，柏子仁25g，酸枣仁50g，五味子20g，半夏15g，茯苓20g，炙甘草15g，桂枝20g，九节菖蒲25g，牡丹皮40g，胆南星20g，生龙骨35g，生牡蛎35g。14剂，每日1剂，水煎早晚温服。

2008年10月22日二诊：心悸症状减轻，胸闷气短好转，乏力改善，无胸痛，偶有后背痛，夜寐梦多，舌质淡紫、苔薄白，脉弦细。心率75次/分，

律齐。血压 110/70mmHg。复查心电示：窦性心律，大致正常心电图。

方药：前方加珍珠母30g、首乌藤40g。14剂，每日1剂，水煎早晚温服。

【按语】患者症状以心悸阵作为主，伴胸闷气短、乏力，时有胸痛，并向左侧肩背部放散，左侧胁肋部疼痛，大便干，辨证为气血亏虚，心神不宁。郭老师认为该患平素睡眠失常，劳倦太过，耗伤气血，心气亏虚，心血不足，心脉所养，故心悸发作。心气亏虚，气血运行不畅，心血瘀阻，故出现胸闷气短、胸痛症状。心血亏虚，肝脉失养，气机不畅，故见胁肋疼痛。舌脉均为心虚血少，心神不宁之象。方药以养心汤加减，养心汤出自《仁斋直指方论》卷十一，具有补益气血、养心安神之功效。方中黄芪、人参为君，补脾益气。臣以当归补血养心，与黄芪、人参配伍，以培气血不足；茯神、茯苓养心安神，以治神志不宁。佐以酸枣仁、柏子仁、远志、五味子补心安神定悸；半夏曲和胃消食，配黄芪、人参补脾和中，以资气血生化之源；肉桂引火归原，并可鼓舞气血而增本方温养之效；川芎调肝和血，且使诸药补而不滞；煎加生姜、大枣更增加益脾和中、调和气血之功。甘草调和诸药，且与参芪为伍，以增强益气之功，用为佐使。此例患者在养心汤基础上再合用桂枝甘草龙骨牡蛎汤，温补心阳，潜镇安神。再加九节菖蒲，开心窍，益心智，安心神；牡丹皮、胆南星，清热凉血活血。

例2：

范某，女，50岁。2009年7月4日初诊。

主诉：乏力、心悸3个月。

现病史：3个月前因情志不畅出现乏力、心悸，活动后加重伴汗出，夜寐不宁，时胸闷，平卧时明显，咽干，口苦，喜热饮，纳少，胃脘胀满，两胁胀痛，大便少，心中躁烦。已停经4个月。

体格检查：心率88次/分，节律规整，各瓣膜听诊区未闻及病理性杂音，双肺呼吸音正常。双下肢无浮肿。血压115/60mmHg。舌质紫，苔白滑润，脉弦滑。

辅助检查：心电图示窦性心动过缓，心率56次/分；心脏彩超示心脏结构未见异常。

中医诊断：郁证（肝气郁结）。

西医诊断：心脏神经症。

治则治法：疏肝行气，健脾化痰。

方药：柴胡疏肝散加减。柴胡20g，香附25g，郁金25g，木香12.5g，川楝子25g，陈皮25g，茯苓25g，半夏20g，甘草10g，槟榔25g，胆南星20g，茯神35g，浮小麦50g，龙骨35g，牡蛎35g，远志25g。14剂，每日1剂，水煎早晚温服。

二诊：心悸减轻，烦躁减轻，汗出减少，仍感乏力，脘腹胀满，大便少，舌质红紫、苔白滑润，脉弦滑。

方药：前方加赤芍20g。14剂，每日1剂，水煎，早晚温服。

三诊：诸症大有好转，仅乏力，夜寐欠佳，舌红紫、苔白，脉弦滑。

方药：前方改槟榔、远志30g，加首乌藤50g。

【按语】患者症状以乏力、自汗、心悸为主，多由情志不畅出现或加重，伴胸闷，咽干，口苦，喜热饮，纳少，胃脘胀满，两胁胀痛，大便少，心中躁烦。辨证属肝气郁结证。肝主疏泄，性喜条达，其经脉布胁肋循少腹，该患情志不畅，肝失条达，则致肝气郁结，经气不利，故见胁肋胀痛，胸闷，胃脘胀满，口苦咽干；肝气郁结日久化火，肝火内扰，耗伤心血，故心烦，夜寐欠佳，汗出。治疗遵《黄帝内经》"木郁达之"之旨，治以疏肝理气之法。方中柴胡理气疏肝用以为君。香附理气疏肝而止痛，郁金理气活血止痛，二药相合，助柴胡以解肝经之郁滞，并增行气活血止痛之效，共为臣药。木香、川楝子、槟榔理气清热行滞；陈皮、茯苓、胆南星健脾利湿、清热化痰；浮小麦、生龙骨敛阴止汗；茯神、牡蛎安神定志，共为佐药。甘草、芍药养血柔肝，缓急止痛为使药。诸药相合，共奏疏肝理气、健脾安神之功。

九、治疗缓慢性心律失常医案4例

例1：

周某，男，54岁。2003年6月29日初诊。

主诉及病史：阵发性心悸、胸闷、气短10年，加重2年。

查体：血压130/80mmHg、双肺呼吸音清，心律规整，心音低钝，心率45次/分，心脏各瓣膜听诊区未闻及病理性杂音，肝脾未触及，双下肢无浮肿。心电图示窦性心动过缓，偶发房性期前收缩。症见阵发性心悸、胸闷、气短，伴有头晕，乏力，夜寐欠佳，大便时干。舌质淡，苔白厚微腻，脉弦滑而迟。

诊断：心悸。

辨证：痰湿阻络。

治则：豁痰化湿。

方药：茯苓20g，枳实15g，竹茹25g，陈皮25g，麻黄10g，附子10g，干姜10g，川椒15g，青礞石30g，薏苡仁20g，川羌活20g，麦冬20g，甘草10g，生姜15g，大枣5枚。每日1剂，水煎服，早晚各1次。

服7剂后诸症明显减轻，心率增快，心率50～53次/分。效不更方，上方增损治疗3周，心率维持在60次/分左右。

例2：

赵某，女，55岁。2003年12月30日初诊。

主诉：头晕阵作6年，加重1个月。

查体：血压120/80mmHg，双肺呼吸音清，心律不齐，心率49次/分，心音低钝，心脏各瓣膜听诊区未闻及病理性杂音，肝脾未触及，双下肢无浮肿。心电图示窦性心动过缓伴不齐，ST段下移。症见头晕阵作，心悸，汗出，黑矇，晕厥时作，时有心前区疼痛，向后背放散，少寐多梦，二便和。舌质紫暗，苔薄白，脉沉迟无力。

诊断：眩晕。

辨证：气虚血瘀。

治则：益气温阳，化瘀通络。

方药：麻黄10g，细辛5g，附子10g，红参15g，白芍25g，麦冬25g，五味子15g，川芎25g，黄芪50g，当归25g，锁阳25g，洋火叶30g，牡丹皮35g，羌活20g，升麻25g。每日1剂，水煎服，早晚各1次。

服7剂后诸症明显减轻，心率增快，心率59次/分。效不更方，上方增损治疗2周，心率维持在65次/分左右，未出现晕厥。

例3:

王某，男，40岁。2003年3月6日初诊。

主诉：阵发性心悸、胸闷、气短1年。

查体：血压130/80mmHg，双肺呼吸音清，心律规整，心率47次/分，心音纯正，心脏各瓣膜听诊区未闻及病理性杂音，肝脾未触及，双下肢无浮肿。心电图示窦性心动过缓，I度房室传导阻滞，ST-T改变。症见阵发性心悸、胸闷、气短，时有心前区疼痛，伴有乏力，腰酸怕冷，食纳可，夜寐佳，二便和。舌质紫，苔白微厚，脉沉弦滑而迟。

诊断：胸痹。

辨证：心肾阳虚，痰瘀交阻。

治则：温补心肾，豁痰化瘀。

方药：麻黄10g，附子10g，细辛5g，炮姜15g，川乌5g，草乌5g，仙茅25g，锁阳25g，川芎25g，丹参25g，土鳖虫10g，茯苓25g，胆南星20g，薏苡仁25g，麦冬20g。每日1剂，水煎，早晚各1次。

服7剂后诸症明显减轻，心率增快，心率52～57次/分。效不更方，上方增损治疗2周，心率增至66次/分左右，为巩固疗效又服10剂收功。

【按语】根据缓慢性心律失常患者脉象多以迟脉或损脉为主，并兼见结脉、代脉、迟数交替脉等，常有心悸、胸闷、气短，伴有面色苍白，手足厥冷，腰膝酸软等心肾阳虚症候的特点，且据"迟而无力定虚寒""结脉皆因气血凝""代脉皆因元气衰"及林氏《类证治裁》"心本于肾，上不安者由于下，心气虚者由于精"、张景岳"脉来迟缓总因元气不足"等有关论述，可见缓慢性心律失常的病机是以虚为本，心肾阳虚为主。缓慢性心律失常虽病位在心，但病本应在肾。肾为阴阳之根，为先天之本，肾阳对人体各组织器官起推动和温煦作用，而心首当其冲，只有肾精充盈，阴平阳秘，心得肾阳温煦、激发、推动，才能心气充沛，血脉鼓动有力，即心脉的正常运行也"资始于肾"。心阳根于肾阳，肾阳不足则心阳式微，不能温运血脉，则脉象迟缓。心、肾阳虚又可导致脾阳不足，脾虚失运，进而痰湿内生；心阳不振，血行无力，久而形成瘀血；痰瘀交阻更进一步阻碍血脉运行。因此，心肾阳虚为缓慢性心律失常的主要病机所在，或兼见痰湿阻络、瘀血阻滞、痰瘀交阻等证。这同时也符合郭文勤教授提出的"心病表现于心，根源于肾"的理论。缓慢性心律失常的中医治疗，大多根据中医传统方法，本着辨证求因、审因论治的精神，临床上对本病症的中医辨证以心肾阳虚、痰湿阻络、瘀血阻滞、痰瘀交阻等证型最为常见。因而，我们在临床治疗上只要抓住"心肾阳虚"这一发病本质，以"温补心肾"治之，佐以豁痰化湿或化瘀通络或豁痰化瘀之品，必使得心气充足，肾阳得盛，心功能改善，心率加快，心排血量增加，脏器供血充足，诸症消失。

本方中附子为辛热之品，能温通心阳、温运脾阳、温补肾阳，为温阳之要药；麻黄、川椒、炮姜、川乌、草乌性温辛散，温经散寒、宣通气血，增附子敷布阳气、逐散里寒之功；仙茅、锁阳、淫羊藿性昧辛温，具有温补肾阳之功，能振奋心阳复脉；丹参、川芎、土鳖虫化瘀通络；茯苓、薏苡仁豁痰化湿；麦冬既养心阴，以取"阴中求阳"之意，又制麻、附等温阳药之升散燥烈。诸药合用，温而不燥、补而不腻，共奏温补心肾、豁痰化瘀之效。

【参考文献】任建丽.郭文勤教授治疗缓慢性心律失常特色撷拾［J］.中医药学刊，2004，22（10）：1890-1891.

例4：

代某，男，45岁。

主诉及病史：心悸、气短、胸闷1年余。在西医医院诊断为冠心病窦性心动过缓，建议安装起搏器，因患者欲服中药，故慕名求治，来诊时自悸，气短，胸闷，倦怠乏力，畏寒肢冷，头晕目眩。舌淡紫、边有齿痕、苔白微黄，脉沉迟无力。

查体：血压150/90mmHg，心率44次/分，节律齐，双肺呼吸音清。

西医诊断：窦性心动过缓。

中医诊断：心悸。

辨证：心肾阳虚，脉络瘀阻。

治法：温阳益气，散寒通络。

方药：阳和汤加减。鹿角胶20g，附子25g，熟地黄20g，麻黄27.5g，细辛7.5g，川椒25g，白芥子20g，干姜15g，炙甘草10g，桂枝35g，红参15g，黄芪50g，炙川乌5g，炙草乌5g，锁阳30g，吴茱萸20g，淫羊藿30g。

服药20余剂，心悸，畏寒肢冷减轻，心率50～60次/分，继以上方随证略做加减，共服两月余，心率维持在60～70次/分，无明显不适症状。

【按语】根据临床观察，缓慢性心律失常之脉象常以迟、涩、结代、损为主，迟主寒、涩主血少，迟涩之脉为气血不足，寒凝血瘀之象，而结代皆属气弱血虚之证，与本病多属阴证、寒证、虚证、瘀证相符合。故治疗上多以益气养血、温阳（尤其是心肾之阳）、活血化瘀为主要治则。阳和汤本为治疗阴证疮疡的著名方剂，但阴寒证大都兼虚，虚寒证又有气虚、血虚、气血两虚的不同。方中重用熟地黄温补营血为主；鹿角胶性温生精补髓，养血助阳，强壮筋骨为辅；干姜，桂枝破阴和阳，温经通脉；麻黄、白芥子通阳散滞，合用能使血气宣通，且又使熟地黄、鹿角胶补而不腻，于补养之用，寓温通之义，均为佐药；甘草调和诸药。全方组成，具有温阳补血、宣通血脉之功效，其余所加之药，均为温阳散寒之品。临床用此方加减治疗本病疗效较好，可以提高心率，纠正心律失常，改善心功能及由于心肌供血不足而引起某些器官血液灌流不良所产生一系列症状，如头晕、心悸、胸闷、短暂的记忆力丧失等。本病脉象变化多端，临证必须全面观察进行辨证，从病因病机入手，即当"谨守病机，各司其属"。

【参考文献】徐惠梅.郭文勤教授诊治心系疾病学术思想及验案举例［C］.中华中医药学会心病分会.中华中医药学会心病分会第十一届学术年会论文精选.2009：223-228.

十、升清降浊、疏肝化瘀法治疗头痛2例

例1：

董某，女，45岁。2008年6月12日初诊。

主诉：间断头痛3年。

现病史：患者3年前无明显诱因出现头痛，头痛剧烈时伴有呕吐、气短、胸闷。常因外感、劳累疼痛加重，前额痛甚，多梦，五心烦热。食纳尚可，夜寐佳，月经正常，平素便溏。

体格检查：血压 85/50mmHg，心率 90 次/分，心律齐，音低钝。舌苔薄黄腻，舌质红，脉沉滑数。

中医诊断：头痛（气虚湿阻）。

西医诊断：低血压。

治则治法：益气升清，化湿降浊，清热止痛。

方药：升阳益胃汤加减。红参 20g，黄芪 40g，陈皮 25g，茯苓 20g，柴胡 15g，苍术 25g，当归 20g，黄连 25g，川芎 30g，吴茱萸 20g，玄参 25g，川羌 15g，天麻 15g，金银花 20g，白扁豆 25g。7 剂，每日 1 剂，水煎早晚温服。

2008 年 6 月 20 日二诊：药后头痛偶作，睡眠好转，五心烦热减轻，大便成形，自觉有力，舌质红，苔薄黄，脉沉滑。

方药：上方加入白芷 20g 以芳香开窍止痛。7 剂，每日 1 剂，水煎早晚温服。

【按语】气虚清阳不升，湿邪上蒙于清窍，故头痛。劳则耗气，劳累后气虚加重，故头痛加重。舌质红、苔薄黄、五心烦热，此乃湿郁化热，郁热内扰之征。郭老给予升阳益胃汤加减以益气升清化湿、降浊清热止痛。方中加入川芎、吴茱萸，乃郭老治疗头痛善用常用之药。川芎上行巅顶、下行血海，长于化瘀祛风止痛，为治疗诸经头痛之要药；吴茱萸入肝经，长于散寒止痛、降逆止呕，通过配伍，无论寒证、热证皆可用之，郭老常用于头痛甚伴有呕吐者。偏于热证者，常加入清热之品如黄连、牡丹皮、玄参以防辛温助热或辛燥伤阴，加白扁豆以健脾化湿。郭老治湿常用药物：①祛风胜湿如羌活、防风、独活等；②芳香化湿如广藿香、豆蔻、佩兰等；③淡渗利湿如薏苡仁、茯苓、车前子等；④苦寒燥湿如黄芩、黄连、黄柏等；⑤健脾运湿如苍术、白扁豆等。

例2：

刘某，女，21 岁。2014 年 8 月 2 日初诊。

主诉：阵发性头痛 2 年，伴偶发胸闷痛、气短 3 个月。

现病史：患者 2 年前无明显诱因出现阵发性头痛，无恶心、呕吐，曾就诊于哈尔滨医科大学附属第一医院，未接受系统治疗，间断口服去痛片（半片）症状可缓解。3 个月前偶发胸闷、气短，患者未重视。现患者阵发性头痛，劳累后时胸闷、气短，伴有膝关节疼痛，食欲不佳，夜寐欠佳，平素易怒，经前乳房胀痛，二便和，月经正常。有心肌炎病史。

体格检查：血压115/75mmHg，心律规整，心音钝，心率81次/分。舌苔薄白，舌质淡紫，脉弦滑。

辅助检查：心电图示正常。

中医诊断：头痛（肝气不舒）。

西医诊断：血管性头痛。

治则：疏肝化瘀，清利头目。

方药：小柴胡汤加减。柴胡20g，半夏20g，红参5g，甘草10g，黄芩10g，吴茱萸15g，川芎25g，木贼15g，白芷20g。7剂，每日1剂，水煎早晚温服。

二诊：服药后头痛减轻，现患者胸闷，偶有心慌，周身无力，咽痛。查体：心率78次/分，心律不齐，咽红。舌苔薄，舌质红紫，脉弦滑。

方药：前方加牡丹皮25g、黄芪40g、土茯苓50g、连翘35g、金银花45g以益气凉血、清热利咽。7剂，每日1剂，水煎早晚温服。

【按语】该患者平素学习压力大、情绪抑郁，肝气不舒，气机不畅，机窍不利，故而头痛时作。易怒、经前乳房胀痛、脉弦皆肝郁之表现。治以疏肝解郁、化瘀止痛、清利头目，郭老给予小柴胡汤加味。二诊时患者胸闷、咽痛咽红、舌红结合患者既往有心肌炎病史，提示有伏邪化热趋势，郭老兼顾心治疗，加入黄芪、牡丹皮以益气凉血化瘀，加入土茯苓、连翘、金银花清热解毒利咽，这也是郭老治疗病毒性心肌炎截断疗法的具体体现。肝郁头痛若兼有月经不调者，郭老常予柴胡疏肝散或逍遥散加减治疗。

十一、期前收缩验案2例

例1：

辛某，男，18岁。2015年6月初诊。

主诉：心悸乏力、胸闷气短半月余。

现病史：患者于中考前感冒后，心悸频发、夜间尤甚，在某西医院住院治疗1周，感冒痊愈而心悸不去，多方质询，慕名而至郭老处就诊。

查体：心律不齐，期前收缩23次/分，心率80bpm，血压 126/76mmHg、咽红，舌苔淡黄厚腻，舌质红紫，脉沉结。

辅助检查：心电图示频发室早。Holter示室性期前收缩27243个，二联律553阵，三联律796阵，房性期前收缩306个。

中医诊断：心悸（痰瘀交阻证）。

方药：自拟黄金清白汤加味。黄连25g，郁金30g，青礞石50g，白芥子25g，羌活25g，远志30g，土鳖虫20g，青皮20g，苦参30g，首乌30g，香附25g，龙齿25g，磁石20g，板蓝根30g，山豆根10g，桔梗25g，连翘40g。7剂，水煎服，每日1剂，早晚饭后服。

二诊：服药后心悸发作次数明显减少，偶胸闷气短，仍乏力。查体：心律不齐，期前收缩12次/分，心率77bpm，血压 120/76mmHg，舌苔白微厚，舌质淡红紫，咽红，脉沉结。

方药：加黄芪50g以补宗气。14剂，每日1剂，水煎服，早晚饭后服。

三诊：心悸乏力、胸闷气短等症状已完全消失。查体：心律不齐，期前收缩1次/分，心律72bpm，血压 124/70mmHg、舌苔薄白，舌质红紫，脉弦滑。查24小时动态心电图：室性期前收缩3个；房性期前收缩0个。病情稳定，前方继服。

【按语】水湿停聚而为痰，痰为浊物，停滞上焦则蒙蔽心神，使心之活动逆乱；血液停滞而为瘀，瘀血停留心脉，阻碍心血运行，闭阻心阳，心失所养，则神明自乱，悸动不安。痰饮日久，加之瘀血留恋，相互影响，相互交阻，产生痰瘀互结，共同导致了期前收缩的发生。郭老认为，治疗期前收缩首要解决的应当是痰瘀交阻的病理状况，患者因面临中考，心中压抑，气滞则血瘀，加之风邪携痰温侵犯心主，扰乱神明，而生期前收缩。因此，方中以青礞石、苦参化痰，郁金、土鳖虫通络；以白芥子、黄芩等寒热并用，清肃胸中之痰；又辅以青皮、香附行气通脉；加以磁石、龙齿镇静安神；且患者咽红舌红，乃感冒之余邪未祛、留恋上焦，故加桔梗、板蓝根等清喉利咽、解表祛邪。诸药并用，豁痰祛瘀，药到悸除。

例2：

李某，女，34岁。2014年6月初诊。

主诉：心悸气短、畏寒乏力半年余，加重2个月。

现病史：患者半年前干农活劳累后，出现心悸气短，休息后可自行缓解，无其他伴见症状，未予治疗，近2个月来病情呈进行性加重，心悸发作愈加频繁，难以忍受，时时头晕，伴胸闷气短、畏寒、乏力等症，纳少，寐差，小便清长。为求中医系统诊治来诊。

查体：心律不齐，期前收缩17次/分，心率54bpm，血压100/68mmHg、舌苔白微厚，舌体胖大，舌质淡紫，脉沉结而迟。

辅助检查：心电图示窦缓，心率59bpm；频发室早。Holter：最快心律67bpm，最慢心律38bpm，平均心律49bpm。室性期前收缩17823个，二联律521阵，房性期前收缩1个。

中医诊断：心悸（痰瘀交阻兼心肾阳虚证）。

方药：麻黄附子细辛汤合自拟黄金清白汤。麻黄10g，附子10g，细辛5g，竹茹30g，枳壳30g，陈皮20g，茯苓30g，甘草15g，桂枝30g，青礞石45g，白芥子25g，苦参30g，羌活30g，郁金30g，广藿香20g，佩兰20g，山茱萸25g，菟丝子30g，炮姜25g，干姜30g。7剂，每日1剂，水煎服，早晚饭后服。

二诊：服药后心悸、乏力感减轻，畏寒减轻，无胸闷气短。查体：心律不齐，期前收缩11次/分，心率57bpm，血压100/70mmHg，舌苔白微厚，舌体胖大，舌质淡红紫，脉沉结而迟。脉证不变，前方继服7剂。

三诊：服药后诸证明显减轻。查体：心律不齐，期前收缩10次/分，心律64bp，血压100/70mmHg，舌苔薄白，舌体胖大，舌质红紫，脉沉结微迟。辨证同前，改麻黄为15g、附子15g、桂枝40g加强温阳。后患者继服中药6周，已无明显不适症状。查24时动态心电图：窦性心律，平均69bpm，无期前收缩。

随访3个月亦无复发。

【按语】郭师经多年的临床及科学研究后认为"心病表现于心，根源于肾"，指出期前收缩的发生虽病位在心，实则是肾虚导致的。患者肾阳不足无以鼓动心阳，推动无力，且肾精不足致心血化生乏源，心之阴血虚少，脉道不利，血液不化，导致了瘀血的形成；而肾主水为水之下源，肺主行水为水之上源，患者肾阳虚衰，下源气化无力，导致上源肺的布水功能失职，聚而成痰，于上焦与心之瘀血相互交阻，从而影响心的生理功能，发为期前收缩。郭师辨证准确，于方中以麻黄附子细辛汤加干姜、桂枝、山茱萸等以温补心肾阳气、益肾养心；再以青礞石、苦参、羌活、郁金等药物豁痰通络。诸药并用，既益肾通脉，又豁痰祛瘀，标本同治，期前收缩自祛，心率自升。

【参考文献】朱哲田，蔡加遇，郭文勤.郭文勤教授治期前收缩验案举隅［J］.黑龙江中医药，2015，44（5）：33.

十二、灵活辨治雷诺病验案1例

刘某，女，30岁，公务员。2011年9月初诊。

主诉及病史：患者手足发绀9年，每当寒冷刺激即加重，上肢重于下肢。患者9年前情绪激动后，手指皮色突然变为苍白，继而发紫，伴有局部发凉、麻木、针刺感觉减退，持续数分钟后皮肤颜色逐渐恢复正常，服热饮后可缓解，未予以重视。4年前由于受冷又出现上述症状，并且症状较前加重，颜面也出现发绀，在温暖季节症状也不消失，指（趾）端出现营养性改变，曾于北京、哈尔滨等地的多家医院治疗，不见好转，症状逐渐加重，尤为手指发绀、针刺样疼痛为著。平素口服胍乙啶和苯氧苄胺等西药，控制病情不佳，心烦气躁，经人介绍特来郭老处诊治。

查体：血压130/80mmHg，神经系统检查，生理反射存在，冷激发试验（＋），舌质紫、苔薄白，脉沉细。

西医诊断：雷诺病。

中医辨证：寒湿痹阻。

治则：祛寒除湿，通络止痛。

方药：羌活25g，防风20g，川芎30g，当归25g，姜黄25g，甘草15g，黄芪50g，土鳖虫20g，水蛭10g，桃仁15g，红花15g，丹参30g，地龙40g，桑枝20g，远志25g。7剂，水煎服，早晚饭后服。

二诊：服药后面部发绀较前改善，仍觉指尖青紫发凉麻木。舌质紫、苔薄白，脉沉细。

方药：前方加附子10g、炮姜15g。7剂，水煎服，早晚饭后服。

三诊：双手青紫明显改善，偶觉皮肤潮湿；偶有头痛。舌质淡紫，苔薄白，脉沉弦。

方药：前方改附子15g、川芎40g，加细辛5g、白芷20g。24剂，水煎服，早晚饭后服。

此后数月复诊随证加减症状消失。

【按语】郭师认为患者病程较长，邪未去而正已伤，久病多虚，本患者属于血脉虚寒，不能充盈四末，以致气虚血涩，方中含蠲痹汤祛风除湿，蠲痹止痛，丹参、红花、桃仁行气活血通络；土鳖虫、水蛭、地龙破血逐瘀，通络止痛；桑枝祛风通络，行水消肿；心烦气躁加远志宁心安神；加附子、炮姜温通经脉散寒；头痛加川芎、白芷、细辛疏风止痛。

十三、应用柴胡桂枝汤加味治疗发热1例

患者某，男，56岁。2013年7月30日初诊。

主诉及病史：患者于2012年12月5日在伊春某林业管理局医院行阑尾炎切除术，术后45天即出现发热，无恶寒，无咳嗽，发热前腹部有热感，脐周有压痛，遂于当地医院查全腹部彩超及胸部CT，均无异常。细菌培养：真菌值升高，血常规异常，抗炎抗真菌治疗后热退，半月后发热复作，症状同前，遂去哈市某西医院住院治疗，对症治疗后热退。此后每隔半月发热复作1次，患者颇为困恼，闻恩师郭老善治疑难杂症，遂今日来门诊就诊。现症：发热，微恶寒，无咳嗽，乏力，纳可，寐可，二便可。

查体：体温38.5℃，血压100/70mmHg，心律齐，心率80次/min，舌质紫、舌苔白微厚，脉沉弦。

方药：柴胡桂枝汤加减。柴胡30g，桂枝40g，白芍25g，甘草20g，半夏15g，红参15g，黄芩25g，生姜15g，大枣10g，草果25g，金银花40g。7剂，每日1剂，水煎，早晚温服。

二诊：服用前药第2剂后热退，身凉，周身遍汗。前方继服。7剂，每日

1剂，水煎，早晚温服。

三诊：患者服药期间未作发热，近2日双眼睑微浮肿，双手乏力沉重。前方加木瓜20g。7剂，每日1剂，水煎，早晚温服。

四诊：双眼睑浮肿已消，双手渐有力，服中药期间未用任何他药，发热一直未作，余无不适。前方继服。7剂，每日1剂，水煎，早晚温服。

【按语】郭老认为该患者为表邪未解，入于半表半里，营卫不和，热郁于三焦。应治以调和营卫，疏利三焦，予以柴胡桂枝汤加减。柴胡味辛苦而性微寒，具有疏泄、升散之性，可起到疏肝理气，解郁退热之功效，是少阳经之主药；黄芩苦寒，可清里热，与柴胡配伍，可共同清表里之热；桂枝解肌退热，发散表邪而性速，芍药酸甘益阴，收敛阴津而性缓，二药合用起到调和营卫、通利血脉、去邪安正之功效；红参补中益气，扶正御邪；草果除痰截疟；金银花清热解毒、疏散风热。诸药合用可起到调和营卫、和解少阳、疏利三焦之功。患者三诊时双眼睑轻度浮肿，双手乏力沉重为湿浊浸淫所致，加以木瓜舒筋活络，祛湿通痹。

【参考文献】张英敏，郭文勤.郭文勤教授治疑难杂症验案举隅［J］.中医临床研究，2014，6（10）：72-73.

十四、经方、时方经验方治疗疑难杂症验案7例

例1：晕厥

患者某，男，53岁。2011年3月4日初诊。

主诉及病史：发作性晕厥10余年。10年前因饮酒而晕倒，不省人事，几秒后可自行缓解，无抽搐，无角弓反张，口吐白沫，之后病情时有发作，并无明确诱因。发作前烦躁、头痛、手足冷，醒后乏力，心慌，心率约110次/分，病程较久给患者心理造成很大负担。前几日又出现晕倒，持续时间较前延长2～3min。患者及家属对此病情变化担心焦虑，多方寻医，最后慕名而至郭老处诊治。

查体：血压124/78mmHg，心率89次/min，舌质红紫、苔薄白，脉沉弦。

中医诊断：厥证（寒凝肝经）。

方药：吴茱萸20g，红参15g，细辛5g，川芎45g，菊花20g，钩藤20g，丹参30g，生姜15g，大枣7枚。7剂，水煎服，早晚饭后服。

二诊：偶有头痛，活动后心慌、乏力。查体：血压120/80mmHg，心率87次/分，舌质红紫，苔薄白，脉弦滑。前方加牡丹皮40g，14剂，水煎服，早、晚饭后服。

三诊：诸症觉好，晕厥未再发作，14剂，前方继服。

【按语】郭老根据多年临床经验认为中医辨证有时不必拘泥于诸症俱全才用其方，正如伤寒论里的小柴胡汤，见一症便是，不必悉俱，抓主症辨治，效果显著。因发作前烦躁，手足冷，头痛，脉沉弦，辨证属吴茱萸汤证。沉主里，弦为肝经之脉，手足冷，知寒凝肝经，阳气不得外达，气机逆乱，脑海失养，遂发此病。

方中吴茱萸辛热入肝经，暖肝散寒，川芎辛散温通，芳香善升，可达巅顶，祛风止痛，血中气药，作用广泛，两药相合，使气血得以温熏；细辛温里入肝肾经；菊花、钩藤平肝疏散止头痛，现代药理研究有抗惊厥的作用；寒凝经脉，血行受阻，渐成瘀滞，表现在舌质紫，丹参活血补血化瘀，红参大补元气，与姜、枣合用可补益后天之本，使气血生化有源。全方集暖肝、散寒、固本、活血为一体，可见组方周密严谨。二诊活动后心慌、乏力，舌质紫，知仍有瘀血未去，厥证病机主要是气机逆乱，致气血不能正常循行，日久成瘀，瘀可化热，胸为诸阳所聚清旷之区，若痹于胸，心阳被遏，气机闭塞，活动后加重阳气消耗，阳气外散，故见上症，加牡丹皮凉血活血，瘀血去新血生，气血畅，营卫和，阴阳交，诸症愈。

例2：痹证

患者某，男，25岁。2011年4月3日初诊。

主诉：双膝关节肿痛4年。

现病史：4年前外伤后出现双膝关节疼痛、肿大、活动受限，甚则不能站立，曾诊为滑膜炎、关节积液，住院治疗后好转，但仍有反复，发作时疼痛，行走不便，影响正常生活，阴雨天亦加重。

诊查：双膝关节红肿、压痛、屈伸不利，舌质红紫、苔薄白，脉沉滑。

中医诊断：痹证。

方药：防风25g，生地黄20g，白术25g，红参10g，桂枝35g，附子9g，白芍25g，羌活20g，当归25g，川芎40g，甘草15g，伸筋草25g，牛膝25g，杜仲30g，姜黄25g。7剂，水煎服，早晚饭后服。

二诊：双膝疼痛减轻，关节仍肿大。前方加苍术20g、防己20g，改附子12g。14剂，水煎服，早晚饭后服。

三诊：偶有疼痛，活动较前灵活加桑寄生25g、川续断25g。

【按语】郭师认为患者病程较长，虽经治疗效果不佳，此时中医药治疗对患者具有重要意义，久病则邪未去而正已伤，故其证多错综复杂，久病多虚。而久病亦多痰瘀、寒湿、湿热互结，且古人还有"久病入络"之说，如此则邪正混淆，胶着难解，不易取效。应通盘考虑，攻不伤正，补不碍邪。方中含八珍汤补血活血，益气健脾；防风祛风湿而止痛常配羌活而效；桂枝、附子温通经脉散寒；牛膝、杜仲补肾防久痹伤肾；姜黄行气破瘀，通经止痛；伸筋草除湿消肿，祛风散寒，舒筋活络。二诊，加苍术燥湿，祛风散寒，防己利水消肿，祛风止痛，并增加温通的力量。三诊，加桑寄生、川续断补肾健骨，肾主骨，补先天以养后天。外邪去气血畅，痹证可愈。共服90剂，未再发作。

【参考文献】刘伟婧，郭文勤.郭文勤教授治疑难杂症验案［J］.中医临床研究，2011，3（24）：103，105.

例3：真心痛

王某，男，50岁。

病史：2009年11月17日突发心前区疼痛，恶心呕吐，大汗淋漓，含服硝酸甘油不见缓解，于某医院诊断为急性心肌梗死，拟行PCI或溶栓治疗，患者不肯，遂转入我院。心电图：ST Ⅱ、Ⅲ、aVF导联弓背抬高≥0.4mV，R波>0.2mV，Q波形成，急检TnI=4.86ng/mL，舌苔薄、质紫，脉弦细，监护生命体征，给予吸氧、止痛、扩冠、抗凝等治疗，外加用中药口服。

方药：附子15g，白芍30g，桂枝40g，泽泻20g，郁金30g，苍术20g，土鳖虫20g，乌蛇20g，干姜20g，榔片30g，芒硝1g，红参15g，黄芪50g，僵蚕

20g，蜈蚣3g。立即煎服，患者半时许四肢转温。

3日后复诊：患者胸痛减轻，胸闷气短，口干而渴，舌红苔少而干，脉弦滑，去桂枝、干姜，改黄芪75g、榔片40g，加二冬各20g、玉竹20g、石斛20g。

继服7剂后病势大减，后患者气短，口唇干而多饮，舌苔薄而干、质紫。守方出入，改附子5g，加鸡内金25g、金钱草40g，继服7剂，后随证调药共服30余剂出院。

【按语】患者心阳衰微，阳气欲绝，阳虚无力鼓脉，脉络瘀阻，治当回阳救逆，真武汤化裁，重用红参15g、附子15g，再入虫类化瘀通络。二诊阳气已复，阴损已显，当救阴以防生变，去附子、苍术，增加养阴药的用量照顾全局，本草记载化坚削石之品有化瘀而不伤正之效。

例4：心痹

林某，女，49岁。2008年8月19日初诊。

主诉及现病史：患风心病伴二尖瓣狭窄9年，于2008年7月行机械瓣膜置换术，口服华法林等药。后心衰反复发作，2008年8月19日求医至恩师处。诊见：胸痛，呼吸困难，不能平卧，尿少（600mL/24h）。查体：双颧暗红，唇紫，叩诊心界向左扩大，心尖双期杂音，肝大伴压痛，双下肢浮肿，苔薄白、质紫有瘀斑，脉弦滑。

方药：红参15g，黄芪50g，白芍20g，麦冬25g，当归25g，藕节25g，牡丹皮40g，苍术20g，白扁豆25g，桂枝40g，茯苓25g，白术20g，泽泻25g，猪苓15g，竹叶20g，灯心草5g，甘草10g。7剂，水煎服，日2次。

二诊：口干燥热，气短，苔薄白，质紫，脉弦滑。效不更法，改黄芪100g，麦冬50g，去苍术、白扁豆，加入知母20g、沙参25g、玄参25g，继服14剂后胸闷气短，肢肿而凉减轻，苔薄白、质紫，加佩兰25g、薏苡仁25g、锁阳25g、巴戟天25g，继服40余剂而告愈。

【按语】权衡标本，通补兼施：肾阳不足，心阳（气）亏损，鼓脉无力而成气滞血瘀，饮结不化，外溢出肌肤，上凌于心，治当益气养阴，温阳利水，方中重用桂枝、人参、黄芪，合入佩兰、锁阳诸药化湿行瘀，化湿与养阴，温阳与化瘀相得益彰。

例5：脱疽

邓某，女，83岁。2009年11月2日初诊。

主诉及病史：右足背2cm×3cm溃疡，迁延不愈，经西医院诊断为糖尿病足，欲行截肢术，无奈延医至郭师处。右小腿紫暗而不明，肢凉而不温，黄色渗出液，趾端色暗。彩超：右下肢静脉斑块形成。空腹血糖8.6mmol/L。舌苔薄、质紫，脉弦涩。

方药：金银花50g，防风25g，当归20g，陈皮25g，赤芍10g，天花粉30g，乳香15g，没药20g，皂角刺20g，麻黄10g，熟地黄15g，炮姜15g，肉桂10g，土茯苓60g，鹿角胶25g，白芥子25g，川贝母10g，白鲜皮30g，苦参25g，甘草15g，10剂。

2009年11月13日二诊：渗液减少，有渐转之色，守方出入，加山甲5g，继服14剂后渗液消失，肤已温，溃口收至1.2cm×1.5cm许。改川贝母5g、麻黄5g，去炮姜、鹿角胶、肉桂、天花粉，加紫花地丁25g、连翘40g，继服20剂后而告痊愈。

【按语】紧扣病机，配伍严谨。罗东逸称"仙方活命饮为疡门开手攻毒第一方也"，合入阳和汤，妙在通阳散结，行血中之滞，佐以豁痰理气解毒，合入鲜皮、苦参清湿解毒共奏通补之力。

【参考文献】霍德勇，侯召颖，郭茂松.名老中医临证医案三则［J］.黑龙江中医药，2010，39（5）：3.

例6：呕吐

袁某，男，20岁。2009年8月6日初诊。

主诉：呕吐半年。

现病史：患者半年前偶于进食油腻之物后出现恶心呕吐未治疗，1个月后渐至3餐后均引起恶心呕吐，吐后饥饿，再进食再吐，呕吐不影响食欲，时有头晕乏力，脘闷，大便正常，消瘦，曾于中国人民解放军第二一一医院做胃镜及消化系彩超，均未见异常，诊断为神经性呕吐，建议其求中医治疗而来本院。

查体：血压120/80mmHg，形体消瘦，心肺（－），腹平软，肝脾未触及，全腹无包块，无压痛，舌淡、苔白微厚，脉弦滑。

西医诊断：神经性呕吐。

中医诊断：呕吐（胃虚痰阻气逆）。

治疗：益气和胃，降逆化痰止呕。

方药：旋覆代赭汤加味。旋覆花30g，代赭石25g，红参15g，半夏20g，生姜50g，大枣7枚，甘草25g，川楝子20g，青皮20g，砂仁25g，白扁豆25g，草果25g，茯苓30g，白术20g，苍术30g。

服药14剂后症状改善未再呕吐，无头晕乏力，仅食后略感脘闷，纳可，二便正常，舌淡、苔白，脉弦滑。守方7剂，巩固疗效，未再发作。

【按语】此患者因过食油腻，伤胃滞脾，食停不化，胃气不能下行，上逆而为呕吐。因失于治疗，日久脾胃虚弱，痰浊内生，痰阻中焦，影响胃的升降功能，胃气不降而呕吐反复，治以旋覆代赭汤加味。旋覆花性温能下气消痰、降逆止呕；代赭石质重沉降，重镇降逆；生姜量大，和胃降逆止呕，亦可制约代赭石的寒凉之性，使镇降气逆而不伐胃；半夏祛痰散结，降逆和胃；红参、甘草、大枣益脾胃，补气虚，扶助已伤之中气；川楝子、青皮、砂仁、草果、茯苓、白术、苍术、白扁豆等健脾燥湿，消积化滞，理气和胃。全方配伍使用使脾胃健运，痰浊消除，胃气得降，标本兼治，呕吐自止。《古今名医方论》称"旋覆代赭汤为承领上下之圣方也"，郭老师擅用此方，认为该方标本兼治，虚实互调，镇降逆气而不伤胃，益气和中又不助痰，随症加减，得心应手。

例7：紫癜

占某，男，17岁。2009年1月6日初诊。

主诉：双小腿出现紫斑3天。

现病史：患者10天前感冒发热，T 38.5℃，服安瑞克后热退，3天前突然出现双小腿伸侧泛发紫斑点、微痒、压之不褪色，且斑点逐日增多或连成片，尿黄，大便正常，纳可，心烦口渴，夜寐佳。曾于哈尔滨医科学附属第二医院诊断为过敏性紫癜，欲求中医治疗而来本院。

查体：双小腿伸侧遍布点片状紫斑，舌红紫，苔薄黄，脉弦滑数。

辅助检查：尿常规：WBC 4～6个/HPF，RBC（－）。血细胞分析：正常。

西医诊断：过敏性紫癜。

中医诊断：血证，紫斑证（血热妄行）。

治则：凉血止血，清热解毒，祛风透疹。

方药：小蓟饮子加味。小蓟20g，生地黄20g，藕节15g，蒲黄15g，滑石20g，瞿麦15g，灯心草5g，栀子15g，荆芥炭20g，地榆炭20g，紫花地丁25g，防风20g，白鲜皮30g，蝉蜕30g，苦参25g，紫草30g，甘草15g。

7剂后紫斑点明显减少，左腿基本消失，仍心烦，夜寐欠佳，干咳，舌红紫、苔薄白微干，脉弦滑。前方加百部20g、藕节炭20g，去藕节。7剂而愈，尿常规正常。

【按语】此患素有阴虚内热，复感外邪，与内热相搏，灼伤血络，血热妄行，溢于肌肤而发本病。用小蓟饮子加味治之，其中小蓟甘凉入血分，功擅清热凉血止血；生地黄甘苦性寒，凉血止血，养阴清热；蒲黄、藕节助君药凉血止血，并能消瘀，血止而不留瘀；滑石、瞿麦、灯芯草利尿以清热；栀子清泄三焦之火，导热从下而出；荆芥炭、地榆炭止血；紫花地丁清热解毒；防风、白鲜皮、蝉蜕、苦参、紫草凉血祛风，清热透疹；甘草和中调药。全方共奏凉血止血、清热解毒、祛风透疹之效。二诊加入百部以润肺止咳，藕节炭善止各种出血。小蓟饮子本为治疗热结下焦之血淋、尿血之常用方，两者病机均为血热妄行，故异病同治，郭老师在此用之充分体现了郭老师谨守病机、辨证施治的原则。

十五、应用仙方活命饮治疗脱疽案1例

患者甲某，男，81岁。2012年5月1日初诊。

主诉及病史：患者2个月来右足大踇趾尖色黑干枯，逐渐出现一蚕豆粒大溃疡，红肿疼痛，予以碘伏消毒无明显好转。前脚掌温度低、怕冷，足面皮肤色黯，夜间痛甚。曾在某西医院就治，效果不佳，建议行患趾切除术，患者本人及家属拒绝，为求中医保守治疗，遂慕名至郭老处诊治。患糖尿病10年。

诊查：血压130/78mmHg，心率84次/分，舌质淡紫，舌苔薄白，舌体微胖、边缘齿痕，脉沉弦。跌阳脉搏动消失，前脚掌温度低，足面皮肤色黯。

方药：仙方活命饮加减。金银花40g，防风25g，白芷25g，当归25g，陈

皮20g，赤芍20g，乳香15g，没药15g，浙贝母20g，天花粉40g，炮山甲10g，甘草15g，皂角刺25g，附子10g，炮姜20g，王不留行25g。7剂，水煎，早晚饭后温服。

二诊：右足踇趾疼痛略有减轻，溃疡面的破溃程度同前，皮温略有提高。前方加路路通25g、桑枝25g、桂枝40g、地龙40g。7剂，水煎，早晚饭后温服。

三诊：患足趾疼痛减轻，溃疡面有部分淡红色肉芽长出，皮肤转温。继服前方14剂。水煎服，早晚饭后温服。

2012年6月1日四诊：患足疼痛减轻，皮温提高，溃疡面结痂，趺阳脉扪之有搏动。继服前方，14剂，水煎，早、晚饭后温服。

患者连续复诊3个月后疼痛已去，患足感觉正常，溃疡面已愈合，皮温及皮色已基本恢复正常。

【按语】郭师认为该患久病体虚加之年老，属本虚标实，以本虚为主。消渴日久，气阴两虚，热毒瘀血壅滞，该患的舌质淡紫，舌苔薄白，舌体微胖边缘齿痕为脾肾阳虚之象，脾肾阳气不足，不能温养四肢，复感寒湿之邪，寒邪郁久化热蕴毒，湿毒浸淫，脉络痹阻，导致气血不畅，肢末失去濡养，而至患处色黑干枯，溃破腐烂，皮温较低，皮肤色黯。应治以清热解毒，消肿溃坚，化血止痛，温补脾肾。郭师用仙方活命饮加减，方中以金银花为君药，其性味甘寒，善清热解毒，为疮家圣药；当归、赤芍、陈皮行气散瘀通络；乳香、没药活血消肿止痛，气行则营卫畅通，营卫畅通则邪无滞留，使瘀去肿消痛止；白芷、防风透达营卫，又消肿散结；炮山甲、皂角刺通行经络，溃坚决痛；天花粉、浙贝母清热化痰排脓；甘草清热解毒，调和诸药；附子、炮姜温补脾肾；王不留行通利血脉，使四末得以温养。二诊症状减轻，前方基础上加入路路通、桑枝、地龙、桂枝温经通络，以加大化瘀力度。

十六、心肾同治验案1例

张某，男，36岁。2015年6月初诊。

主诉：阵发性心悸气短半年余，加重2个月。

现病史：患者素患有窦性心动过缓，心率50次/分左右，畏寒肢冷，半年前因熬夜加班而劳累后，突发心悸气短，休息数分钟后自行缓解，后心悸每遇劳累、生气后发作，未系统治疗，仅自服中药丹参改善症状，疗效不佳，近两个月来病情呈进行性加重，心悸发作愈加频繁，发无定时，难以忍受，常伴有头晕、胸闷气短、畏寒肢冷等症，纳尚可，寐差易醒，小便清长，夜尿频多。为求中医系统诊治，多方咨询，到郭老处就诊。

查体：心律不齐，期前收缩19次/分，心率56次/分，血压98/60mmHg、舌苔白微厚，舌体微胖，舌质淡紫偏暗，脉沉结而迟。

辅助检查：心电图示窦性心动过缓，心率57次/分；频发室性期前收缩。Holter示：最快心律66次/分，最慢心律37次/分，平均心律47次/分。室性期前收缩19625个，二联律443阵。

分析辨证及分析：脉沉迟乃阳气不足、脉结乃瘀血闭阻，舌体胖辨为阳虚有饮，舌紫暗为瘀血内停，心悸病位在心，小便清长、夜尿频多病在肾。观其脉证，一派心肾阳虚无以温化痰饮瘀血之像，故辨为心悸之痰瘀交阻兼心肾阳虚型。

治则：温肾复脉，豁痰祛瘀。

方药：细辛5g，竹茹25g，枳壳25g，陈皮20g，茯苓35g，甘草15g，桂枝40g，青礞石50g，白芥子25g，麻黄10g，苦参40g，羌活25g，郁金35g，广藿香25g，佩兰25g，山茱萸30g，附子10g，菟丝子35g，炮姜25g，干姜20g。7剂，每日1剂，水煎服，早晚饭后服。

二诊：服药后胸闷气短症状消失，心悸发作次数明显减少，夜尿次数减少，偶有头晕，仍感觉畏寒肢冷。查体：心律不齐，期前收缩10次/分，心率57次/分，血压96/70mmHg，舌苔白微厚，舌体微胖，舌质淡紫偏暗，脉沉结而迟。脉证不变，前方继服7剂。

三诊：服药后诸证明显减轻。查体：心律不齐，期前收缩10次/分，心律64次/分，血压100/70mmHg，舌苔薄白，舌体胖大，舌质红紫，脉沉结微迟。辨证同前，改麻黄为15g、附子为12g、桂枝为45g以温其心肾之阳。

后患者继服中药40剂，已无明显不适症状，查24小时动态心电图：窦性心律，平均67bpm，无期前收缩，随访3个月亦无复发。

【按语】患者素体肾阳亏虚，故常有畏寒肢冷、胸闷气短等症，加之加班劳累过后，肾阳更虚，不能推动心阳温利血脉，故形成瘀血，阻滞上焦；又胸阳不振，金水不行，则化生痰饮，亦阻滞于上焦；痰瘀交阻，扰乱神明，则发为心悸。肾阳衰微，固涩失司，则患者小便清长且夜尿频多。脉沉主肾主里、脉结主心主瘀，经导师准确辨证，于方中用青礞石、苦参、羌活、郁金等中药豁痰通络，以麻黄、附子、干姜、桂枝、山茱萸等温补心肾、温化痰瘀，诸药并用，心肾同治，标本兼顾，则心悸去。

【参考文献】周纪超，朱哲田，郭文勤.郭文勤教授心肾同治法浅析［J］.黑龙江科技信息，2016，20（36）：7.

十七、应用小柴胡汤临床验案 3 例

例1：慢性胆囊炎

周某，女，31岁。2009年9月4日初诊。

主诉：反复右上腹疼痛5年，加重2周。

现病史：5年前无明显原因出现右上腹疼痛阵作，进食油腻则加重，曾于其他医院做B超诊断为胆囊炎，自服藏茵陈片、消炎利胆片，症状改善，近1个月因嗜食烧烤致症状加重，右上腹胀痛阵作，痛及右胁肋，服胆通，症状无改善，遂来本院。

现症：右上腹及胁肋部胀痛，便秘，口苦纳差，小便正常，夜寐尚可。舌质红、苔薄淡黄，脉弦滑，腹平软，墨菲征（＋）。B超示：肝无异常，脾不大，胆囊炎性改变。

西医诊断：慢性胆囊炎。

中医诊断：胁痛（肝气郁结，湿热内蕴）。

治疗：舒肝解郁利胆，清热解毒。

方药：小柴胡汤加味。柴胡20g，半夏20g，红参15g，甘草15g，黄芩25g，生姜15g，大枣10枚，草果25g，川楝子20g，香附25g，郁金25g，茵陈20g，三棱10g，莪术10g，土茯苓50g，半边莲50g，半枝莲50g。每日1剂，水煎，早晚服。

20余剂后症状消失，查体墨菲征（－）。

【按语】患者伤于饮食，脾胃虚弱，湿浊内生，土壅木郁，肝胆脾胃功能紊乱，气机升降失司，气滞不通，郁久化热，湿热停积，肝胆疏泄失职，胆腑气机通降失常，发为本病。方中柴胡疏肝解郁；黄芩清中上焦之湿热；生姜、半夏和胃降逆，生姜辛散解毒，助柴胡运气，使邪从表出；红参、大枣、甘草补气血阴阳，既能扶正以助驱邪，又能预先实脾，免少阳之邪内传；茵陈、草果清热利湿；川楝子、香附、郁金疏肝理气止痛；三棱、莪术行气消积止痛；土茯苓、半边莲、半枝莲清热解毒除湿，诸药合用共奏疏肝解郁利胆、清热解毒、导滞止痛之效。

例2：高脂血症

谭某，男，40岁。2009年12月8日初诊。

主诉：头晕、倦怠乏力半年，加重2周。

现病史：半年前无明显原因出现头晕，倦怠乏力，未介意，近2周因工作繁忙、情志不畅而加重，伴口苦。今来本院，现除上症外纳可，二便正常。舌质红紫，苔淡黄微腻，脉弦滑。血脂四项示：胆固醇7.96mmol/L，甘油三酯3.01mmol/L，高密度脂蛋白1.06mmol/L，低密度脂蛋白4.65mmol/L。

西医诊断：高脂血症。

中医诊断：眩晕（湿毒内阻，上蒙清窍）。

治疗：疏肝利胆，祛湿解毒。

方药：小柴胡汤加味。柴胡20g，半夏25g，红参15g，甘草15g，黄芩25g，生姜15g，大枣10枚，金银花30g，连翘30g，半边莲30g，半枝莲30g，茵陈25g，败酱草30g，土茯苓50g。连服30剂症状消失，化验正常。

【按语】痰浊湿毒内阻，上蒙清窍，则见头晕；胆火上扰，故口苦；湿毒蕴久化热，而舌质红紫，苔淡黄微腻，脉弦滑；胆热内郁，影响脾胃，脾不健运，气血生化乏源，故倦怠乏力。方用小柴胡汤加味，方中柴胡疏肝解郁，调畅气机；黄芩清泄邪热；半夏、生姜、温中燥湿化痰浊；人参、大枣、炙甘草补脾益气，助正气，杜痰源；金银花、连翘、半边莲、半枝莲、茵陈、败酱草、土茯苓清热燥湿解毒。诸药合用共奏疏肝利胆、调达枢机、祛湿、化痰、解毒之效。气机疏利，血运畅通，津液正化，则痰浊湿毒自生自灭。

例3：浅表性胃炎

赵某，男，61岁。2010年2月26日初诊。

主诉及病史：半年前无明显原因出现饭后胃脘胀闷灼痛，纳差，口干苦，偶反酸。患者服肝胃气痛片，症状改善不明显，遂来院就诊。自觉饭后胃脘闷胀灼痛，偶泛酸纳差，口干苦，二便正常，夜寐欠佳。腹软，剑突下及胃区压痛（＋）。舌紫、苔薄白而少，脉弦滑。消化系彩超：多囊肝。胃镜：食管正常，浅表性胃炎，胃窦隆起糜烂，十二指肠球炎（轻度）、胃窦黏膜慢性炎症。

西医诊断：浅表性胃炎，十二指肠球炎，胃窦炎，肝囊肿。

中医诊断：胃痛（肝郁气滞，肝胆郁热）。

治疗：疏肝解郁，泄热和胃。

方药：小柴胡汤加减。柴胡25g，黄芩25g，半夏15g，生姜15g，红参15g，甘草15g，大枣10枚，茯苓25g，草果25g，山药20g，苍术25g，白扁豆25g，豆蔻25g，砂仁20g，香附20g，川楝子25g。

服药2周后诸症改善，食纳渐佳，仍时有反酸，舌紫、苔花剥，脉弦滑。前方加瓦楞子25g、海螵蛸30g。

又2周后，诸恙消失，纳可，二便正常。前方加石斛25g、玉竹20g。续服2周善后。

【按语】肝囊肿日久，少阳肝胆枢机不利，肝气郁结不能疏泄，横逆犯胃而胃脘闷胀疼痛；肝郁日久，肝胃郁热，邪热犯胃，胆火上乘，故胃脘灼痛，口干苦、反酸；肝郁脾虚，脾不健运而纳差；舌脉亦为肝胆郁热之象。方中柴胡，入肝胆，助胆气升发，疏散胆火之郁滞；黄芩苦寒，善清里热，二药合用，一者升散，一者清泄，使少阳之火，郁于半表者得以外疏，郁于半里者得以内清；半夏、生姜和胃降逆；红参益气健脾，使中气健旺，脾胃气机升降自如，有利于三焦通调，枢机运转，郁火疏散；甘草助参、枣扶正且能调和诸药；茯苓、山药、草果、苍术、白扁豆、豆蔻、砂仁健脾益气，和中化湿醒脾；香附、川楝子疏肝理气止痛。诸药合用疏肝解郁，健脾益气，泄热和胃。二诊加入瓦楞子、海螵蛸抑酸和胃。方中辛温香燥之品，久服易于耗气伤阴，故三诊加入石斛、玉竹益胃阴，清胃热以善其后。

【参考文献】王韶兵，高嚣，司昌荣.郭文勤应用小柴胡汤临床治验［J］.辽宁中医杂志，2011，38（12）：2462.

十八、眩晕验案4例

例1：

张某，男，54岁。2014年5月17日初诊。

主诉：头晕、头痛反复发作3年。

现病史：3年前出现头晕、头痛，伴颈部僵硬不适，视物模糊，当时血压160/100mmHg，颅脑CT显示：腔隙性脑梗死，予以硝苯地平缓释片口服控制血压，同时间断口服银杏叶提取物胶囊，血压一般控制在130～140/80～90mmHg，但头晕、头痛症状时有反复。现主症：时头昏、头痛，食后胃胀，自觉下肢沉重、乏力，睡眠欠佳，大便不成形。

体格检查：血压150/88mmHg，心率78次/分，心律齐。舌淡紫、略有白苔，脉沉弦滑。

辅助检查：心电图示窦性心律，大致正常心电图；颈动脉超声：左颈内动脉分叉处斑块。

中医诊断：眩晕（痰湿中阻）。

西医诊断：高血压，腔隙性脑梗死。

治法治则：健脾化痰祛湿。

方药：半夏天麻白术汤加减。半夏15g，天麻20g，白术20g，红参15g，茯苓15g，橘红15g，黄芪50g，黄柏15g，干姜10g，苍术15g，麦芽20g，泽泻20g，夏枯草30g，蔓荆子30g，柴胡15g，怀牛膝15g。14剂，每日1剂，水煎，早晚温服。

2014年6月1日二诊：服药后患者头晕稍作，无头痛，颈部僵硬感好转。血压135/80mmHg，心率72次/分，心律齐。舌苔白微腻、质淡紫，脉弦滑。前方加僵蚕15g、藁本15g。14剂，每日1剂，水煎，早晚温服。

【按语】本案为脾胃内伤，痰湿上逆之眩晕病，以身重恶心烦闷，头眩眼黑，四肢厥逆为特征，本案未见四肢厥逆，不甚典型，但身重，眼不欲睁，恶心烦闷，舌苔小腻，面色不泽，脉弦，可以排除肝阳上亢及风火阳证，属脾胃内伤，痰湿上逆，清阳受阻，用半夏天麻白术汤。李东垣在《脾胃论》中说："足太阴痰厥头痛，非半夏不能疗；眼黑头眩，风虚内作，非天麻不能除。"故以两药为君药，重用半夏除痰；参、芪、术、苓、泽益气健脾利湿化痰饮；陈皮、神曲、麦芽消食调气利脾胃之枢机；天麻定风治眩晕，干姜温脾散寒；黄柏苦寒泻火以制苍术之燥，并能降内伏之虚火。配合成方，共奏补脾胃、化痰湿、定虚风的功效。药味虽繁但配伍严谨，此东垣匠心独具，故药到病除，东垣原治痰厥头痛，郭文勤教授除治痰厥头痛有效外，用之于脾胃内伤痰湿上逆之眩晕亦有良效，类似病案很多，本病案即其中1例。有研究证实，半夏白术天麻汤对高血压大鼠的降压程度、动脉粥样硬化等较单用西药效果明显，因此在辨证治疗基础上重视芳香化湿药、苦温燥湿药物的使用。研究表明，祛痰化湿药在临床实践中收益颇多，不仅能稳定患者血压、改善临床症状，还可抑制心室重构、血液黏稠、血管内皮的变化，还具有明显改善盐敏感性以及胰岛素抵抗的作用，进而降低动脉压逆转左室肥厚。

例2：

陈某，男，43岁，工人。2016年7月24日初诊。

主诉：头晕2月余。

现病史：患者2个月前在建筑工地头部外伤，当时昏迷不醒，遂由120救护车转运至哈尔滨医科大学附属第二医院抢救，治疗后患者意识逐渐清醒，但头昏、眩晕，说话不能连贯，肢体麻木，行走步态不稳，如同醉酒状，诊断为脑外伤、高血压。虽经西医系统治疗，效果不显。为求中医诊治来我门诊。现患者头晕，舌强语涩，肢体活动不利，偶有头痛，如针刺感。

查体：血压150/100mmHg，心律齐，心率92次/分，舌苔薄、质紫暗，脉象弦。

辅助检查：心电图示房早，$V_4 \sim V_6$ ST-T段下移。

既往史：高血压病史5年。

中医诊断：眩晕（瘀血阻络）。

西医诊断：高血压，脑外伤后。

治则：活血祛瘀通络。

方药：血府逐瘀汤加味。生地黄20g，红花15g，桃仁15g，甘草15g，枳壳15g，柴胡15g，赤芍15g，川芎25g，怀牛膝20g，桔梗15g，当归20g，牡丹皮15g，石菖蒲15g，葛根20g，水蛭10g，蜈蚣2条，羌活15g，郁金15g。14剂，每日1剂，水煎服。

2016年8月8日二诊：服上方4剂后患者头晕有明显好转，头痛减轻，说话稍能连贯，但仍然比较吃力，肢体仍麻木，走路不太稳，头仍眩晕，食不知味，查体：血压140/95mmHg，舌苔薄、质淡紫，脉弦。

方药：前方加土鳖虫10g，继服14剂。

2016年8月25日三诊：连续服上方10剂后患者眩晕症状大减，无头痛发作，说话基本恢复正常，下肢活动不受限，行走时无摇摆、打晃现象，精神及食欲尚好，但自觉腿软下肢无力，舌苔薄、质淡紫，脉弦。前方加黄芪50g、地龙40g，继服10剂而愈。

【按语】眩晕之病除了与风证、虚证、痰饮之外，还与瘀血有很大关系。《仁斋直指方》有"瘀滞不行，皆能眩晕"，《医宗必读》亦载"瘀血停蓄，上冲作逆，亦作眩晕"。明代医家虞抟在《医学正传》中载："外有因坠损而眩晕者，胸中有死血迷闭心窍而然，是宜行血清经，以散其瘀结。"本案结合病史，缘外伤后昏眩，语言吃力，行步摇摆，辨证与辨病结合，为外伤瘀血，用血府逐瘀汤加减取得了满意的效果。方中桃仁破血行滞而润燥，红花活血祛瘀以止痛，共为君药。赤芍、川芎助君药活血祛瘀；牛膝活血通经，祛瘀止痛，引血下行，共为臣药。生地黄、当归养血益阴，清热活血；桔梗、枳壳，一升一降，宽胸行气；柴胡疏肝解郁，升达清阳，与桔梗、枳壳同用，尤善理气行滞，使气行则血行，以上均为佐药。桔梗并能载药上行，兼有使药之用；甘草调和诸药，亦为使药。合而用之，使血活瘀化气行，则诸症可愈，原为治胸中血瘀证之良方，但本病案为脑外伤后瘀血阻窍，用血府逐瘀汤亦取得良效，这也进一步印证了中医辨证论治的重要性。郭老于方加石菖蒲、郁金以开窍行气，气行则血行，久病入络，日久不愈，故加入虫类药以活血通络，经三诊共服药38剂诸症基本痊愈，唯两腿软，仿补阳还五汤意在上方加入黄芪、地龙以图之，终获痊愈。郭老经过多年临床实践，证实活血化瘀治疗可以提高降压治疗效果、改善预后，化瘀的方药在一定程度上可改善高血压所致靶器官损害。

例3：

患者某，男，47岁，干部。2017年4月9日初诊。

现病史：高血压病史3～4年，中间几经治疗，一段时间病情好转，近1个月来头晕加重，伴食后胃胀，经某院系统检查诊断为"腔隙性脑梗死"，曾静点脑活素、疏血通注射液、泮托拉唑等药无明显效果，遂来中医就诊。现症见：头昏沉不清，眩晕较甚，时心慌、烦闷，四肢沉重感，胃胀恶心，面色晦暗。

查体：舌淡红、苔腻，脉弦滑。血压140/100mmHg。

辅助检查：心脏彩超未见异常；头部CT示腔隙性脑梗死。

中医辨证：痰湿内阻，上扰清窍。

治法：健脾化痰祛湿。

方药：半夏天麻白术汤。半夏15g，天麻20g，白术20g，红参15g，茯苓15g，橘红15g，黄柏15g，黄芪50g，黄柏15g，干姜7g，茯苓20g，神曲15g，苍术15g，麦芽20g，泽泻20g，草果仁20g，砂仁15g，川楝子15g，甘草10g。7剂，每日1剂，水煎，早晚温服。

2017年4月16日二诊：服上方7剂，头晕减轻，胃胀、恶心症状好转，精神渐加，面色红润，血压120/75mmHg，舌淡、质紫，脉弦滑。继用上方连服7剂。

2017年4月23日三诊：患者诸症皆减轻，眩晕已除，偶有头目胀，精神佳，饮食睡眠均正常，血压130/75mmHg、舌淡苔白、质紫，脉弦滑。前方加藁本20g、广藿香15g，继续口服14剂。

2017年5月7日四诊：患者偶有饭后胃胀，无眩晕发作，饮食和睡眠正常，二便调。舌苔白微厚体胖大、质紫暗，脉沉滑。前方加炮姜15g、白扁豆20g、豆蔻20g，继续口服14剂。

2017年5月21日五诊：患者自觉精神状况好，无眩晕发作，周身力气足，已上班，舌苔薄白、质淡，脉沉，遂停药观察。

【按语】本案为脾胃虚弱，痰湿中阻上逆之眩晕，辨证以身重恶心烦闷，头晕眼蒙，舌苔白腻，脉象弦滑为主，可排除肝阳上亢及风阳上扰证，治以半夏天麻白术汤。本方出自《医学心悟·第四卷眩晕门》，具有燥湿化痰、平肝息风之功效，主治风痰上扰所致的头晕或头痛，胸闷脘痞，恶心欲呕，苔腻，脉滑等症。李东垣《脾胃论》："足太阴痰厥头痛，非半夏不能疗；眼黑头眩，风虚内作，非天麻不能除。"故以两味为君，天麻为除风神药，俗称"定风草"，能平肝定风疗眩，半夏重用以燥湿除痰，两药合用，一除其痰，一定其风，为治疗风痰所致眩晕头痛的要药。药理研究证实半夏中的麻黄碱能兴奋肾上腺素 α 和肾上腺素 β 受体，具有维持血压的作用。红参、黄芪、白术、黄芩、泽泻益气健脾利湿化饮，治生痰之源；陈皮、神曲、麦芽消食导滞以调利脾胃之枢机；干姜温脾涤中寒；二妙散之苍术、黄柏助利湿除痰，同时黄柏苦寒，可制约苍术之温燥，亦降内伏之虚火；生甘草消痰解毒，调和诸药。诸药合伍，共奏健脾胃、燥痰湿、定虚风的功效。药味虽繁但配伍精当，此乃东垣匠心之独具，故能药到而病除。郭文勤教授除用于疗痰厥头痛有效之外，用之于脾胃虚弱、痰浊内阻眩晕亦有良效，类似病案甚多，本病案乃其中1例。有研究证实，半夏白术天麻汤具有降压、调节血脂、改善循环、抗血凝、镇静止痛等药理作用，因此在辨证治疗基础上郭教授非常重视芳香化湿药、苦温燥湿药物的使用。

例4：

患者某，男，52岁。2016年10月6日初诊。

现病史：该患者头眩晕1年余不能工作，用西药无效，中医门诊求治。现患者头晕耳鸣，目花，左眼视物不清，气短乏力，倦怠少寐，面白晦暗，舌淡苔白，脉沉细。

查体：血压 220/110mmHg，心率 80次/分。

辅助检查：心电图示左室高电压，眼底检查示双眼高血压视网膜病变。

辨证：中气不足，清阳不升。

治则：健脾益气，升阳定眩。

方药：益气聪明汤加味。红参15g，黄芪75g，白术20g，升麻25g，葛根40g，黄柏5g，白芍25g，天麻15g，五味子15g，炙甘草15g，蔓荆子50g，枸杞子30g，草决明50g，密蒙花25，谷精草25g，山茱萸25g，锁阳20g。水煎，每日1剂，早晚温服。

2016年10月14日二诊：服药后患者头眩晕耳鸣减轻，仍困倦、乏力，面色转润，舌边红，脉沉较有力，睡眠不佳多梦。上方加炒枣仁20g、苍术30g，水煎服。

2016年10月21日三诊：继服上方7剂诸症皆明显减轻，睡眠亦佳，从而上班工作，继续口服2周以巩固疗效。

【按语】《黄帝内经·灵枢》谓："上气不足，脑为之不满，耳为之苦鸣，头为之苦倾，目为之眩。"本案患者素体脾胃虚弱，水谷精微运化失职，致气血生化乏源，气虚清阳不展，血虚则肝失所养而虚风内动，气血不足则脑失所养而眩晕。东垣之益气聪明汤为治气虚不足眩晕之首选方，方中人参、黄芪以补气益脾；蔓荆子、升麻、葛根入阳明经，助其升发清阳以上达清窍；此病患者肾虚表现，然肾主骨生髓，而脑为髓之海，耳为肾之窍，故辅以补肾之药（山茱萸、枸杞子、锁阳）以补肾益脑填精；目为肝之窍，加密蒙花、谷精草以疏散风清热养肝明目；黄柏苦寒清降相火兼补肾水，芍药、五味子敛肝肾阴而和营养血，诸药有升有降，然以升为主、降为辅。本方实则具有补脾胃、调肝、健肾三方面的功效，费伯雄在《医方论》称其"重脾胃兼治肝肾，立意最精"。方以益气升阳为主，以敛阴和营、清相火为辅，此乃本方与其他补气升阳方之不同，从而临床上获得辄效。益气聪明汤治疗此类眩晕其辨证要点为眩晕气短，神怠体乏，舌质淡，苔白，脉细弱。此类眩晕，郭老常以益气聪明汤加补肾之品以固本培元，疗效甚佳，有研究证实部分补肾中药具有一定的降压作用，如桑寄生、杜仲有利尿作用，五味子有钙拮抗作用，淫羊藿有β受体阻滞作用等。现代药理研究发现，肾气丸可通过改善肾脏功能，促进钠和氯排泄，进而增加尿量，发挥降压作用。

【参考文献】刘春光，王君红，郭文勤.郭文勤教授治疗眩晕临证经验[J].中医临床研究，2020，12（10）：94-96.

十九、治疗癫痫4例

例1：

蒋某，女，15岁。2015年8月7日初诊。

主诉：间断性抽搐3天。

现病史：患者3天前无明显诱因出现发作性抽搐，发作前头痛，旋即昏仆，意识不清，抽搐，角弓反张，口吐涎沫，持续达半小时，自行缓解，醒后如常人，3日内发作3次，发作期二便正常，食纳可，夜寐加。

体格检查：血压110/70mmhg，心率80次/分，节律齐，舌质紫、苔白，脉弦滑。

辅助检查：脑电图提示：不正常脑电图。

中医诊断：痫证。

西医诊断：癫痫。

治则：化痰息风通络。

方药：五虫散和二陈汤加减。土鳖虫10g，蜈蚣2条，全蝎7.5g，僵蚕30g，地龙20g，海螺25g，陈皮15g，半夏10g，茯苓15g，胆南星10g，钩藤10g，荆芥20g，甘草10g。7剂，每日1剂，水煎早晚温服。

2015年8月15日二诊：药后患儿抽搐次数减少，持续时间明显减短，舌质紫、苔白，脉弦滑。前方加入远志15g以化痰宁心安神。7剂，每日1剂，水煎早晚温服。

【按语】 癫痫系发作性的一种神智失常疾病，多因先天不足，脏气受损，或因情志所伤或脑外伤，导致气机逆乱，脏腑功能紊乱，肝风夹痰，瘀血闭阻经络，阻闭神窍，病位在心、肝，与脾有关。发作时以痰浊或瘀血夹有肝风上扰神窍为主，缓解期以肝肾不足、脾虚生痰有关。治疗上发作期以化痰息风、开窍定痫为主，缓解期治以补益肝肾、化痰息风。郭老经过多年临床，针对本病发作机制，常予二陈汤或温胆汤或涤痰汤合五虫散加减。郭老常讲：治风先通络，络活风自灭。蜈蚣、全虫为息风止痉之要药，地龙咸寒息风通络，僵蚕化痰散结、息风解痉，海螺咸寒化痰散结、息风止痉，为郭老治疗痫病及癫狂之要药。

例2：

王某，男，32岁。2014年12月13日初诊。

主诉：抽搐时作20年余，加重1个月。

现病史：患者12岁时惊吓后出现抽搐，曾于当地医院诊断为癫痫，经治疗病情好转。1个月前无明显诱因再次出现抽搐，发作时意识不清，口吐白沫，牙关紧闭，每次持续数分钟，平均2周发作1次，现口服苯妥英钠，少寐多梦，入睡困难，饮食尚可，二便正常。体格检查：舌质淡紫、苔白厚，舌体胖大，脉弦滑。

中医诊断：痫证（肝风内动、痰瘀阻窍）。

西医诊断：癫痫。

治法治则：息风止痉，豁痰通络。

方药：五虫散合温胆汤加减。地龙50g，僵蚕30g，天麻25g，钩藤20g，全蝎10g，蜈蚣2条，土鳖虫12.5g，九节菖蒲25g，羚羊角3g，苍术25g，茯苓25g，陈皮25g，半夏20g，甘草10g，小茴香30g，胆南星20g，龙骨30g，牡蛎30g。14剂，每日1剂，水煎早晚温服。

二诊：患者服药期间发作1次抽搐，2～3分钟后缓解，夜寐差，舌质红紫、苔白微厚，脉沉弦。前方改钩藤25g、蜈蚣3条。14剂，每日1剂，水煎，早晚饭后服。

三诊：患者发作1次抽搐，2分钟后缓解，夜寐欠佳，入睡困难，舌质红紫、苔白微厚，脉弦滑。前方加海螵30g、榔片25g。7剂，每日1剂，水煎早晚饭后服。

四诊、五诊：患者服药后未作，余症亦减，苯妥英钠由1片减至1/4片，日1次，口服。

六诊：患者近1周发作2次，夜间4、5分钟后缓解，日间2分钟后缓解，舌质红紫、苔黄微厚，脉沉滑。治以养阴清热，豁痰息风。

方药：玉竹20g，黄连15g，小茴香30g，龙骨35g，牡蛎35g，僵蚕35g，地龙50g，天麻25g，钩藤25g，胆南星20g，海螵35g，榔片25g，全蝎10g，土鳖虫12.5g，九节菖蒲25g，羚羊角3g，陈皮25g，半夏20g，甘草10g，蜈蚣3条。7剂，每日1剂，水煎，早晚温服。

七诊：患者月余未发作，苯妥英钠停服1周，舌质红紫、苔白微厚腻，脉弦滑。前方加佩兰25g。7剂，每日1剂，水煎，早晚温服。

【按语】痫病由痰起，痰凝既久，裹结日深，胶固不拔，致痫病日久不愈、缠绵不止。俞昌言："……浊痰，溢于上窍，久久不散，透开肺膜，结为窠囊……生长则易，剥落则难。"治痫必治痰，《黄帝内经》言"甚者折之，结者散之，留者攻之"，故当开窍豁痰。郭老给予温胆汤加减。对于癫痫大发作或癫痫发作频繁者，郭老认为痰热内蕴，这时患者多见心烦不寐、便秘、舌苔黄腻等症，要给予黄连温胆汤以清心化痰、清心平木。方中加入槟片行气通腹，使腹气通利，邪有出路。

例3：

王某，男，21岁，大学生。2011年6月1日初诊。

主诉及病史：1周内四肢抽搐发作2次。1周前晨起无明显诱因突然四肢抽搐、两目上视、意识不清、口吐涎沫、口中有痰鸣声，持续约2min后苏醒，醒后自觉双太阳穴处疼痛及身痛，倦怠乏力，面色苍白，反应迟钝。3天后仍无明显诱因又发作1次，症状同前，于哈市某医院就医，诊断为癫痫，给予苯巴比妥口服，因家属担心此药的副作用故未服。多方寻医，最后慕名而至郭老处诊治。

查体：血压140/80mmHg。神经系统检查示生理反射存在，病理反射未引出。舌淡紫、苔薄白，脉沉弦滑。

中医诊断：癫痫（痰风内动，蒙闭清窍）。

治则：豁痰开窍，平肝息风，通络镇痉。

方药：自拟癫痫方。陈皮25g，半夏15g，茯苓25g，白僵蚕30g，钩藤20g，九节菖蒲25g，地龙40g，全蝎10g，天麻25g，蜈蚣2条，土鳖虫15g，郁金25g，川羌活20g，生龙骨、生牡蛎各35g，青礞石50g，海螺粉（冲）35g，熊胆粉（冲）2g，甘草15g。7剂，水煎，早晚饭后服。

二诊：无癫痫发作，时有胸闷气短，胃痛反酸，舌质淡、苔薄，脉弦滑。前方加黄芪50g、红参15g、瓦楞子25g、海螵蛸30g。14剂，水煎，早晚饭后服。

三诊：无癫痫发作，无胸闷气短、胃痛反酸，偶有项强背痛，舌淡紫、苔薄，脉弦滑。前方加狗脊40g。14剂，水煎，早晚饭后服。

四诊：无癫痫发作，此方随证加减又服用数月，癫痫未再发作。

【按语】此患素体羸弱，平素压力大，肝失疏泄，脾胃升降失司，痰浊内生，上蒙清窍而发癫痫。郭老根据多年治疗此病的临床经验自拟癫痫方，平肝息风，豁痰开窍，通络镇痉。方中九节菖蒲、郁金、羌活燥湿豁痰，开窍醒神；青礞石平肝镇痉，攻消痰积；天麻、钩藤、生龙骨、生牡蛎平肝潜阳，镇心安神；白僵蚕、地龙、全蝎、蜈蚣、土鳖虫化痰散结，平肝潜阳，息风止痉；海螵粉、熊胆粉化痰散结，息风止痉；甘草调和诸药。二诊加黄芪、红参补气养阴、健脾益肺，加瓦楞子、海螵蛸制酸止痛。三诊加狗脊补肾强健筋骨，通络止痛。

【参考文献】杨柳，郭文勤.郭文勤教授治疗疑难杂病经验荟萃［J］.黑龙江中医药，2012，41（5）：32-33.

例4：癫痫

苑某，女，21岁。2009年6月1日初诊。

主诉：2周内四肢抽搐发作2次。2周前晨起于学生宿舍，无明显原因突然四肢抽搐，口吐涎沫，两目上视，口中有声，持续约2min后苏醒，醒后自觉身痛倦怠，面色苍白，反应迟钝。1周后又发作1次，发作前仍无明显诱因，于哈尔滨医科学附属第二医院就医，诊断为癫痫，给予德巴金口服，因畏惧此药的副作用，经人介绍来特诊室求治。

查体：血压140/80mmHg。神经系统检查示生理反射存在，病理反射未引出。舌淡紫、苔薄白，脉沉弦滑。

中医诊断：癫痫（风动痰升，蒙闭心窍）。

西医诊断：癫痫。

治疗：豁痰开窍，平肝息风，通络镇痉。

方药：自拟癫痫方。陈皮25g，半夏15g，茯苓25g，白僵蚕30g，钩藤20g，九节菖蒲25g，地龙40g，全蝎10g，天麻25g，蜈蚣2条，土鳖虫15g，郁金25g，川羌活20g，生龙骨、生牡蛎各35g，青礞石50g，海螵粉（冲）35g，熊胆粉（冲）2g，甘草15g。14剂，每日1剂，水煎服，早晚分服。

二诊：无癫痫发作，时有头痛，胃痛反酸，舌质淡、苔薄，脉弦滑。前方加瓦楞子25g、海螵蛸30g、白芷20g、细辛5g、川芎25g。14剂，水煎服。

三诊：无癫痫发作，无头痛，近因感冒而鼻塞，舌淡紫、苔薄，脉弦滑。前方加苍耳子10g、贯众20g。14剂，水煎服。

四诊：无癫痫发作。此方随症加减又服用3月余，癫痫未再发作。

【按语】此患平素学习压力大，日久肝之疏泄功能失常，木盛克土，脾胃升降运化失健，痰浊内生，风动痰升，蒙闭心窍而发本病。郭老师根据多年治疗此病的经验自拟癫痫方，豁痰开窍，平肝息风，通络镇痉。方中九节菖蒲、郁金、羌活燥湿豁痰，开窍醒神；青礞石攻消痰积，平肝镇痉；天麻、钩藤、生龙骨、生牡蛎平肝潜阳，镇心安神；五虫散（僵蚕、地龙、全蝎、蜈蚣、土鳖虫）化痰散结，平肝潜阳，息风止痉；海螺粉、熊胆粉，化痰散结，息风止痉；甘草调和诸药。临床根据病情随症加减，气虚者加红参、黄芪以益气；肝郁气滞者加枳实、香附、川楝子、柴胡、木香等以宽胸疏肝理气；痰热者加黄连、竹茹等清热化痰；心烦失眠，惊悸者加酸枣仁、远志、夜交藤等养心安神；胃痛不适，反酸，纳差者加瓦楞子、海螵蛸、砂仁、豆蔻等醒脾调胃，行气宽中，制酸止痛；兼见感冒鼻塞者加白芷、辛夷、苍耳子、贯众等疏风止痛，通利鼻窍；头痛者加白芷、细辛、川芎等疏风止痛。病情控制后上方可以配制丸药，缓而图之。

二十、心病医案2例

例1：

王某，男，50岁。2009年11月17日初诊。

现病史：就诊当日13：00时许突发心前区疼痛，恶心呕吐，大汗淋漓，含服硝酸甘油不见缓解，于黑龙江省医院诊断为急性心肌梗死，拟行急诊PCI或溶栓，均被患者拒绝。16：28分许转入我院，心电图（ECG）：Ⅱ、Ⅲ、aVF导联ST段弓背抬高≥0.4mv，Q波形形成，Ⅰ、aVL导联ST段下降≥0.2mv。急检TnI：4.86ng/mL（正常＜0.16ng/mL），心肌酶：CK 245u/L、CK-MB 103u/L、ALT 65u/L、AST 132u/L、LDH 96u/L。现患者心前区压榨样疼痛，并放射至后背，汗出，四肢冷。既往高血压20年，糖尿病9年，2006年脑出血，遂给予吸氧、止痛、扩冠、抗凝等常规治疗外加用中药口服。

查体：神志清，心界正常，律齐，心率84次/分，血压110/80mmHg，R18次/分，P84次/分，血氧饱和度95%，各瓣膜口未闻及杂音，双肺呼吸音清。舌苔薄白，舌质紫，脉弦滑。

方药：（选用天江颗粒）附子15g，白芍30g，桂枝40g，泽泻20g，郁金30g，苍术20g，土鳖虫20g，乌蛇20g，干姜20g，榔片30g，芒硝1g，红参15g，黄芪50g，僵蚕20g，蜈蚣3g。立即冲服，约半时许四肢转温。

21：00查：TnI 5.2ng/mL，心肌酶：CK 11015u/L、CK-MB 196u/L、ALT 179u/L、AST 206u/L、LDH 465u/L，ECG：R波0.3mV，ST段单向弓背抬高0.4mv，Q波加深。3日后复查，TnI＜0.6ng/mL，心肌酶：CK 470u/L、CK-MB 296u/L、ALT 80u/L、AST 62u/L、LDH 297u/L，ECG：R波0.2V，ST段下降，Q波加深。患者胸痛减轻，胸闷气短，口干而渴，大便3日未行，舌红苔少而干，脉弦滑。阴伤之证显，效不更法，前方改为汤剂，并去桂枝、干姜，改黄芪75g，榔片40g，变红参为西洋参15g，加天冬、麦冬各20g、石斛20g，芒硝后下，继服7剂后病势大减。

2009年11月28日二诊：患者述稍动即胸闷气短，口唇干而多饮，小便如常，大便可，苔薄白而干，质红紫，查心肌酶恢复正常，ECG：R波消失，ST回至基线，Q波0.5mv。治当益气养阴兼化瘀，守前方出入，改附子5g，加鸡内金25g、金钱草40g、海藻30g。

继服7剂，四诊诸症改善，仍感唇干甚，继守前方，去苍术、附子，以防燥热有碍生津，改天冬、麦冬各40g，加玉竹35g，改石斛30g，随后证调药共服30余剂出院。

【按语】该患心之气阴虚衰，心阳衰微，出现阳虚欲脱（心源性休克），阳虚无力鼓脉，脉络瘀阻，胸痛，大汗出，四肢厥冷，治当回阳救逆，如独参汤、四逆汤、参附汤之类，本例中郭师选用了真武汤，方中重用红参15g、附子15g、桂枝40g，回阳救逆，再入土鳖虫、乌蛇化痰通络，共奏良效。二诊阳气已复，阴液亏损已显，急当救阴以防生变，随后的遣方中郭师抓住阴阳变化的趋势，果断去附子、苍术，增加养阴药二冬、玉竹、石斛的用量，当余为用金钱草、海金沙之属疑惑时，郭师说本草记载化坚削石之品亦可化瘀，甘、淡、平，而不伤正，海藻性成寒，软坚散结。此体现了郭师治用回阳，辨治应机效始彰的遣方原则。

例2：

林某，女，49岁。

现病史：患风湿性心脏病伴二尖瓣狭窄9年，后出现心衰反复发作，于2008年7月行机械瓣膜置换术，术后半年病情稳定，口服华法林、地高辛、螺内酯等药不见缓解，后心衰又反复发作，活动后胸痛振阵作，呼吸困难，不能平卧，咳嗽痰多色白，自述曾带血丝，肢体浮肿，尿少。多次住院治疗效果不佳，后延医至郭师处。

查体：神志清，口唇发绀，双颧暗红，叩诊心界向左扩大，心尖区闻及舒张期4/6级杂音，二尖瓣区收缩期3/6级杂音，双肺呼吸音粗，满布大量湿啰音，腹胀，肝大伴压痛，双手背呈紫黑色，双下肢浮肿，舌苔薄白，舌质紫有瘀斑，脉弦滑。

方药：红参15g，黄芪50g，白芍20g，麦冬25g，当归25g，九节菖蒲25g，牡丹皮40g，苍术20g，白扁豆25g，桂枝40g，茯苓25g，白术20g，泽泻25g，猪苓15g，葶苈子25g，竹叶20g，灯心草5g，甘草10g。7剂，水煎服，日2次服。

二诊：诸症大减，尿少，口干，夜晚燥热，喘促气短，体怠，舌苔薄白、质紫，脉弦滑。效不更法，原方加黄芪至100g、麦冬至50g，去苍术、白扁豆，加入知母20g、沙参25g、玄参25g。继服14剂。

三诊：患者低热，T 37.3℃，咳嗽痰黄，咽红，舌苔淡黄，舌质紫，脉弦滑。重新调方：陈皮20g，半夏20g，茯苓25g，黄芩40g，佩兰25g，广藿香25g，苍术25g，白扁豆25g，半枝莲50g，半边莲50g，鱼腥草25g，百部25g，芦根25g，桔梗25g，茅根40g，甘草15g。

服4剂后症状消失，唯胸闷，下肢浮肿而凉，舌苔薄白，舌质紫，守一诊方出入，加佩兰25g、薏苡仁25g、锁阳25g、巴戟天25g，以温阳化湿行瘀。继服40余剂而告愈。

【按语】郭师认为心阳不振或心气不足在发病中极为重要，心血一旦失去心气的鼓动，血液运行不畅，即可形成气滞血瘀，久则脉络瘀阻，出现胸痛短气之症。故温通心阳，补益心气，胸阳一振，犹如光照万物，阴邪四散，然临证切不可忘心阴不足者亦可致心气不足。肾乃阳气之根本，肾阳不足，心阳亦虚，阳虚饮结，寒湿之邪不化必上凌于心，郭师提出"心病表现于心，根源于肾，心肾相交，急则治心，缓则心肾并治"。故选用人参芍药散益气养阴，五苓散温阳利水，重用桂枝、人参、黄芪，合入佩兰、薏苡仁、锁阳、巴戟天以温阳化湿行淤，组方严谨，契合病机。患者久病沉疴正气亏虚，虽有瘀血，定不耐伤阴破气的峻药化瘀。郭师认为化瘀有多法，温阳亦可化瘀，尤其此患正虚之体必非所宜。本例体现了恩师权衡标本，化瘀宣痹，通补兼施用药思想。

【参考文献】霍德勇，侯召颖，郭茂松.郭文勤教授治心病医案临证经验举隅[J].黑龙江中医药，2010，39（6）：2.

二十一、运用养心汤临床治验2例

例1：冠心病

王某，女，63岁。2011年11月4日初诊。

主诉及病史：阵发性胸闷痛10年加重半月，10年前无明显诱因出现阵发性胸痛、胸闷，痛时持续3～4分钟，含服速效救心丸可缓解。半月来病情加重，伴心慌乏力，胸闷痛较前发作频繁，活动后明显，遂来本院。血压140/90mmHg，律齐，心率91次/分。寐差，纳可，大便干，日1次，夜尿频。舌苔薄白，舌质红，脉沉弦细。既往高血压10年，最高达150/100mmHg，糖尿病3年。查心脏彩超示：主动脉硬化，左心扩大，左室舒张功能减低。心电图示ST-T改变，心频示心肌缺血。

中医诊断：胸痹（气血两虚，心脉失养）。

西医诊断：冠心病心绞痛，高血压2级，糖尿病。

治疗：养气血，安心神，兼滋阴。

方药：养心汤加味。黄芪50g，西洋参10g，肉桂7g，当归25g，川芎25g，茯苓15g，茯神30g，酸枣仁35g，柏子仁30g，远志25g，五味子10g，半夏10g，桑椹35g，玉竹25g，石斛25g，麦冬25g，栀子15g，炙甘草15g。7剂，每日1剂，水煎，早晚分服。

2011年11月12日二诊：服药1周后胸闷痛、心慌、乏力明显减轻，血压140/80mmHg，心律齐，心率80次/分，舌苔薄白，舌质红，脉沉弦细。复查心电图大致正常。再予14剂善后。

【按语】患者久病体虚加之年老，属本虚标实，以本虚为主，观心慌、乏力活动后加重及舌脉可知。胸痛乃心之气血不足，心失所养不荣则痛。病属心之气血两虚，心脉失养发为本病。师用养心汤加味，以黄芪、西洋参、炙甘草补心气；少量肉桂推动气血化生，实取保元汤之意；当归、川芎养心血；茯苓、茯神、酸枣仁、柏子仁、远志、五味子安心神；半夏既能安神又能化痰和胃；因舌质红、大便干有热故也，师用西洋参代人参，并加入桑椹、玉竹、石斛、麦冬、栀子既养阴清热，又能兼制肉桂半夏之温燥，以随证治之。师精于辨证又善用古方灵活变通，不胶柱鼓瑟，故患者服后疗效确切。

例2：扩张型心肌病

王某，男，47岁。2012年1月10日初诊。

主诉：心慌时作17年。

现病史：患者17年前活动后出现心慌，伴胸痛、胸闷、气短、乏力，发病以来病情逐渐加重，曾多次住院治疗，诊为扩张型心肌病，心律失常房颤，并于2003年于医大附院及大连某医院先后两次做房颤射频消融术治疗，术后好转，但于2005年房颤复发并出现频发室早，短阵室上性心动过速。为求中药治疗遂来本院，现症如前述，寐差，纳可，二便可，舌苔薄白，质红紫，脉沉弦滑而结。血压100/70mmHg、律不齐，期前收缩15次/分，心率78次/分。查心电图示：ST-T改变，频发房早。Holter示：阵发性房颤，室早10561次，有时呈二联律，短阵室上性心动过速94次，平均心率93次/分。

中医诊断：心悸（气血两虚，心失所养）。

西医诊断：扩张型心肌病，心律失常。

治疗：养气血，安心神，兼镇悸。

方药：养心汤加味。黄芪50g，红参10g，肉桂5g，当归25g，川芎25g，茯苓15g，茯神30g，酸枣仁35g，柏子仁30g，远志25g，五味子10g，半夏10g，胆南星20g，紫石英30g，知母20g，青礞石50g，黄连

25g，磁石30g，生龙牡各35g，炙甘草15g。14剂，每日1剂，水煎，早晚分服。

2012年1月29日二诊：诉症状无明显改善，血压105/70mmHg，律不齐，期前收缩13次/分，心率98次/分，舌苔薄白，质红紫，脉沉促。前方改酸枣仁为50g。继服14剂。

2012年2月13日三诊：诉服药后心慌减轻，但劳累后尚有。测血压100/70mmHg，律不齐，期前收缩8次/分，舌苔薄白，脉沉结。前方加首乌50g、桑椹30g，继服14剂。

后均以此方化裁治疗，患者坚持服药，感觉良好。

【按语】扩张型心肌病最易并发各种心律失常，此例患者虽多次住院并两次做射频消融术，但效果并不理想，可谓疑难病例。师辨其病久多虚，术后多虚，舌脉症亦虚，用养心汤补养心之气血，安神镇悸，培补心之功能，使心脏强健，收到了良效。郭师精于辨证，虽初服药后效果不明显亦未轻易变方，认为慢性病要敢于守方，心之气血受损非短期内能恢复。生龙牡、磁石、紫石英、青礞石等诸药重镇安神，值得一提的是，郭师经过多年临床经验认为青礞石为抗期前收缩的良药，须用大量方有功，若患者期前收缩明显，常在辨证中加入该品。三诊中加入首乌、桑椹补肾之品，郭师认为心病表现于心、根源于肾，在心病的后期多久病及肾，心肾同病，此时加入补肾之品多能取得好的疗效。

【参考文献】谢文涛，郭茂松，高旭阳.郭文勤教授运用养心汤临床治验[J].黑龙江中医药，2012，41（6）：22.

二十二、应用口糜方治疗复发性口腔溃疡2例

例1：

李某，男，43岁。

主诉及病史：因口腔溃疡反复发作1年来诊，该患自诉平素工作压力大，总由劳倦太过，情志不畅，而反复发作口腔溃疡。口唇、上腭及两颊等处多发溃疡，有时溃疡面积较大，可达2.5～3.0cm，感觉疼痛明显，不敢进食水，

夜间难以入睡，心情烦躁。曾服用维生素B族，外用西瓜霜等药治疗，疗效不佳。为求诊治，遂于今日来院求诊。现症见：口腔内部及上腭多发性溃疡，疼痛难忍，心烦，不敢进食水。

查体：口唇上下、上腭及两颊部可见多处大小不一的溃疡灶，0.5～2cm不等，呈圆形或椭圆形，颜色淡黄或白色，溃疡边缘口腔黏膜色红充血，溃疡表面凹陷。舌质红、苔黄腻，脉弦滑。

中医诊断：口疮（湿热内盛）。

西医诊断：复发性口腔溃疡。

治疗：滋阴泻火解毒，清热利湿止痛。

方药：自拟口糜方。生地黄20g，山药25g，沙参20g，石斛20g，黄连15g，金银花35g，连翘35g，茯苓20g，薏苡仁30g，竹叶20g，通草20g，滑石20g，白茅根35g，甘草10g。

服药5剂，溃疡渐愈，疼痛减轻，余证消失。再服7剂，诸羔已愈。嘱：患者调摄情志，注意饮食。随访1年，未复发。

【按语】郭老师认为该患发病，乃平素肝肾阴虚而肝虚火旺，阴液亏虚于下，虚火极易上炎，加之劳倦伤脾，脾虚，也易酿湿生热，虚火，湿热熏蒸于口即发为口疮。故治以滋阴泻火解毒，清热利湿止痛。予以经验方口糜方加味，方中生地黄、山药为君药，清热养阴，健脾生津；沙参、石斛为臣，益胃生津兼清虚热；黄连、金银花、连翘清热燥湿，泻火解毒，既清心火又除脾胃湿；佐以茯苓、薏苡仁，渗湿利水，健脾和胃；竹叶、通草、滑石、白茅根均可清热通利，导湿热下行从小便而去；甘草补土伏火，清热利湿为使药。诸药共用滋阴清火，利湿解毒，诸症自愈。

【参考文献】李龙，遇昕，靳艳江.郭文勤教授应用口糜方治疗复发性口腔溃疡经验［J］.中国中医药现代远程教育，2020，18（14）：36-38.

例2：

刘某，男，56岁。2009年10月12日初诊。

主诉：口腔溃疡反复发作2年加重1个月。

现病史：2年前因工作繁忙，出现口腔溃疡，未治疗。2年内反复发作。

唇内齿龈、上颚颊内等处多发溃疡,灼痛,此起彼伏,痛苦不堪,心烦不已。1周前复发,外用口腔溃疡散无效。遂来院求治,除见上症外,尚见咽干舌燥。

查体:BP 130/85mmHg,口腔上颚、下唇、两颊内各见口疮1个,圆形,黄豆大小,创面色黄凹陷,周围黏膜色红,舌红、苔黄微腻,脉弦滑。

西医诊断:慢性复发性口腔溃疡。

中医诊断:口疮(阴虚,湿热熏蒸)。

治疗:滋阴降火,清热利湿。

方药:自拟口糜方。生地黄20g,山药25g,沙参25g,石斛25g,黄连15g,金银花30g,连翘40g,茯苓25g,薏苡仁25g,竹叶20g,滑石20g,通草10g,白茅根40g,甘草15g。

服药7剂后诸恙已愈。随诊半年未复发。

【按语】郭老师认为本病多责之于津液不足,虚火上炎,湿热熏蒸于口。故治以滋阴降火,清热利湿。并根据多年临床经验总结出治疗口腔溃疡的有效方剂口糜方,方中生地黄、山药为君药,益气养阴生津;沙参、石斛滋阴清虚火为臣药;黄连、金银花、连翘清热燥湿,解毒;佐以茯苓、薏苡仁利水渗湿;竹叶、通草、滑石、白茅根均可清热利水,导湿热从下而去;甘草补土伏火,清热利湿为使药。诸药共用滋阴降火、清热利湿,虚火得降,湿热得清,诸症自愈。

【参考文献】王韶兵.郭文勤教授治疗杂病经验荟萃 [J].中医药学报,2011,39(2):92-94.

二十三、胃脘痛治验2例

例1:

张某,女,43岁,干部。1993年7月21日初诊。

现病史:自述胃脘隐痛时作,胀满不适,已历5年,每遇劳累时尤甚。刻下见:胃脘隐痛、胀满,口干唇燥,便干,倦怠乏力,食少纳呆,舌红、苔薄白,脉弦细。胃镜检查示:胃及十二指肠球部溃疡。

辨证：气阴两虚，气机不畅。

治则：益气养阴，疏通气机。

方药：党参30g，白术15g，当归20g，麦冬15g，白芷10g，香橼15g，甘草10g，天花粉20g，玄参20g，生地黄20g，白芍10g，五灵脂15g。日1剂，水煎，早晚2次空腹服。

服药10剂后胃痛减轻，便不干，继以此法调理1个月，复诊自述食欲欠佳，遂在前方基础上加焦三仙各25g、山药25g、鸡内金25g，续服1个月，自觉症状消失，做胃镜检查无异常发现。

例2：

李某，男，37岁，工人。1993年10月20日初诊。

现病史：自述患胃脘痛10余年，屡治少效，此次复发已有1个月，近1周疼痛加重。胃镜检查诊断胃及十二指肠球部溃疡、便潜血（+++）。刻下见：胃脘疼痛，喜温喜按，食少，神疲乏力，呕吐痰涎，便黑，面色白，舌淡红、苔白厚腻，脉沉无力。

辨证：脾胃虚寒，湿浊内蕴。

治则：温中健脾化湿。

方药：党参30g，白术20g，甘草10g，豆蔻15g，草豆蔻15g，五灵脂15g，香附15g，高良姜15g，当归20g，三七粉10g。每日1剂，水煎，分2次温服。

服7剂后上述症状明显好转，效不更方，继以前方调理。服药1个月自觉乏力，食少，面色白，舌红、苔薄白，脉沉无力，前方去豆蔻、草豆蔻，加何首乌20g、阿胶20g以补血。继服1个月，上述症状全部消失，面色红润，舌红、苔薄白，脉沉，胃镜检查无异常所见。

【按语】胃脘痛又称"心痛""心下痛"，是以上腹胃脘部近心窝处经常发生疼痛为主证的一种常见病证。常伴有食少、腹胀、呕吐、便血、吞酸等症状，相当于西医的急慢性胃炎、胃及十二指肠溃疡等疾病。

脾与胃同居中州，以膜相连，互为表里，胃主受纳、腐熟水谷，喜润恶燥，以降为和，脾主运化，喜燥恶湿，以升清为顺，机体的消化运动主要依赖于脾和胃的生理功能，机体生命活动的持续和气血津液的生化，都有赖于脾胃运化的水谷精微，故称脾胃为气血之海。如《灵枢·玉版》篇说"人之所受气者，谷也；谷之所注者，胃也；胃者，水谷气血之海也"，所以胃病多及于脾，脾胃病日久，水谷不运，气血生化无源，湿浊内生，蕴而化热，湿浊之邪又可反侮肝木，导致肝气郁滞，气血不通，而产生气血亏虚、湿热内蕴、肝气郁滞、瘀血阻络等病理变化，寒热错杂、虚实互见，故临床宜标本兼治，寒热互用以和阴阳，苦辛并进以复升降，补泻兼施以调虚实。

郭老常用基本方：党参30g，水红花子15g，白术15g，当归15g，麦冬15g，白芍25g，白芷10g，甘草15g，木香10g。加减法：恶寒喜暖者加高良姜15g、香附15g；畏寒肢冷加附子15g；呃逆嗳气者加丁香15g、柿蒂15g；吐酸者加吴茱萸15g、黄连7g；食少纳呆者加鸡内金25g、焦三仙各15g；吐血、便血者加三七粉10g、藕节20g、地榆20g；痛如针刺者加五灵脂15g、郁金20g；口干渴，手足心热者加生地黄20g、天花粉20g、沙参20g；实热便秘者加纹军5g、玄明粉5g；血虚便秘者加何首乌30g、肉苁蓉20g；胃脘胀满连及两胁加柴胡15g、枳壳15g；呕吐痰涎加砂仁20g、豆蔻20g。

方用党参补中益气，生津养血，《本草正义》云其"力能补脾养胃，润肺生津，健运中气，本与人参不甚相远，其尤可贵者，健脾运而不燥，滋胃阴而不湿，润肺而不犯寒凉，养血而不偏滋腻，鼓舞清阳，振动中气，而无刚燥之弊"；白术补脾益气，缓急止痛；当归补血活血止痛，《本草纲目》云其"治头痛，心腹诸痛，润肠胃，筋骨，皮肤，治痈疽，排脓止痛，和血补血"；麦冬、白芍益胃生津、润肠通便，防止辛燥伤阴；白芷清阳明积热、消肿止痛，未溃者能消散，已溃者能排脓，有消肿排脓止痛之功；木香归脾、胃、大肠经，行气调中止痛，《日华子诸家本草》中有"治心腹一切气痛膀胱冷痛，呕逆反胃，霍乱，泄泻，痢疾，健脾消食"；水红花子消食化积，降气化痰。全方攻补兼施，补而不腻、攻而不伤正气，实为治疗胃系疾病之良方。

现代药理研究证明：党参、白术能增强机体抗病能力，改善消化吸收功能，增进饮食，保护胃黏膜；当归、五灵脂、大黄能促进局部组织血管扩张，改善微循环以消除炎症水肿，促进组织修复再生；香附可提高痛阈或改善症状。

【参考文献】吴春平，郭茂松.郭文勤治疗胃脘痛的经验体会［J］.黑龙江中医药，1998，（2）：20-21.

【评注】郭文勤教授提出了以"益气"法为主（益气化瘀、益气温阳豁痰）治疗冠心病，获得满意疗效。又将冠心病分为虚证、实证、虚实夹杂证三个证候。虚证又分为心气虚、肾气虚、气阴两虚、阴阳俱虚；实证分为气滞血瘀、痰浊阻痹、痰瘀交阻、寒凝阻络；虚实夹杂分为气虚血瘀、气虚痰阻、阳虚阴盛，根据三大证候辨证施法。对治疗心脑血管疾病，尤其是冠心病进行了深入系统的研究，制定了益气活血法、化痰法等针对冠心病的治法，并提出了冠心病"表现于心，根源于肾"的观点，运用独特的补肾益气活血法治疗冠心病、心律失常尤其是缓慢性心律失常，给后人留下了大量宝贵的诊疗思路与经验。

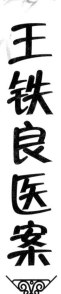

【生平传略】王铁良（1940—），主任医师，教授，博士研究生导师，黑龙江省名中医，国务院特殊津贴获得者，专业技术二级岗位专家，第二、三、四、五、六批全国名老中医药专家学术经验继承工作指导老师，曾任全国中医内科肾病专业委员会副主任，东北地区（含内蒙古）中医肾病研究会主任，黑龙江省中医肾病专业委员会主任，全国中医肾病医疗中心副主任，祖研流派·王铁良肾病流派奠基人，黑龙江省中医研究院肾病科主任。多年来，培养硕士20余人，博士1人，学术继承人10人。发表论文40余篇，参与编写《肾炎临床治疗学》《实用中医大全》《中西医结合内科研究》《中医临床肾脏病学》等著作。

50多年来，王铁良教授一直从事肾病的临床、科研和教学工作，并取得了优异的成绩。他学识渊博，医理精深，勤于实践。他继承、借鉴历代肾病各家之长，通过实践再实践，探索再探索，开创出自己独到的医疗风格。他擅长治疗急、慢性肾炎，肾病综合征，肾盂肾炎，尿毒症，各种继发性肾病，早泄，阳痿，前列腺增生，以及各种内科疑难病。在临床中，首创"益气养阴，清热利湿法"治疗慢性肾炎，采用中西医结合"四联双冲击"疗法治疗难治性肾病综合征，采用内服与外治灌肠法治疗慢性肾功能衰竭，都取得了满意的临床疗效。

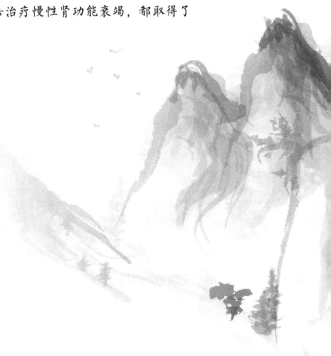

一、祛湿化浊汤治疗前列腺炎1例

徐某，男，45岁。2017年4月11日初诊。

病史：尿频，尿后余沥不尽，阴囊潮湿，性功能减退，早泄，睾丸下坠感，睡眠不实，易醒，有时心慌，压力大，舌质淡、苔薄白，脉沉。有前列腺炎病史3年。

诊断：前列腺炎。中医证属湿热证。

方药：金钱草30g，海金沙25g，车前子15g，黄柏20g，桂枝20g，土茯苓30g，萹蓄20g，瞿麦20g，金银花50g，连翘20g，益母草30g，半枝莲30g，白花蛇舌草50g，丹参30g，败酱草30g，薏苡仁20g，半边莲30g，蜂房20g。14剂，每日1剂，水煎服。

2017年5月2日二诊：尿频、尿急、尿痛消失，有时牙痛、耳鸣，偶有心悸，心烦急躁，舌淡、苔白厚，脉沉。上方加刺五加30g，14剂，每日1剂，水煎服。

2017年6月13日三诊：尿频、尿急、尿痛均无，仅尿后余沥不尽，耳鸣，睡眠好转，偶有心悸，舌淡、苔薄白，脉沉。二诊方继服14剂，每日1剂，水煎服。

2017年7月4日四诊：耳鸣，体力增，尿余沥不尽消失，舌淡、苔白厚，脉沉。二诊方继服14剂，每日1剂，水煎服。

【按语】王老认为，本例患者为前列腺炎，证属湿热证，以祛湿化浊汤为基础方，加蜂房解毒消肿，兼有补肾温阳、治疗阳痿之功。二诊患者尿路症状基本缓解，原方加刺五加调理阴阳，改善睡眠而获效。临床上，药物的合理应用既可提高疗效，又能避免副作用，如苦寒药过用或久服可伤阴、伤胃，又可伤阳，导致性欲淡漠，阳痿不举，同时也可影响精子质量。温热药过用可引起生殖、泌尿道炎症加重。单纯的气滞和血瘀一般不会出现白浊，出现白浊主要因为有湿热等邪气，应以清利湿热后再酌加补肾滋阴或温补肾阳等巩固疗效。因此，王师提出以利湿化浊为主，尽量做到清热利湿不伤阳气，温化寒湿不损阴液。王老常用方药利湿汤，方中金钱草清热利湿，通淋；海金沙通利尿道；黄柏清热燥湿，配土茯苓清利下焦湿热；萹蓄、瞿麦，利尿之对药；车前子功能利尿通淋，渗湿止泻，明目，祛痰。临床常用于治疗淋证、水肿、泄泻、目赤肿痛、目暗昏花、翳障、痰热咳嗽等。《删补颐生微论》云："车前子，利水之品乃云益精，何也？男女阴中，各有二窍：一窍通精，乃命门真阳之火；一窍通水，乃膀胱湿热之水。二窍不并开，水窍开，则湿热外泄，相火常宁，精窍常闭，久久精足目明。"桂枝温阳化气，通利膀胱，又可防苦寒药伤肾阳；金银花、连翘、半枝莲、白花蛇舌草等均为清热解毒利湿之品。加减法：尿有余沥加王不留行；阴囊潮湿加蛇床子、地肤子；腰酸痛加女贞子、桑椹、菟丝子；腹胀凉加小茴香、乌药；尿后余沥不尽，加覆盆子；结石加冬葵子；伴有前列腺增生加三棱、莪术；伴有附睾痛加橘核、荔枝核；伴有静脉曲张加丹参；性功能障碍者，加蜈蚣。本病的调护十分重要，如明代徐春甫《医统大全》云："惟夫纵欲多淫，若不自觉，精血内耗，邪气外乘"。因此性生活规律尤为重要。同时还应忌酒，忌过食肥甘厚腻及辛辣炙煿食物。养成良好、规律的生活习惯，加强锻炼，劳逸结合，不要憋尿、久坐或骑车时间过长，注意前列腺部位保暖。

【参考文献】吕波，李莹，刘晓艳，等.王铁良教授治疗慢性前列腺炎经验［J］.中医临床研究，2019，11（17）：122-123.

二、固精缩尿、补肾止遗治疗小儿遗尿2例

例1：

宋某，男，7岁。

主诉：尿床7年。

现病史：一周遗尿4～5次，白天有排尿次数多但量少症状，平素手脚发凉，身体较瘦小，易感冒，晚间睡眠较沉，不易唤醒。其母诉在其怀孕期间有大量服用冷饮史。实验室检查：尿常规正常。X线摄片检查示：椎体排列规整。

查体：舌淡红，脉沉细。

方药：党参20g，茯苓15g，龟甲10g，桑螵蛸20g，生龙骨30g，桂枝10g，当归15g，麻黄5g，陈皮20g，女贞子20g，枸杞子30g，黄柏20g，鸡内金6g，桑椹20g，菟丝子20g，覆盆子20g，白花蛇舌草30g，半枝莲20g。水煎服。避免白天过度玩耍，以免疲劳贪睡。

服药14剂后，症状好转，患儿服药两周后，便觉遗尿次数减少，2至3天尿床1次，比以前较容易唤醒。食纳欠佳，效不更方，在上方基础上，加焦山楂、神曲、麦芽增进食欲，继服方药30剂。诸症均好转，手脚有温煦感，白天尿频症状明显减轻，无夜间遗尿，且夜间能自行排尿。

【按语】《诸病源候论·小便病诸候·遗尿候》："遗尿者，此由膀胱虚冷，不能约于水故也。膀胱为足太阳，肾为足少阴，二经为表里，肾主水，肾气下通于阴。小便者，水液之余也，膀胱为津液之腑，腑既虚冷，阳气衰弱，不能约于水，故令遗尿也。"依据该患儿舌脉及追问病史，其母在孕期饮食大量冷饮，导致患儿先天禀赋不足，肾阳亏虚，膀胱虚寒，使患儿小便频数，手脚发凉。故方中用党参益气；桑螵蛸补肾固精止遗；大量种子类药物如桑椹、菟丝子、枸杞子滋补肾精；桂枝温阳通脉，温经散寒以暖膀胱，固摄止遗；陈皮化痰行气；更妙在一味麻黄，剂量虽小，却能升提清阳，兼具兴奋性作用，以纠正其晚间睡眠沉等问题，现代医学认为麻黄中的麻黄碱可兴奋大脑皮层，使膀胱三角肌和括约肌张力增加，提高脑对夜尿警觉点兴奋性，发挥治疗作用，佐以龙骨滋阴潜阳，半枝莲、蛇草清热解毒利尿。诸药合用，共奏温补脾胃、固肾摄尿之功。

【参考文献】付玉凤，王铁良，张春戬，等.王铁良教授治疗小儿遗尿症经验浅谈［J］.黑龙江中医药，2015，44（2）：40-41.

例2：

曾某，男，13岁。

患儿尿床13年，时有尿频，一周5～6次，夜寐多梦寻厕而遗尿，平素食欲不佳、挑食，大便日行2至3次，不成形且较黏腻，观察身高比同龄儿童偏矮小。

实验室检查：尿常规正常，血常规正常。X线摄片检查示：骶2椎体不连续。

诊查：其脉两侧尺部脉沉，右侧尺部略弱，舌淡红、苔白。

方药：桑螵蛸20g，党参20g，茯苓15g，生龙骨30g，龟甲10g，远志15g，当归15g，山药20g，石菖蒲30g，白术20g，砂仁20g，白扁豆20g，萹蓄20g，石韦20g，瞿麦10g，车前子15g。水煎服。

服药14剂后多梦次数减少，遗尿次数亦减少。前方加减服药1月余，晚间睡眠佳，做梦次数明显减少，有尿意会被憋醒，近两周3至4天遗尿1次，食欲可，大便日1次，患儿精神状态佳，上方继服14剂。嘱患儿家属培养患儿定时起夜习惯。

【按语】患儿肾气亏虚，心肾不交，导致身材矮小、多梦遗尿；脾阳不足，运化失司，导致其大便溏、不成形。方中党参补气，桑螵蛸固肾止遗，石菖蒲擅开心窍；远志安神定志、交通心肾；茯苓、白术、山药、白扁豆、砂仁健脾气，醒脾滞、化脾湿；佐以萹蓄、石韦、车前子等利尿祛湿；重用石菖蒲，取其擅开心窍之功。王老治疗小儿遗尿重视辨证论治，在补益先天的同时，兼顾培补后天脾气，以后天资先天，脾肾同治，肾气得充，三焦气化有常，遗尿得止。在治疗过程中，醒神开窍，化浊痰不离其方，灵活加用如麻黄、菖蒲、远志等醒神开窍升提清阳之药，其中石菖蒲重用至30~50g，能收到颇为满意的疗效。

【参考文献】付玉凤，王铁良，张春戬，等.王铁良教授治疗小儿遗尿症经验浅谈［J］.黑龙江中医药，2015，44（2）：40-41.

三、益气养阴、清热利湿治疗膜性肾病1例

张某，男，50岁。2019年1月5日初诊。

现病史：膜性肾病病史7年，2012年体检时发现尿蛋白，同年9月份肾活检病理诊断为膜性肾病Ⅰ期。现症：双下肢轻度浮肿，尿中泡沫多，舌质淡红、苔白，脉沉。辅助检查：尿蛋白（+++），潜血（+），红细胞4~6个/HPF，24小时尿蛋白1.18g，甘油三酯3.17mmol/L，尿酸502.5μmol/L。

中医诊断：尿浊（脾肾气阴两虚，湿浊内蕴）。

西医诊断：慢性肾小球肾炎，膜性肾病Ⅰ期。

治则：益气养阴，清热利湿。

方药：

1.中药汤剂：党参20g，黄芪20g，芡实20g，地骨皮20g，黄芩20g，车前

子（包煎）20g，麦冬20g，甘草7.5g，茯苓20g，柴胡20g，金银花20g，连翘20g，板蓝根30g，白茅根30g，半枝莲30g，白花蛇舌草30g，僵蚕20g，蒲公英30g。14剂，每日1剂，水煎，分2次早晚服。

2.中成药：雷公藤多苷片，早30mg，午20mg，晚30mg，口服。

2019年1月26日二诊：双下肢浮肿无，尿色淡，大便稀，日1～2次，舌质淡、苔白，脉沉。处方：前方去半枝莲、白花蛇舌草、蒲公英，加炒白术20g、山药20g。14剂，水煎服。

2019年2月16日三诊：无明显不适，舌质淡、苔白，脉沉。24小时尿蛋白0.22g，尿检尿蛋白（－）。上方调治3个月余，雷公藤减量停药，尿蛋白复检（－）。

【按语】本例患者经病理诊断为膜性肾病Ⅰ期，中医诊断为尿浊（脾肾气阴两虚）。初诊王师应用清心莲子饮加味益气养阴治本，清热利湿治标。清心莲子饮出自《太平惠民和剂局方》："本方治小便白灼，夜梦走泄，遗沥涩痛，便赤如血，男子五淋气不收敛，阳浮于外，五心烦热。"又谓："常服清心养神，秘精补虚。"处方以清心莲子饮加金银花、连翘、板蓝根、白茅根、半枝莲、白花蛇舌草、蒲公英；患者久病多年，故王师在原方加入僵蚕，搜风通络，治疗玄府络脉病变；配以雷公藤多苷片口服。二诊患者虽然水肿消退，但出现大便稀，原方酌减半枝莲、白花蛇舌草、蒲公英等苦寒药。一诊加用这些清热利湿解毒药是常用的治疗肾病蛋白尿之应用，但由于患者脾肾以气虚为主，阴虚不显，过用此类药虽有效，也易出现便稀等脾虚症状，故去其中三味药，并于原方加炒白术、山药，配合党参等健脾益气。同时配以祛风药雷公藤多苷片，辛以通玄，切中病机，水肿消退，蛋白尿逐渐减少。

【参考文献】吕波，陈露露，刘晓艳，等.王铁良教授运用辛以通玄法治疗肾病蛋白尿经验［J］.中医临床研究，2020，12（11）：126-128.

四、应用解毒活血汤治疗慢性肾衰竭1例

患者某，女，56岁。2010年4月初诊。

现病史：罹慢性肾衰竭1年余。2010年3月查血肌酐514μmol/L，面部及

双下肢浮肿，面色苍白，干呕，纳差，乏力，小便量少，排便费力黏腻。舌体胖大、边有齿痕、质淡暗、苔白腻，脉沉涩无力。既往无特殊病史。

西医诊断：慢性肾衰竭（肾衰竭期）。

中医诊断：水肿（脾肾两虚，湿浊内蕴，脉络瘀阻）。

治则：解毒通腑，化湿泄浊，化瘀利水。

方药：连翘20g，桃仁15g，红花15g，当归15g，枳壳20g，葛根30g，赤芍15g，柴胡15g，生地黄15g，熟地黄15g，川芎30g，益母草20g，通草30g，白花蛇舌草30g，鱼腥草30g，冬瓜皮30g，车前草30g，牛膝15g，草果仁20g，焦槟榔20g，川黄连15g，紫苏叶20g，白芷15g，茯苓30g，白术20g，焦三仙各30g，太子参30g。7剂，每日1剂，水煎取汁200mL，分2次口服。嘱服药7天后来院复诊。

2010年4月17日二诊：乏力减轻，面色苍白，浮肿减轻，偶恶心，食欲一般，大便正常，小便量较前增多，舌胖大、质淡、齿痕减轻、苔白腻，脉沉细。守原方减熟地黄、益母草、车前草、牛膝，加丹参30g。30剂，煎服法同前。间断配以外治灌肠方，每日夜间排空大便，保留灌肠（药物组成：大黄、生牡蛎、川附子、黄芩等）辅助降血肌酐、保护肾功能。

【按语】该老年女性，病久元气亏虚，气血虚弱则乏力、面色苍白；气虚湿浊困脾致脾虚运化水湿无力，则见浮肿、纳差、舌淡苔腻有齿痕；气虚湿浊中阻、腑气不通见干呕、纳差、大便不爽；气虚成湿、湿滞气机致血运不畅而成瘀血，则见脉沉涩无力。首诊以加味四物汤、归脾汤加减以气血双补、补脾养心调血，解毒活血汤以通腑、化湿泄浊、化瘀通络，并重用冬瓜皮、车前草利水消肿，整体治法融合了多种治则。二诊乏力、面色苍白减轻，熟地黄久服黏腻碍胃、易致便溏，故去前药加丹参，养血不留滞；水肿减轻，小便量多，故中病即止，去车前草、益母草，防利水消肿后电解质紊乱，留冬瓜皮，起补脾、利湿缓行之目的。患者状况稳定，予外治灌肠方结合内服药物治疗，稳定病情。

【参考文献】陈婷婷，卜庆丰，李维忠，等. 王铁良治疗慢性肾功能衰竭经验探讨［J］. 中华中医药杂志，2019，34（9）：4114-4116.

五、益肾健脾、利湿化浊治疗痛风性肾病1例

李某，男，52岁。2003年1月8日初诊。

现病史：患痛风肾2年，平素经常服用别嘌呤醇片控制病情。近1周足趾关节麻、痛加重而就诊。诊见：右足趾麻木、疼痛，腰酸腿软，头晕，时有耳鸣，周身乏力，活动后明显，夜尿频多，纳少，便溏，舌质淡紫、苔白，脉沉细。尿常规检查：蛋白（±），少量红细胞，尿素氮8.23mmol/L，血肌酐195.47μmol/L，血尿酸724μmol/L。

辨证：脾肾气阴两虚，湿浊下注。

治则：益肾健脾，利湿化浊。

方药：黄芪30g，党参15g，麦冬15g，山药15g，山茱萸15g，茯苓15g，金樱子20g，芡实30g，女贞子15g，枸杞子15g，杜仲15g，苍术15g，石韦15g，土茯苓30g，威灵仙20g，薏苡仁20g，淫羊藿20g。水煎服，日2次。

连服3周，症状明显减轻，服药1个月时诸症状改善。肾功能检查：尿素氮7.02mmol/L，血肌酐154.64μmol/L，血尿酸531μmol/L。此后，又随证加减，连续服药2个月，病情得以控制。

【按语】王师认为，本病多为本虚标实、虚实夹杂之证。本虚当为脾虚、肾虚，标实当为风、湿、热、浊、瘀阻滞。其特点，初期病变多在关节经络，故多以发作性关节红肿疼痛为主要表现，肾脏病变多不明显。机体素虚，卫外不固，复感外邪，内外相因，风、寒、湿、热留注于经络关节，淫居脉道，邪气缠绵日久不去，血滞成瘀，深入骨骼而现痹证；痹证日久，郁而化热，病邪由浅入深，由经络入脏腑，而致相应脏腑病证。病邪日久，邪伤肾阴，阴虚内热，热灼津液，尿中杂质结为砂石，则为石淋；湿热浸淫，热伤肾之脉络，迫血妄行则为血淋；后期则伤及肾络，病情迁延，耗伤正气，肾气亏损，封藏失职，甚则脾肾两亏，湿浊之邪日盛，出现明显的肾损害，可表现为蛋白尿、血尿，甚则肾功能不全。

尿酸性肾病发展到中晚期即出现明显的肾损害，尿检常有明显的尿蛋白和血尿，甚至出现轻度肾功能不全。由于病情迁延，耗伤正气，临床表现为虚实夹杂之候，治疗上宜攻补兼施，即补益脾肾，顾护正气，阻止病情发展，

并利湿泄浊，祛风通络。药用黄芪30g、太子参15g、山茱萸15g、枸杞子15g、金樱子20g、杜仲20g、威灵仙20g、淫羊藿15g、薏苡仁30g、牛膝20g、桑枝20g、蚕砂10g、地龙15g、秦艽15g、土茯苓50g、草薢20g、车前子15g、泽泻15g，水煎服，日2次。辨证加减：腰酸痛明显者加续断、菟丝子等以补肾壮腰，肾不摄精、夜尿频多者加益智仁、覆盆子、桑螵蛸以温肾固精，湿浊中阻者加姜半夏、六月雪、制大黄以化湿除浊，脾肾两虚明显者加苍术、白术、防风、黄芪等健脾补肾、祛风湿、止痹痛。

【参考文献】王丹，王涛，李宏伟.王铁良主任医师辨治尿酸性肾病的经验［J］.吉林中医药，2004，（1）：10-11.

六、清热利湿汤治疗泌尿系感染2例

例1：

张某某，女，23岁，宾县人。2019年3月19日初诊。

主诉：尿频、尿急、尿混浊3年余。

现病史：患者自述尿频、尿急、尿混浊，偶见肉眼血尿，起夜5~7次，疲乏，腰部酸软不适，口干，食欲正常，大便日1次，月经周期正常，经量较少，颜色暗，兼夹瘀血，舌红、少苔，舌起芒刺，脉弦细。尿常规：尿蛋白（±），白细胞（+），白细胞8~10个/HPF，红细胞0~1个/HPF，细菌（+），上皮细胞29.3/μL。

西医诊断：泌尿系感染。

中医诊断：淋证（肾虚湿热）。

治则：清热利湿。

方药：自拟清热利湿汤加减。党参30g，车前子20g，黄柏20g，茯苓20g，桂枝20g，萹蓄20g，瞿麦20g，金银花30g，连翘20g，半枝莲30g，白花蛇舌草30g，通草15g，鱼腥草30g，鸡内金20g，石韦20g，茴香20g，乌药20g，益母草30g，益智仁20g，半边莲30g，马齿苋30g，重楼10g。7剂，每日1剂，水煎服。嘱患者平素少食辛辣、寒凉食品，多饮水，注意防寒保暖。

2019年3月27日二诊：服上方7剂，起夜2~3次，症状减轻，但仍见失眠多梦，入睡困难，晨起自觉头部昏蒙，心情焦躁，偶有胸闷呼吸不畅，舌红起刺、苔少，脉弦细数。变方加香橼20g，佛手20g，7剂，每日1剂，水煎服。

2019年4月3日三诊：患者排尿次数明显减少，睡眠好转，尿常规无明显异常，予上方7剂以巩固治疗。

【按语】本案根据初诊主诉尿频、尿急、尿混浊，可诊断为泌尿系感染，属中医淋证范畴。湿热蕴结下焦，膀胱气化不利，则见尿急、小便浑赤；反复发作，湿热留恋不解，耗伤阴液，日久阴损及阳，阳虚精气亏乏，外府失荣，腰膝酸软；膀胱失温，气化不利，则排尿次数增加，夜尿频多；口干、舌红、少苔、舌尖起刺、脉细数，均为肾虚湿热之象。针对此类疾患，王师喜用清热利湿汤加减，方中瞿麦、萹蓄、通草、车前子都是清热利湿、利水通淋药，对于湿热成淋证候，既可消除致病原因，又可治疗主要征象。这组药利水作用虽强，但对淋证热重之象，清热力量似有不足，故配金银花、连翘、半枝莲、白花蛇舌草、半边莲、重楼导泄三焦膀胱之热，增强泻火解毒功效。偶见肉眼血尿，提示气病及血，热迫血溢，遂加益母草、马齿苋凉血活血通淋，使已瘀之血下行，一举多得。二诊后患者自诉症状减轻，但伴有失眠多梦、入睡困难、胸闷气短等表现，思为淋证日久，火热伤阴，心阴不足而致心火偏盛，邪热扰心，心神不宁；同时淋证日久，肝气不舒，郁久化热，肝火扰心，心肝火旺，内扰心神，心神不安，出现睡眠不佳及性情急躁、焦虑不安等情志症状。王师强调整体论治，组方适度配伍疏肝解郁、行气之品，把握好理气法应用的时机，以最大程度地发挥药效。二诊从情志入手，酌加香橼、佛手以疏肝解郁，调畅情志，从而恢复肝脏功能；疏泄、条达以利气机，气机通利则湿热得解，心神得安，症消病除。三诊续服7剂以稳定病情。6月末随诊，患者尿频等尿路不适症状消失，情志状态佳。

【参考文献】陈露露，吕波，王铁良，等. 王铁良教授治疗泌尿系感染临床经验总结［J］黑龙江中医药，2020，49（2）：61-62.

例2：

乔某某，女，59岁。2018年6月28日初诊。

现病史：尿频、尿急3周，伴有小腹痛，腰痛，舌质淡，苔薄白，脉沉。

尿液分析：尿蛋白（－），潜血（±），白细胞15～20个/HPF。

西医诊断：尿路感染。

中医诊断：淋证（膀胱湿热）。

方药：党参30g，车前子20g，黄柏20g，茯苓20g，桂枝20g，萹蓄20g，瞿麦20g，金银花30g，连翘20g，半枝莲30g，白花蛇舌草30g，通草15g，鱼腥草30g，鸡内金20g，石苇20g，茴香20g，乌药20g，益母草30g，益智仁20g，半边莲30g，马齿苋30g。7剂，每日1剂，水煎服。

2018年7月5日二诊：尿频减轻，余症不显，舌质淡、苔薄白，脉沉。尿液分析：尿蛋白（－），潜血（±），白细胞8～10个/HPF。

方药：上方7剂，每日1剂，水煎服。

2018年7月12日三诊：无明显不适症状，舌质淡、苔薄白，脉沉。

方药：停中药汤剂，予热淋清颗粒，1袋，日3次，口服。

【按语】淋病之名，最早见于《黄帝内经》。淋者，取其淋漓不尽之意。巢元方谓"劳淋者，谓劳伤肾气而生热成淋也"，提出了劳淋病机的关键在于"肾虚而膀胱热故也"。《小儿药证直诀笺正》："仲师八味，全为肾气不充，不能鼓舞真阳，而小水不利者设法……立方大旨，无一味不从利水着想。方名肾气，所重者在一气字。故桂、附极轻，不过借其和煦，吹嘘肾中真阳，使溺道得以畅遂。"张景岳云："肾气丸纳桂、附于滋阴剂中十倍之一，意不在补火，而在微微生火。"在淋证治疗上王师结合《小儿药证直诀笺正》等经典著作以及张景岳等医家有关肾气、肾阳、肾阴的论述，在自拟方利湿汤（党参20g、车前子15g、黄柏20g、茯苓30g、桂枝20g、萹蓄20g、瞿麦20g、金银花50g、连翘20g、益母草30g、半枝莲30g、白花蛇舌草50g）应用清利湿热药为主的基础上，在众利湿药中加入桂枝温阳化气。若遇先天不足，久居寒湿之地，或年老体弱，素体阳虚，多产房劳等有阳虚之象的患者，配伍小茴香，及乌药、益智仁、山药（缩泉丸）等。经研究发现，乌药具有增加尿液生成的作用，益智仁具有改善尿道动力作用，山药能改善膀胱功能，达到既可清热利湿，又不伤阳气之目的。加入温药后取其"温药以和之"之作用，旨在振奋肾气，以复其用，使肾司其主水、司二便之功能，而非补阳之剂。

七、橘核丸加减治疗㿉疝丸痛1例

杨某，男，32岁。2019年10月18日初诊。

现病史：睾丸牵扯作痛2年，伴有腰酸，小腹不适，早泄，舌质淡、苔薄白微腻，脉沉。曾诊为睾丸炎。

诊断：睾丸炎。

证属：㿉疝（寒湿阻滞）。

方药：橘核20g，荔枝核20g，川楝子20g，桂枝20g，厚朴20g，枳实15g，延胡索30g，海藻30g，昆布30g，桃仁15g，木香10g，木通15g，半枝莲30g，白花蛇舌草30g，半边莲30g。7剂，每日1剂，水煎服。

二诊：睾丸牵扯痛消失，腰酸，四肢发凉，舌质淡、苔薄白，脉沉。

方药：橘核20g，荔枝核20g，川楝子20g，桂枝20g，厚朴20g，枳实15g，延胡索30g，海藻30g，昆布30g，桃仁15g，木香10g，木通15g，半枝莲30g，白花蛇舌草30g，半边莲30g，小茴香20g，乌药20g，益智仁15g。7剂，每日1剂，水煎服。

三诊：睾丸痛未作，腰酸，手足温，舌质淡、苔薄白，脉沉。

继用上方7剂善后。

【按语】㿉疝，古病名，症见睾丸肿大坚硬，重坠胀痛或麻木不知痛痒。又指妇女少腹肿的病症（《素问·脉解篇》）。《儒门事亲》云："太阴受寒，气聚为疝。此言太阴受寒，传之肝经……厥疝，盖脾土虚而不能制水，又为肝木所凌也。"指出本病形成与脾胃受邪有关。《辨证录·疝气门》云："人有睾丸作痛……盖睾丸不独通肾，而且通肝。阴器者，宗筋之聚也。筋属肝……故肝病而筋亦病，筋病而睾丸亦病矣。睾丸之痛……乃肝气之冲于睾丸耳。"

王老师选用橘核丸治疗。本方中橘核行气散结，专治疝痛者，为主药。川楝子、木香助橘核行气止痛；延胡索、桃仁活血散结，延胡索并善行气止痛，共为辅药。诸药相配，散厥阴肝经气血之郁滞。肉桂温肾暖肝而散寒，木通利血脉而除湿，枳实行气破坚，厚朴下气燥湿，海藻、昆布软坚散结，并为佐使药。各药配伍，可直达厥阴肝经，以行气血，消肿胀，散寒湿，故可用于治疗寒湿疝气、睾丸肿胀之证，并加入半枝莲、半边莲、白花蛇舌草等利湿散结之品。二诊在原方加入小茴香及乌药、益智仁。王老师认为，临床上若遇年老体弱，素体阳虚，多产房劳等阳虚患者，配伍小茴香及乌药、益智仁等取其"温药以和之"之作用，旨在振奋肾气，以复其用。

八、养阴清热汤治疗过敏性紫癜性肾炎1例

祝某，女，20岁。2017年12月28日初诊。

现病史：过敏性紫癜性肾炎病史2年。现症状：下肢皮肤散在少量出血点。尿液分析：尿蛋白（++），尿潜血（+++），红细胞8～10个/HPF。血细胞分析：血小板380×10^9/L。

方药：生地黄15g，玄参15g，白芍20g，麦冬15g，牡丹皮15g，金银花30g，连翘20g，板蓝根30g，白茅根30g，半枝莲30g，白花蛇舌草30g，鱼腥草30g，半边莲30g，白术20g，防风15g，黄芪30g，马齿苋30g。14剂，每日1剂，水煎服。

2018年1月13日二诊：偶见下肢皮肤少量出血点，腹痛，便稀，舌质淡、苔薄白，脉沉。尿液分析：尿蛋白（+），红细胞3～5个/HPF。

方药：党参20g，茯苓20g，白术20g，薏苡仁30g，桔梗20g，山药20g，莲子肉20g，砂仁10g，白扁豆20g，黄芪30g，黄连15g，半夏15g，陈皮20g，泽泻15g，防风15g，柴胡15g，白芍20g，生姜10g，大枣4枚，马齿苋30g，藕节20g，侧柏炭20g，海螵蛸30g。14剂，每日1剂，水煎服。

2018年1月28日三诊：偶见下肢皮肤少量出血点，腹痛，便稀，舌质淡、苔薄白，脉沉。尿液分析：尿蛋白（+），红细胞3～5个/HPF。

方药：党参20g，茯苓20g，白术20g，薏苡仁30g，桔梗20g，山药20g，莲子肉20g，砂仁10g，白扁豆20g，黄芪30g，黄连15g，半夏15g，陈皮20g，泽泻15g，防风15g，柴胡15g，白芍20g，生姜10g，大枣4枚，马齿苋30g，藕节20g，侧柏炭20g，海螵蛸30g，仙鹤草30g。14剂，每日1剂，水煎服。

2018年2月13日四诊：偶见下肢皮肤少量出血点，腹痛，便稀，舌质淡、苔薄白，脉沉。尿液分析：尿蛋白（-），红细胞1～3个/HPF。上方加补骨脂10g，14剂，每日1剂，水煎服。

【按语】《重楼玉钥》养阴清肺汤（生地黄、麦冬、生甘草、玄参、贝母、牡丹皮、薄荷、白芍）原方治疗喉间起白如腐一症。《经》云："肺经，入肺脏，循经喉中；肾经从肺上循喉咙，挟舌根。肺为声音之门，肾为声音之根。"故而郑氏后文提出："经治之法，不外肺肾，总要养阴清肺，兼辛凉而散为主。"临床治疗过敏性紫癜初期，王老师融合《重楼玉钥》和叶天士温病思想，对伴有上呼吸道感染、扁桃体炎、咽痛等症明显者，以养阴清肺汤化裁而成养阴清热汤（生地黄15g、玄参15g、白芍20g、麦冬15g、牡丹皮15g、金银花30g、连翘20g、板蓝根30g、白茅根30g）。本病初诊在方中加半枝莲、白花蛇舌草、鱼腥草、半边莲、马齿苋清热解毒祛湿；合玉屏风散以白术、防风、黄芪益气固表。二诊，紫斑、血尿、蛋白尿均减，脾虚之象已现，故王老改用自拟方东垣合剂，由参苓白术散合升阳益胃汤合成（党参20g、茯苓20g、白术20g、薏苡仁30g、桔梗20g、山药20g、莲子肉20g、砂仁10g、白扁豆20g、黄芪30g、黄连15g、半夏15g、陈皮20g、泽泻15g、防风15g、柴胡15g、白芍20g、生姜10g、大枣4枚），加藕节、侧柏炭、海螵蛸以健脾升阳、益气止血。经坚持治疗获效。

九、祛湿化浊汤治疗性功能减退1例

李某，男，40岁。2017年7月11日初诊。

主诉：性功能减退4年。

现病史：患者自诉性功能减退，阴茎勃起功能减退，勃起硬度不坚，腰膝酸软不适，尿频，尿等待，尿后余沥不尽，舌质淡、苔白略腻，脉沉。尿检正常。

西医诊断：前列腺炎，性功能障碍。

中医诊断：阳痿。

方药：海金沙25g，车前子15g，黄柏20g，桂枝20g，土茯苓30g，萹蓄20g，瞿麦20g，金银花30g，连翘20g，益母草30g，半枝莲30g，白花蛇舌草30g，鱼腥草30g，通草15g，鸡内金20g，石韦20g，地肤子20g，蛇床子20g，败酱草30g，薏苡仁20g，半边莲30g，蜈蚣2条（单包）。14剂，每日1剂，水煎服，蜈蚣用火焙干后，研磨用汤药冲服。

2017年8月1日二诊：尿频好转，下肢发软，乏力，舌淡、苔白腻，脉沉。继续守方14剂，日1剂，水煎服。

2017年9月5日三诊：小腹不适，乏力改善，尿频缓解，舌质淡、苔薄白，脉沉。继续守方35剂，日1剂，水煎服。

2017年12月8日四诊：症状好转，时有乏力，舌淡、苔白厚，脉沉。上方加重楼15g。28剂，日1剂，水煎服。

【按语】本案根据初诊主诉性功能减退，阴茎勃起功能减退，可诊断为性功能障碍，属中医阳痿范畴。王老辨证为湿浊瘀邪客留下焦肝肾络脉，络阻瘀滞所致，以祛湿化浊汤为基础方。湿浊之邪，久郁化热侵袭下焦，伤及宗筋，早在《素问》中就有因"湿热不攘"致使宗筋弛纵，不能坚举的记载。膀胱气化不利，则尿频，尿后余沥不尽，治以祛湿化浊、活血清热。加蜈蚣辛温走窜，通经逐邪，疏达肝脉，畅行宗筋，峻烈走窜之，威力搜风剔络，一般草木之品难达病所，非以虫类蠕动之力和啖血之性走窜攻冲不可。《医学衷中参西录》云："蜈蚣味微辛，走窜之力最速。内而脏腑，外而经络，凡气血凝聚之处皆能开之。"不宜去头足，以恐效减。王师在灵活运用本方的同时，随症加减，尤善用蜈蚣。加败酱草清热解毒、祛除瘀邪，薏苡仁健脾利湿行滞之功，半边莲清热解毒、利尿消肿。海金沙利尿通淋；黄柏清热燥湿；配土茯苓清利下焦湿热；萹蓄、瞿麦，利尿之对药；车前子功能利尿通淋，渗湿止泻，祛痰；桂枝温阳化气，以助膀胱气化，助蛇床子温肾壮阳，起到扶正祛邪、强身固本的作用；金银花、连翘、半枝莲、白花蛇舌草、鱼腥草等均为清热解毒利湿之品。前列腺炎属于中医癃闭范畴，乃因火邪结聚小肠膀胱者，此水泉干涸而气而热闭不通。《诸病源候论·小便不通候》："小便不通，由膀胱与肾俱有热故也。热入于胞，热气太盛，故结涩令小便不通。"而鱼腥草辛寒，长于外拔内攻，能泻火攻坚拔毒，理当有桴鼓之效。中医认为鱼腥草可消痈化瘀，利湿通淋，消炎止痛，现代研究证明，鱼腥草的主要活性成分为挥发油和黄酮类成分，具有抑菌、抗炎的作用。益母草活血利尿消肿，清热解毒；石韦、通草清热利水通淋；地肤子清热利湿，通利下焦。王老提倡清热利湿不伤阳气、温化寒湿不损阴液的指导原则，坚持效不更方。同时嘱患者忌酒，忌过食肥甘厚腻及辛辣炙煿食物，养成良好、规律的生活习惯，加强锻炼，劳逸结合，不要憋尿、久坐或骑车时间过长，注意前列腺部位保暖。

十、加味清心莲子饮治疗慢性肾炎蛋白尿1例

姜某，女，55岁。2017年7月29日初诊。

患慢性肾炎4年余，屡治不效。尿检蛋白（＋＋），潜血（＋），红细胞3～5/HPF，提示非均一型红细胞，24小时尿蛋白定量3.80g，血压150/90mmHg。现自觉腰酸痛，周身乏力，少气懒言，无明显浮肿，余无不适，舌淡、苔薄白、脉沉细。

中医诊断：慢肾风（尿浊）。

证型：气阴两虚，湿热留恋。

治宜：益气养阴，清热利湿。

方药：加味清心莲子饮。党参30g，黄芪30g，柴胡20g，地骨皮15g，茯苓20g，芡实20g，莲子15g，麦冬15g，车前子20g，黄芩15g，甘草10g，金银花30g，连翘20g，白花蛇舌草30g，鱼腥草20g，半枝莲30g，板蓝根20g，白茅根30g，僵蚕15g，鸡内金20g，石韦20g，蒲公英30g，紫花地丁20g，半边莲30g，青风藤30g。

守法化裁，中间症见手心热，心烦，睡眠不实，加刺五加30g。共服上方60余剂，尿检转阴，继服1个月巩固，未见复发。

【按语】慢性肾炎为自身免疫性疾病，病程日久，常耗伤气阴，故见周身乏力、少气懒言、舌淡脉细等正气亏虚症状，湿热留恋，故病情常迁延不愈。所遣方为王师常用方剂加味清心莲子饮，方中参芪补气；柴芩疏通少阳气机；芡实、莲子、鸡内金健脾固摄精微，防止尿中蛋白流失；麦冬、地骨皮养阴清虚热；车前子茯苓利湿。肾炎患者正气不足常容易反复感冒、扁桃体发炎、慢性咽炎等上呼吸道感染，甚至伴随尿路感染，不及时治愈常诱发肾炎加重肾脏损害，尤其是咽喉部的感染灶，每次感染均易加重病情，促使慢性肾炎向慢性肾衰转化，故王师根据未病先防、既病防变的原则，喜用金银花、连翘、板蓝根、鱼腥草等疏散风热、清热解毒利

咽，防止上呼吸道感染；蒲公英、紫花地丁、半边莲、半枝莲、石韦等利尿通淋，防止泌尿系感染，真乃上医之治也。方中青风藤的应用乃王师经验之谈，本乃祛风湿、通络止痛之品，多用于风湿关节病，然王师根据现代药理研究，移用于此，利用其抗炎、消肿、利尿、降压，尤其是免疫抑制作用类似雷公藤，但优点是毒性不大，只有个别有皮疹等过敏反应，长时间使用对肝肾功能影响小，对心脏的毒性也较少，可定期检查肝功，以随时调整药量。对无明显症状者，王师常结合实验室检查，尿中白细胞多则重用白花蛇舌草、半枝莲等，红细胞多则重用白茅根、生地榆等。此方标本兼治，清补兼施，予益气阴、健脾胃、清湿热、解热毒之意，乃治慢性肾炎之佳方。

十一、补肾降浊汤治疗慢性肾脏病1例

胡某，男，46岁。2017年7月5日初诊。

主诉及病史：自诉腰酸痛不适，乏力，耳鸣，睡眠不佳，饮食尚可，口苦，大便日1次，舌质暗、苔黄腻，脉沉。血压120/80mmHg。生化：BUN 5.31mmol/L，Scr 128μmol/L，TC 5.21mmol/L。

西医诊断：慢性肾脏病。

中医诊断：腰痛（脾肾气虚，湿热血瘀）。

方药：党参30g，黄芪30g，生地黄20g，山药20g，山茱萸20g，丹参30g，茯苓20g，泽泻15g，女贞子20g，枸杞子20g，制首乌15g，杜仲20g，焦山楂30g，焦神曲30g，焦麦芽30g，半枝莲30g，白花蛇舌草30g，鱼腥草30g，砂仁20g，淫羊藿20g，黄连15g，紫苏叶30g，昆布30g，半边莲30g，重楼15g，刺五加30g。14剂，每日1剂，水煎服。

2017年7月19日二诊：腰酸痛好转，舌淡暗、苔腻，脉沉。查尿常规：尿蛋白（±），尿潜血（+）。肾功：BUN 4.63mmol/L，Scr 111μmol/L。血压110/70mmHg。继续守方14剂，日1剂，水煎服。

2017年8月2日三诊：乏力改善，睡眠不实，舌质淡暗、苔白腻，脉沉。尿检正常，肾功：Scr 115μmol/L。继续守方14剂，每日1剂，水煎服。

2017年8月16日四诊：耳鸣减轻，时有心慌，口干，舌淡、苔白微腻，脉沉。肾功：UA 5.00mmol/L，Scr 100μmol/L。上方加香橼15g，14剂，日1剂，水煎服。

【按语】王师认为慢性肾脏病早期，多由于水湿停聚，渐至脾肾亏虚，湿邪易化热，湿热耗伤正气，脾肾愈虚；由于水湿阻碍血液循行，血脉不利而致瘀血形成；又湿热内阻，引起机体气机不利，血行障碍或湿热久蕴，损害正气，气虚无法推动血行，均引起瘀血内生；最终进展为脾肾气虚，湿热血瘀。王师强调湿热与瘀血等病理产物是引起本病病久不愈的关键因素。补肾降浊汤是王师在参芪地黄汤基础上加减而成。王师去熟地黄替换生地黄，主要是防止滋腻之性，用丹参去牡丹皮增加活血之力；大量黄芪取其益气健脾，升举清阳，又补后天之本以助生血，利尿消肿；党参既补气，又补血生津，共奏补气健脾之功。山茱萸、生地黄、杜仲、枸杞子、女贞子、制首乌、淫羊藿补肾助阳，填精固摄；白花蛇舌草、鱼腥草、半枝莲、黄连、半边莲、重楼清热解毒，利尿祛湿。苏叶与黄连配伍首见于薛雪《温热病篇》，曰："肺胃不和，最易致呕，盖胃热移肺，肺不受邪，还归于胃，必用川连以清湿热，苏叶以通肺胃。投之立愈者，以肺胃之气非苏叶不能通也。分数轻者，以轻剂恰治上焦病耳。"焦三仙、砂仁醒脾消食兼行气，助脾运化；昆布消痰软坚散结；刺五加调理阴阳，改善睡眠而获效。四诊加香橼，取其疏肝健脾、理气通脉之效，调畅气机，有利于血脉流通。

十二、应用中满分消汤治疗早期肝硬化1例

李某某，男，43岁。2019年9月27日初诊。

肝硬化腹水病史2年，高血压史2年。现双下肢浮肿1年，乏力，腹大坚满，脘腹痞满胀痛，口苦纳呆，小便短赤。舌红、苔薄，脉沉。

中医诊断：鼓胀（脾虚湿盛证）。

西医诊断：肝硬化腹水。

治法：清热利湿，消胀除满。

方药：党参30g，白术20g，茯苓30g，陈皮20g，半夏15g，枳壳15g，砂仁15g，猪苓20g，泽泻30g，厚朴30g，黄连15g，黄芩15g，干姜15g，姜黄15g，焦槟榔片20g，大腹皮30g，冬瓜皮50g，龟板15g，鳖甲15g。14剂，每日1剂，水煎服，早晚分服。

2019年10月10日二诊：患者自述腹水明显好转，舌红、苔薄，脉沉。原方继用14剂，巩固治疗。

【按语】鼓胀病名最早见于《黄帝内经》，相当于现代医学病毒性肝炎肝硬化腹水，是中医"风、痨、臌、膈"四大疑难重症之一。以腹大胀满，皮色苍黄，甚则腹皮青筋暴露，四肢不肿或微肿为主要特征。鼓胀的病因比较复杂，往往虚实互见。历代医家对鼓胀病因的论述大致可以分为酒食不节、情志所伤、劳欲过度、虫毒感染、六淫侵袭及他病迁延六类。《素问·至真要大论》指出："诸湿肿满，皆属于脾。"本案患者因患有肝硬化，肝失疏泄，加之脾气亏虚，脾失健运，水液代谢失常，则出现腹水；脾虚，湿邪内盛，脾受湿困，脾胃不和，中焦气机不畅则脘腹痞满胀痛，口苦纳呆；气、水互结则腹大坚满。湿邪日久化热，湿热下注膀胱，膀胱气化不利则小便短赤；舌红为热象。方用中满分消丸加减。中满分消丸是李东垣著名方剂，功用是清热利湿、消胀除满。方中人参用党参代替，一取其与人参作用相似，二是更易得用，与白术相用健脾益气，去炙甘草防其甘腻之性碍胃；因"调水在肺、制水在脾、主水在肾"，则茯苓、猪苓、泽泻共用加强健脾利水渗湿之功，使泛滥之水从小便而出；又因"气行则水行，气滞则水停"，故砂仁、陈皮、半夏、厚朴可行气利水，枳实易枳壳，主取其行气之功，枳实善破气，易伤正；"病痰饮者当以温药和之"，痰湿阴浊内聚日久又易蕴结湿热，以致阴阳失调，寒热错杂，治当揆度阴阳，调理寒热，寒者热之，热者寒之，寒热并施，干姜与芩、连并行乃因于此；"气行则血行，气滞则血凝"，为防气滞日久导致血瘀，加一味姜黄活血通络；加龟板、鳖甲滋阴清热，软坚散结；患者全身浮肿较重，故再加焦槟榔片利水，行气，冬瓜皮、大腹皮利水消肿。

十三、柴苓汤加减治疗肾病综合征水肿1例

张某，男，42岁，职员。2019年5月10日初诊。

病史：患者双下肢浮肿反复发作1年，有乙肝病史，肾病综合征病史1年。现患者双下肢浮肿，伴口渴心烦，小便不利，胁肋痛，头痛，尿频，舌红、苔薄黄，脉浮。

中医诊断：水肿（少阳枢机不利，三焦瘀滞）。

西医诊断：肾病综合征（Ⅱ期膜性肾病）。

治法：和解少阳，疏利三焦。

处方：党参30g，柴胡30g，黄芩15g，半夏20g，桂枝20g，白芍20g，甘草10g，茯苓20g，猪苓20g，泽泻15g，苍术20g，厚朴20g，陈皮20g，半枝莲30g，鱼腥草30g，白花蛇舌草30g。7剂，每日1剂，水煎服，早晚2次温服。

2019年5月17日二诊：患者自述双下肢浮肿减轻，仍有口渴，小便不利，胁肋痛，舌淡红、苔薄，脉浮，原方继用14剂。

【按语】《素问·灵兰秘典论》："三焦者，决渎之官，水道出焉。"可见三焦的功能与津液的输布是密切相关的。该患病久，三焦气机瘀滞，不能通行诸气，气不化水，不能运行水液，水液输布失常，则双下肢浮肿、尿频、小便不利；少阳枢机不利，则口渴心烦、胁肋痛；舌红，苔薄黄，脉浮，主少阳枢机不利，三焦瘀滞之象。水肿的发生与少阳枢机不利、三焦功能失常，导致津液的输布异常相关。《伤寒论》少阳篇提纲中提到："或心悸，小便不利，以小柴胡汤为主之。"柴苓汤是小柴胡汤和五苓散的合方，两方均出自《伤寒杂病论》。小柴胡汤疏利三焦，调达上下，宣通内外，解少阳之郁，少阳经气调和，气机得以枢转，有助于肾气蒸腾、脾气转输，从而起到化湿利水消肿之功。五苓散功善化气布津、分消水气、利水渗湿，有温阳化气之功。本病重在少阳三焦壅滞，枢机不利，故治从少阳，使水湿得化，三焦自通，而水肿得消。

十四、东垣合剂加减治疗糖尿病肾病水肿1例

金某某，男，50岁，职员。2020年1月5日初诊。

患者双下肢浮肿反复发作1年，加重7天，就诊于我院门诊。既往糖尿病病史20年，糖尿病肾病病史1年。现症见：周身浮肿，小便不利，便溏，日行3～4次，体倦乏力，夜寐欠佳，食少，面色少华，舌淡、苔薄，脉沉。

中医诊断：水肿（脾胃失和）。

治法：健脾益胃，利湿消肿。

方药：党参20g，白术20g，茯苓20g，山药15g，莲子肉15g，白扁豆15g，薏苡仁15g，砂仁10g，黄芪30g 黄连10g，半夏15g，柴胡15g，陈皮20g，泽泻15g，防风15g，白芍20g，羌胡15g，独活15g，生姜10g，大枣4枚。14剂，每日1剂，水煎服，早晚温服。

二诊：患者症状缓解，水肿减轻，便溏次数减少，日行1～2次，睡眠尚可，原方续服14剂。

【按语】本案患者久病损及脾气，造成脾胃虚弱，升降失司，运化水液功能障碍，外泛肌肤为肿，发生水肿之病；脾虚，脾失运化，脾胃失和则纳差，不能运化水谷精微，周身失养则乏力；脾虚，不能分辨清浊，则大便次数增多；舌淡苔薄、脉沉，主脾胃不和之象。脾胃同居中焦构成表里关系，二者不仅在生理上相互联系，而且在病理上相互影响。脾健则胃和，胃病则脾衰。脾宜升，胃宜降，方能使机体气机水液升降协调，共同完成饮食水谷的消化和水谷精微的吸收、传输，饮食劳倦等损及脾气，造成脾胃虚弱，升降失司，运化水液功能障碍，痰饮水湿内生，形成"脾生湿"。水湿产生之后，又反过来困遏脾气，致使脾气不升，脾阳不振，形成"湿邪困脾"，清气不升，浊阴不降，则脾胃同病相连，水浸其中，外泛为肿，发生水肿之病。因此，在临证治疗上应健脾益胃，利湿消肿。本方临床随证加减，使本不是治水之方而行治水之效。方由参苓白术散和升阳益胃汤加减成方。方中黄芪、党参、白术、茯苓益气健脾渗湿；配伍山药、莲子肉助党参、黄芪健脾益气，兼能止泻；白扁豆、薏苡仁助白术、茯苓以健脾利湿；半夏、陈皮理气健脾；泽泻、

黄连清热利湿；砂仁醒脾和胃，行气化滞；柴胡、防风、羌活、独活升举清阳，使气机上达且祛风除湿；白芍养血和营。全方共奏健脾益胃、利湿消肿之功效。

十五、应用加减东垣合剂治疗泄泻医案2例

例1：

王某某，男，60岁，退休。2019年1月15日初诊。

主诉及病史：患者便溏反复发作2年，加重10天，就诊于我院门诊。患者平素排便正常，每逢进食肥甘或饮食习惯改变均会出现腹泻或便溏。现症见：便溏，日行3~4次；体倦乏力，夜寐欠佳，食少，面色少华，舌淡苔白，脉细弱。

辨证分析：脾胃虚弱，日久生湿，运化无权，水谷不化，清浊不分，故大便溏泻。脾阳不振，运化无权，则食少。久泻脾胃虚弱，气血来源不足，则面色少华、体倦乏力。舌淡苔白、脉细弱，主脾虚之象。

中医诊断：泄泻（脾虚湿盛）。

治法：健脾益气，清热利湿。

方药：党参20g，白术20g，茯苓20g，山药15g，莲子肉15g，白扁豆15g，薏苡仁15g，砂仁10g，黄芪30g，黄连10g，半夏15g，柴胡15g，陈皮20g，泽泻15g，防风15g，白芍20g，羌活15g，独活15g，生姜10g，大枣4枚。14剂，每日1剂，水煎服，分早晚温服。

二诊：患者症状缓解，便溏次数减少，日行1~2次，睡眠尚可，原方续服14剂，排便正常。

【按语】 功能性腹泻是临床常见的一种功能性肠病，以持续或反复发作的以松软（糊状）或水样便为特征，不伴腹痛或腹部不适，粪便及肠道检查均无器质性病变的一组疾病，病程长，且易反复，严重影响患者的生活质量。《黄帝内经》称之为"鹜溏""飧泄""濡泄""洞泄""注下""后泄"等等，且对病机有较全面的论述，如《素问·生气通天论》曰："因于露风，乃生寒热，是以春伤于风，邪气留连，乃为洞泄"；《素问·阴阳应象大论》

曰："清气在下，则生飧泄""湿胜则濡泻。"《黄帝内经》关于泄泻的理论体系，为后世奠定了基础。张仲景将泄泻和痢疾统称为下利。东垣合剂由参苓白术散和升阳益胃汤加减成方。方中黄芪、党参、白术、茯苓益气健脾渗湿；配伍山药、莲子肉助党参、黄芪健脾益气，兼能止泻；白扁豆、薏苡仁助白术、茯苓以健脾利湿；半夏、陈皮理气健脾；泽泻、黄连清热利湿；砂仁醒脾和胃，行气化滞；柴胡、防风、羌活、独活升举清阳，使气机上达且祛风除湿；白芍养血和营。全方共奏益气健脾、清热利湿之功效。

例2：

赵某，男，42岁。2018年3月30日初诊。

主诉及病史：便稀不成形月余。1个月前饮啤酒后出现便稀，不成形，日行5～6次，食纳尚可，舌淡、苔薄白，脉沉。有饮酒史。

证属：泄泻（脾虚湿盛）。

治则：健脾升阳，除湿止泻。

方药：东垣合剂加味。党参20g，茯苓20g，炒白术20g，薏苡仁30g，桔梗20g，山药20g，莲子肉20g，砂仁20g，白扁豆20g，黄芪30g，黄连15g，半夏15g，陈皮20g，泽泻15g，防风15g，柴胡15g，白芍20g，生姜10g，大枣5枚。7剂，每日1剂，水煎服。

二诊：大便已成形，日行2～3次，舌淡、苔白，脉沉。上方7剂，每日1剂，水煎服。

【按语】泄泻是指因感受外邪，或被饮食所伤，或情志失调，或脾胃虚弱，或脾肾阳虚等原因引起的以排便次数增多，粪便稀溏，甚至稀如水样为主症的病证。一般根据病因病机运用淡渗、升提、清凉、疏利、甘缓、酸收、燥脾、温肾等方法治疗。王老治疗本病常用的东垣合剂为参苓白术散合升阳益胃汤。泄泻日久，脾为湿困，单纯祛湿不如健脾升阳除湿之法疗效为好。二方取其辛散升阳之品，以协参、术、芪，而此清阳之上升，又借其疏散之力，辅苓、术、泽能祛躯体之湿；湿邪蕴而化热，故又用黄连清热燥而化湿；湿邪化燥伤津，故又配以白芍养阴补血，并可制诸辛散药化燥伤津，升散耗气之偏。此即"古人用辛散必用酸收，所以防其峻厉，犹兵家之节制也"。

【评注】王铁良教授从事肾病的临床、科研和教学工作近60年，取得了很好的临床疗效，培养了大批优秀人才。他学识渊博，医理精深，勤于实践，继承、借鉴历代肾病各家之长，通过实践再实践、探索再探索，开创出自己独到的医疗风格。他提出"辛以通玄法"治疗肾病蛋白尿，清热利湿方中配桂枝等温阳化气之品治疗淋证，清营凉血治疗紫斑及血尿等诸多治法，同时还创制了蛇草肾炎颗粒，以及祛湿化浊汤、补肾降浊汤、利湿汤、养阴清热汤加减方等诸多有效方药应用于临床。

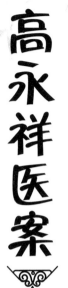

【生平传略】高永祥（1934—），1960年毕业于哈尔滨医科大学医疗系，1964年参加了卫生部举办的天津"西医离职中医班"，祖研流派·高永祥肺病流派莫基人，1993年获国务院政府特殊津贴。硕士研究生导师，曾任急症科主任，黑龙江省中医研究院附属医院院长，中国中西医结合研究会哈尔滨分会呼吸专业委员会副主任委员，黑龙江省新药评审委员会委员、省中医院分级管理评审委员等社会职务。

50多年来一直从事中医、中西医结合临床、科研和教学工作。在清热润肺法治疗咳喘的研究中，挖掘出"清肺止咳灵"院内制剂。与其他单位协作完成了《中药治疗318例淋巴腺结核临床研究报告》《验方"结核散"治疗空洞型结核临床与实验研究》，获哈尔滨市科技进步二等奖和黑龙江省科技进步四等奖。1994年荣获黑龙江省科委、省卫生厅、省中医管理局颁发的中西医结合科技工作者成就奖。

在多年临床科研工作中，撰写论文《肺与大肠相表里学说在咳喘病中应用》《肺性脑病中医临床分型论治与发病机理的探讨》《清热润肺汤治疗慢性支气管炎急性发作临床观察》《张仲景对皮肤科的贡献》《静点刺五加注射液对肺心病缓解期患者的疗效观察》等20余篇。撰写了《黑龙江省中草药和新医疗法》，并参与编写了《十万个怎么办》一书。

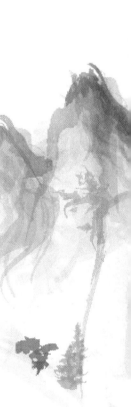

一、麦门冬汤治愈呕吐喘咳1例

刘某，女，62岁，干部。1983年5月2日初诊。

主诉及病史：反复呕吐1个月，咳嗽半月。病初恶心，食入即吐，且嗳气吞酸，月余未愈。而后常有呃逆，甚至呕哕而无物。后10余日除呕哕外，并咳而无痰，咽红且痛，无发热，舌红不润、少苔，脉细数。病日趋严重。胸透：双侧肺纹理增强。曾在某院静滴糖盐水、维生素C，并注射青霉素维持治疗20余日，效果不显，要求中药治疗。

辨证：肺胃阴虚，胃失和降。

治则：益胃生津，降逆润肺。

方药：麦门冬汤。麦冬50g，太子参25g，半夏5g，大枣10枚，甘草15g，粳米10g。2剂，水煎服。

2剂后，呕哕大减，咳亦减轻，再投3剂，咳喘均止，病已告愈。

【按语】此病初期，呕吐频繁，失治伤及胃津，津伤胃失和降，上逆则呕哕不止；津伤耗液导致阴虚，阴虚则火旺，火性炎上必灼伤肺津，致肺决肃降，故咳吐涎沫，气喘短气；虚火上炎则咽干且痛。此病其标在肺，其本在胃。治病必求其本，故治当益胃生津、降逆下气之剂。方中麦冬养阴益胃，润肺清心，肺胃同治，列为主药。太子参、甘草、大枣、粳米，补益脾胃之气阴，使津液上归于肺，肺阴得养，虚火自敛，咳逆自止。再少佐半夏下气降逆，与诸药相伍，不嫌其燥，使肺胃之气下行，而呕哕，喘咳嗽顿减，诸证自愈。

二、应用"养阴清肺止咳方"治疗咳嗽验案2例

例1：

朱某某，女，9岁。

主诉及病史：反复咳嗽1月余，干咳少痰，清咽，口干渴，咽部发红，咽部喉核红肿大，舌红少苔，脉细数。

中医诊断：阴虚型咳嗽。

治则：滋阴润肺，止咳化痰。

方药：桔梗10g，木蝴蝶10g，玄参10g，麦冬10g，浙贝母15g，生地黄10g，赤芍10g，牡丹皮10g，黄芩15g，连翘20g，金银花20g，牛蒡子10g，生牡蛎10g，皂角刺5g。7剂，每日1剂，水煎服。

二诊：7剂后，咳嗽明显减轻，咳少量黄痰，口微渴，咽红减轻。

继服7剂后，诸症状消失。

【按语】患者咳嗽日久，肺阴亏虚，虚热内灼，肺失润降，则干咳少痰；阴虚肺燥，津液不能濡润上承，故口干渴，咽红。此为"肺喜润恶燥"，咳嗽日久多伤肺阴，治疗久咳患者应注重肺阴的保护。方中玄参、生地黄、麦冬滋阴润燥；赤芍、牡丹皮、黄芩、连翘、金银花清肺热；桔梗、牛蒡子疏风宣肺，利咽排脓；浙贝母、生牡蛎、皂角刺软坚散结。诸药合用，共奏养阴清肺、止咳化痰之功效。二诊时，诸症状明显减轻，故效不更方继服，疗效显著。

例2：

王某某，男，77岁。

主诉及病史：反复咳嗽20年，既往有慢性支气管炎，肺气肿。咳嗽，咳黄痰，口干渴，咽红，喉中有哮鸣音，呼吸困难，食纳可，睡眠差，二便调，舌红、苔黄腻，脉弦滑。

中医辨证：痰热郁肺。

治则：养阴清热，化痰止咳。

方药：桔梗10g，木蝴蝶10g，玄参15g，白芍15g，麦冬15g，浙贝母15g，生地黄15g，连翘20g，金银花20g，黄芩15g，地龙15g，鱼腥草20g，桑白皮15g，瓜蒌15g。7剂，水煎服。

二诊：7剂后，咳喘减轻，仍有黄痰，咽红。上方加枳壳10g、前胡15g、白前15g。继服20剂，患者诸症状消失。

后追踪1年半未复发。

【按语】患者病程日久，肺脏虚弱，阴伤气耗，肺的主气功能失常，肃降功能失常，而致气逆咳喘。饮食不当，以致痰浊内生，日久郁而化火，生痰化火伤阴。本病为本虚标实，治以养阴清肺，理气化痰止咳。一诊基本方加入瓜蒌、鱼腥草、地龙等豁痰平喘之药，药后症状缓解明显。二诊时，加入理气降气之药，以达降气平喘之功效。服药后，症状基本平稳，继服20剂以巩固疗效。

【参考文献】杨惠明，周航. 高永祥教授用"养阴清肺止咳方"治疗咳嗽的经验浅析［J］. 黑龙江中医药，2016，45（4）：24-25.

三、苓桂术甘汤治愈痰饮病案1例

杜某，女，17岁。1983年3月初诊。

主诉及病史：反复咳嗽咳痰2个月，伴背寒冷如掌大。自1982年12月始，由感冒而致咳嗽、咳痰，痰稀不黏且凉，易于咳出，自觉背部有手掌大小区域冷凉，如遇外寒，背冷尤甚，并诱发咳剧。舌淡、苔薄腻，脉沉缓。辨证为饮停中焦，治当温药和之。方药：茯苓30g，白术20g，桂枝20g，甘草10g，服6剂而愈。

【按语】背寒冷如掌大，系心下有痰饮之故。心下是指胃，胃之俞在背，胃有寒饮，阳气不能输布其俞，故背冷。胃之寒饮犯肺，肺失肃降则咳嗽，其津化痰，故痰稀薄。正如《素问·咳论》云："其寒饮食入胃，从肺脉上至于肺，则肺寒，肺寒则内外合邪，因而客之，则为肺咳。"此证属饮停中焦当无疑问。治当仿《金匮》"病痰饮者，当以温药和之"之法，故投苓桂术甘汤，以振奋胃阳，使阳旺饮消，诸证告愈。

【参考文献】高永祥，孙振芳. 经方治验四则［J］. 黑龙江中医药，1985，（4）：29-30.

四、运用葶苈大枣泻肺汤合厚朴大黄汤加味治疗胸腔积液1例

赵某，男，39岁。2015年9月25日初诊。

主诉及病史：患者4个月前因咳嗽，胸闷气促，呼吸困难，于当地医院治

疗，西医诊断为结核性胸膜炎，故予以抗结核等治疗，但病情未见好转，胸腔积液反复发作，遂转上级医院检查。胸部彩超示：右侧胸腔积液；右侧胸腔肋隔角处可见液性暗区，最深径0.87cm，左侧胸腔积液未见液性暗区。该院诊断为：特发性胸腔积液。住院期间予以抗炎等治疗，效果仍不显著，患者倾向中医治疗，故来我院名老中医高永祥教授门诊求治。患者初诊时：咳嗽，胸闷气短，不得平卧，偶有胸痛，张口抬肩，呼吸困难，咳白色黏痰，腹胀满，尿少，大便秘结，神疲纳呆，全身乏力。双肺呼吸音减弱，舌暗淡、苔厚腻，脉沉无力。

高老师诊后认为，此患者以咳喘、咳痰、呼吸困难为主症，兼有腹胀便秘等，观其舌脉之象，总的病机为痰涎壅盛，邪实气闭。故治以峻逐水饮，降气化痰，兼行气除满，荡涤实邪之法，同时佐以健脾化湿，予以葶苈大枣泻肺汤合厚朴大黄汤加味。

方药：葶苈子25g，大枣10枚，桑白皮、大腹皮、苏子、莱菔子、白芥子、半夏、白术各20g，地骨皮30g，厚朴20g，枳实15g，大黄5g。7剂，水煎服。

7剂后，患者复诊自诉咳嗽、胸闷气促减轻，黏痰易咳出，腹胀满感减轻，小便量增多，大便较前通畅。效不更方，继服7剂后，上述症状均明显减少，精神状态好转。嘱上方续服10剂，同时劝导患者忌食辛辣、刺激的食物，以免助热生痰。共服药24剂，咳喘已平，诸症悉减，饮食可，二便调，寐安，双肺呼吸音正常。胸部X线检查：积液消失。

【按语】 胸腔积液归属于中医"悬饮""支饮"范畴。其发病是感受风寒等外邪，或吸烟日久、情志失调后秽毒之气阻滞于体内，水湿停滞成饮，日久化热，痰热互结，闭阻气机；或正气虚弱，致气血津液运行不畅，气机不利，痰浊壅塞，饮留胸胁，则发为胸腔积液。病案中患者咳嗽，胸闷气短不得平卧，张口抬肩，呼吸困难，治疗用葶苈大枣泻肺汤泻肺逐水，开闭利气。《金匮要略》中指出："支饮不得息，葶苈大枣泻肺汤主之。"《医宗金鉴》亦曰："喘息不得卧，短气不得息，皆水在肺中急症也，故以葶苈大枣汤直泻肺水也。"方药中葶苈子入肺经，泻肺下气，破水逐饮，令肺通畅，则气行水降；大枣有安中护正、缓豁痰降气之功。此外，患者病程较长，症可见神疲纳呆，全身乏力，舌暗淡、苔厚腻，脉沉无力，从中可知脾为湿困，运化无力，病程缠绵，水湿积聚日久化热伤肺，故加以桑白皮、地骨皮、白术健脾化湿利水。以上主要从肺主气，司呼吸，通调水道论治，支饮阻肺，气机不利故出现胸闷、气促呼吸困难等症状，治疗以降气化痰逐水为主，又因脾肺为母子关系，脾主运化水湿，故治疗上佐以化湿健脾。从此方可看出高老的关键思想在于辨证上运用整体观，紧密联系五脏的关系，通过调畅气机，使肺气通调，脾得传输，达到逐肺饮、攻胸腔积液的目的。

除上述症状外，患者自诉腹胀满、尿少、大便秘结，这些症状不容忽视，所谓"治喘咳不离乎肺，不止于肺"，《伤寒杂病论》云："小便不利，大便乍难乍易，时有微热，喘冒不能卧者，有燥屎也，宜大承气汤。"因而还需以通腑清热、利气化痰治疗。《灵枢》曰"肺合大肠"，即肺与大肠相表里，是说肺与大肠在经脉上相络属，在生理上相辅相成，肺气的肃降有助于大肠传导的发挥，大肠传导功能正常有助于肺的肃降和顺；在病理上肺气壅塞，大肠传导失司可致便秘、腹胀。反之，腑气不通，燥热上迫于肺则喘。高老结合症状，依据肺与大肠相表里理论，调整大承气汤改为厚朴大黄汤。《金匮要略》中提到："支饮胸满者，厚朴大黄汤主之。"用此方药治以理气逐饮，荡涤实邪，使上下通畅，方中厚朴、枳实、大黄三味药，高老重用厚朴，他认为治疗上需抓住一个"通"字，只有上下通畅，气机通利，方可奏效。从中可看出其强调条畅肺与大肠两者关系的重要性。

【参考文献】易梦霞，贾维刚．高永祥教授运用葶苈大枣泻肺汤合厚朴大黄汤加味治疗胸腔积液验案［J］．黑龙江中医药，2016，45（6）：30-31.

五、大黄甘草汤治愈神经性呕吐病案1例

苏某，女，34岁，教师。

主诉及病史：呕吐3个月。3个月前因惊吓后而致呕吐。初病时有恶心厌油腻，后呕吐频繁，进食尤剧。大便常几日不行，粪便坚硬如羊矢，难以排出，其色黑，时有腹痛。曾做胃肠X线透视，未见异常。故在某医院用镇静剂，静点葡萄糖及盐水、维生素C等，数日无效，要求中医治疗。望其舌质红、苔黄而干，诊其脉见沉涩。脉证合参，当诊为胃肠实热型呕吐，即

"胃家实是也"，胃肠为阳明之腑，以通降下行为顺。惊则气乱，腑气不顺，大肠失其传导之职。实热内壅，热灼阴液，致大便燥结，腑气不通，胃失和降，上逆为呕。究其病源，呕吐为病之标，实热内壅，腑气失其通降为其病本。故宜通腑降浊、泻下热结之法。《金匮要略》谓"食已即吐者，大黄甘草汤主之"，故用大黄甘草汤治疗。方药：大黄20g，甘草10g。2剂，煎汤顿服。一剂知，二剂已。

六、四神丸合痛泻要方治肾泻1例

刘某，女，30岁。

主诉及病史：腹痛腹泻便黏液样血便反复2年。2年来，每晨起时腹痛，呈绞痛样，以脐周围或下腹为甚，痛时需即刻如厕，泻后腹痛缓解。大便3～4次/日，重时达5～7次/日，便多为黏液样并混有血液，有时呈血水样便，伴有便不净感觉，时作时止，反复2年余。曾服激素治疗好转，后又复发，要求中医治疗。

诊查：血压150/75mmHg，脉搏76次/分，呼吸19次/分。面色苍白，四肢冷凉。心肺未见异常，肝脾未触及，脐周围轻度压痛，左下腹可触及硬条索状结肠并有压痛。血常规：红细胞3.6×10^{12}/L，血红蛋白100g/L，白细胞8.5×10^9/L，中性粒细胞0.66，淋巴细胞0.31，单核细胞0.01，嗜酸性粒细胞0.02。X线结肠钡剂透视见结肠黏膜紊乱、结肠袋加深、肠壁痉挛，可见多数形状不规则大小深浅不等的溃疡。

现症：腹泻，便黏液或血水样便3～7次/日，腹痛，黎明泻甚，面色苍白，手足冷凉，腰膝酸软，舌苔薄白、舌体胖嫩，脉沉细。

西医诊断：慢性溃疡性结肠炎。

中医辨证：肾阳虚衰，脾失温养。

辨证分析：黎明前阳气未振，阴寒较盛，故腹部作痛，发生腹泻，此谓"五更泻"，泻物为清水或血水样。阳虚不能外达四末而致手足冷凉，阳气未能外充腰府而见腰膝酸软。舌体胖、苔薄白、脉沉细为阳虚之表现。

治则：温补脾肾，涩肠止泻。

方药：四神丸加减。补骨脂15g，吴茱萸15g，肉豆蔻10g，五味子15g，生姜10g，大枣10枚。每日1剂，水煎2次，早晚分服。

连服10剂后腹泻次数减少为2～3次/日，大便略成形，手足变温，脉较有力。提示肾阳渐复，症有转机。唯腹痛仍在，每晨脐周围及左下腹挛急而痛，泻后好转。故用四神丸加用痛泻要方，在温补脾肾的同时，佐以泻肝。

方药：补骨脂15g，吴茱萸15g，肉豆蔻15g，五味子15g，白术15g，白芍15g，防风10g，陈皮10g，生姜10g，大枣10枚。每日1剂，水煎服。

再服10剂后腹痛腹泻诸症缓解。再做X线钡剂灌肠透视，示黏膜紊乱好转，溃疡基本消失。改用四神丸和健脾丸调理2个月基本治愈。现随访15个月未复发。

【按语】 慢性溃疡性结肠炎表现为五更泻、腹痛、四肢冷凉、腰膝酸软、脉沉细、舌体胖等症，当辨证为肾阳虚衰致泻。由于肾阳虚失于温煦脾阳，脾失运化之职；再当黎明时阳气未振，阴寒较盛，合而致泻，故用四神丸温补脾肾，涩肠止泻。服10剂后取得脾肾阳复、泄泻缓解之效果。由于肾阳不足致脾土虚弱，肝木相对偏旺，而造成土虚木乘之势，故每晨腹部挛急而痛未能缓解。吴鹤皋云："泻责之脾，痛责之肝，肝责之实，脾责之虚，脾虚肝实，故令痛泻。"此时加用痛泻要方，方中白芍以养血泻肝，防风舒脾散肝，白术燥湿健脾，陈皮理气醒脾，其意以白芍、防风制其相对之肝旺，以白术、陈皮再实脾土以御木侮，从两个侧面增强四神丸之功效。故药后腹泻腹痛同时缓解，2年之痼疾速愈。现用此方治疗10余例此型患者，均获较好的疗效。

【参考文献】 高永祥，高山.四神丸合痛泻要方治肾泻［J］.黑龙江中医药，1994，（6）：14.

七、应用当归贝母苦参丸治疗便秘3例

例1：妊娠便秘

于某，女，26岁。

自然闭经2个月，呕吐便秘半月余，恶心呕吐，日呕吐5～10次不等，吐物黏稠。嗜酸，但不影响进食。大便秘结，五六日不行，勉强如厕偶便出几

枚干粪，腹中满闷不适。尿少而黄，但无尿道涩痛。舌质红、苔黄略腻，脉濡数。诊断妊娠呕吐。其证为痰热阻于中焦，胎气上逆，胃失和降而致呕吐，予加味温胆汤2剂，呕吐缓解。唯便秘仍在，腹仍不适，舌质红，黄腻苔已退，脉仍细数。此系妊娠呕吐伤及胃阴，又胎气初结，血去养胎，阴血不足而生虚热，虚热耗津，致大便秘而不解。故用当归贝母苦参丸方，养血清热散结，重用当归40g、苦参15g、贝母10g。日1剂，分2次服。连服4剂，大便得通，舌红转淡，腹满消失。妊娠至6个月，便秘复作，再投此方3剂，至分娩，便秘未再出现。

例2：消渴病便秘

董某，男，62岁。

患消渴病10年余。病之初以口渴、喜饮、多食、多尿、消瘦为主症，多次住院以中西药治疗，诸症稍缓解，但病终不除。近来面色黧黑，日渐消瘦，饮一溲一，周身酸痛，五心烦热，阳痿，耳轮焦干。尿糖（+++），尤以大便干燥最著，解出困难，常十数日不行而有所苦。舌质红干，脉细数。此病初为胃中燥热，热则消谷，悬心善饥；邪热日久不除，必灼肺肾之阴；肺阴被灼，肺失清肃，津液之职，大肠失润；肾阴不足，虚热内生，而致肠中无水舟停，粪便干结难出。故治以滋肺肾之阴以治其本，清热通便以去其标，选当归贝母苦参丸加味治之。药用：当归50g，沙参30g，桔梗10g。服6剂，大便通畅，口渴已轻，尿糖（+）。再服10剂，大便保持通畅，病情较稳定。以后服此方，大便未再干结。

例3：肺痨咳喘便秘

刘某，女，30岁。

患肺痨咳喘5年，每年春秋之季咳喘发作伴咳血，身体消瘦，午后发热，入寝汗出。X线摄片示：纤维空洞型肺结核。经抗结核中西药治疗，病情好转。但最近咳嗽咳痰，呼吸困难，五心烦热，双颧发红，大便干结，数日不便已半年余，腹部微微痛发胀，舌质红，脉细数。此病系感染痨虫损其肺，日久必及于肾，肾失滋生之源，肾阴不生，虚火偏旺，肺肾阴虚，五脏六腑皆失去滋润，大肠失润，则干结难出，治当"一则杀虫以绝其本，一则补虚以复其元"，同时服当归贝母苦参丸，以滋润、清热、散结。服后大肠得通，胃气得纳，杀虫补正。大肠得通，燥热不再上迫，肺得清肃，咳喘好转。

《金匮要略》将当归贝母苦参丸用于妊娠小便难，饮食如故之证。妊娠妇女，小便困难，而饮食如故，可知病不在中焦而在下焦。此小便难非由阳虚水停，亦非湿热下迫而致淋证，此由妊娠后血养胞胎而致妊娠妇人血虚，虚热灼津，膀胱津液不足，小便为津液之余，津不足则小便难，是由于膀胱便不得下，而致大便难。故本方用当归养血润燥滑肠为主药，此《本草纲目》谓"润肠胃"是也。又贝母甘苦微寒，具有润肺止咳、清热散结之功效。肺与大肠相表里，肺得润，肺气得利，津液得降，肠胃受其荫。苦参与贝母相互配伍，能清肺与膀胱之郁热。当归、贝母、苦参三药共用，能使血得养，肺得润，肺气得降。津液得下，虚热得清，大小便自调。妊娠、消渴及肺痨诸证的便秘，虽为三种不同的疾病。但它们都可以导致血虚生热，化燥耗津之结局，一方面出现小便短少，一方面出现大肠失润而便秘，其病因不同，可导致同一结果，故同用一法治疗，此谓同病异治。

【参考文献】高永祥.当归贝母苦参丸的临床应用［J］.黑龙江中医药，1991，（1）：23-24.

八、抵当汤治愈习惯性便秘案1例

何某，女，30岁。

半年前，曾因右下腹痛在某医院诊为阑尾炎，而行阑尾切除术。术后仍留腹痛，且有便秘，大便5～6日不解。便呈硬块球状，其色较黑。每次排便常需他人协助始能排出。故常用果导片、蜂蜜及其他缓泻药维持。患者表现为烦躁不宁，并伴有头晕、口臭等症出现。因而邀中医诊治。舌质淡蓝、苔薄白，脉沉。切右腹硬满有块。

辨证分析：此人行阑尾手术后，出现便秘，大便色黑呈球状，并有烦躁不安，舌淡蓝，脉沉等，均系瘀血之见证。因血结于下，上扰心神，出现神志不安。《素问·调经论》云："气血未并，五脏安定""血并于下，气并于上，乱而喜忘。"肠有瘀血故舌质淡蓝，腑气阻滞，血气不充于脉，故见脉沉。治当破血逐瘀，用抵当汤治之。方药：大黄15g，桃仁20g，水蛭7.5g，土鳖虫7.5g。水煎服。服1剂后，下干粪块多量，再剂为稀水样便，后改丸药调服半月余，便秘缓解，右腹癥块消失，大便日行1次，停药后未复发。

【参考文献】高永祥，孙振芳. 经方治验四则［J］. 黑龙江中医药，1985，（4）：29-30.

九、滋阴利水治疗阴虚水肿2例

例1：

袁某，女，34，工人。

主诉及病史：1963年5月以水肿反复发作1年为主诉入院。1年前，因感冒诱发眼睑水肿，后渐及全身。曾在某医院诊为肾炎。望诊见面色㿠白，目窠微肿，双下肢呈凹陷性水肿，按之陷而不起。实验室检查：尿蛋白定性（++++），血红蛋白130g/L。住院后症见：水肿，舌淡胖嫩、苔润，脉沉。

中医诊断：水肿（脾肾阳虚）。

投与温阳淡渗利水之品，用五苓、五皮、真武汤化裁。口服30余剂，小便略有增加，水肿稍减，但没完全消退。后又投西药利水剂治疗，水肿仍反复发作。3个月后再诊，水肿仍在，咽红痛干，口渴欲饮，心烦，夜不能寐，舌由胖嫩苔润转为舌红瘦小，证转肺肾阴虚。

遂改用滋阴利水法，仿猪苓汤加味：车前子15g，麦冬20g，酸枣仁15g，何首乌10g，北沙参20g，泽泻25g，猪苓20g，茯苓20g，远志15g，白芍20g，石菖蒲15g，阿胶15g（烊化）。水煎400mL，日2次口服。3剂后，小便略增，水肿渐消。再进3剂，其水退尽。用六味地黄丸调之，以巩固疗效。

半年后随访，水肿未再发作。

例2：

王某，男，52岁。

主诉及病史：1975年6月患水肿病，1984年2月旧病再发，水肿转重，自觉腰膝酸软无力，食少纳呆，脘腹胀满，小便短少。面色淡黄、阴囊肿大，双下肢呈深度凹陷水肿，舌质红干、少津，脉沉细数。实验室检查：尿蛋白定性（+++），血浆白蛋白30g/L。西医诊断：肾病综合征。考虑其水肿反复发作，持续时间较长，大量投予西药利尿剂，水肿仍顽固不消，又投多剂温阳健脾渗湿之剂，致阴液大伤，故舌质红，脉细数。

中医诊断：阴虚水肿。

治则：益阴利水。

方药：猪苓汤加味。阿胶15g（烊化），泽泻20g，滑石20g，茯苓20g，猪苓20g，白茅根50g，瓜蒌25g，杜仲15g，沙参20g，竹茹20g，黄芪20g。水煎服，日2次口服。服6剂后，尿量增加，面及下肢水肿明显消退，腹胀减轻。

连服30余剂，水肿消尽。3个月后再诊，无水肿，诸症皆消。

【按语】滋阴利水法，在祖国医籍中早有记载，《伤寒论》中猪苓汤，即系治疗阴虚水热互结而致小便不利的典型方剂。近人张锡纯氏用济阴汤治"阴分虚损、不能濡润而致小便不利"之水肿。关于阴虚水肿产生原因，从病例及临床观察体会到有以下几点：（1）外湿困脾或脾虚不能运化水湿，阳气失宣，气化不利，而致水肿。水湿郁久化热，湿热复伤其阴，故水肿与阴虚可并见。（2）凡水肿之病，阳虚者多。治疗时必用温阳之法。麻、附、参、桂、芪等品，性温且热，助阳过剂，阴必受灼。亦有应用苦寒攻逐泻水或反复用西药利水而致阴伤化燥出现阴虚之证。（3）肾为水火之胜，内藏元阴元阳，为先天之本，肾气充盛（指肾之精气），三焦"决渎"功能得以通调，水液得下。肾之阴阳是互根的，二者失衡，"阳虚则阴无以化，阴虚则阳无以生"，久之阳损及阴，必然出现水肿兼阴虚之象。此时单用助阳药必然阴液重受其伤，而使阴虚加重。阴虚水肿之证，由于水肿明显，往往忽略阴虚的存在，其水肿兼阴虚辨证的要点是舌和脉象。舌质红、脉细数是其主要的表现。阴虚水肿采用滋阴利水法治疗，一方面要滋阴，一方面要利水，滋阴利水兼顾。滋阴要用甘寒养阴之品，因其利水而不伤阴，养阴而不恋邪，使水气去，阴液复，水肿自愈。

【参考文献】高永祥，孙振芳，韩冰虹.阴虚水肿（附二例报告）［J］.黑龙江中医药，1985，（6）：39，34.

十、化斑汤辨治过敏性紫癜验案1例

刘某，男，19岁。2015年6月11日初诊。

主诉及病史：突发下肢密集丘疹样出血点20天。色鲜量多，压之不褪色，痒剧。曾服地塞米松片7.5mg/天，连服10天，紫癜消失。但减至4.5mg时，紫癜复发，并见上肢皮肤亦出现丘疹样出血点。为求中医治疗而来。查：尿Pr（－），BLD（＋）。WBC 8.7×10^9/L，HB 15.6g/L，PLT 173×10^9/L。出凝血时间正常。舌淡红、边尖红，苔白腻，脉沉滑数。

中医诊断：血证、紫斑，风热夹湿证。

西医诊断：过敏性紫癜（单纯皮肤型）。

治则：清热凉血，祛风除湿。

方药：自拟化斑汤加减。槐花20g，茜草15g，生地黄20g，三七5g（冲服），牡丹皮15g，紫草20g，连翘20g，金银花20g，板蓝根20g，苍术15g，苦参15g，知母15g，荆芥15g，防风15g，当归15g，生石膏25g，甘草20g，白鲜皮20g，白蒺藜20g。5剂，每日1剂，水煎服，早晚温服。

2015年6月16日二诊：诸症基本消失。舌质淡红、苔薄白，脉沉滑。效不更方，继服前方5剂，诸症悉除。

【按语】据上述，反复出现出血点，皮肤有风团样改变，且痒，疹高于皮肤，病属风湿热邪壅于皮肤所致。出血为风热搏结，热迫血行，致血溢于肌肤。故治以清热凉血、祛风除湿之法。此例为单纯型过敏性紫癜，未合并肾及关节损害，故治疗较容易。一诊知，二诊已。

【参考文献】贾维刚.高永祥辨治过敏性紫癜经验［N］.中国中医药报，2017-07-20.

十一、运用防风通圣汤治疗脂溢性脱发验案1例

李某某，男，32岁。2011年9月5日初诊。

主诉及病史：脱发3月余。患者于2011年6月，无明显诱因出现脱发，头发光亮、油腻感，皮肤光亮，溢出油脂，伴有痤疮，平日喜食肥甘厚味，体

胖，大便干结，舌红、苔黄腻，脉数。

中医辨证及分析：患者素体阳热偏盛，过食肥甘厚味，热邪内生，热邪外越，壅滞毛囊，致使毛发失养，而出现脱发，热壅毛囊则伴有痤疮。皮毛属表，病邪在表，当解表驱邪。患者上焦热盛，肺属上焦，则肺热，肺合皮毛，肺热则热壅滞于皮毛，皮毛被灼则见脱发，当清上焦；过食肥甘厚味，致使中焦痰热内生，当清中焦；热移下焦，大肠热盛，则大便干结，膀胱热盛，或见小便红赤，当攻逐里热或利小便。毛囊闭塞不通，毛囊下血络受阻，瘀滞不通，毛发失养，则当活血养血。综合诸证，当解表攻里，上中下分消，养血活血，应用防风通圣散加减治疗。

中医诊断：脱发（表里俱实证）。

西医诊断：脂溢性脱发。

方药：防风15g，麻黄6g，荆芥15g，连翘20g，薄荷10g，川芎20g，当归20g，白芍（炒）20g，栀子15g，大黄10g，芒硝10g，石膏15g，黄芩15g，桔梗15g，滑石15g，甘草15g。7剂，每日1剂，水煎服。

服后脱发明显改善，原方巩固治疗1周，停药，症状消失。

【按语】该方属解表攻里，清泻上中下三焦热邪，给邪以出路，兼以养血化瘀，达到治疗目的。该方以防风、麻黄、荆芥、连翘、薄荷疏风解表，使腠理闭塞得开，毛孔通畅，免于闭阻。连翘解毒，使毛囊之毒得清，毛发得养，脱发自止。黄芩清解肺热，桔梗载热上行，二药相合，使热自上而去。肺合皮毛，皮毛之热邪随肺热得清而自除。大黄、芒硝泄大肠实热，大肠热去则肺热去，肺热去则皮毛自安，脱发自愈。滑石、甘草导热自小便而去，给邪以出路，膀胱热除，则肾自安，肾与膀胱互为表里，肾其华在发，膀胱热去，则发亦安。栀子、石膏泻火解毒，配以上药共奏解表攻里之效。该方驱邪不忘扶正，以当归、白芍养血，配以川芎养血活血，使毛囊之络通而不滞，毛发得养，脱发自愈。

【参考文献】尚国旗，郭春风，刘丽敏.高永祥教授运用防风通圣汤治疗脂溢性脱发验案［J］.中医药信息，2013，30（5）：84-86.

十二、慢性心力衰竭治验2例

例1：

患者某，男，47岁。2014年4月20日初诊。

主诉及病史：心悸、气短、无力、上腹部饱满反复5年，加重10余天。心悸气短，活动后尤甚，夜间可以平卧，但有时因胸闷气短而憋醒，劳力时呼吸困难，偶有下肢水肿，上腹部饱满，腹胀不欲食。查体：二尖瓣面容，心界扩大，心律不齐，二尖瓣听诊区可闻及收缩期杂音，强度在4级以上；右上腹可触及肿大的肝脏，肋下约5cm可触及肿块，质地坚硬；下肢轻度水肿；脉结代，舌质紫。心电图示：房颤。心脏彩超示：风湿性心脏病，全心力衰竭，射血分数（EF）47%。

西医诊断：风湿性心脏病，二尖瓣膜病，心功能失代偿期。

中医诊断：心悸。

辨证：宗气不足，心阳不振，水饮凌心。

高永祥教授分析："宗气积于胸中，出于喉咙，以贯心脉而行呼吸。"宗气不足，贯心脉而行呼吸之职失司，而致上症。心气不足，母病及子，脾失健运而现腹胀，土虚健运失司，水饮内停而致下肢肿胀。治以补益心气、温阳通脉之法。

方药：葶苈子20g，大枣5个，桂枝20g，麦冬20g，五味子15g，丹参20g，茯苓20g，杏仁10，甘草10，党参20g，黄芪30g，泽泻20g，白术15g。3剂，水煎温服，每日1剂。

2014年4月25日二诊：呼吸困难减轻，右胁胀痛缓解，夜间可平卧，无须高枕，水肿消失，尿量增多。心脏杂音同前，可闻及舒张期杂音。肝已缩小2cm，质地仍较硬，下肢水肿（－）。继服前方7剂。

2014年5月4日三诊：诸症缓解，除二尖瓣面容、脉结代仍在外，其余诸症消失。心脏彩超示：EF 61%。因病情缓解，进一步治疗以散剂为主，以图缓缓起效。调整用方，以补宗益气复脉为法，遣方如下：葶苈子100g，桂枝75g，麦冬50g，五味子40g，丹参75g，茯苓75g，杏仁40g，党参75g，黄芪75g，泽泻75g，苦参100g，甘松50g。共末，每次5g，每日3次，口服。维持至今，其效良好。

例2：

患者某，47岁。2012年8月14日初诊。

主诉：心悸，下肢水肿，气短1年半。心悸气短，呼吸困难，动则尤剧，夜间有时不能平卧。伴阵发性前胸刺痛，不放散，劳累时加剧。反复出现下肢水肿，尿少，腹胀，咳嗽少痰。因病情较重，已不能田间劳动。查体：面色青紫，口唇发绀，颈动脉怒张；心界扩大，二尖瓣听诊区可闻及4级以上收缩期杂音，向腋间传导，双肺未闻及啰音；肝脏剑突下2cm可触及，边缘较钝，有轻度压痛；双下肢中度凹陷性水肿；舌质淡红、苔薄白，脉沉数。心电图：左完全性束支阻滞。心脏彩超：左心腔扩大，二尖瓣、三尖瓣反流，EF 42%。

西医诊断：扩张型心肌病，心力衰竭。

中医诊断：心悸。

辨证：宗气不足，心阳不振，水饮凌心。

高永祥教授分析：此系心阳不足，宗气不能贯心脉而行呼吸所致。心阳不足，饮邪易于上犯于肺，肺失清肃而致咳与呼吸困难。治以温心阳肃肺利水法。

方药：葶苈子25g，大枣5个，桂枝20g，麦冬14g，瓜蒌20g，茯苓20g，杏仁10g，甘草15g，丹参20g，薤白15g，黄芪30g，党参20g，白芍14g，石菖蒲20g，川芎20g，远志15g。6剂，水煎温服，每剂服3次，早中晚各1次。

2012年8月25日二诊：上方服4剂后，患者咳嗽气短及下肢水肿症状即已消失。气短轻微，呼吸困难好转，夜间可以平卧，偶有胸痛。血压90/70mmHg，心律齐，肺及心脏杂音同前，脾于肋下可触及2cm～3cm。再服前方5剂。

2012年9月6日三诊：诸症消失，体重增加，脾未触及，心脏杂音已消，下肢无水肿，已如常人。进一步治疗采用上药2剂，为散剂，每次5g，每日3次口服，缓效徐治，至今未发。

【按语】本方十分精妙，彰显高永祥教授学术之精深、经验之丰富。本方由以下几个中药方剂组成：葶苈大枣泻肺汤（葶苈子、大枣）、生脉散（党参、麦冬、石菖蒲、五味子）、保元汤（党参、黄芪、甘草、桂枝）、瓜蒌薤白白酒汤（瓜蒌、薤白）、茯苓杏仁甘草汤、桂枝汤（桂枝、白芍、甘草、生姜、大枣）、养心汤（甘草、黄芪、党参、茯苓、川芎、远志、石菖蒲、桂枝）。以上诸方均围绕心阳不振及寒饮内停而设。桂枝汤重用桂枝即为桂枝加桂汤，此方用于心阳不足、寒水上逆之证，症见心悸或心下满，短气窒闷，手足不温。清代邹澍《本经疏证》云："桂枝用之道有六，曰合营，曰通阳，曰利水，曰下气，曰行瘀，曰补中。"本方主治心阳虚，阳虚阴盛，水寒之气乘虚上犯心胸之奔豚。瓜蒌薤白白酒汤，主治胸阳不振，痰饮上乘，阳虚邪闭，气机不通而见上证者。茯苓杏仁甘草汤，主治饮邪偏盛，上乘及肺之邪实证，表现为胸中气塞短气的胸痹轻症。葶苈大枣泻肺汤，《金匮要略》用其治疗支饮不得息，而见咳嗽不得卧，胸胁胀满，痰涎壅塞，甚则一身面目浮肿，病机即为支饮阻于胸膈，痰涎壅塞，肺气不利所致。生脉散、保元汤、养心汤均为温心阳、通血脉之方药。本方既可以温心阳、通血脉以扶其正，又可降逆祛痰，逐饮邪，退水肿，效果较好。

【参考文献】贾维刚，徐庆，赵丽丽，等．高永祥教授治疗慢性心力衰竭经验［J］．中西医结合心脑血管病杂志，2018，16（7）：977-980.

十三、过敏性紫癜临床治验2例

例1：

患者某，男性，22岁。2015年10月24日初诊。

主诉及病史：双膝以下皮肤密集鲜红斑点10天。服中药5～6天反有增多之势，原因不清。出血点高出于皮肤，其底部发红，皮肤轻痒，无破溃。关节疼痛轻，无关节红肿。有时腹痛，以脐周痛为主，呈持续性。无尿血及便血。血细胞分析：血小板 160×10^9/L，出凝血时间正常。舌质淡红、苔薄黄腻，脉沉弦缓。

西医诊断：过敏性紫癜。

辨证及分析：依据上症，此病为风热夹湿邪窜于肌肤，灼伤血络，血溢于肌肤而致紫癜，流注关节、内舍于腹，气机失畅，故出现关节痛、腹痛。

中医诊断：血证，紫斑风热夹湿证。

治则：祛风清热除湿。

方药：自拟化斑汤加减。黄芪50g，槐花20g，茜草15g，苍术15g，苦参15g，知母15g，白芍25g，荆芥15g，防风15g，当归20g，延胡索20g，生石膏20g，甘草20g，地肤子15g，白鲜皮15g，白蒺藜30g，牛膝15g，白茅根15g，墨旱莲20g，三七5g（冲服）。5剂，每日1剂，水煎，早晚温服。

2015年10月30日二诊：皮肤紫癜散在，颜色转淡，不突出皮肤表面，不痒。关节疼痛消失，腹痛轻。舌质淡红、苔薄白，脉沉缓。

方药：黄芪50g，槐花20g，茜草15g，苍术15g，苦参15g，知母15g，荆芥15g，防风15g，当归10g，生石膏10g，甘草10g，白蒺藜20g，白茅根15g，墨旱莲20g，三七5g（冲服）。水煎服。患者继续巩固调理14剂后，皮下出血完全吸收，诸症悉除。嘱咐患者注意休息，精质蛋白饮食，避免辛辣刺激食物。而后随访未见复发。

【按语】此方加入黄芪50g，是因为虽然下肢多处紫癜，但患者脉象沉缓，舌质淡。可以看出，患者除风热湿之外，尚有正气不足之表现，正气不足，表气失固，风热湿之邪才得以窜入。虽然邪气较盛，但正气不足之象亦需关注。本方黄芪、防风、甘草相配伍具有固表祛风之效果。黄芪、甘草得防风，固表而不留邪；防风得黄芪，祛邪而不伤正。两两相畏又相使。固表药放于祛风解表之中，使得补中有散，散中寓补。故其效果较佳。需注意，如果外邪较重，固表药应不用。

例2：

患者某，女性，14岁。2010年11月13日初诊。

主诉及病史：下肢紫癜反复发作2年余。因宿舍较冷，外感2次后，出现下肢紫癜。治疗后消失，但以后又反复、成批出现。曾因伴有腹痛、关节疼痛而在某医院住院2次。下肢紫癜仍有。最近出现腰痛。尿液分析见：红细胞10~15个/HP，尿蛋白（+）~（++）。血细胞分析：血小板计数200×10⁹/L。因反复发作，患者要求中药治疗。现患者双下肢散在小的出血点，稍突出皮肤，痒剧。关节痛，局部冷、凉。偶有腹部疼痛。舌质淡红、苔薄白，脉沉滑。

西医诊断：过敏性紫癜（混合型）。

中医诊断：血证，紫斑湿热交阻型。

治法：祛风清热除湿，佐以益气。

方药：自拟化斑汤加减。苍术15g，苦参15g，知母15g，荆芥10g，防风15g，当归15g，半夏10g，生石膏20g，甘草20g，胡麻仁15g，生地黄15g，槐花20g，茜草15g，地肤子15g，白鲜皮15g，黄芪30g，墨旱莲15g，三七5g（冲服）。6剂，每日1剂，水煎早晚温服。

2010年11月19日二诊：服6剂后，下肢紫癜消失，虽偶有1~2个血点出现，但影响较小。效不更方，再进10余剂，以冀奏效。

2010年11月29日三诊：紫癜完全消失，关节痛亦好转，偶有腰痛。但肾损害改善较小，尿内仍有红细胞10~15个/HP，尿蛋白（+~++），偶有管型。舌质淡红，脉沉数。诊断：过敏性紫癜性肾炎。因迁延2年余，故治疗较为困难。结合上述舌脉症，辨证为气阴两虚型。治以益气滋阴。

方药：黄芪50g，女贞子20g，墨旱莲20g，白茅根30g，生地黄20g，桔梗15g，补骨脂10g，党参15g，甘草10g，生地榆15g，小蓟15g。水煎，早晚温服。

连服20剂后，尿中红细胞0~2个/HP，PR（±），管型消失。而后加减调理半年余症状消失，2年后紫癜治愈。随访未见复发。

【按语】本例患者兼见脾虚失统，与病久湿盛、正气受损有关，故佐用黄芪益气，使脾气恢复调畅气机功能而祛湿外达。紫癜与肾炎可同时出现，若紫癜不断形于外表，说明病情尚未稳定，其内在损害亦未停止。故治疗时应先治其紫癜，当紫癜停止后，再辨证治其肾脏的改变。不主张表里同治，忌其涉及较广、用药多杂之故，易忽略主要矛盾而致效微。

【参考文献】贾维刚，宋博，徐庆，等.高永祥教授辨治过敏性紫癜临床经验［J］.中国中医急症，2017，26（1）：68-71.

【生平传略】王克勤（1911—），男，黑龙江省中医药科学院研究员、省中医医院主任医师，国务院政府特殊津贴终身获得者，国内及中国中医研究院（现中国中医科学院）首届中医硕士，为祖研流派·王克勤中医心理流派奠基人。国内知名中医，受聘为中国中医科学院临床基础研究所荣誉研究员、世界中医药学会联合会中医心理学专业委员会名誉会长、中华中医药学会中医心身医学分会顾问、《中国中医药年鉴·学术卷》资深编委。曾任黑龙江省祖国医药研究所副所长、黑龙江省中医研究院副院长、中国民间中医医药研究开发协会中医心理学研究专业委员会主任委员等职。长期从事中医心理学理论及临床研究，为中医心理学的学科创始人之一。著有《中医神主学说》《中医心理学基础理论》，为第一部《中医心理学》教材、《中医临床大全·内科》等主编之一。出版著作多部，发表论文百余篇，荣获各种奖励多项。

王老步入吉林近60载，以"大医精诚"为座右铭，学术上扎根经典，传承岐黄，师古不泥，守正创新。临床擅长中医疑难病的治疗，认为疑难病多与心理因素密切相关，因而多为心身疾病，应身心并治方可奏效。秉承中医"形神合一"及《黄帝内经》"治神"思想，临床重视心理因素在疾病发生及治疗康复中的重要作用，倡导"治病先治人，治人先治心"的临床理念，将"调神"贯穿于辨证论治的全过程，在运用中药治疗时合理配合心理治疗，明显提高了治疗疑难病的临床疗效。

一、黄连温胆汤合交泰丸加味治疗失眠1例

马某，女，37岁。2001年12月10日初诊。

主诉及病史：患者失眠2年余，曾在本地中医院门诊口服中药治疗一段时间，药后效果不佳，为求进一步诊治来到王师门诊。现症状：心烦恶心，夜不成寐，梦多，口苦心慌。

诊查：舌红苔黄腻，脉弦滑细，血压120/80mmHg。

辨证：痰热内扰，心肾不交。

治法：清热化痰，安神除烦，交通心肾。

方药：半夏15g，竹茹15g，白芍15g，陈皮15g，茯神15g，枳实15g，黄连15g，山栀子15g，五味子15g，牡丹皮15g，合欢皮30g，甘草15g，肉桂5g，丹参30g，远志10g，首乌藤30g，当归15g。7剂，每日1剂，水煎服。

免煎颗粒：酸枣仁2袋（每袋相当于饮片10g），琥珀1袋（每袋相当于饮片3g），柏子仁2袋（每袋相当于饮片10g），生龙骨1袋（每袋相当于饮片30g），生牡蛎1袋（每袋相当于饮片30g）。7剂，每晚睡前服用1剂。

2001年12月17日二诊：药后心烦睡眠明显改善，已经能睡四五个小时，睡眠梦多、恶心口苦也明显改善，舌红苔黄腻，脉弦滑细。血压120/80mmHg。前方加酸枣仁25g、生地黄25g，7剂，每日1剂，水煎服。

【按语】失眠属于中医"不寐"范畴，多为情志内伤、饮食不节、劳逸失调、久病体虚等导致脏腑功能紊乱，气血失和，阴阳失调而发病，《景岳全书》谓"痰火扰乱，心神不宁，思虑过伤，炽痰郁而至不眠者多矣"，本病痰火内扰为主要病机，心肾不交是本证的次要病机。黄连温胆汤出自《六因条辨》，交泰丸出自《韩氏医通》。方中黄连苦寒清心降火，半夏辛温燥湿化痰，和胃降逆；竹茹味甘微寒，清热化痰，除烦止呕；枳实辛苦微寒，降气导滞消痰除痞；陈皮苦辛温行气，燥湿化痰；茯神健脾安神；黄连和肉桂交通心肾，清火安神；牡丹皮、生地黄、丹参清热凉血除烦；当归养血活血；甘草

调和诸药；合欢皮、首乌藤、远志、酸枣仁、琥珀、柏子仁、生龙骨、生牡蛎诸药和用，共奏清热化痰、理气健脾、宁心安神、清心除烦、交通心肾之功，故失眠自除矣。

二、甘麦大枣汤合丹栀逍遥散加减治疗脏躁1例

刘某，女，15岁。2001年11月5日初诊。

主诉及病史：患者心烦、悲伤欲哭3月余。因学习压力大，情绪低落，开始是心烦失眠，后逐渐加重至悲伤欲哭，曾经在三甲级医院心理治疗，但未见好转，来王师门诊求治中医。现症：心烦胸闷，时悲伤欲哭，记忆力尚可，梦多，月经正常，面部起痤疮。

诊查：舌淡略紫，脉弦细数，血压110/70mmHg。

辨证：肝脾不调，心神失养。

治法：疏肝解郁，养心安神，清热除烦，和中缓急。

方药：柴胡15g，牡丹皮15g，山栀子10g，白芍15g，当归15g，茯苓15g，厚朴15g，郁金15g，白术15g，薄荷10g，淮小麦50g，甘草15g，柏子仁20g，合欢皮25g，首乌藤30g，五味子15g，大枣5枚。7剂，每日1剂，水煎服。

2001年11月12日二诊：药后心烦胸闷明显好转，偶有悲伤欲哭发作，夜寐尚可，精神状况明显改善，面部未发现新生痤疮，舌淡略紫，脉弦细数，血压110/70mmHg。续用前方加香附15g，7剂，每日1剂，水煎服。

【按语】本病属于《金匮要略》之"脏躁"，脏躁一证是因忧思过度，肝失疏泄，脾失健运，心阴不足，心神失养，五脏功能失调所致。治宜疏肝解郁，养心安神，清热除烦，和中缓急。王师选用甘麦大枣汤和丹栀逍遥散加味治疗本病，甘麦大枣汤出自《金匮要略》，可养心安神、和中缓急，张仲景《金匮要略·妇人杂病脉证并治》云："妇人脏躁，喜悲伤欲哭，像如神灵所作，数欠伸，甘麦大枣汤主之。"《灵枢》中亦说"心病者，宜食麦"。丹栀逍遥散，出自《校注妇人良方》卷二十四方，是逍遥散加牡丹皮、山栀子而成，又名八味逍遥散，可疏肝解郁、清热除烦、健脾和营，兼清郁热。方中牡丹皮清血中之伏火；山栀子善清肝热，且能导热下行；柴胡疏肝解郁，且有薄

荷相佐，解郁之力更强；当归、白芍养血柔肝；白术、甘草、茯苓健脾养心；小麦养心阴，益心气，安心神，除烦热；甘草补益心气，和中缓急（肝）；大枣甘平质润，益气和中，润燥缓急；郁金、合欢皮清热解郁除烦；柏子仁、首乌藤养血安神。两方合用效力更速。

三、半夏白术天麻汤合温胆汤加减治疗眩晕1例

敬某，男，13岁。2001年12月14日初诊。

主诉及病史：眩晕伴呕吐数月。患者自诉数月前眩晕呕吐且逐渐加重，致使休学在家，其父母为其看病东奔西走，曾经在当地人民医院住院治疗，出院数日又发作，也曾经在当地中医院服中药治疗，都未见明显效果。素闻师名，前来诊治。现症：眩晕伴呕吐，体质肥胖，运动极少，食纳尚可。颅脑CT（−），脑电图广泛中等异常。

诊查：舌淡红、苔白腻，脉弦滑，血压正常。

辨证：痰湿内蕴，风痰上扰。

治法：化痰息风，健脾祛湿。

方药：天麻15g，半夏15g，茯苓15g，白术15g，甘草15g，竹茹15g，菊花15g，生龙牡各30g，枳实10g，川芎15g，白芍15g，陈皮15g，草决明20g，石菖蒲15g，远志15g，泽泻10g，姜虫10g，生姜3片，大枣5枚。7剂，每日1剂，水煎服。

2001年12月21日二诊：药后眩晕呕吐明显减轻，已能轻微活动，舌淡红、苔白腻，脉弦滑，血压正常。方药：前方加代赭石20g（先煎），14剂，每日1剂，水煎服。

2002年1月7日三诊：药后眩晕呕吐止，无不适感，舌淡红、苔薄白，脉弦。守方7剂，巩固疗效，每日1剂，水煎服。

【按语】本病属于中医内科之痰浊上蒙眩晕，病位在清窍。本病有虚实之分，而张景岳谓"虚者居其八九"，如肝肾阴虚、肝风内动，气血亏虚、清窍失养，肾精亏虚、脑髓失充等。而实证多由痰浊阻遏，升降失常，痰火气逆，上犯清窍所致。本证患者平素多嗜肥甘，身体肥胖，饥饱劳倦，伤于脾

胃，健运失司，以致水谷不化精微，聚湿生痰，痰湿中阻，浊阴不降，上扰清窍引起眩晕。治当化痰息风，健脾祛湿。本病两个方剂都是二陈汤化裁而来，半夏白术天麻汤出自《医学心悟》，而温胆汤出自《三因方》。全方中半夏辛温，燥湿化痰，和胃降逆止呕；天麻平肝息风，而止头眩，两者合用，为治风痰眩晕头痛之要药。李杲在《脾胃论》中说："足太阴痰厥头痛，非半夏不能疗，眼黑头眩，风虚内作，非天麻不能除。"以白术、茯苓健脾祛湿，能治生痰之源；陈皮辛苦温，理气行滞，燥湿化痰；枳实辛苦微寒，降气导滞，消痰除痞；陈皮与枳实相合，为一温一凉，而理气化痰之力增，脾气顺则痰消；竹茹，取其甘而微寒，清热化痰，除烦止呕；半夏与竹茹相伍，亦为一温一凉，化痰和胃，止呕除烦之功倍；加生姜、大枣调和脾胃，且生姜兼制半夏毒性；菊花、石菖蒲、草决明清肝醒神、化湿和胃；生龙牡滋阴潜阳；泽泻利小便而清湿热，使湿邪从小便而出；姜虫搜风通络；以甘草为使，调和诸药。综观全方，风痰并治，标本兼顾。

四、益气养阴、化痰降逆治疗神经性呕吐1例

李某，女，37岁。2018年9月14日初诊。

主诉及病史：间断呕吐2个月余。2个月前因频繁呕吐，经某医院消化科相关检查未发现异常。9月初曾因呕吐物中带血再次入院，血止后出院。患者自诉4个月因哮喘发作入住ICU抢救，半昏迷中发现周边抢救环境而心中恐惧、郁闷，自此善悲欲哭，心情低落。又因呕吐，不能进食，不能入睡，身体虚弱，活动无力。

诊查：面色无华，情绪低落，不能进食，夜不能寐，舌淡苔白，脉细弱而数。

辨证：气阴两虚，胃失和降。

治法：益气养阴，化痰降逆。

方药：免煎颗粒半夏2袋（每袋相当于饮片6g），旋覆花2袋（每袋相当于饮片10g），代赭石2袋（每袋相当于饮片10g），柴胡2袋（每袋相当于饮片6g），红参2袋（每袋相当于饮片10g），白术2袋（每袋相当于饮片10g），熟

地黄2袋（每袋相当于饮片10g），白芍2袋（每袋相当于饮片10g），麦冬2袋（每袋相当于饮片10g），天冬2袋（每袋相当于饮片10g），生姜2袋（每袋相当于饮片3g），茯苓2袋（每袋相当于饮片10g）。3剂，每日1剂，水冲服。

2018年9月17日二诊：共服上方3剂，呕吐止，已能自行进食，体力有所恢复，精神状态好转，睡眠有所改善，但仍感恶心，无饥饿感，舌淡略紫、苔白，脉沉细弱较前有力。

方药：黄芪50g，白术15g，茯苓15g，甘草10g，当归15g，熟地黄30g，枸杞子20g，川芎15g，白芍25g，半夏15g，砂仁15g，陈皮15g，枳壳15g。3剂，每日1剂，水煎服。红参2袋（每袋相当于饮片10g）免煎颗粒，入前汤剂同服。

2018年9月21日三诊：共服上方5剂，现夜间仍有恶心，仍有乏力，食欲一般，夜寐不佳。

方药：黄芪50g，白术15g，当归15g，川芎15g，熟地黄30g，枸杞子20g，半夏15g，砂仁15g，陈皮15g，甘草10g，酸枣仁30g。7剂，每日1剂，水煎服。红参1袋，半夏1袋，生姜1袋（免煎颗粒），入前汤剂同服。

继服7剂而愈。

【按语】呕吐病名最早见于《黄帝内经》，并对其原因论述甚详，认为外邪、火热、食滞及肝胆气逆犯胃等均可导致呕吐。明代张介宾将呕吐分为虚实两大类，《景岳全书·呕吐》云："呕吐一证，最当详辨虚实。实者有邪，去其邪则愈；虚者无邪，则全由胃气之虚也，补其虚则呕吐可止。"但本例以气阴两虚，胃失和降为主。方中红参补气之不足，白术益气健脾；熟地黄、白芍、麦冬、天冬养阴之不足；半夏、生姜和胃降逆；旋覆花下气消痰降逆；代赭石重镇降逆；柴胡疏肝，防肝郁化火上逆犯胃；茯苓健脾，以绝生痰之源。

五、疏肝解郁、清热燥湿治愈脱肛1例

刘某，女，62岁。2018年9月21初诊。

主诉及病史：慢性肠炎10余年，抑郁病史5年，服用盐酸度洛西汀肠溶片，1片/早，情绪控制尚可。但近1个月因丈夫去世，抑郁，情绪低落，肠炎复作。现腹痛，大便时直肠黏膜直行脱出、伴血丝，偶心悸，心中无所依附状。

诊查：纳差，失眠多梦，二便调。舌淡红、苔白稍厚腻，脉稍弦。

辨证：肝郁气滞，湿热下注。

治法：疏肝解郁，清热燥湿。

方药：柴胡15g，白芍35g，甘草10g，白术15g，郁金15g，黄芩15g，茯苓15g，白及20g，枳壳20g，当归15g，生龙骨40g，生牡蛎40g，黄芪35g，半夏15g，丹参25g。7剂，每日1剂，水煎服。

2018年9月28日二诊：上方共服7剂，现腹痛明显缓解，直肠黏膜脱出基本控制，食纳增，抑郁情绪缓解，但仍夜寐多梦，心中无所依附状。舌淡红、苔白稍厚，脉稍弦。

原方去郁金，加牡丹皮10g、炒栀子10g、首乌藤30g、合欢皮30g，继服10剂而愈。

【按语】脱肛，其特点是直肠黏膜及直肠反复脱出肛门外，伴肛门松弛，多见于儿童及老年人。小儿气血未旺，中气不足；或年老体弱，气血不足；或妇女分娩过程中，耗力伤气；或慢性泻痢、习惯性便秘、长期咳嗽引起中气下陷，固摄失司，导致肛管直肠向外脱出。但本例以肝郁、湿热下注为主，治以疏肝解郁、清热燥湿。方中柴胡、郁金疏肝解郁；当归、白芍养血柔肝；白术、茯苓健脾祛湿；黄芪补肝气，益脾气，升提中气；丹参行血气，血气得行则肝气得疏；黄芩清热燥湿，白及收敛止血，枳壳行气宽中，生龙牡安神潜阳，半夏燥湿；甘草调和诸药。

六、疏肝理气、化痰利胆治愈情感障碍1例

吴某，男，40岁。2018年6月15日初诊。

主诉及病史：手抖、自语、沉默2个月余。2个月前因同事间矛盾（宗教信仰不和）受惊吓刺激而手抖，此后一直手抖并自言自语（给人讲课状），稍受刺激（吵闹声等）则惊恐不安。常彻夜不眠，自言自语，觉有人跟自己说话，纳差，食后胃胀，偶反酸，排便困难。

诊查：舌边紫、苔白，脉沉。

辨证：胆虚肝郁。

治法：疏肝理气，利胆化痰，安神定志。

方药：熟地黄30g，山茱萸20g，川芎15g，柴胡15g，白芍25g，郁金15g，生龙骨50g，生牡蛎50g，石菖蒲15g，珍珠母40g，丹参30g，黄芪50g，半夏15g，茯神20g，首乌藤30g，合欢皮30g，酸枣仁30g，五味子15g，陈皮15g，枳实15g，竹茹10g，黄连10g。14剂，每日1剂，水煎服。

2018年6月25日二诊：共服上方13剂，现手抖、自语次数明显减少，睡眠，饮食改善，大便可。今晨乘车又受惊吓而感恐惧不安。

方药：半夏15g，陈皮15g，茯神20g，甘草10g，竹茹10g，黄芪50g，丹参30g，柴胡15g，白芍30g，生龙骨40g，生牡蛎40g，熟地黄30g，山茱萸20g，五味子15g，首乌藤30g，合欢皮30g，枳实15g，郁金15g，珍珠母40g。

继服20剂而愈。

【按语】此情感障碍属中医"癫狂"范畴之癫证。癫狂病名首见于《黄帝内经》。《素问》说："阳尽在上而阴气从之，下虚上实，故癫狂疾也。"指出阴阳失调可以发病。《难经·二十难》有"重阴者癫""重阳者狂"之论。汉代张仲景《金匮要略》云："邪哭使魂魄不安者，血气少也……阴气衰者为癫，阳气衰者为狂。"总之癫证多由痰气郁结、气虚痰结、心脾两虚所致。但本例证属胆虚肝郁，治以疏肝理气、化痰利胆。方选十味温胆汤合王师自拟疏肝散加减。方中半夏、陈皮燥湿化痰，竹茹清热化痰，使胆气清肃，枳实破气消痰，石菖蒲开窍化痰，茯苓健脾渗湿，以绝生痰之源；柴胡、郁金疏肝解郁，白芍柔肝养血，黄芪补肝气、益脾气，丹参、川芎行血气，血气得行则肝气得疏；熟地黄、山茱萸补肝肾之不足，生龙骨、生牡蛎潜阳安神，珍珠母重镇安神，茯神、首乌藤、合欢皮、酸枣仁安神，五味子收敛心神。

七、和解少阳、清郁热治愈焦虑症1例

宋某，女，70岁。2017年7月24日初诊。

主诉及病史：绝经后间断性焦虑抑郁20余年，加重2个月。平素常焦虑抑郁，心烦急躁，烘热汗出，神疲乏力，口干苦，耳聋眼花，呃逆时作。因夜寐不佳，服氯硝西泮4年余。大便可，小便黄。高血压史，自服硝苯地平缓

释片20mg/早，BP 150/95mmHg。

诊查：舌略红、苔薄黄，脉弦细稍数。

辨证：少阳郁热。

治法：和解少阳，解郁清热。

处方：

1.监控血压：硝苯地平缓释片20mg/早，日1次口服。

2.舒肝解郁胶囊2粒，日2次；黛力新1片，早餐后。

3.方药：柴胡15g，黄芩15g，半夏15g，党参15g，甘草10g，薄荷10g，白芍25g，郁金15g，生龙骨40g，生牡蛎40g，黄连10g，肉桂3g，茯神20g，合欢皮30g，首乌藤30g，酸枣仁30g。7剂，每日1剂，水煎服。

2017年8月7日二诊：共服上方14剂，情绪明显改善，已无胃胀、呃逆，饮食可，偶烘热汗出，仍夜寐不安，神疲乏力，口干苦。

方药：柴胡15g，白芍20g，黄芩15g，半夏15g，生地黄25g，当归15g，牡丹皮15g，刺五加35g，丹参25g，赤芍15g，生龙骨40g，生牡蛎40g，首乌藤30g，合欢皮30g，五味子15g，酸枣仁30g。继服14剂，合舒肝解郁胶囊调理而愈。

【按语】本例焦虑症证当属中医"脏躁"范畴。脏躁首见于《金匮要略》："妇人脏躁，喜悲伤欲哭，象如神灵所作，数欠伸。"脏躁多属内伤虚证，以精血不能养五脏，阴阳失去平衡，虚火妄动，上扰心神，或灼伤肺金，或心肾不交，或心肝火旺，肝阴受损，或素体有痰、痰火交织而致。但本例证属少阳郁热，治以和解少阳、清郁热为主。方中柴胡轻清疏散，黄芩善清少阳郁热，一散一清共解少阳之邪；半夏和胃降逆，党参、甘草扶正以祛邪；郁金、薄荷疏肝解郁，白芍柔肝养阴；黄连、肉桂交通阴阳；生龙骨、生牡蛎安神潜阳；茯神、合欢皮、首乌藤、酸枣仁宁心安神。

八、益气养阴、祛风清热治愈睑缘炎1例

刘某，女，54岁。2017年10月23日初诊。

主诉及病史：睑缘干痒、脱屑年余。近1年来无明显诱因出现睑缘先起针尖大小水疱，后干痒、脱屑，目涩。伴巅顶头痛，上肢、后背酸痛，心烦急

躁，咽中紧束不适，时引发咳嗽，大便日2行。

诊查：舌质淡红、苔白，中有裂纹，脉弦细小数。

辨证：气阴两虚，风热外袭。

治法：益气养阴，祛风清热。

方药：黄芪50g，太子参15g，白芍30g，枸杞子20g，菊花15g，夏枯草15g，金银花30g，半夏15g，当归15g，丹参25g，柴胡15g，甘草10g，川芎15g，防风15g，羌活15g。7剂，每日1剂，水煎服。

2017年10月30日二诊：共服上方7剂，仍有睑缘痒，目涩减，纳增，头痛减，身痛稍缓解，情绪改善，大便日2行、不成形。

方药：黄芪35g，生地黄25g，白芍30g，枸杞子20g，菊花15g，防风15g，甘草10g，川芎15g，丹参25g，柴胡15g，茯苓15g，山药25g，炒白术15g，金银花30g，夏枯草15g。10剂，每日1剂，水煎服。

2017年11月20日三诊：共服上方10剂，现几无睑缘痒，余症均有改善，近日晨起心悸、乏力，活动后减轻，鼻干裂，大便稀溏，日3～4行。

方药：黄芪50g，白术15g，山药30g，柴胡15g，白芍20g，枸杞子20g，菊花15g，麦冬15g，牡丹皮15g，丹参25g，半夏15g，熟地黄30g，怀牛膝20g，五味子15g，甘草10g，茯苓15g。继服7剂而愈。

【按语】睑缘炎中医病名为睑弦赤烂。《诸病源候论·目病诸候》："目赤烂眦候，此由冒触风日，风热之气伤于目，而眦睑皆赤烂，见风弥甚，世亦风云眼。"本病多由脾胃蕴热，复受风邪，风热合邪于睑弦，耗伤津液而化燥；脾胃湿热，外受风邪，风湿热三邪攻于睑弦；风邪引动心火上炎，灼伤睑眦。但本例证属气阴两虚，风热外袭，治以益气养阴、祛风清热。方中黄芪、太子参益气；当归、白芍、枸杞子养阴，防风祛风；金银花、菊花、夏枯草清热明目；柴胡疏肝解郁；甘草调和诸药。

九、疏肝扶土抑木治愈小儿抽动症1例

李某，男，12岁。2018年12月17日初诊。

主诉及病史：紧张时左侧眼睑抽动1月余。2年前曾有发作，于市一院诊

断抽动症，给予口服脑活素后缓解。查体左眼裂小于右眼裂。

诊查：舌红、苔白，舌中部无苔，脉沉细稍弦。

辨证：肝郁脾虚生风。

治法：疏肝扶土抑木。

方药：柴胡12g，白芍20g，枸杞子15g，当归12g，川芎10g，甘草7g，生龙骨25g，生牡蛎25g，地龙10g，僵蚕10g，钩藤12g，黄芪30g，白术12g，半夏10g。7剂，每日1剂，水煎服。

2018年12月24日二诊：共服前方7剂，左侧眼睑抽动缓解，纳可，眠可，二便调。舌淡红、苔白，舌中无苔，脉细弦。继服前方15剂。

2019年1月14日三诊：左侧眼睑抽动明显改善，近日患感冒，干咳。舌淡红、苔白，舌中部苔渐生，脉稍弦细。

方药：柴胡12g，白芍25g，白术12g，黄芪30g，茯苓15g，钩藤12g，枸杞子12g，桑叶12g，杏仁12g，麦冬15g，地龙10g，生龙骨25g，生牡蛎25g，甘草10g。10剂，每日1剂，水煎服。

2019年1月25日四诊：共服上方10剂，已无左侧眼睑抽动，干咳止。舌淡红，苔薄白，舌根无苔，左脉沉细，右脉稍弦。

方药：柴胡12g，白芍25g，黄芪30g，白术12g，甘草10g，茯苓12g，钩藤12g，枸杞子12g，生龙骨25g，生牡蛎25g，地龙10g，僵蚕7g。7剂，每日1剂，水煎服。继服7剂巩固疗效。

【按语】小儿抽动症属于中医慢惊风范畴，多系脾胃受损，土虚木旺化风；或脾肾阳虚，虚极生风；或肝肾阴虚，筋脉失养生风。但本例证属肝郁脾虚生风，治以疏肝扶土抑木。方中柴胡、白芍、川芎疏肝解郁，黄芪、白术、茯苓、甘草健脾益气，当归、枸杞子养肝血，生龙骨、生牡蛎平肝潜阳，地龙、僵蚕、钩藤息风止痉。

十、清肺止咳汤治疗咳嗽1例

林某，男，8岁。2001年5月23日初诊。

主诉及病史：发热时作。素体虚弱，反复外感，近3日又发热，咳嗽，咽痛。

诊查：扁桃体红肿，双肺呼吸音粗糙，舌淡红、苔薄白，脉细数。

辨证：风热犯肺，肺失宣降。

治则：清热宣肺止咳。

方药：鱼腥草25g，白花蛇舌草25g，桑白皮10g，杏仁8g，黄芩10g，麦冬10g，半夏8g，桔梗8g，黄芩10g，川贝母10g，前胡10g，生石膏15g，紫菀10g，款冬花10g，生地榆15g，金银花20g，柴胡8g，生姜3片。4剂，每日1剂，水煎服。

2001年5月27日二诊：药后热退，咳嗽明显减轻，两肺呼吸音基本恢复正常，但食少纳呆，时而腹痛。舌淡红、苔薄白，脉沉细。

方药：黄芪20g，半夏7g，地骨皮7g，胡黄连10g，枸杞子10g，槟榔7g，焦三仙各10g，枳实7g，柴胡7g，白芍10g，延胡索10g，鸡内金10g，川贝母7g，生姜3片。7剂，每日1剂，水煎服。

2001年6月3日三诊：药后咳嗽止，食纳增，腹痛未作，全身状态佳。停药，嘱其饮食调理善后。

【按语】本例为外感咳嗽，无咯痰、喘促等症。此因风热犯肺，肺失宣肃而致，治以清热宣肺止咳。但因患儿平素体弱，脾肺之气素虚，故二诊时热退咳减，则以调理脾胃为主。王师初诊所用方剂，为其家传清肺止咳汤加味，是治疗外感咳嗽，以及内伤咳嗽兼有外感者的有效方。王师在原方基础上加石膏，以解肌发表清肺热。本例患儿外感，以咳为主症，并兼热象，故诊为风热咳嗽。王老运用本方加味，4剂效而7剂瘥。该方的临床运用，以辨病与辨证相结合为其特点，针对其上呼吸道感染，重用鱼腥草、白花蛇舌草、金银花等，所以对呼吸系感染而致咳嗽疗效尤佳，特别是经用多种抗生素治疗无效者，本方更能显现其独特的疗效。此外，儿童外感咳嗽恢复期多见食少纳呆，应以调理脾胃为主，取其补脾益肺、补土生金之义。

【参考文献】吕波，贺苏.黑龙江省中医药科学院·祖研流派：王克勤学术经验集［M］. 2019：590.

十一、身心并重治疗疑难病验案2例

例1：癫证

患者，女，21岁，学生。2003年6月20日初诊。

患者为难产儿，发育正常。平素性格内向，近1月来因"非典"流行而出现心中恐惧，后又出现幻觉。曾到某院就诊，脑电示畏惧性脑电。诊断精神分裂症，未予治疗。刻下：心中恐惧，幻想有人跟踪、辱骂，以致精神抑郁，彻夜不眠，不欲见人，常喃喃自语，答非所问。舌淡红、苔白，脉沉细。

中医诊断：癫证。

辨证：痰气郁结，心胆气虚。

治法：理气解郁，温胆养心，镇惊安神。

方药：柴胡15g，郁金15g，生白芍15g，丹参20g，川芎20g，当归15g，生龙骨30g，生牡蛎30g，石菖蒲20g，生地黄25g，熟地黄25g，甘草15g，远志10g，山茱萸15g，黄芪50g，牡丹皮15g，半夏15g，琥珀3g（研末冲服）。7剂，每日1剂，水煎分2次早晚服。忌辛辣，避免言语激惹。

2003年6月27日二诊：患者仍心中恐惧，有幻觉，睡眠略改善。舌淡红、苔白，脉弦细。

方药：柴胡15g，生白芍15g，郁金15g，生龙骨30g，生牡蛎30g，五味子15g，柏子仁25g，青礞石40g，磁石40g，石菖蒲15g，川芎15g，生地黄25g，厚朴15g，山茱萸15g，黄芪50g，半夏15g，茯神25g，远志10g，枳实10g。8剂。

2003年7月5日三诊：药后睡眠改善，幻觉消失，恐怖症减，但仍不欲见人。舌淡红、苔白，脉细。

方药：柴胡15g，生白芍20g，石菖蒲20g，远志10g，生龙骨30g，生牡蛎30g，五味子15g，柏子仁30g，珍珠母30g，山茱萸20g，茯神20g，郁金15g，半夏15g，黄芪50g，琥珀3g（研末冲服）。7剂。

2003年7月12日四诊：恐怖症状基本控制，一般状态佳。舌淡红、苔白，脉细。巩固疗效以7月5日方继服7剂。

2003年7月20日五诊：诸症基本控制，调配丸剂以善后。

方药：生晒参80g，石菖蒲60g，远志40g，川芎60g，生地黄60g，熟地黄60g，山茱萸60g，当归60g，茯神60g，五味子50g，酸枣仁80g，柴胡50g，郁金50g，珍珠粉20g，琥珀10g，丹参60g。诸药研末，炼蜜为丸，9g丸，每服2丸，每日2次。

2个月后再诊，前述症状未发作，已能正常学习，疾病告愈。

【按语】精神分裂症是以感知、思维、情感和行为等方面障碍和精神活动不协调为主要表现的精神疾病，属中医"癫狂"范畴，本例据症当属"癫证"。本病多因七情内伤引起，或情志不遂，或思虑过度，或愤怒惊恐，皆能损伤心、肝、脾，导致脏腑功能失调，阴阳失于平秘，进而形成气滞、痰结、火郁、血瘀，阻闭心窍而引起神志失常。本案患者究其发病原委，系于恐惧、畏死而得。《灵枢·师传》曰："人之情，莫不恶死而乐生，告之以其败，语之以其善，导之以其所便，开之以其所苦，虽有无道之人，恶有不听者乎？"因此王师临证：①首先从心理治疗的角度，给其讲解"非典"的发病过程。通过积极预防可以避免患病，即使患病也可以治疗，以消除其思想顾虑，建立信心。②注意病机、病位的把握。此例患者因过度担忧而后出现恐惧、幻觉、精神忧郁、彻夜难眠、不欲见人等症，结合舌脉，诊为痰气郁结，心胆气虚，治以理气解郁、温胆养心、镇惊安神，予《伤寒论》柴胡加龙骨牡蛎汤加减。方中柴胡配白芍、郁金，行气解郁；黄芪、当归、远志、熟地黄，益气温胆、养血养心安神；石菖蒲配远志、半夏，化痰开窍，配郁金为石菖蒲郁金汤，解郁化痰开窍；琥珀、龙骨、牡蛎，镇惊安神；生地黄、牡丹皮、山茱萸，养阴清热，并以之反佐化痰药之辛燥；甘草调和诸药。二诊时，诸症同前，病重药轻，不能速效，故改以《伤寒论》柴胡加龙骨牡蛎汤合《证治准绳》十味温胆汤加减治之，再加磁石、青礞石，增强重镇安神之力。三诊时，药中病机，守方加减。四诊时，症状基本控制，继用前方。根据《黄帝内经》"心藏神"和"惊恐伤肾"的理论，以养心安神、补肾益智组方调配丸剂，使心神得养、五脏得安，则病不易复发。

例2：狐惑

患者，女，38岁。2007年3月16日初诊。

主诉及病史：反复口腔溃疡10余年。至2007年初因口腔溃疡再次发作，伴有下肢、外阴溃疡，于某院诊为白塞氏综合征。给予抗炎及激素冲击治疗（具体用药不详），但停药后口腔溃疡再次发作，其口腔内颊部、唇部、牙龈部散在溃疡达5处之多，大者如豆、小者如粟粒，溃疡局部有烧灼感，而右小腿内侧出现溃疡，大小不等数处，同时外阴部见豆粒大小溃疡2处。舌红、苔黄，脉细数。

中医诊断：狐惑。

辨证：湿热下注。

治法：清热解毒，除湿健脾。

仿仲景甘草泻心汤之义，拟方如下：黄芩15g，黄连15g，金银花40g，白花蛇舌草40g，蒲公英50g，紫花地丁50g，黄柏15g，桂枝15g，白芍20g，甘草10g，苦参25g，生地黄25g，茯苓15g，败酱草30g。7剂，每日1剂，水煎早晚温服。嘱其忌辛辣，慎食肥甘厚味。

2007年3月24日二诊：口腔、牙龈溃疡有所缩小，小腿及外阴部溃疡明显缩小，烧灼感减轻，下肢有冷感。舌红、苔黄，脉细数。效不更方，继服前方7剂。

2007年4月1日三诊：口腔、下肢溃疡基本愈合，小腿内侧可见结痂及色素沉着，外阴溃疡已愈合，但舌面又出现2处小溃疡。舌红、苔黄，脉细。治以健脾升阳、养血润肤，兼以燥湿解毒。

方药：太子参20g，茯苓15g，生山药20g，生黄芪30g，川芎15g，升麻10g，苦参20g，黄连15g，生地黄30g，当归15g，牡丹皮15g，黄柏15g，生白芍15g，黄芩15g。10剂，每日1剂，水煎早晚温服。

2007年4月10日四诊：舌面溃疡已愈，下肢仅见色素沉着，未见新出溃疡。舌红、苔黄，脉细。

方药：苦参20g，黄柏15g，生地黄30g，白芍20g，黄连15g，升麻10g，当归15g，川芎15g，牡丹皮15g，生山药20g，生黄芪30g，生晒参15g，茯苓15g。继用7剂。

停药后观察2个月，未见复发。

【按语】白塞氏综合征以口、眼、外生殖器反复溃疡为主要表现，属于中医"狐惑"范畴。本案患者病程10余年，主要表现口腔、外生殖器溃疡，以口腔溃疡为主。王师临证：①首先心理开导。因病程较长，受疾病折磨，患者渐失信心。吴鞠通曾言："吾谓凡治内伤者，必先祝由，详告之以病之由来，使患者知之，而不敢再犯；又必细体变风变雅，曲察劳人思妇之隐情，婉言以开导之，庄言以震惊之，危言以悚惧之，必使之心悦情服，而后可以奏效入神。"不良精神情绪易影响疗效，故告知患者，此病属正虚邪恋之证，通过精心调养，配合治疗可以治愈，以消除其不良情绪。②仲景认为，此病是感受湿热毒邪，熏蒸于咽喉、眼部，下注于前后二阴所致，用甘草泻心汤治咽喉溃疡、赤小豆当归散治眼部溃疡，前阴溃疡用苦参汤洗之，后阴用雄黄熏之。宗仲景之法王师治以清热解毒、利湿健脾。初诊方中黄芩、黄连、黄柏、紫花地丁、金银花、苦参、白花蛇舌草、败酱草等，清热解毒利湿；生白芍、甘草，缓急止痛；少佐桂枝以温通经脉；生地黄养阴血，防苦燥伤阴津不利溃疡愈合；茯苓淡渗利湿，配甘草健脾扶正。二诊时，溃疡减少，效不更方。三诊时，口腔及下肢溃疡基本愈合，但舌面又出现2处小溃疡，此邪去大半，但余邪未尽，以健脾升阳、养血润肤兼以燥湿解毒为主。药用太子参、生黄芪、山药、茯苓、升麻健脾升阳；当归、牡丹皮、生白芍养血润肤；黄连、黄柏、苦参、黄芩解毒利湿。四诊时，各处溃疡均已愈合，仍以健脾升阳、养血润肤，兼以燥湿解毒善后。

狐惑病因多以湿热为患，上蒸下注，或循经上犯，或下注二阴，若病久不愈，或失治误治，亦可出现伤阴损阳，或阴虚内热，或脾肾阳虚。治疗当从整体出发，紧扣病机。早期多为实证，以清热利湿解毒为主，但湿热去后，应以健脾升阳为主，使正气复，根本固，则不易复发。

【参考文献】吕波，徐丹，李红岩. 王克勤身心并重治疗疑难病验案举隅，中国中医药信息杂志［J］. 2009，16（1）：89-90.

十二、柴胡疏肝散加减治疗胃脘痛1例

罗某，女，43岁。2001年12月10日初诊。

主诉及病史：胃脘痛2个月。该患者因家事争吵后胃脘痛，曾在当地县医院查胃镜，提示浅表性胃炎，回到当地卫生室静点奥美拉唑注射液1周，未见好转而慕名来诊。现症状：胃脘胀痛，时攻撑两胁，食纳佳，大便尚可，排

气不利，每因郁怒和情绪紧张疼痛加重。

诊查：舌淡、苔白，脉沉弦。

辨证：郁怒伤肝，肝气犯胃。

治法：疏肝解郁，和胃止痛。

方药：柴胡15g，白芍30g，甘草10g，郁金15g，川楝子20g，延胡索25g，枳壳15g，厚朴15g，丹参30g，香附25g，黄芪50g，半夏15g，青皮15g，陈皮15g，茯苓15g，莱菔子30g。7剂，每日1剂，水煎服。

2001年12月17日二诊：胃脘痛明显好转，偶有发作，舌淡苔白，脉沉弦。方药：前方7剂水煎服。

【按语】浅表性胃炎是临床上十分常见的一种疾病，慢性浅表性胃炎的发病率占各种胃病之首位。主要病因是由于患者长期食用刺激性食物及情志刺激所致，在传统中医理论当中，慢性浅表性胃炎属于"胃脘痛"范畴。本症属于肝气犯胃型胃脘痛，《沈氏尊生书·胃痛》："胃痛，邪干胃脘病也。……唯肝气相乘为尤甚，以木性暴，且正克也。"方中柴胡、白芍、香附疏肝解郁为主，此即"治肝可以安胃"；陈皮、青皮、枳壳、甘草、厚朴、莱菔子理气和中；延胡索、川楝子疏肝泄热、活血止痛；黄芪益气；半夏化痰散结除痞；丹参活血化瘀；茯苓健脾渗湿；方中更有白芍配甘草，缓急止痛之功，故效果更佳。

十三、女性更年期潮热证治1例

郑某，女，49岁。2004年2月10日初诊。

主诉及病史：烘热汗出，心烦不寐。自述1年来经期紊乱，经量忽多忽少，潮热汗出，频频发作，烦躁易怒，失眠多梦，时有心悸。超声检查：子宫附件无器质性病变。自诉数次心电图检查无异常。现烘热汗出，烦热难忍，夜不能寐，精神疲惫。

诊查：面色潮红，舌红少苔，脉细数。

辨证：肝肾阴虚，血分伏热。

治法：养阴清热，凉血安神。

方药：当归15g，生地黄15g，牡丹皮15g，地骨皮15g，白薇20g，丹参

15g，赤芍15g，枸杞子20g，生龙骨、生牡蛎各30g，刺五加膏20g（系院内制剂）。5剂，每日1剂，水煎服。

2004年2月15日二诊：药后自觉神清气爽，夜寐改善，烘热汗出大减，舌红少苔，脉数。上方继服5剂。

三诊：诸证悉除，烦热告愈。

【按语】更年期综合征包括一系列自主神经及内分泌系统紊乱的症候群，而本方是专为潮热而设。潮热的发生，主要是因肝肾阴亏，血分伏热所致。临证时发现，患者常因潮热而烦躁，难以入眠。王克勤教授常用白薇配伍养阴凉血药组方，治疗女性更年期潮热。其方组成为：当归15g、生地黄15g、牡丹皮15g、地骨皮15g、白薇20g、丹参15g、赤芍15g、枸杞子20g。烦热失眠加炒酸枣仁20g；汗多加龙骨、牡蛎各25g。本方重用白薇，白薇味苦、咸，性寒，同时入肝、肾二经，有清热凉血、利尿通淋、解毒疗疮之功，尤以清虚热见长，多用于阴虚发热，或温病后期伤阴劫液、夜热早凉、低热不退等症。本方以白薇之咸寒，同时入肝、肾二经，长于清解，能透邪外达；配丹参、牡丹皮、赤芍，轻清凉血，又能清泄；与地骨皮、生地黄、枸杞子同用，养阴而不滋腻。全方轻清凉血，又清热安神，使心不为热扰而烦自解，身不为热动而躁自除，故服后患者有神清气爽之感。

【参考文献】吕波.女性更年期潮热证治一得［N］.中国中医药报.2012-12-28.

十四、柴胡疏肝散合半夏厚朴汤加减治疗郁证1例

朱某，女，40岁。2010年11月26日初诊。

主诉及病史：精神抑郁，咽中如有物梗塞不适2年余。该患者因琐事与家人争吵后一直郁闷不舒，咽中如有物梗塞。曾到哈尔滨医科大学附属第一医院就诊，口服氯氮平、舒肝解郁胶囊1年余，停药半年则症状如初。也曾到当地县中医院服中药治疗，未见明显好转，为求进一步诊治来诊。现精神抑郁，闷闷不乐，失眠、心悸，咽中如有物梗塞不适，吞之不下，咯之不出，胸闷满塞，胁肋胀痛，不思饮食。

诊查：舌苔白腻，脉弦滑。

辨证：肝气不疏，痰气交结。

治法：疏肝行气，化痰散结。

方药：柴胡15g，白芍20g，枳壳15g，香附15g，陈皮15g，紫苏梗15g，厚朴15g，半夏15g，茯苓15g，合欢皮30g，焦三仙各15g，生龙牡各30g，首乌藤30g，桔梗15g，丹参25g，生姜3片，大枣5枚。7剂，每日1剂，水煎服。

2001年12月3日二诊：诸症明显减轻，今日主动要求复诊，舌苔白腻，脉弦滑。前方加郁金15g，7剂，水煎服。

【按语】本例为中医之郁证，久郁生痰，痰气交结于咽中而成梅核气。主要因情志不畅，肝气郁结，循经上逆，结于咽喉或乘脾犯胃，运化失司，津液不得输布，凝结成痰，痰气结于咽喉引起。《诸病源候论·气病诸侯》："结气病者，忧思所生也。心有所存，神有所止，气留而不行，故结于内。"方中半夏化痰散结，降逆和胃，厚朴下气除满，助半夏化痰，紫苏梗芳香疏散，助厚朴顺气宽胸，宣通郁气，茯苓利水渗湿，柴胡、香附、郁金、合欢皮疏肝解郁；白芍养血和肝；枳壳、陈皮、甘草理气宽中；桔梗升降气机；焦三仙健脾消食；丹参活血化瘀；龙骨、牡蛎平肝潜阳，安神。全方配合，共奏辛散气滞、宣通郁结、燥湿降逆、通气化痰之功，使痰消气顺，梅核气自除。

十五、养心汤加减治疗颤证1例

孙某，女，48岁。2001年11月1日初诊。

主诉及病史：颜面肌肉震颤、舌颤、双手颤抖半年余。因一直服药治疗未见明显效果，为求进一步诊治来求我师门诊。现症：震颤不止而夜不成寐，焦虑烦躁，头胀痛，眼睑不能闭合。

诊查：舌淡苔白滑，脉沉细。血压130/80mmHg。

辨证：气血双虚，筋脉失濡，心神失养。

治法：补益气血，濡筋脉，养心神。

方药：黄芪40g，茯神15g，五味子15g，柴胡15g，郁金15g，丹参30g，白芍20g，当归15g，柏子仁20g，半夏15g，远志15g，酸枣仁30g，生龙牡各

30g，川芎15g。7剂，水煎服。

2001年11月8日二诊：药后诸症明显减轻，夜寐改善，目已经能合，舌淡、苔白滑，脉沉细。前方白芍用量减为15g，黄芪用量增至50g，加白术15g。7剂，水煎服。

2001年11月15日三诊：药后夜寐明显改善，精神状态好转，舌淡苔白滑，脉沉细。前方7剂，水煎服。

【按语】本病属于中医颤证范畴，因中年之后，脾胃渐损，气血化源不足，筋脉失养所致。高鼓峰《医宗己任编》论颤证时指出："大抵气血俱虚不能荣养筋骨，故为振摇而不能主持也。"因气血俱虚，心神失养，又见心烦不寐等症。本证需大补气血，既濡筋脉，又养心神，故王师以养心汤加减治之。本方出自《仁斋直指方论》，方中黄芪、当归益气养血，柏子仁、酸枣仁、远志、五味子滋养安神，生龙牡平肝潜阳、安神，柴胡、郁金、白芍疏肝解郁，丹参活血化瘀，川芎行气活血，半夏燥湿化痰，全方配合，以益气养血，兼以疏肝化痰，筋脉得养而颤除，心神得养得寐安。

十六、半夏泻心汤合丹芪散加减治疗痞证1例

郝某，女，70岁。2019年8月28日初诊。

主诉及病史：胃脘痞闷作胀伴失眠多日。脘痞坠胀不适，多食则甚，时有反酸；夜寐不佳，每夜仅能睡2~3小时，需服安定助眠。目多泪，偶咯黄白痰，大便溏，小便浊。

诊查：舌暗红，苔白稍厚。

辨证：寒热错杂，脾胃不和。

治法：调和寒热，消痞散结。

方药：半夏15g，黄芩15g，黄连10g，干姜10g，党参15g，丹参30g，黄芪30g，枳壳20g，厚朴15g，柴胡15g，白芍25g。5剂，每日1剂，水煎服。

2019年9月4日二诊：脘痞减，但觉饱嗝难出，舌暗、苔薄白，脉弦数。

方药：半夏15g，黄连10g，黄芩15g，干姜10g，甘草10g，党参15g，白术15g，黄芪25g，枳实15g，茯苓15g，柴胡15g，白芍20g，丹参20g。10剂，

每日1剂，水煎服。

2019年10月23日三诊：脘痞虽减但进食则满，消化不良，咽干、口苦，伴不寐，舌脉同前。

方药：半夏15g，黄连10g，黄芩15g，干姜10g，甘草10g，党参15g，白术15g，柴胡15g，白芍20g，丹参20g，麦冬15g，枳实15g。5剂，每日1剂，水煎服。

【按语】本例证属寒热错杂，脾胃不和。脾阳虚弱易生寒，胃阴不足易生热，脾寒胃热则清气不升，浊气不降，故寒热互结中焦，脾胃升降失司，气机逆乱，遂致胃脘坠胀；胃不和则卧不安，故失眠。王师运用半夏泻心汤为主方治疗主证，辛开苦降以除满，此方也是《伤寒论》治疗痞证代表方，又辅以丹芪散（黄芪、丹参、半夏）、四逆散（柴胡、枳实、白芍、甘草）治疗兼证。从本案例可以看出王师应用半夏泻心汤合丹芪汤与四逆散的经验：①主证必须有心下痞；②寒热错杂必有兼证；③黄芩、黄连的用量一般小于或等于半夏用量；④胃脘遇寒则坠胀加重，或有便溏可加重干姜用量；⑤无舌质红可减黄芩、黄连用量；⑥无舌白腻苔或黄苔，不用此方。

十七、生脉散合丹芪散加味治愈心悸1例

刘某，女，60岁。2019年6月26日初诊。

主诉及病史：心悸伴气短、自汗月余。患者有家族性心脏病史，近日心慌不适伴气短乏力、自汗，余无不适。

诊查：舌淡红略紫，苔薄白少津，脉细略数。

辨证：气阴两虚夹瘀，心失所养。

治法：补益气血，养心通脉。

方药：生晒参15g，麦冬15g，五味子15g，丹参30g，黄芪35g，当归15g，白术15g，山茱萸20g，柏子仁25g，炙甘草15g，茯苓15g，半夏15g，白芍20g。7剂，每日1剂，水煎服。

2019年6月7日二诊：诸症悉减。

方药：上方继服15剂，每日1剂，水煎服。

2019年7月24日三诊：劳累后略有心慌气短。

方药：生晒参15g，五味子15g，麦冬15，黄芪35g，丹参30g，半夏15g，山茱萸20g，牡丹皮15g，柴胡15g，白芍25g，茯苓15g，生龙牡各30g，炙甘草15g，生地黄20g。10剂，日1剂，水煎服。

【按语】本案例属中医心悸范畴。中医学认为：心主血脉，主神明。禀赋不足，素体虚弱，或久病失养，劳欲过度，气血阴阳亏虚，以致心失所养，发为心悸，气短。汗为心之液，故心气虚则自汗。本案根据患者的症状、舌脉，可知为气阴两虚所致，故王师用生脉散合丹芪散加味治疗。生脉散记载于《医学启源》《丹溪心法·卷一》《症因脉治·卷二》等典籍，由麦冬、人参、五味子组成，可益气养阴、敛汗生脉。丹芪散为王师自创方，由黄芪、丹参、半夏组成，具有益气活血、逐瘀通脉的功效。方中王师用生麦散合丹芪散配白芍、当归、山茱萸、柏子仁、茯苓益心阴，养气血，安心神；柴胡、白芍、炙甘草舒畅气机，透达郁阳；茯苓、白术健脾益气。二诊王师效不更方，仍守前方治疗。三诊因患者劳累后仍有心慌气短，故王师加生龙牡、牡丹皮、生地黄，镇心、敛汗、安神，以加强养心安神之功效。

【评注】王老在治疗心身疾病方面既重视先天，又强调后天；辨证论治尤其重视脏腑辨证；四诊合参而尤重舌诊；对于疑难杂症的治疗法正而心圆；治法上通补兼顾，寓通于补，注重调达气机，这些学术思想现已被同仁逐渐认同。在临床上不仅坚守辨证论治原则，而且注重心身并治，提出"治病先治人，治人先治心"的临床理念。

【生平传略】滕义和（1936—2023），男，教授，主任医师，祖研流派·滕义和骨病流派奠基人，全国老中医药专家学术经验继承工作指导教师，曾任黑龙江省中医研究院副院长、黑龙江省骨伤科学会副主任委员、黑龙江省传统手法学会常务理事、中国未来医学会理事等职。1992年获国务院政府特殊津贴，为第四、五、六批全国老中医药专家学术经验继承工作指导老师。先后指导承担黑龙江省自然科学基金项目、黑龙江省中医药管理局中医药科研项目等，曾获省级成果4项，撰写论文30余篇，出版《滕氏骨伤骨病医案选》《跟师随诊日记选编》《祖国医学炼丹术》3部著作。

滕老从医50余年，自20世纪50年代参与中药结核散治疗骨与关节结核的临床与实验研究工作。结核散是民间治疗结核病以毒攻毒的配方，经方药调整，改进剂型，科学炮制，降低了毒性，减少了副作用，提高了疗效。自20世纪50年代研制骨筋丹系列制剂治疗骨质增生，经鉴定为黑龙江省医药卫生科技成果，并取得了新药证书和生产许可证，现在20多家药厂大量生产并销往全国各地，取得了显著社会效益和经济效益。20世纪80年代中医丹药炼制新工艺获得成功，改变了几千年古法炼制，去其糟粕，取其精华，提高了质量。20世纪90年代对股骨头缺血性坏死进行了深入研究，提出补肾壮骨、活血化瘀的治则，并研制出新药健髋汤，通过对千余例患者观察，有效率为81.6%。滕老对颈椎病、腰椎间盘突出症、骨质增生、骨结核、股骨头缺血性坏死、膝关节半月板损伤、风湿及类风湿等疑难病症有独到见解和处理方法。他多年来善于治疗颈椎病、肩周炎、腰椎间盘突出症、骨质增生、骨结核、骨髓炎、股骨头缺血性坏死、风湿及类风湿等多种疑难病症。

滕义和医案

一、滋阴补肾、填精益髓治疗颈源性眩晕案1例

周某，男，52岁。2008年10月20日初诊。

主诉及病史：晨起突感头晕，颈部僵硬，不能活动，颈部转侧加重，伴有恶心，步态不稳，欲倒之状，双手托下颌来诊。

诊查：项强颈斜，屈伸不利，C_{5-6}压痛（+），位置性眩晕试验（+），舌质淡，脉细弱。CT示：颈曲变直，C_{5-6}椎间盘后突，钩椎关节增生，其椎间孔变小；脑CT未见异常。经颅多普勒检查：椎动脉供血不足。

西医诊断：颈椎病（椎动脉型）。

中医诊断：眩晕。

辨证：肾阴不足，髓脑空虚。

治则：滋阴补肾，填精益髓。

处方：熟地黄50g，山药25g，枸杞子25g，山茱萸25g，川牛膝20g，鹿角胶10g，龟板胶10g，菟丝子20g，天麻25g，石菖蒲25g，葛根25g。7剂，每日1剂，水煎服。

2008年10月27日二诊：药后头晕减轻，脉仍细弱。前方加太子参20g、炙甘草15g，7剂。

2008年11月3日三诊：诸症悉除，嘱劳逸结合，定期复查。

【按语】椎动脉型颈椎病，在临床上较为多见，该患者因长期低头伏案，筋脉失养，肝肾不足，髓海空虚所致。方中重用熟地黄益肾滋阴，葛根善治颈项强痛，共为君药。山茱萸养肝滋肾；山药补脾益肾；枸杞子补肾养肝；龟板胶、鹿角胶二胶峻补精髓，龟板胶偏于补阴，鹿角胶偏于补阳，在补阴中配伍补阳药，取"阳中求阴"之义，均为臣药。菟丝子、川牛膝益肝肾、强腰膝、健筋骨，天麻、石菖蒲宁心安神止头晕，俱为佐药。葛根引药达颈同兼引经药为使，合而成方。二诊时该患者脉仍较弱，故在原方基础上加太子参、炙甘草以益气养血复脉。

【参考文献】安玉芳.滕义和教授治疗颈源性眩晕验案举隅［J］.中医药信息，2009，26（6）：80.

二、补气活血、通络养脑治疗颈源性眩晕案1例

杨某，男，68岁。2008年12月5日初诊。

主诉及病史：头晕目眩，颈痛手麻，酸软无力，持物脱落，改变体位时头晕加重。曾在某医院诊断为椎动脉型颈椎病。

诊查：面色萎黄，舌淡少苔，脉细数。

西医诊断：椎动脉型颈椎病。

中医诊断：眩晕。

辨证：气血双亏，脑失所养。

治则：补气活血，通络养脑。

处方：补阳还五汤加减。黄芪50g，当归20g，赤芍15g，川芎15g，地龙15g，红花15g，桃仁15g。14剂，每日1剂，水煎早晚温服。

2008年12月19日二诊：眩晕手麻消失，面有喜色，随访半年病未再发。

【按语】患者年老体弱，耗伤气血。古人有"无虚不作眩"之语，近人有"无瘀不作眩"之说，《内经》有"诸风掉眩，皆属于肝"之说。肝藏血，肝阴虚则无力推动气血上承于脑，致脑髓失养，而头晕目眩。中医学辨证为气血双亏，髓海空虚。治疗时考虑到"气为血之帅，血为气之母"，气行则血行，气滞则血瘀，补阳还五汤为气虚血瘀而设，故证药相符，效如桴鼓。

【参考文献】安玉芳.滕义和教授治疗颈源性眩晕验案举隅［J］.中医药信息，2009，26（6）：80.

三、祛风散寒、宣痹止晕治疗颈源性眩晕案1例

姜某，女，38岁。2008年11月10日初诊。

主诉及病史：因感受风寒，颈强项痛，上肢麻凉，屈伸不利，伴有头晕目眩，恶心呕吐，当向左侧转头时眩晕加重。

诊查：C$_{4-5}$压痛（+），椎间孔挤压试验（+），左臂丛神经牵拉试验（+）。舌淡苔白，脉沉紧。DR示：颈椎生理曲度消失，C$_{4-5}$间隙狭窄，椎体边缘增生，椎间孔变小。

西医诊断：颈椎病。

中医诊断：眩晕。

辨证：寒凝项背，颈脉痹阻。

治则：祛风散寒，宣痹止晕。

方药：独活寄生汤加葛根汤化裁。葛根25g，桂枝15g，白芍25g，独活15g，桑寄生15g，秦艽15g，防风15g，川芎15g，当归15g，熟地黄30g。7剂，每日1剂，水煎早晚温服。

2008年11月7日二诊：头晕颈强消失，脉弦细，舌质淡红。效不更方，以善其后，连服3周，随访半年未见复发。

【按语】颈源性眩晕属于中医学中"痹证""眩晕"等范畴，该病系由感受风寒引起。《素问·痹论》指出："风寒湿三气杂至，合而为痹也。"后世医家认为，皆因体虚，腠理空虚，易感风寒，颈脉痹阻，气血上运失畅，脑络失养，而头晕目眩，眼花耳鸣。滕老师采用独活寄生汤加葛根汤，二方合用，以达祛风逐寒止项强、养肝补肾通络止头晕之效。二方相辅，祛邪不伤正，扶正不留邪，攻补兼施，效果益彰，诸症自消。

【参考文献】安玉芳.滕义和教授治疗颈源性眩晕验案举隅［J］.中医药信息，2009，26（6）：80.

四、散风祛寒、活血通络治疗行痹案1例

高某，女，49岁。2012年6月3日初诊。

主诉及病史：周身关节窜痛6年，加重2年余。该患者6年前因晚上开窗睡觉，受风着凉，周身关节游走性窜痛，恶风怕凉，阴雨天加重，避空调、躲电扇，得温则轻，曾用追风透骨丸、布洛芬、可的松等药治疗，效果不佳，特来我院求治。既往史：有阑尾炎手术史。

诊查：慢性病容，面色少华，四肢小关节轻度肿胀，屈伸受限，舌质淡、

苔薄白，脉浮细。化验：抗"O"300 IU/mL，正常值≤200 IU/mL；类风湿因子：阴性。

西医诊断：风湿性关节炎。

中医诊断：行痹。

辨证：风寒阻络。

治则：散风祛寒，活血通络。

方药：防风15g，威灵仙15g，青风藤15g，海风藤20g，鸡血藤25g，川芎15g，当归15g，黄芪30g，杜仲20g，川牛膝25g，天麻25g。每日1剂，水煎，分2次早晚温服。

2012年06月17日二诊：患者服上方14剂，关节窜痛减轻，但怕风、怕吹电风扇无明显改善，舌质淡、苔薄白，脉浮无力。拟在上方基础上加益气活血之品，以增强抗风寒之力。

方药：防风15g，威灵仙25g，海风藤25g，鸡血藤25g，当归15g，黄芪50g，杜仲25g，怀牛膝25g，穿山龙25g。

2012年07月20日三诊：患者服上方28剂后，关节肿痛已消失，对空调、电风扇也能适应，脉弦细，舌淡少苔，化验示抗"O"已恢复正常，随访观察2年未见复发。

【按语】痹者，闭也，气血凝涩不行之意，肌肉筋骨疼痛为主证，或兼有酸麻重着，游走窜痛，甚则肢体肿胀，屈伸不利。其病因病机：由于素体虚弱，气血不足，腠理空虚，或既病之后，无力驱邪外出，故外邪乘虚而入，风寒湿之邪得以深入体内，留连于筋骨血脉。《素问·痹论》谓："风寒湿三气杂至，合而为痹。"林佩琴谓："诸痹，皆由营卫先虚，正气为邪所阻，不得宣行，因而滞留，气血凝涩，久而成痹。"滕义和教授认为风寒湿外邪侵入人体内，是痹证发生的外因；而正气虚弱，人体脏腑功能失调，则是痹证发生的内因，即"正气存内，邪不可干"。然而正气虚弱是多方面造成的，如先天禀赋不足，后天失养，饮食劳倦，七情太过，产后术后，失血贫血以及久病伤正等。该病案以关节肿痛游走、恶风避凉、舌淡苔薄白、脉浮细为主症，乃行痹也。治宜散风祛寒，活血通络。方中防风、威灵仙、青风藤、海风藤均以治风为主兼祛寒化湿，为君。当归、川芎、鸡血藤、黄芪活血养血益气，所谓"治风先治血，血行风自灭"，气旺血行风灭，为臣。天麻息风止痉，祛风湿，对行痹肢体窜痛非常有效；杜仲、牛膝补肝肾强筋骨，兼引药至躯干四肢，为佐使。滕教授在治疗行痹时因用祛风药多燥，故要防止伤阴，应加白芍、生地黄加强养血润燥之力。

【参考文献】张秀华.滕义和教授临床治痹医案5则［J］.中国中医药现代远程教育，2015，13（19）：21-24.

五、温经散寒、通痹止痛治疗痛痹案1例

肖某，女，32岁。2011年10月13日初诊。

主诉及病史：双踝进行性疼痛2天，双膝疼痛1天。该患者3天前因海边戏水，两足泡在凉水里，次日出现两踝关节疼痛，进行性加剧，1天前双膝关节疼痛，剧痛难忍，疼痛固定不移，得热则减，屈伸不利，走路困难。5年前曾患过风湿病。

诊查：痛苦病容，脉沉紧，舌质淡、苔薄白，双膝双踝微肿微凉，拒按，浮髌试验阴性，双踝双膝屈伸明显受限。化验：抗"O"（ASO）480 IU/mL，正常值≤200IU/mL；类风湿因子（－）。

西医诊断：急性风湿性关节炎。

中医诊断：痛痹。

辨证：寒凝经络。

治则：温经散寒，通痹止痛。

方药：仙茅25g，当归15g，白芍20g，桂枝15g，附子10g，威灵仙25g，羌活15g，防风15g，淫羊藿25g，透骨草25g，甘草15g。7剂，每日1剂，水煎，分2次早晚温服。

2011年10月20日二诊：患者服上方7剂，疼痛明显减轻，行走改善，舌质淡苔白、脉沉紧仍未明显好转，此乃经脉之寒已大减，而脏腑肾中之寒未解。

方药：吴茱萸15g，仙茅20g，当归15g，白芍15g，桂枝15g，附子10g，威灵仙25g，羌活15g，防风15g，淫羊藿25g，透骨草30g，甘草15g。连服15剂，踝膝痛消失，走路轻快，舌质稍淡、少苔，脉沉细。

3个月后电话随访，患者已完全恢复正常生活和工作。

【按语】痛痹乃风寒湿邪痹阻经络，而以寒邪偏盛，寒为阴邪，其性凝滞，因此痛有定处，疼痛剧烈，局部不红，触之不热，得热则气血较为流畅，故其痛减，遇寒则血液凝涩，故痛加剧，寒性收引，故关节屈伸不利，舌淡苔白属寒，脉紧主痛、主寒，治宜温经散寒、通痹止痛。本案方中重用仙茅温肾散寒，以治其本为君。当归甘温，滋阴补血，温通经脉；芍药益阴敛营，桂枝温经散寒，芍药与当归相配，能补益营血，桂枝与当归相配，内和气血，相伍温通经脉治标为臣。威灵仙、羌活、防风、透骨草祛风散寒化湿为佐。甘草调和诸药为使。本方标本兼治，扶正祛邪，为治疗痹证的大法。

【参考文献】张秀华.滕义和教授临床治痹医案5则［J］.中国中医药现代远程教育，2015，13（19）：21-24.

六、健脾除湿、通络消肿治疗着痹案1例

张某，女，61岁。2012年10月11日初诊。

主诉及病史：双膝肿痛半年，加重近2个月。该患者半年前冒雨涉水着凉后双膝常沉痛，2个月前搬往新居，由于阴雨潮凉两腿肿痛加重，去某医院行膝关节穿刺有少量淡黄色液体，静点消炎药效果不佳。

诊查：双膝关节轻度肿胀，压痛阳性，浮髌试验阳性，麦氏征阴性，屈伸受限，双下肢指压痕阳性。化验：抗"O"（ASO）400 IU/mL，正常值≤200 IU/mL。类风湿因子（-）。

西医诊断：膝关节滑膜炎。

中医诊断：着痹。

辨证：湿浊下注。

治则：健脾除湿，通络消肿。

方药：白术25g，黄芪30g，猪苓15g，茯苓15g，泽泻15g，防己15g，独活15g，防风15g，川芎15g，白芍25g，当归15g，杜仲20g，怀牛膝25g，桑寄生20g，甘草15g。7剂，每日1剂，水煎服。

2012年10月18日二诊：服上方7剂，双膝肿胀见消，浮髌试验阴性，胫前

指压痕阳性，走路腿发沉，脉浮缓，舌质淡、苔薄白。此乃说明水湿内停虽然减轻，但水湿仍然滞留体内，为此要增强健脾利湿功效。

方药：白术25g，黄芪50g，猪苓15g，土茯苓15g，泽泻15g，防己20g，独活15g，防风20g，木瓜20g，怀牛膝20g，桂枝15g，半边莲15g。30剂，每日1剂，水煎服。

2012年11月20日三诊：服上方30剂，下肢肿胀基本消退，浮髌试验阴性，指压痕阴性，但走路乏力，功能欠佳，脉沉细，因此在上方基础上加强益肝肾、壮筋骨之品，拟方：用上方加党参20g、千年健15g，桑寄生加至25g，杜仲加至25g，以利扶正祛邪，巩固疗效。连服20剂，1年后家属来告，病已痊愈，早已恢复工作。

【按语】膝关节滑膜炎是常见病、多发病，其种类较多，如创伤性滑膜炎、类风湿性滑膜炎、结核性滑膜炎、骨关节病性滑膜炎、老年性膝关节性滑膜炎等等。中医认为："风寒湿三气杂至，合而为痹。"滕老认为该病例系感受风寒湿邪而湿邪偏盛，因湿邪重着黏滞，湿留肌肉，阻滞关节，而称着痹。治宜健脾除湿，通络消肿，兼补益肝肾，扶正祛邪，提高疗效。方中重用白术、茯苓健脾而运化水湿，黄芪补气健脾补肺固表利水，三药相须为用，健脾利湿，为君。泽泻、猪苓利水渗湿，防己利水消肿、祛风除湿，以助君药，为臣。桂枝温阳化气，渗湿利水；独活善祛下肢筋骨间风寒湿邪，而通痹止痛，防风祛风胜湿；川芎、当归养血活血以治风；杜仲、牛膝、桑寄生补肝肾，强筋骨，祛风湿，扶正祛邪。甘草调和诸药。综观全方，重在健脾利湿，佐以化气利水，温通经脉，散寒祛风，使脾湿健运，水行气化，寒湿得解，则诸证自除。

【参考文献】张秀华.滕义和教授临床治痹医案5则［J］.中国中医药现代远程教育，2015，13（19）：21-24.

七、清热通络、祛风除湿治疗热痹案1例

王某，女，32岁。2013年5月16日初诊。

主诉及病史：四肢及双手小关节红肿热痛2个月。2个月前时值早春，乍

暖还寒，穿着较少，患者着凉后次日晨起时感到周身关节酸痛，双手小关节肿痛，发红发热，屈伸受限，曾点滴消炎药、内服解热镇痛药，效果不佳，特来求滕老师医治。既往史：有风湿关节炎病史。

诊查：舌质暗红苔厚腻，脉弦数。腕、膝、踝对称关节肿胀，压痛阳性，屈伸不利，手小关节红肿明显。化验：抗"O"（ASO）460 IU/mL，正常值≤200 IU/mL。

血沉：37mm/1h（正常值≤20mm/1h）。

西医诊断：急性风湿性关节炎。

中医诊断：热痹。

辨证：湿热痹阻经络。

治则：清热通络，祛风除湿。

方药：黄柏25g，苍术15g，薏苡仁15g，川牛膝25g，防己15g，秦艽15g，豨莶草20g，赤芍15g，牡丹皮15g，威灵仙25g，青风藤15g，白芍20g，当归15g，川芎15g。7剂，每日1剂，水煎，分2次早晚温服。

2013年5月23日二诊：服上方7剂，关节红肿热痛减轻，西药解热镇痛药已停服，但手小关节及腕关节仍有疼痛，舌质红、苔薄黄，脉滑数。仍以前法主治。

方药：黄柏25g，玄参15g，知母15g，地龙15g，牛膝25g，秦艽15g，威灵仙25g，白芍20g，当归15g，川芎15g，甘草15g，独活15g。

连服30剂，患者关节疼痛已不明显，屈伸自如，抗"O"已降至正常，血沉不快，已上班工作。

【按语】痹证确以寒证为多，但临床上热痹也不少见，如急性风湿性关节炎、类风湿性关节炎活动期、急性滑膜炎、痛风发作期都属于中医"热痹"范畴，都以清热利湿为治则。其病因为风寒湿邪外侵，内蕴化热，"邪郁病久，风化为火，寒化为热，湿化为痰"，亦为热痹，或素体阴虚血亏，虚热内蕴，外感风寒湿邪，致湿热痹阻经络而致。方中黄柏清热燥湿泻火解毒，苍术健脾燥湿、祛风湿，与黄柏同用，燥湿之力倍增，黄柏得苍术清热而不伤阳气，二者同用，为君。防己、秦艽、豨莶草气味偏寒，清热利水消肿，治风湿，威灵仙、青风藤祛风化湿，通络止痛，为臣。赤芍、牡丹皮清热凉血，活血化瘀，白芍、当归、川芎善行血，"治风先治血，血行风自灭"，此三味又兼润燥，佐黄柏、苍术之燥性。牛膝补肝肾、强腰膝为使药。滕老师对顽固性热痹常用鲜地龙、知母加强清热利湿，用浙贝母通络止痛。

【参考文献】张秀华.滕义和教授临床治痹医案5则［J］.中国中医药现代远程教育，2015，13（19）：21-24.

八、补肝肾、祛寒湿、扶正祛邪治疗尪痹案1例

徐某，男，20岁。2012年7月16日初诊。

主诉及病史：腰部酸痛僵硬2年。该患者2年前在野外露营，腰部受凉，次晨感到腰腿酸痛沉重，当时未予重视，未正规诊治，后渐感腰痛越来越重，阴天下雨不适，喜温恶寒，1年前弯腰受限，转侧不利，曾在济南、北京等地医院被诊断为强直性脊柱炎，建议用甲氨喋呤治疗，因听说副作用大，未服用，后考入东北林业大学，听人建议来院就诊。其父亲曾患腰腿痛，既往健康。

诊查：腰生理前凸消失，前屈30°、后伸5°、左侧屈10°、右侧屈10°，旋转明显受限，颈5、胸7、腰3棘突压痛阳性，双骶髂关节拒按，"4"字试验阳性，舌质淡、苔薄白，脉沉细。X线片：双骶髂关节间隙模糊不清，密度增高，颈、腰、胸椎尚未见到明显改变。化验：HLA-B27（人体白细胞抗原）阳性。

西医诊断：强直性脊柱炎。

中医诊断：尪痹。

辨证：肝肾亏虚，督脉痹阻。

治则：补肝肾，祛寒湿，扶正祛邪。

方药：熟地黄50g，山茱萸20g，山药25g，狗脊20g，桑寄生20g，川续断15g，杜仲20g，川牛膝25g，白芍25g，当归15g，川芎15g，鸡血藤25g，独活15g，桂枝15g，威灵仙25g，甘草15g。14剂，每日1剂，水煎，分2次早晚温服。

2012年7月30日二诊：服上方14剂后，腰腿痛减轻，但弯腰仍受限，舌淡苔白，脉沉细。治仍以扶正祛邪为主。

方药：熟地黄50g，山茱萸25g，山药20g，菟丝子25g，杜仲20g，怀牛膝25g，独活15g，桑寄生20g，党参20g，黄芪20g，当归15g，川芎15g，桂

枝15g，威灵仙20g，伸筋草30g。

连服1个月，病情明显好转，但仍有晨僵，不能久坐，滕义和教授认为该方应加入一些动物类药物，增强搜风通络之作用，故拟方：蜈蚣15条，全蝎30g，土鳖虫20g，乌蛇30g，穿山甲15g，熟地黄50g，山茱萸30g，山药25g，透骨草50g，伸筋草50g，杜仲50g，桂枝30g，独活30g，桑寄生30g，青风藤30g，当归30g，川芎30g，白芍30g，川续断50g，狗脊50g。烘干共为沫，炼蜜为丸，每丸18g重，每次1丸，日2次，可连服3～6个月复查再调方。

2013年5月10日四诊：患者病情明显好转，仅有轻微晨僵感，腰前屈90°、后伸30°、侧屈75°，旋转正常，"4"字试验阴性，骶髂关节压痛消失，化验HLA-B27转阴。嘱患者避免着凉，暂不可剧烈运动，药可暂时停用，但在春秋季节要定期复查。

【按语】强直性脊柱炎是骨伤科疑难病症之一，好发于青少年，男性多于女性。滕老认为"肾主骨生髓"，脊柱为一身之骨主，赖于骨髓之滋养，督脉"循背而行于身后，为阳脉之总督，肾之为病，脊强反厥"。青少年肾精不足，髓不得充，骨失所养，肾虚及肝，筋失濡润，导致骨质脆弱，筋脉不足，皮肉不坚，成为外邪侵入的病理基础。因此治疗时从肝肾论治，以补肝益肾、祛寒除湿、宣痹通督、扶正祛邪为大法，每获良效。

【参考文献】张秀华.滕义和教授临床治疗医案5则［J］.中国中医药现代远程教育，2015，13（19）：21-24.

九、活血补肾壮骨治疗骨蚀案（股骨头缺血坏死）1例

刘某，男，32岁。2013年7月3日初诊。

主诉及病史：左髋部疼痛伴功能活动障碍半年。2013年1月因摔伤致使左股骨颈骨折，在哈尔滨市第五医院做钢钉内固定，术后逐渐好转，能持拐行走，但近半年来感到疼痛逐渐加重，穿袜困难，同时伴有腰膝酸软、头晕耳鸣，去医院检查发现左侧股骨头已经坏死。既往健康，无烟酒嗜好。

诊查：表情痛苦，舌质紫暗、有点状瘀斑，舌苔薄白，脉细涩。左股骨头压痛阳性，拒按，左髋屈曲、后伸、内旋、外展均受限，左侧大粗隆叩击

痛阳性，"4"字试验阳性，特伦德伦堡试验阳性。CT：左侧股骨头骨小梁稀疏，密度减低，内有小囊性变区，股骨头尚未塌陷。

西医诊断：左股骨头缺血性坏死（中期）。

中医诊断：骨蚀。

辨证：肾虚血瘀证。

治则：活血化瘀，补肾壮骨。

处方：三棱15g，莪术15g，鸡血藤25g，熟地黄30g，山茱萸25g，山药25g，黄芪30g，当归15g，川芎12g，地龙20g，怀牛膝25g。每日1剂，水煎早晚温服。

服药30剂，疼痛缓解，压痛减轻，但走路及蹲起时仍困难，上方加太子参25g、五加皮15g，以益气养血、强筋壮骨。连服2个月，症状明显好转，继用上方加白术20g、豆蔻15g，以调和脾胃、增强药物吸收作用，第一个疗程结束时拍片显示：患侧股骨头坏死区未见扩大，尚有骨质修复现象，舌质红润，脉弦细，暂停药2周，再进行巩固治疗。

【按语】该病案系由外伤所引起股骨头缺血性坏死。该患者由于摔伤造成股骨颈骨折，导致血管副损伤，致使髋部气血瘀滞，波及肝肾，"肝主筋、主骨"，所以患者出现腰膝酸软，头晕耳鸣，肌肉萎缩，髋部刺痛，拒按，舌质紫，脉涩，是典型的肾虚血瘀证候。治宜补益肝肾，活血化瘀。根据病机，主要是外伤引起的标实本虚之证，标实指的是血瘀（刺痛，拒按，固定不移，舌紫有瘀斑，脉细涩），本虚指的是肾虚（腰膝酸软、头晕耳鸣），治疗时标本兼施，参照补阳还五汤治血瘀，配合左归饮治肾虚。两方有机结合，相得益彰，是本医案用药特点。

【参考文献】张秀华，滕义和.滕义和教授因因治疗股骨头缺血性坏死验案举隅［J］.中国中医药现代远程教育，2015，13（16）：39-41.

十、解酒排毒、补益肝肾治疗骨蚀案（股骨头缺血坏死）1例

关某，男，52岁。2013年10月8日初诊。

主诉及病史：双髋酸痛2年余。有20年饮酒史，每天500mL左右，于2011年春开始感觉双髋关节持续性酸痛，向膝关节放射，进而逐渐加重，

穿鞋穿袜受限，下蹲困难，跛行，活动后加重，需持拐而行，近日伴有头晕耳鸣，四肢乏力，动则汗出。既往史：患有胆囊炎、脂肪肝、酒精肝。

诊查：舌质淡、苔薄白，脉沉细，双股骨头压痛阳性，双大转子叩击痛阳性，单腿独立试验阳性，"4"字试验阳性，双髋关节屈曲30°、后伸10°、内收15°、外展25°，内外旋明显受限。

西医诊断：双股骨头缺血性坏死（中期）。

中医诊断：骨蚀。

辨证：肝肾亏虚。

治则：解酒排毒，补益肝肾。

方药：葛花30g，草果20g，熟地黄30g，山茱萸20g，山药25g，龟甲15g，淫羊藿25g，川芎15g，当归15g，牡蛎15g，菟丝子15g，怀牛膝25g。14剂，每日1剂，水煎，早晚温服。

连服上方30剂，走路疼痛减轻，但下蹲或穿鞋袜时仍较困难，原方加伸筋草30、五加皮15g，以舒筋通络、强筋壮骨。治疗3个月后可离拐行走，生活自理，嘱咐逐渐增加活动，每日在床上做空蹬自行车数次。1年后追访，患者已可行走500～1000米，能做较轻体力工作，拍片示股骨头密度增高，囊性坏死区有所修复。

【按语】本案系因长期大量饮酒，致肝肾损伤，骨血脉络瘀滞，骨失所养，引起股骨头缺血性坏死。方中重用葛花，取其性味甘平，解酒醒脾，配草果辛香浓烈，燥湿散寒，增强解毒健脾之效。熟地黄、山茱萸、山药、龟甲滋补肝肾；菟丝子、淫羊藿补肾阳；当归养血通络；牛膝强腰脊补肝肾，引药下行。消除病因，修复骨质，患者很快治愈，这与审因论治有关。

【参考文献】张秀华，滕义和，滕义和教授因因治疗股骨头缺血性坏死验案举隅［J］.中国中医药现代远程教育，2015，13（16）：39-41.

十一、双补气血、补肾壮骨治疗骨蚀案（股骨头缺血坏死）1例

王某，女，37岁。2013年2月19日初诊。

主诉及病史：双髋关节酸痛8月余。患者由于患肾病长期服用激素，8个

月前感觉双髋部疼痛，继而行走跛行，穿袜及蹲起困难，曾拍片确诊为股骨头缺血性坏死。来诊时患者持双拐行走，面色无华，气短乏力，心悸失眠。既往史：曾患肾病综合征，用强的松龙治疗3年，2007年患硬皮病，使用激素类药物至今。

诊查：头发枯槁，面色苍白，脉细涩，舌质淡无苔。双股骨头压痛阳性，双大转子及足跟叩打痛阳性，双"4"字试验阳性，双髋关节屈曲、后伸、内收、外展、内外旋均受限，双下肢肌肉明显萎缩。辅助检查MR：双髋关节腔内有少量积液，股骨头密度明显减低，内有多个囊性区，关节间隙未见狭窄，股骨头尚未见坍塌。

西医诊断：股骨头缺血性坏死（中期）。

中医诊断：骨蚀。

辨证：气血双虚，肾虚骨萎。

治则：双补气血，补肾壮骨。

方药：太子参20g，白术20g，茯苓20g，黄芪30g，甘草20g，熟地黄30g，山茱萸20g，山药20g，鳖甲15g，淫羊藿25g，牡蛎15g，鸡血藤25g，怀牛膝25g。每日1剂，水煎，早晚温服。

服上方30剂后，全身乏力、心悸气短大减，面色红润，舌质淡红，脉较前有力，但睡眠不佳，多梦。上方加首乌藤25g、炒酸枣仁20g，连服2个月，诸证明显减轻。该患者共服3个疗程，生活可自理，股骨头压痛消失，"4"字试验阴性，关节功能明显改善，1年后复查患者已恢复轻工作。

【按语】该病案系股骨头缺血性坏死，是由于患肾病服激素，耗伤气血，而引起气血双亏之证，故拟八珍汤加味，双补气血，同时因骨蚀骨腐，加补肾壮骨之品。方中太子参与熟地黄相配益气养血，共为君药。白术、茯苓健脾渗湿，助太子参益气健脾。熟地黄配山茱萸、山药三补益肾滋阴；甘草、黄芪调和诸药，同时可排解激素之毒；怀牛膝强腰膝补肝肾，引药下行，共为使药。《难经》谓："气主煦之，血主濡之。"人体气血流行全身，是脏腑经络及一切组织器官进行生理活动的物质基础，若先天不足，或后天脾胃虚弱，或大病久病之后，或长期大量应用激素，耗伤气血，或劳逸过度，气血下陷等诸多因素皆可使气血双亏，不能濡养骨骼，骨失所养，髓空骨腐，发为骨蚀，都可使用此方，往往收到满意疗效。

【参考文献】张秀华，滕义和，滕义和教授因因治疗股骨头缺血性坏死验案举隅［J］.中国中医药现代远程教育，2015，13（16）：39-41.

十二、清热解毒、消肿止痛治疗痛风案1例

患某，男，36岁。2009年7月20日初诊。

主诉及病史：右足第一跖趾肿痛2天。患者于2天前在大连某海鲜酒店就餐，饮酒吃海鲜，半夜时突发右足第一跖趾撕裂样疼痛，难以忍受，局部红肿发热，无法行走，全身症状伴口渴心烦，小便短少，溲黄便秘。2年前患过痛风。

诊查：脉弦数，舌红、苔黄腻。右足第一跖趾关节红肿，皮温高，压痛拒按，关节不能屈伸活动。化验：血尿酸 492.3mmol/L；X线片示：右足第一跖趾关节部骨质呈穿凿样破坏。

西医诊断：痛风，急性发作。

中医诊断：痛风。

辨证：湿热蕴结，湿毒下注。

治则：清热解毒，消肿止痛。

方药：黄柏25g，苍术15g，薏苡仁25g，牛膝25g，赤芍15g，浙贝母15g，木瓜15g，延胡索15g，玄参15g，半枝莲15g。7剂，每日1剂，水煎早晚温服。

【按语】痛风是由嘌呤代谢紊乱所致疾病，临床特点是高尿酸血症，多由于过食膏粱厚味，嗜酒无度，引起急性发作，关节红肿热痛，剧痛难忍，日轻夜重，脉见弦数，舌质红、苔黄厚腻。中医认为痛风患者发病急，多由饮食不节，湿热之毒滞留体内，流注筋骨，痹阻经络，气血运行不畅，湿热相搏所致。局部表现为红肿热痛。治宜清热解毒、消肿止痛，方用四妙散加减。其中黄柏、苍术清热燥湿、泻火解毒为君药。薏苡仁、浙贝母、木瓜、半枝莲利水消肿为臣药。玄参清热凉血、清热生津，防止黄柏、苍术燥热伤津，延胡索活血化瘀止痛为佐药。牛膝引药下行，为引

经药。该方特色是既祛邪又护阴。

【参考文献】安玉芳．滕义和教授治疗痛风验案［J］．黑龙江中医药，2011，40（5）：2.

十三、滋补肝肾、消肿止痛治疗痛风案2例

例1：

患某，男，41岁。2009年4月11日初诊。

主诉及病史：第一跖趾关节肿痛1个月。10年前确诊为痛风，后双足跖趾时肿时消，经常发作，与饮食有关。1个月前加重，伴头晕、耳鸣、腰酸膝软、咽干、盗汗。

诊查：慢性病容，面色无华，脉细数，舌暗红，局部见左足第一跖趾关节有轻度肿胀，皮色紫暗，皮温不甚高，屈伸不利。化验：血尿酸450mmol/L。

西医诊断：痛风。

中医诊断：痛风。

辨证：肝肾阴虚。

治则：滋阴补肝肾，消肿止痛。

方药：六味地黄丸加木瓜、浙贝母、川牛膝，7剂，每日1剂，水煎早晚温服。

2009年4月18日二诊：服药1周后，效果不明显。前方加鸡血藤、当归，补血活血，以利消肿止痛，继服7剂，病情缓解。

【按语】该患反复发作，腰膝酸软，头昏耳鸣，步履艰难，咽干盗汗，脉细数，舌质暗红，出现肝肾阴虚的证候。故应滋补肝肾，兼治足部肿痛。方选六味地黄汤加通络消肿药。方中熟地黄滋阴补肾，生髓充脑为君药；山茱萸补养肝肾，山药补脾肾共为臣药；泽泻、木瓜利湿泻肾浊，木瓜还能减地黄之滋腻；茯苓淡渗助山药健运，加强泻肾浊作用；牡丹皮、浙贝清泄虚热，消肿止痛，均为佐药；牛膝引经，共有滋阴补肾、消肿止痛之功，并具有滋阴与消肿并用，滋而不腻，补而不滞的特点。

【参考文献】安玉芳．滕义和教授治疗痛风验案［J］．黑龙江中医药，

2011，40（5）：2.

例2：

患某，男，76岁。2008年11月28日初诊。

主诉及病史：两足跖趾关节肿痛，有散在结节3年。患者于3年前突然出现左足第一跖趾关节红肿疼痛，化验血尿酸升高。平素喜食豆制品。诊为痛风，服用秋水仙碱后症状减轻。后多次发作，在下肢皮下、肌肉、关节处出现小结节肿块，逐渐增多。1个月前右足第一跖趾肿大处皮肤破溃流出结晶样物质，尚未封口。

诊查：双下肢足背、踝、膝关节局部见有散在大小不等的结节，大如云豆，小如高粱米粒大小，表面不红，质地硬，有移动，边界不甚清楚，压痛不明显。舌紫暗、苔白腻，脉濡滑。

西医诊断：慢性痛风性关节炎，痛风石。

中医诊断：痛风，痛风石。

辨证：痰浊聚结。

治则：软坚化痰，散结消肿。

方药：痛风石丸（自拟方）。猪苓150g，茯苓200g，木瓜150g，牛膝200g，鳖甲100g，三棱100g，莪术100g，芒硝250g，共为细末，生姜汁、糯米煮糊，为丸如梧桐子大，药与赋形剂比例为1∶1。每次2～4g（纯药1～2g，含芒硝0.2～0.4g），每日2次，1个月为1个疗程。嘱患者低嘌呤饮食，少食动物内脏，忌暴饮暴食及酗酒，每日多饮水。服药1个月后，症状减轻，痛风石见小。

【按语】痛风石为慢性疾病，中医认为湿热蕴久，痰浊被灼，凝聚成石，结聚骨节。该方为自拟经验方，因为慢性病治疗时间长，故宜丸剂或胶囊进行治疗，作用缓和持久，减轻毒副作用和不良反应，可较长时间服用，同时节省药材，便于服用。方中鳖甲、芒硝软坚散结为君药，木瓜、茯苓、猪苓通络健脾利湿为臣药，三棱、莪术活血化瘀为佐药，牛膝为引经药。诸药共奏软坚散结、消肿止痛之功。

【参考文献】安玉芳.滕义和教授治疗痛风验案［J］.黑龙江中医药，2011，40（5）：2.

十四、活血化瘀、行气止痛治疗腰痛（腰椎间盘突出症）案1例

赵某，男，39岁。2008年11月28日初诊。

主诉及病史：腰疼伴左下肢放射痛3个月。患者3个月前抬拾重物时不慎扭伤腰部，当即腰部痛如针刺、活动受限。久坐后腰痛加剧，咳嗽、打喷嚏疼痛加重并向左下肢放散，伴小腿外侧麻木。

诊查：腰椎前凸消失，发板变直，前屈、后伸明显受限，L_{4-5}棘间左旁压痛（+），直腿抬高试验左35°、右75°，左小腿外侧皮肤感觉减退，左踇趾背伸肌力减弱，跟腱反射及膝腱反射正常，舌淡紫，脉弦涩。腰椎CT示：L_{4-5}椎间盘向左后突出，纤维环完整，神经根及硬膜囊受压。

西医诊断：腰椎间盘突出症。

中医诊断：腰痛。

辨证：气滞血瘀。

治则：活血化瘀，行气止痛。

方药：郁金25g，木香15g，鸡血藤25g，延胡索15g，三棱15g，莪术15g，天麻25g，伸筋草25g，白芍25g，山茱萸15g，杜仲20g，川牛膝25g。7剂，每日1剂，水煎服，早晚分服。并嘱患者卧平板床休息。

二诊：服药1周，腰痛减轻，功能明显改善。直腿抬高试验左50°、右80°，但左踇趾背伸肌力仍弱。在活血化瘀、行气止痛基础上加强补肾壮骨、舒筋通络之法。拟方：上方去鸡血藤、延胡索、三棱、莪术，加狗脊25g、续断20g。继服14剂。

三诊：病情明显好转，患者拒服中药，故改外敷法治之。方剂组成：透骨草30g，伸筋草30g，赤芍15g，红花15g，杜仲20g，川牛膝25g，郁金25g，木香15g，威灵仙25g。1剂装入布袋，浸湿蒸热，早晚热敷腰部，1剂用2天。共治疗1个月，病愈，已恢复工作。1年后随访未见复发。

【按语】滕老认为多数腰椎间盘突出症是由于急性腰扭伤或慢性劳损，以致腰部气血瘀滞，阻滞经络，经脉不通，不通则痛，而出现腰部刺痛拒按，

转侧不能。治宜活血化瘀、行气止痛，拟方：颠倒木金汤加味。此方由《医宗金鉴》木金散化裁而来。方中郁金活血化瘀，行气止痛；木香行气止痛，使气行则血行，共为君药。三棱、莪术、延胡索活血祛瘀止痛；鸡血藤养血活血，舒筋通络，共为臣药。白芍、伸筋草养筋舒筋；天麻息风止痛，善治肢体麻木，共为佐药。山茱萸、杜仲、川牛膝补肝肾，壮腰膝，强筋骨，共为使药之用。此方活血与行气配伍、祛瘀与养血同施，攻补兼施，扶正祛瘀。合用使血活瘀化气行，则诸证可愈，为治血瘀腰痛之良方。

【**参考文献**】蒋辉，滕义和.滕义和名老中医治疗腰椎间盘突出症经验浅谈［J］.黑龙江中医药，2017，46（1）：35-36.

十五、补肝肾、强筋骨治疗腰痛（腰椎间盘突出症）案1例

张某，男，73岁。2016年10月14日初诊。

主诉及病史：腰痛、腰膝酸软无力2年，加重3个月。患者因长期久坐，2年前逐渐感觉腰膝酸软无力，活动加重，休息减轻。近3个月腰痛加重，不能久坐久站，伴有乏力盗汗，头晕，耳鸣，遗精。

诊见：慢性病容，面色无华，眼周发黑，腰板直，活动受限，L_3—S_1棘突左旁压痛（+），直腿抬高试验左50°、右60°，左跟腱反射减弱，左下肢肌肉萎缩。舌红少苔，脉细数。腰椎CT示：L_{1-5}椎体退行性改变，L_{4-5}、L_5—S_1椎间盘突出，神经根、硬膜囊受压。

西医诊断：腰椎间盘突出症。

中医诊断：腰痛。

辨证：肝肾亏虚。

治则：补肝肾，强筋骨。

方药：熟地黄30g，山茱萸25g，山药20g，枸杞子15g，牡蛎15g，龟甲15g，白芍25g，伸筋草25g，杜仲20g，菟丝子15g，牛膝25g。14剂，每日1剂，水煎服，早晚分服。

二诊：自觉服药2周后体力恢复，腰痛减轻，舌淡少苔，脉沉细。前方加狗脊20g，继服21剂。

三诊：服药后腰腿有力，活动轻快，但时有头晕、耳鸣、乏力、盗汗、纳差，上方去牡蛎，加地骨皮25g、石菖蒲20g。服14剂后，病情明显好转，诸症悉除，面有亮色，嘱服左归丸巩固疗效。

【按语】该病案系老年腰椎间盘突出症患者，主证见一派肾阴虚之象。方中重用熟地黄滋阴填精、大补真阴为君药。山茱萸养肝滋肾，涩精敛汗；山药补脾益阴，滋肾固精；枸杞子补肾益精，养肝明目；牡蛎、龟甲为血肉有情之品，峻补精髓，均为臣药。白芍、伸筋草养筋舒筋；菟丝子、牛膝、杜仲益肝肾，强腰膝，健筋骨，共为佐药。诸药合用，共奏滋阴补肾、填精益髓之效。该方纯补无泻，阳中求阴。《景岳全书·新方八阵》中主张"补阴不利水，利水不补阴，而补阴之法不宜渗"，故重用六味地黄丸中的三补而去三泻，加入枸杞子、牛膝、龟甲加强滋补肾阴之力，又加菟丝子补阳益阴，阳中求阴，即张介宾所谓"善补阴者，必于阳中求阴，则阴得阳生而泉源不竭"之义。滕老在临证时还常遇到偏肾阳虚患者，其主证见：腰膝痿软，筋骨冷痛，四肢不温，头晕耳鸣，阳痿遗精，尿频带下，脉细无力，舌质淡、苔薄白。治宜补肾助阳，拟方：金匮肾气丸加减。处方：杜仲、川续断、熟地黄、山药、山茱萸、泽泻、茯苓、牡丹皮、桂枝、附子、狗脊、牛膝。

【参考文献】蒋辉，滕义和.滕义和名老中医治疗腰椎间盘突出症经验浅谈［J］.黑龙江中医药，2017，46（1）：35-36.

十六、散寒化湿、内外兼治治疗腰痛（腰椎间盘突出症）案1例

冯某，女，51岁。2016年11月23日初诊。

主诉及病史：腰腿酸冷沉痛1月余。患者1个月前因劳后出汗，腰部着凉，后常感腰酸腿沉，畏风畏寒，得温则减，遇阴雨天加重。近日腰痛加重，左下肢麻木不仁，跛行。

诊查：腰板直，活动受限，L_5-S_1棘突左旁压痛（+），直腿抬高试验左45°、右60°，左小腿后外侧感觉减退，左跟腱反射减弱。舌淡苔白腻，舌边有齿痕，脉沉迟缓。腰椎CT示：L_5-S_1椎间盘向左后突出，压迫神经根及硬膜囊。

西医诊断：腰椎间盘突出症。

中医诊断：腰痛。

辨证：寒湿痹阻。

治则：散寒化湿，通痹活络，内外兼治。

方药：

内服方：威灵仙25g，防风20g，桂枝15g，伸筋草25g，茜草20g，当归15g，川芎15g，熟地黄30g，山茱萸15g，山药20g，杜仲20g。14剂，每日1剂，水煎，早晚分服。

外用方：附子15g，川乌15g，桂枝15g，透骨草25g，淫羊藿30g，伸筋草30g，杜仲20g，川牛膝25g，郁金25g，木香15g。7剂，1剂装入布袋，浸湿蒸热，早晚热敷腰部，1剂用2天。

二诊：经上方内服及外用2周后，腰部酸痛及怕冷症状明显减轻，但腰部仍僵硬发板，前屈、后仰受限，时有心悸气短，腰膝酸软无力，舌淡苔白，脉细弱，此乃肝肾亏虚、气血不足之证。治宜祛风寒、止痹痛、益肝肾、补气血。

方药：桑寄生25g，桂枝15g，防风15g，熟地黄30g，杜仲20g，牛膝25g，秦艽15g，茯苓15g，川芎15g，党参20g，当归15g，白芍25g，甘草15g。14剂，煎服法同上。

三诊：服上药2周，腰活动自如，下肢抬腿有力，能做一般家务。1年后随访未见复发。

【按语】内服方中，威灵仙、防风祛风化湿散寒，共为君药。桂枝、伸筋草温经散寒，舒筋通络为臣药。茜草、当归、川芎活血化瘀；熟地黄、山茱萸、山药补肝肾、强腰膝，共为佐药。杜仲补肾壮骨，兼引药入腰为使药。外用方中，重用附子、桂枝、川乌，温经散寒，通络止痛，加强祛风散寒之功。

【参考文献】蒋辉，滕义和.滕义和名老中医治疗腰椎间盘突出症经验浅谈［J］.黑龙江中医药，2017，46（1）：35-36.

十七、三角巾悬吊治疗小儿锁骨骨折案1例

周某，男，3岁。2009年10月15日初诊。

主诉及病史：左肩锁部疼痛1天。患儿于昨日跑步时不慎跌倒，左肩外侧着地，左肩部当即疼痛难忍，肿胀，伴有功能障碍，不让他人触碰，尤其当扶患肢或从腋下托起时啼哭。特来我院诊疗。

诊查：见患儿痛苦面容，左肩向内下倾斜，头转向健侧，右手托起患肘，患肩锁骨外1/3处明显肿胀，压痛阳性，拒按，肩部活动明显受限。舌苔薄黄，脉细数。X线片：左锁骨外1/3斜行骨折，移位不明显。

诊断：左锁骨骨折。

治疗：三角巾悬吊患肢3周左右。

【按语】滕老处理此类骨折不建议"∞"字绷带固定，而只需悬吊患肢即可（即使有移位时，整复后也难以维持固定），最终可治愈，外形正常，功能不受影响。即使有少许残留畸形，也可在发育过程中自行矫正。

【参考文献】滕雨虹.滕氏骨折骨病医案选［M］.哈尔滨：黑龙江科学技术出版社，2016.

十八、手法复位、"∞"字绷带固定治疗锁骨骨折案1例

王某，男，32岁，农民。2009年11月6日初诊。

主诉及病史：右锁骨肿痛2天。患者2天前从车上摔下，右手着地，当时听有"咔嚓"声，随即右肩剧痛不能活动，去哈尔滨医科大学附属第一医院就诊，诊断为右锁骨骨折，需手术治疗。因费用问题而拒绝手术，现求助中医治疗。

诊查：右锁骨中段明显肿胀，压痛明显，可触及骨擦音，患肩功能严重障碍，杜加斯征阴性。X线片：右锁骨中段骨折，且有重叠移位。

诊断：右锁骨骨折。

治疗：手法复位，"∞"字绷带固定。成人锁骨骨折需整复固定，令患者坐位，挺胸抬头，双手叉腰，术者将膝部顶住患者背部正中，双手握其两肩外侧，向背侧徐徐牵拉，使之挺胸伸肩，助手提按骨折两端，此时骨折移位即可复位。然后两腋下各置棉垫，用绷带从患侧肩后经腋下，绕过肩前上方，横过背后，经对侧腋下，绕过对侧肩前上方，绕回背部至患侧腋下，包绕8~12层，包扎后用三角巾悬吊患肢于胸前，一般需固定4~6月。

【按语】锁骨是两个弯曲的长骨，位置表浅，桥架于胸骨与肩峰之间，是肩胛骨联同上肢与躯干间的骨性联系。锁骨呈"⌒"形，内侧段前突，且有胸锁乳突肌和胸大肌附着，外侧段后突有三角肌和斜方肌附着。锁骨骨折比较常见，多发生在中1/3处，尤以幼儿多见。这种患者来诊时患肩向内下前倾斜，并常以健手托起患肘，以减轻上肢重量的牵拉，同时头向患侧倾斜，下颌偏向健侧，使胸锁乳突肌松弛而减轻疼痛。滕老告诫我们，幼儿患者缺乏自诉能力，且锁骨皮下脂肪丰厚不易触摸，尤其是青枝骨折，容易误诊，但特别要注意在穿衣时，上提其手肘或从腋下托起时会产生疼痛而啼哭，可提示骨折，要拍X线片确诊。锁骨骨折病因病机，多因肩部外侧或手掌着地跌倒，外力由肩锁关节传至锁骨而发生骨折，以短斜形为多，骨折后内侧段可因胸锁乳突肌牵拉移向后上方，外侧段由于上肢的重量和胸大肌牵拉而向前下方移位。熟悉骨折机理对整复时大有帮助。滕义和教授认为，此类骨折在农村、山区比较多见，就地用此简单的方法进行整复固定，效果很好，很受患者欢迎。

【参考文献】滕雨虹.滕氏骨折骨病医案选［M］.哈尔滨：黑龙江科学技术出版社，2016.

十九、手法复位、夹板固定治疗肱骨骨干骨折案1例

孔某，男，28岁。2007年5月30日初诊。

主诉及病史：左臂上端肿痛，活动受限2天。该患2天前左肩下被木棍击伤，当即疼痛剧烈，肿胀，不敢活动，拍片诊为骨折，因不愿意手术而来我院求诊。

诊查：左上臂中端明显肿胀，拒按，压痛阳性，有异常活动，手腕感觉运动均正常。X线片：左肱骨中1/3骨折，近端向外、向前移位，远端向上重叠移位。

诊断：左肱骨干中1/3骨折。

治疗：手法复位，夹板固定。（1）手法复位：患者坐位，一助手用布带绕过腋窝向上拉，另一助手握持前臂在中立位下沿纵轴向下对抗牵引，在维

持牵引下，术者以两手拇指抵住骨折近端外侧向内挤按，其余四指环抱远端向外端提，纠正移位后，术者捏住骨折部，助手徐徐放松牵引，使断端互相接触，这时微微摇摆骨折远端，同时前后内外以两手掌相对挤压骨折处，待骨擦音逐渐消失，骨折处平直，复位成功。（2）夹板固定：前后内外四块夹板，长度根据骨折的肱骨长度而定。放上固定垫，用四条扎带扎紧，然后肘关节屈曲90度，以木托板将患肢前臂置于中立位，用三角巾将前臂悬吊在胸前。（3）内服强力接骨胶囊（院内制剂），每次6粒，每日3次，饭后服。（4）功能锻炼：固定后嘱早期做伸屈指、掌、腕关节活动，以利于气血畅通，促进骨折修复。

【按语】 由肱骨外科颈下1cm至内外髁上2cm处的一段长管状坚质骨称为肱骨干。其解剖特点：肱骨干上部较粗，自中1/3以下逐渐变细，至下1/3渐成扁平状，并向前倾斜。肱骨骨折较常见，肱骨干中、下1/3交界处后外侧有桡神经沟，有桡神经通过，紧贴骨干，故中下1/3交界处骨折易并发神经损伤。病因病机：肱骨干中上部骨折多因直接暴力引起，多为横断或粉碎性骨折。肱骨干周围有许多肌肉附着，由于肌肉的牵拉，故在不同平面的骨折就会造成不同方向的移位。上1/3骨折（三角肌止点以上）时，近端因胸大肌、背阔肌和大圆肌的牵拉而向前、向内，远端因三角肌、喙肱肌、肱二头肌和肱三头肌的牵拉而向上、向外。中1/3骨折（三角肌止点以下）时，近端因三角肌和喙肱肌的牵拉而向外、向前，远端因肱二头肌和肱三头肌的牵拉而向上。肱骨干下1/3骨折多因间接暴力（如投弹、掰腕）所致，常呈斜形、螺旋形骨折。移位可因暴力方向，前臂肘关节的位置而异，多内成角、内旋移位。诊断要点：伤后局部有明显的疼痛、压痛、肿胀和功能障碍。绝大多数为有移位的骨折，上臂有短缩或成角畸形，并有异常活动和骨擦音。检查时应注意手和腕的功能感觉，以确定是否有桡神经的损伤。X片正侧位片可明确骨折部位、类型和移位情况。

滕义和教授时常提醒我们，肱骨骨折受肌肉牵拉很大，整复后容易再移位。因此，固定时一定要牢靠，但也要松紧适宜，如果太紧压迫皮肤，可造成坏死或桡神经受压而麻痹。另外滕老师告诫我们：夹板固定时，前夹板一定不要压迫肘窝，以免压迫神经血管造成副损伤。

【参考文献】滕雨虹.滕氏骨折骨病医案选［M］.哈尔滨：黑龙江科学技术出版社，2016.

二十、足蹬手牵复位法治疗肩关节脱位案1例

宋某，男，38岁。1998年6月30日初诊。

主诉及病史：右肩肿痛3小时。该患于3小时前走路时不慎摔倒，右侧手掌向下触地，当时感觉右肩关节剧痛，活动不能，遂来我院就诊。

诊查：患者痛苦面容，头倾向右侧，以左手托右肘进入诊室，右肩轻度肿胀，上臂轻度外展、前屈位，触诊肩峰下空虚，喙突下可触及肱骨头，搭肩试验阳性。X光片：右侧肱骨头脱位，肱骨头前脱至喙突下，未见骨折。

诊断：右肩关节脱位。

治疗：足蹬手牵法。患者取仰卧位，术者坐于患侧，右足跟抵住患者右侧腋窝，双手握住患肢腕部，同时足蹬手牵，做顺势用力牵拉并持续3分钟，先外展、外旋，后内收、内旋，当有滑动感时即复位成功。

【按语】肩关节脱位，在关节脱位中最为常见，因为肩关节的解剖特点，使其易发生脱臼。第一，肩关节由肱骨头及肩胛盂构成，肩胛盂小且浅，只占肱骨头关节面的1/3～1/4；第二，肩关节囊松弛薄弱，不利于关节的稳定；第三，肩关节活动范围广泛，易受伤脱位。

肩关节脱位好发于20～50岁的男性。根据脱位的时间长短和次数多少，可分为新鲜性、陈旧性和习惯性三种；根据肱骨头脱位后所在部位，又可分为前脱位、后脱位两种。前脱位又可分为喙突下、盂下、锁骨下脱位，其中以喙突下脱位最多见。

肩关节脱位的病因病机：直接暴力很少见，多因打击或冲撞等外力直接作用于肩关节而引起。临床上常见向后跌倒时，以肩部着地，或因来自后方的冲击力，使肱骨头向前脱位。间接暴力最多见，分为两种。一种为传达暴力，患者侧方跌倒，上肢外展外旋，手掌向下撑地，暴力由掌面沿肱骨纵轴向上传达至肱骨头，肱骨头可能冲破较薄弱的关节囊前壁，向前滑至喙突下间隙，形成喙突下脱位，此种较为多见。另一种为杠杆作用力，当上肢过度

高举、外旋、外展向下跌倒，肱骨颈受到肩峰的冲击，成为杠杆支点，使肱骨头向下滑脱，先呈盂下脱位，后可滑至肩前成为喙突下脱位。

肩关节脱位主要病理变化为关节囊撕裂及肱骨头移位，肩关节周围软组织可发生不同程度的损伤，或合并肩胛边缘骨折、肱骨头骨折或肱骨大结节骨折，其中以肱骨大结节骨折最为常见，30%～40%的患者合并有大结节撕脱性骨折，偶见腋神经损伤，故复位前后应注意检查有无副损伤。肩关节脱位，其复位方法自古以来有很多种，唐代蔺道人所著《仙授理伤续断秘方》，是我国现存最早的一部骨伤科专著，书中详述了一套骨折、脱位的整复手法，其中利用杠杆原理，采用足蹬手牵复位手法，整复肩关节脱位，至今仍被骨伤科学者在临床上广泛应用。其手法简单，可单人操作。

【参考文献】滕雨虹.滕氏骨折骨病医案选［M］.哈尔滨：黑龙江科学技术出版社，2016.

二十一、坐位旋转复位法治疗胸椎后椎关节错位案1例

钱某，男，38岁，工人。1998年3月27日初诊。

主诉及病史：右侧背部疼痛5天。患者于5天前乘公交车，右手拉扶手，突遇急刹车，当时感到右后背部剧烈疼痛，如针刺样，疼痛难以忍受，并觉胸闷气短，如"岔气"感觉，右上肢上举困难，活动受限，遂来我院就诊。

诊查：第七胸椎棘突轻度向右侧偏斜，第七胸椎右椎旁0.5cm压痛阳性，拒按，脊柱前屈后伸受限，右侧屈曲受限，左右旋转障碍，右上肢上举困难。X光片：第七胸椎棘突向右侧偏斜，余未见异常。

诊断：胸椎后椎关节错位。

治疗：坐位旋转复位法。患者端坐在无靠背的方凳上，两足分开与肩同宽，助手面对患者蹲下，两手固定患者双膝，防止左右移动，术者站在患者身后，首先用左手拇指确定偏斜的棘突，右手自患者右侧腋下，由后向前上伸出，绕过患者颈部将右手掌扶住左肩颈部，然后术者拉压患者颈肩部，使身体前屈60°～70°，继续后右侧弯，在最大侧弯位，术者使患者躯干向后内侧旋转，同时左手拇指扣住向右偏斜的棘突，顺势向左上顶

推，立即感觉棘突轻微错动，并往往伴有复位声。患者即刻感到轻松，活动自如。

【按语】胸椎后椎关节错位，是指胸椎关节突关节因脊柱前屈、后伸、旋转时引起相互位置的错移，又名"胸椎后关节半脱位""胸椎骨错缝""脊柱后关节紊乱"。该病患者多为青壮年，多因腰前屈及旋转的联合动作所致，此动作可能较大较急，如转身开门、泼水、抱物、弯腰劳动后突然直腰而发病。治疗时一般旋转复位法即可，如遇到困难可改用俯卧位复位法。患者俯卧位，两腿略分开，术者用双手拇指确定偏斜的棘突后，站于患者患侧，面对健侧，左臂从右大腿下面伸进，将右腿抱住，以患椎为支点旋转大腿，右手拇指借大腿摇转牵引之力，将向左偏斜的棘突拨正。

【参考文献】滕雨虹.滕氏骨折骨病医案选［M］.哈尔滨：黑龙江科学技术出版社，2016.

【评注】滕义和教授治疗骨伤骨病有独到见解和处理方法，博采众方，化裁古方，推陈出新，配方严谨，疗效显著。其将治疗腰椎间盘突出症、骨关节炎、股骨头坏死等个人宝贵经验传授给继承人和下级医生，治愈了大量风湿骨病患者，创立了加味葛根汤、木金汤、弃杖汤等汤方，研制出骨筋丸、接骨散等成药。他所常用的骨科检查法，提出的骨科常用治法及方药，广泛流传。

【生平传略】王孝莹（1947-2017），女，黑龙江省中医药科学院（黑龙江省中医医院）主任医师、教授、硕士研究生导师，黑龙江省著名中医妇科专家，2002年荣获第二批"黑龙江省名中医"称号。她出身于中医世家，自幼师承家学，1963年步入医门，从事中医妇科临床45载。曾任黑龙江省中医研究院（黑龙江省中医医院）妇科主任、妇产科主任、院学术委员会委员，兼任黑龙江省中医药学会妇科专业委员会副主任委员及黑龙江省中西医结合学会妇科专业委员会副主任委员等职，被聘为哈尔滨市医学会医疗事故技术鉴定专家、黑龙江省委保健委员会干部保健专家、黑龙江省中医药科技进步奖及自然科学基金项目评审专家、黑龙江省中医职称评审专家等，多次荣获黑龙江省政府"科技兴省积极分子"荣誉称号。

王孝莹教授杏林耕耘50余载，硕果累累，曾获多项科技成果奖和发明专利。其参与的"更年女宝"治疗妇女绝经综合征的研究，荣获1986年度全国（部级）中医药重大科技成果乙级奖；主持研制的"五加生化胶囊"，于1984年获得国家卫生部的新药证书，并取得发明专利。"消胚清宫饮促进药物流产绒毛、蜕膜坏变清除作用的研究""海珠消癖丸治疗乳腺增生病的研究""燥湿解毒法治疗细菌性阴道病的研究"，分别获得省、厅级科技成果奖。她治学严谨，临床、科研之余笔耕不辍，曾被聘为《中医临床大全·妇科分卷》（北京科学技术出版社）编委，并参与编写；主编《女性内生殖器疾病》《乳腺疾病》（中国医药科技出版社）；参与《老年中医养生》《王德光学术经验集》（中国科学出版社）的编写并任副主编。此外，还发表论文、译文37篇。

一、应用自拟五加丹方治疗绝经综合征1例

李某，女，48岁。2013年9月27日初诊。

患者烘热汗出伴有抑郁焦虑5个月。患者自述5个月前开始出现烘热汗出，日达3～5次。既往月经正常，近年来3～5月1行，且量少。并伴有严重失眠，神疲乏力，经常紧张不安，时有心悸，并伴有心烦，有恐惧感。曾就诊于某专科医院，口服百忧解，但服药后因恶心、胃痛、头痛停药。现症：烘热汗出频繁，半日达3～5次，月经停闭4个月，郁郁寡欢，心绪不宁，失眠，每夜仅睡3～4小时，手足心热，夜间尤为明显，腰酸膝软，时常心悸，舌红少苔，脉沉细。

中医诊断：经断前后诸证伴发郁病（肝肾阴虚型）。

治则：调和阴阳，滋养肝肾，养心安神。

方药：刺五加50g，丹参20g，牡丹皮15g，赤芍15g，熟地黄25g，枸杞子20g，当归15g，生龙骨30g（先煎），生牡蛎30g（先煎），地骨皮15g，白薇10g，炒酸枣仁30g，黄柏10g，知母10g，莲子心15g，珍珠母20g（先煎），百合20g。14剂，每日1剂，水煎早晚分服。

2013年10月11日二诊：烘热汗出日3～4次，失眠明显好转，每夜睡眠达5小时以上，郁郁寡欢明显改善，易于焦虑不安，手足心热缓解，夜间热减，腰酸膝软缓解，偶有心悸，舌淡红、苔薄，脉沉细。方药：上方减白薇，地骨皮加量至20g，加茯神15g。调治1月余后停药。

【按语】 该患就诊时面容憔悴，面色无华，据家属诉已不如年轻时喜好打扮，且经常闷闷不乐，十分痛苦，经西医诊断为抑郁症。综合该例患者证候特征，诊断为经断前后诸症伴发郁病。妇人经断前后，肾气虚衰，肾精亏耗，肾阴亏损，心神失养，则心阴不足；肾阳不足，不能上达以鼓舞心阳，可致心阳不振。阴血不足、肝失所养为该患者郁证的基本病机。经断前后，因肾虚而引起心、肝、脾、肺功能失调，认为"郁病"为"标"，"经断前后诸症"

为"本"。因此，王教授考虑到患者特殊生理时期，治疗本例患者时以"经断前后诸症"为基础，临证时发现，患者常因热而烦躁，难入眠。拟方用五加丹方加减，五加丹（刺五加50g，丹参30g，牡丹皮15g，赤芍15g，熟地25g，枸杞子20g，当归15g，生龙骨60g，生牡蛎60g，地骨皮15g，炒酸枣仁30g）具有调和阴阳、滋补肝肾之效。方中刺五加益气健脾，补肾安神，为君药。枸杞子滋补肝肾，益精明目，平补肾精肝血；熟地黄归肝、肾经，补血养阴，填精益髓；酸枣仁滋养心，肝之阴血，三药共为臣药。丹参、牡丹皮、地骨皮、生龙骨、生牡蛎共为佐药。当归为使药，补血调经。加减法：若兼阴虚火旺致心胸烦闷，口咽干燥，可加知母、黄柏、莲子心等以降火清心；若兼见抑郁，喜悲伤欲哭者，加甘草、浮小麦、大枣等。

本案五加丹加白薇，以白薇之咸寒，同时入肝、肾二经，长于清解，能透邪外达，配丹参、牡丹皮、赤芍轻清凉血，又能清泄，与地骨皮、生地黄、枸杞子同用养阴而不滋腻。配知母、黄柏、莲子心，降火清心；珍珠母镇心安神除烦。悲忧伤肺，配百合养肺肾之阴，取金水相生之意。全方轻清凉血又安神，使心不为热扰而烦自解，身不为热动而躁自除。二诊时烘热及手足心热明显减轻，故减去咸寒之白薇，加大甘寒之地骨皮用量，并加入茯神宁心安神，故患者有神清气爽之感。

【参考文献】赵铭宇，吕波．王孝莹治疗绝经综合征经验［J］．中国医药导报．2020，（20）：115-117.

二、加味逍遥散治疗经间期出血验案1例

马某，女，23岁。2013年7月19日初诊。

患者经间期出血7月余，月经周期35～40天，经期5～6天，月经净10余天后又有少许阴道流血，5～7天血净。开始并未介意，近几月逐渐加重，经期5～6天，血色鲜红，无血块，经前烦躁、乳房胀痛。近半年多来，每渐加重，常流血至下次月经期。末次月经2013年7月3日，7月8日月经已净，就诊时已开始出现少量流血1天，色略红，偶有咖啡色。自觉腰酸，乳房稍胀，心烦，口干渴，小便略黄，大便稍干，舌略红、苔薄黄，脉细弦。细询之，1

年前，因购房之事，夫妻反目，加之装修等事宜，压力倍增，精神高度紧张，直至近2个月才逐渐有所缓解。此乃有明显肝郁化火之诱因。紧张压力虽解，然郁火已成，故患此症。经查盆腔彩超显示子宫附件正常。经期性激素六项：E_2 50pg/mL，LH 9.12mIU/mL，FSH 6.35mIU/mL。

诊断：经间期出血（肝经郁火证）。

治法：疏肝解郁，凉血固冲。

方药：牡丹皮炭15g，焦栀子10g，当归5g，白芍25g，柴胡15g，茯苓20g，白术15g，甘草10g，荆芥炭15g，茜草炭15g，生地榆30g，墨旱莲30g。10剂，每日1剂，水煎，分两次温服。嘱其经后来诊。

二诊：服上方10剂血止，8月6日行经，经前烦躁、乳胀均减，仍觉腰酸，二便正常。当少佐补肾之品，于上方加熟地黄25g、桑寄生20g。10剂，每日1剂，服法同前，连服2次。第2次服药，经间期仅有少许血性分泌物，深咖啡色，5天净，第3次服药后未再出血。

【按语】经间期出血并非都需要治疗，若平素体质较好或不良刺激程度不重，仅出现1～2次经间期出血，患者多可通过机体自身调节不治而愈。但若平素体虚或不良刺激过重，则机体很难自身调节至新的平衡，故当及早治疗，以防生变。

本病的辨病要点：两次月经之间出血，排除子宫内膜病变、宫颈糜烂、内放节育环及合房等原因，或少量血色，或咖啡色等，即属排卵期出血；辨证要点：由于发病前精神紧张、烦劳、急躁、上火等原因，出现月经间期少量出血，伴心烦易怒、乳房及乳头不适，或手足心热、口干咽干等症，属经间期出血，肝经郁火证；也有伴面容憔悴、神疲乏力、腰腹酸坠等肾虚、脾虚证者。王师自拟方加味逍遥散。方药组成：牡丹皮炭15g，焦栀子10g，当归5g，白芍20g，柴胡15g，茯苓20g，白术20g，甘草10g，黑芥穗15g，茜草炭15g，生地榆30g，熟地黄30g。服药方法：月经周期正常，行经期3～5天者，经后5～6天开始服药，每日1剂，连服7天；行经期6～7天者，经后3～4天开始服药，服法同前；月经周期提前、错后者，按提前、错后天数加减；流血至下次经期者，连服10～12天。每月经后复诊1次，根据上月经间期出血情况适当加减用药。加减用药：腰酸痛者加川续断15g、桑寄生15g；

便溏者，加山药30g，白术加至30g；面容憔悴、神疲乏力者，加黄芪50g、党参30g；小腹不适者，加阿胶15g、白芍加至30g；盆腔有炎症者，加大蓟、小蓟各30g；手足心热、口干咽干者，加龟甲15g、生地黄25g；失眠多梦者，加首乌藤30g、炒酸枣仁30g；血色偏红者，加仙鹤草30g、墨旱莲30g。

本例经间期出血，已有演变成经漏之势，但由于该患来诊前病因已除，故清其郁火，凉血固冲，兼滋肾阴而获愈。若病因未除，郁火日盛，阴血日耗，则该病只会日益加重，以至渐成崩漏。此时必加以心理疏导，以去除病因，用药方能取效，否则即使几易其方，效不会显，可见详问病因之重要。

【参考文献】赵铭宇，李月，吕波.王孝莹教授治疗经间期出血经验[J].黑龙江中医药，2016，45（4）：37-38.

三、运用胶艾四物汤治疗经期延长1例

孙某，女，37岁。2008年9月6日初诊。

主诉及病史：行经期长至10～15天已1年半。2008年8月1日行经后血一直未净，现血少。平素月经40～60天1行，行经期长，后期淋漓，带下正常，大便干。舌淡，脉沉缓。

方药：熟地黄30g，黄芪30g，白芍20g，山药20g，石莲子20g，菟丝子30g，枸杞子20g，海螵蛸30g，白术20g，山茱萸20g，生地榆30g，艾叶炭10g，云苓20g，甘草10g。7剂，每日1剂，水煎，分早晚温服。

2008年9月13日二诊：服药后当日血净，带下正常，大便正常，舌淡、苔白，脉沉缓。

方药：

1.前方去艾叶炭、生地榆，加柴胡15g，14剂。

2.自拟调经汤加味：熟地黄20g，白芍25g，当归10g，川芎10g，吴茱萸10g，香附10g，牡丹皮15g，茯苓15g，延胡索15g，陈皮15g，肉桂10g。4剂。服法同前，方1服毕，经期继服方2。

2008年9月27日三诊：9月23日行经，乳胀，血同前，经期大便稀，近日感冒流涕。脉略浮小数。服用方1腹胀，方2正常。

方药：胶艾汤加减以补益气血。生晒参15g，白术20g，云苓20g，甘草10g，阿胶15g，艾叶炭10g，熟地黄30g，山茱萸20g，山药20g，黑芥穗15g，柴胡10g，陈皮15g。7剂，服法同前。

2008年10月4日四诊：电话诉行经9天，昨日仅有淡黄色分泌物。继予前方5剂。

2008年10月18日五诊：行经9天，带下正常，近日乳胀，舌淡、苔白，脉沉略弦。

方药：

1. 初诊方去艾叶炭、生地榆，加柴胡15g、陈皮10g，5剂。

2. 三诊方，7剂。

服法同前，方1服毕，经期继服方2。

【按语】本例患者经后淋漓，行经期10~15天，中医称为月经期延长，现代医学考虑排卵性功能失调性子宫出血的黄体萎缩不全。首诊时患者已经阴道流血35天，属于中医"崩漏"范畴，治疗第一步以止血为目的。根据舌脉辨证，并根据患者月经周期考虑处于黄体期，王老师用自拟方，补肾益气、固冲任而止血，服药后血很快止住。二诊血已止则去掉止血药，并根据患者月经周期而判断即将行经，开始新的一轮女性月经周期，故给予自拟调经汤4剂，于经期服用以促进重阳转阴的过程。三诊时正值患者行经第4天，王老师认为，女性从月经期到卵泡期是阴长时期，如果阴长速度慢，则会月经后期淋漓时间长，此时用药当顺势而为，以滋补阴血为主并配合收敛止血。王老师善用胶艾四物汤为基础方，收到很好临床疗效。此例病例着眼于经前期、月经期和经后期不同时期辨证用药以调整月经，以达固冲止血调经的目的。

四、应用艾附暖宫丸治疗经行腹痛1例

高某，女，43岁。2006年11月25日初诊。

主诉及病史：经行腹痛1年半。月经提前，经行不畅，有少量血块，腰酸，左乳胀，经后仍腹痛，手足凉，畏寒，大便稍干，舌淡，脉沉细略弦。LMP（末次月经）2006年11月20日。既往B超查出子宫腺肌病。有胆囊炎史，平素

胃脘不适。

方药：艾叶10g，香附20g，熟地黄20g，吴茱萸10g，当归15g，川续断20g，肉桂10g，黄芪40g，白芍40g，甘草15g，菟丝子30g，山茱萸20g，洋火叶15g，巴戟天20g，山药20g，阿胶20g，延胡索20g，蒲黄10g，附子10g，炒酸枣仁30g。7剂，每日1剂，水煎服。

2006年12月2日二诊：近日家中有事，心情抑郁，仍腹痛（以脐周为主），腹胀，手足转温，畏寒减，大便正常。舌淡、苔白，脉沉细。

方药：白芍30g，甘草15g，延胡索20g，香附20g，黄芪40g，木香10g，炒酸枣仁40g，枳壳20g，淫羊藿15g，巴戟天20g，蒲黄10g，丹参30g，赤芍15g，莪术20g，肉桂10g，乌药15g，当归15g，生晒参15g，刘寄奴15g，柴胡15g。14剂，每日1剂，水煎服。

2006年12月16日三诊：昨日行经，近日已正常行经，经前仍腰酸不适，乳胀轻，大便正常，舌边稍紫，脉沉细。

方药：柴胡15g，白芍40g，生晒参15g，川芎10g，当归15g，白术15g，云苓15g，甘草10g，香附20g，郁金20g，延胡索20g，淫羊藿15g，巴戟天20g，丹参20g，蒲黄10g，肉桂10g，乌药15g，熟地黄20g。7剂，每日1剂，水煎服。

2006年12月23日四诊：近日腹痛好转，大便正常，心悸好转，昨夜入眠差，舌淡、边紫转淡，脉沉细。

以前方加炒酸枣仁30g，14剂。

2007年1月6日五诊：今日腹痛复发，按之不舒，喜热，舌边稍紫，脉沉略弦细。

方药：艾叶15g，附子15g，熟地黄20g，白芍40g，甘草15g，当归15g，川芎10g，吴茱萸10g，川续断20g，肉桂10g，黄芪40g，延胡索20g，香附20g，五灵脂10g，蒲黄10g，小茴香10g，干姜10g，三棱10g，莪术20g，乌药15g，淫羊藿15g，炒酸枣仁30g。7剂，每日1剂，水煎服。

2007年3月10日六诊：分别于2月6日、3月3日行经。近日又觉腹痛，昨日吃油炸食品后胃脘胀满不适，大便少而不畅。舌淡，脉沉细略弦。

方药：白芍40g，甘草15g，桂枝20g，生姜10g，大枣7g，鸡内金20g，焦三仙各15g，黄芪40g，川朴15g，延胡索20g，香附20g，枳实15g，当归

15g，川芎10g，巴戟天20g，柴胡15g，金银花30g。7剂，每日1剂，水煎服。

2007年11月17日七诊：电话告之于11月13日行经，腹痛不重，小腹胀，纳少，乳胀，腰痛，大便正常，手足凉，有时心悸。

方药：五诊方加豆蔻15g、木香10g、枳壳20g、炙甘草15g，去白芍、三棱、莪术、吴茱萸、甘草，7剂。

【按语】子宫腺肌病，中医称经行腹痛。临床表现为剧烈的腹痛、月经过多、不孕等，明显影响患者生活质量。本病主要责之于肾阳偏虚，气血不足，瘀浊内结，脉络不畅，与素体不足、肾虚和经产有关。辨证治疗分为两个方面：一是痛经时的治疗，应注重化瘀消癥，解痉止痛，安定心神；二是平时治本，特别是排卵期后应助阳消癥，或助阳调肝。

首诊，月经刚过，治疗以益气养血安神，补肾阳散寒止痛为主。方用艾附暖宫丸加减。方中艾叶、香附暖宫温经散寒为主药；吴茱萸、肉桂温经散寒通脉为辅药；当归、川芎、白芍入肝经活血祛瘀养血调经，黄芪、熟地黄益气滋阴养血，川续断活血通经，共为佐药。治疗血虚气滞，下焦虚寒之痛经，加淫羊藿、巴戟天、菟丝子、附子、山药加强补益肾阳之力；阿胶补血止血；延胡索、蒲黄化瘀止痛；甘草与重剂白芍相配伍，组成芍药甘草汤以解痉止痛；酸枣仁养血安神。全方合用，共奏益气补血、补肾暖宫、散寒化瘀止痛之功。

二诊因生气而腹痛加剧，并且正值月经前期。《医宗金鉴·妇科心法要诀》云："经行腹痛：腹痛经后气血弱，痛在经前气血凝。气滞腹胀血滞痛，更审虚实寒热情。"经前腹痛，为气血凝滞。故处方用加味乌药汤加减以行气活血，调经止痛，配以活血化瘀、温补肾阳之品，以期治本。

三诊正值经期，则以解痉止痛、疏肝解郁、补肾助阳、调整气血为主。患者先后共来诊7次，均以上述思路随证加减治疗，取得较好疗效。

五、运用自拟方补肾养血汤合二仙汤加减治疗月经过少1例

于某，女，33岁。2008年11月30日初诊。

主诉及病史：月经量减少半年，血量较平常少1/2，周期正常，经后腰酸，手足凉，大便干，带下减，入眠差，乏力，舌淡、苔白，脉沉细。11月

20日、27日B超示内膜0.3cm。产后第4年（即去年）做流产1次。

方药：山药20g，阿胶15g，当归15g，赤芍15g，山茱萸25g，巴戟天20g，甘草15g，炒酸枣仁30g，茯神20g，生姜20g，怀牛膝20g，炒杜仲15g，丹参20g，香附20g，黄芪30g，菟丝子20g，淫羊藿20g。7剂，每日1剂，水煎服。

2008年12月7日二诊：入眠好转，大便正常，带下少，胸闷好转，舌淡、苔白，脉沉细。

方药：黄芪40g，丹参30g，赤芍15g，菟丝子30g，淫羊藿30g，枸杞子20g，当归15g，川芎10g，香附20g，熟地黄20g，生姜20g，怀牛膝20g，杜仲15g，炒酸枣仁40g，茯神20g，山药20g。14剂，每日1剂，水煎服。

2008年12月21日三诊：本月12月18日行经，第1天量稍增，3天净，性欲差，舌淡，苔白，脉沉细。

方药：前方加巴戟天20g、肉苁蓉20g、远志15g，15剂。

2008年12月28日四诊：带下增，未腰酸，性欲好转，大便正常，舌淡、苔白，脉沉细。

方药：前方，14剂。

2009年2月15日五诊：1月15日、2月12日分别行经，本月量少，自觉小腹发凉，带下减，腰酸减，大便干。舌淡、苔白，脉沉细。

方药：

1. 熟地黄20g，山药20g，川续断20g，紫河车1袋（天江颗粒，每袋相当于饮片3g，冲服），菟丝子25g，枸杞子20g，淫羊藿20g，仙茅15g，首乌20g，当归15g，女贞子20g，炒酸枣仁40g，茯神20g，肉苁蓉20g。7剂，每日1剂，水煎服。

2. 紫河车2袋（天江颗粒，每袋相当于饮片3g，冲服），紫石英30g，菟丝子25g，淫羊藿20g，仙茅10g，当归15g，赤芍15g，川芎10g，桃仁10g，红花10g，茺蔚子15g，泽兰25g，怀牛膝20g，王不留行15g，鸡血藤20g，路路通10g。6剂，每日1剂，水煎服。

2009年3月1日六诊：手足转温，上周带下稍稀，回乳后右乳常溢乳。舌淡、苔白，脉沉细。上方2尚未服。

方药：

1. 熟地黄20g，山药20g，石莲子20g，菟丝子30g，枸杞子20g，仙茅

10g，淫羊藿20g，覆盆子20g，女贞子20g，肉苁蓉20g，肉桂10g，当归15g，党参20g，甘草10g，何首乌20g，阿胶15g。8剂，每日1剂，水煎服。

2.当归15g，川芎15g，丹参30g，赤芍15g，桃仁10g，红花10g，泽兰30g，鸡血藤30g，川牛膝20g，益母草30g，申姜20g，炒酸枣仁40g。4剂，每日1剂，水煎服。

3.五诊方1，7剂。

2009年3月21日七诊：3月12日行经，经量稍增，大便正常，舌淡、苔白，脉沉细。

处方：

1.前方1减何首乌，12剂。

2.前方2，3剂。

【按语】月经量少，在临床常见。发病原因主要有子宫发育不良、子宫内膜结核、刮宫术过深等子宫原因；卵巢功能早衰、单纯性性腺发育不全等卵巢原因；下丘脑促性腺释放激素或垂体促性腺激素分泌下降或失调；长期服用某些药物，如避孕药等。现代女性生活和工作节奏加快，心理持续紧张及晚睡、失眠等不良生活习惯，或甲状腺功能减退等内科疾病，均可干扰月经，而致月经量减少。王老师认为在排除器质性因素后，中医多从肾虚血虚、痰湿、肝郁、血寒等角度辨证论治。本例病例流产后开始出现月经少、子宫内膜薄，诊为肾虚血虚证，方用王老师自拟方——补肾养血汤合二仙汤加减，以养阴血，温肾阳，补肾精，调理冲任。补肾养血汤基本组成：丹参20克，赤芍15克，菟丝子30克，枸杞子15克，淫羊藿20克。随月经不同时期而随症加减。必要时加入紫河车、鹿角胶、龟甲胶等血肉有情之品以大补肾精。月经量减少之病，根据月经减少程度、患者年龄、生育要求等多方考虑，有的不须治疗，有的必须治疗，但调治周期都很长，它也是机体机能盛衰的体现，从根本上调治少则3个月，甚至更长时间。

六、疏肝理气、破血逐瘀、化痰散结治疗盆腔包块1例

杨某，女，44岁。2009年6月13日初诊。

右下腹痛牵及下肢9个月。去年9月行子宫次切，发现盆腔大面积粘连

（2009年曾行分离手术）。现每月经前仍有乳胀，小腹不适，但无血，大便稍干，舌淡、苔白，脉略弦。LMP 6月10日，每月提前，有甲减病史，未服药。

西医诊断：盆腔炎性包块。

中医诊断：癥瘕。

方药：柴胡15g，枳壳20g，厚朴20g，莱菔子30g，伸筋草20g，白芍15g，丹参30g，赤芍15g，当归15g，皂角刺10g，莪术20g，香附20g，桃仁10g，鸡血藤30g，川芎15g，延胡索25g，木香15g，黄芪30g，生晒参15g。7剂，每日1剂，水煎服。

2009年6月15日二诊：内诊见外阴阴道正常，宫颈光，宫体缺失，宫颈断面左后方可触及一卵黄大包块，压痛（+），活动度差。

2009年6月20日三诊：药后大便正常，小腹痛好转。舌淡、苔白，脉沉略弦。

方药：前方加夏枯草30g、威灵仙15g，去伸筋草，14剂。

【按语】本例为妇人腹痛，两次腹腔手术后遗留腹部疼痛。经妇科内诊，发现宫颈断面左后方可触及一卵黄大包块，压痛（+），活动度差。诊为盆腔炎性包块。王教授治以自拟方，以疏肝理气、破血逐瘀、化痰散结，兼以扶正。方中柴胡、香附、枳壳、木香、厚朴、莱菔子、延胡索、川芎疏理肝胆脾胃肠道一身上下之气；白芍、丹参、赤芍、当归、莪术、桃仁、伸筋草、鸡血藤养血活血逐瘀通络；皂角刺功能消痈排脓，散结通络，临床中各种痈脓未成者可消，脓已成者可使速溃，随辨证相应方加用之有良效；黄芪、生晒参顾护正气以助驱邪。三诊时腹痛好转。对于慢性盆腔疼痛，王教授常辨病辨证相结合，临床收到很好疗效。

七、辨证施治月经先期1例

刘某，女，30岁。2008年10月24日初诊。

月经提前7天，经期腰腹不适，量中等，块少，大便干，手足冷，带下少，舌淡、苔白，脉沉细略弦。

方药：

1. 调经散加黄芩10g、知母15g、黄柏15g，4剂，经期服。

2. 生地黄30g，地骨皮20g，玄参20g，麦冬20g，赤芍10g，知母15g，黄柏15g，香附15g，甘草10g，当归15g。7剂，每日1剂，水煎服。

先服方2，经期改服方1，后继续服用方2。

2008年11月7日二诊：10月24日行经，大便正常，乳胀，腰痛，手足凉，带下少，时有阴中干，舌淡、苔白，脉沉细。

方药：前方2加川续断20g、桑寄生20g、桂枝20g、细辛5g。5剂，水煎服。

2008年11月15日三诊：大便正常，仍阴中干，手足凉，舌淡，苔白，脉沉细缓。

方药：

1. 前方加女贞子20g、菟丝子20g、白芍20g，去赤芍、桂枝、细辛，6剂。

2. 调经散加黄芩15g、知母15g、黄柏15g。4剂，经期服，每日1剂，水煎服。

2008年11月29日四诊：LMP 11月19日，行经6天净，稍腹痛，近3周每次周六、日均有感冒症状，流涕，畏寒，大便正常，舌淡、苔白，脉略弦。

方药：柴胡15g，黄芩15g，半夏15g，生地黄30g，地骨皮20g，麦冬20g，白芍20g，知母20g，黄柏15g，女贞子20g，甘草10g，菟丝子30g，炒酸枣仁30g，茯神20g。7剂，每日1剂，水煎服。

2008年12月6日五诊：前症好转，大便稍稀，2日1行，阴中干消，舌淡、苔白，脉沉细。

方药：

1. 四诊方，11剂。

2. 调经散加黄芩15g、知母15g、黄柏15g。4剂。

用法：先服用方1，经期改服方2，后继续服用方1。

2008年12月20日六诊：LMP 12月16日，经量中等，大便正常，舌淡、苔白，脉沉缓。

方药：四诊方，4剂。（注：预期下月停药。）

2009年1月17日七诊：LMP 1月12日，乳胀，小腹胀痛，月经有块。舌淡、苔白，脉沉略弦。

方药：当归15g，白芍20g，牡丹皮15g，焦栀子10g，白芥子10g，柴胡15g，香附20g，黄芩15g，郁金20g，甘草15g，延胡索20g。5剂，每日1剂，水煎服。

2009年2月28日八诊：LMP 2月6日，此前未服药，春节期间感冒发热、肺炎，静点抗炎药，又患阴道炎，前方未服。舌淡、苔白，脉沉细。

方药：前方加黄芪30g、金银花30g、炒酸枣仁30g，6剂，每日1剂，水煎服。

2009年3月7日九诊：LMP 3月2日，前方仅服用1剂。舌淡、苔白，脉沉细。

方药：一诊方中的方2加女贞子20g、菟丝子20g、白芍20g，减赤芍。7剂，每日1剂，水煎服。

2009年3月21日十诊：近日入眠差，大便正常，舌淡、苔白，脉沉细。

方药：

1. 九诊方，7剂。

2. 一诊方中的方1，4剂。

用法：先服用方1，经期改服方2，后继续服用方1。

【按语】此病例经期提前。一诊时正值经期，处以自拟方——调经散。女性月经行经期是旧周期的结束，也是新的周期开始，王教授治疗月经不调之患者，注重经期的除旧，以让位于新生，故于行经期的第4天处方调经散，以达调经之目的。调经散组成：四物汤加吴茱萸、香附、牡丹皮、茯苓、延胡索、陈皮。后处以《傅青主女科》之两地汤，采用甘寒养阴之品，育阴以潜阳，补阴以配阳，达到阴生而经自调的目的。本病例，上述两个思想贯穿整个治疗过程。在四诊时，因患者连续3周每次周六、日均有感冒症状，流涕，畏寒，而加用小柴胡汤；七诊时因乳胀、小腹胀、脉现弦象而处方宣郁通经汤，均从人体之整体考虑，随证加减。经过近5个月的调治服药后，经期逐渐恢复正常。

八、子宫腺肌症验案2例

例1：

严某，女，42岁，公司职员。1998年10月22日初诊。

主诉：经行腹痛10余年，加重3年。

病史：患者平素月经正常，1984年产有1子，此后开始月经延期3～7天，渐感经行腹痛，因尚能忍受未行治疗。1990年因早孕行人流术，术后经行腹痛渐重，经中药治疗好转。1993年怀孕，再次行人流术，术后受寒，致经期腹痛加重。曾去几家西医医院诊治，均诊为子宫腺肌症伴腺肌瘤，服用避孕药等激素类药物治疗好转，半年后停药，停药后病情反复。3年前因经前不慎受凉，经期腹痛明显加重，几经中西医治疗病情无明显好转，现除经期外平素也感腰腹不适。因子宫明显增大，外院建议其手术切除，患者因拒绝手术，近半年来服用中药治疗，病情稍有缓解，近两月经期腹痛加重，故来诊。

现症：自诉月经错后，经行腹痛近几年加重，行经第1～4天腹痛严重，只能卧床，因腹痛无法忍受，每次行经均需服用芬必得，前两年每天仅服1片即可缓解，现每天需服2片也不能完全缓解。小腹喜温拒按，血量较多（服芬必得时量减），血色紫暗，有血块、较大。经前乳胀、烦躁。现平素腰酸小腹不适，按之不舒，手足凉，带下较多，色白质稀。近几月晨起前小腹常可摸到一肿块，按之痛。舌淡紫、舌边紫暗、苔薄白，脉沉弦。LMP10月8日。妇检：外阴发育正常，阴道畅，宫颈稍肥大，糜烂Ⅰ度，宫体前位、手拳大、质稍硬，子宫后壁及左角部明显突出，压痛（＋），双附件略增厚，压痛（±）。B超：前位子宫，大小112mm×102mm×89mm，后壁明显增厚，回声增强、不均质，光点分布杂乱，宫腔线明显前移，后壁可探及4.9cm×4.2cm×3.9cm低回声团块，边界欠清，左侧壁可探及3.7cm×3.2cm×2.9cm低回声团块，边界欠清，双附件未见明显异常。CA-125：195.6 U/mL。

西医诊断：子宫腺肌症伴腺肌瘤。

中医诊断：痛经、癥瘕。

辨证：肾虚血瘀，寒凝胞络，瘀久成癥。

治则：温肾散寒，暖宫化瘀，消癥散结。

方药：炮附子10g，肉桂15g，乌药20g，三棱10g，莪术20g，丹参30g，当归15g，刘寄奴15g，仙茅10g，赤芍15g，白芍30g，甘草10g，血竭2g，五灵脂15g，蒲黄20g，柴胡15g，延胡索20g，淫羊藿20g，茯苓30g。7剂。日1剂，水煎，早晚温服。

10月30日二诊：自诉带下量略减，腰腹不适稍好转，大便不成形，日2～3次，余症同前。舌淡紫、舌边紫暗，脉沉弦。此乃阳气不足、寒瘀较重所致。

方药：炮附子15g，肉桂20g，干姜20g，仙茅15g，三棱10g，莪术20g，血竭2g，乌药20g，艾叶15g，吴茱萸10g，丹参30g，白术20g，茯苓25g，白芍50g，五灵脂15g，蒲黄20g，柴胡15g，刘寄奴20g，甘草10g，香附20g，延胡索20g，熟地黄20g，巴戟天20g，枳壳20g。14剂。煎服法同前。

11月22日三诊：药后腰腹不适减轻，带下量减少，手足温暖，大便日1行。LMP 11月15日，经前带下稍多，未觉乳胀，仅经期第2天服用芬必得1片，虽仍腹痛，但已可忍受，血块减少，行经7天净。阳气已振，胞络寒瘀稍散，法前方加减续服14剂，煎服法同前。

12月7日四诊：前几日腰腹不适已明显缓解，带下量不多，质略稀。自诉近期工作劳累，压力较大，睡眠少，自觉乏力困倦，纳减，近日又觉腰腹不适。舌淡紫、舌边稍暗，舌苔白，脉沉缓略弦。此乃寒瘀尚未消散，又过劳伤气所致。法当温肾暖宫益气、化瘀散结消癥。

处方：炮附子15g，肉桂20g，巴戟天15g，黄芪50g，干姜20g，砂仁15g，枳壳20g，乌药20g，三棱10g，莪术20g，桃仁15g，当归15g，丹参30g，白术25g，白芍50g，五灵脂15g，蒲黄20g，延胡索20g，刘寄奴20g，炮山甲5g（研极细末冲服），甘草10g，香附20g，熟地黄20g。10剂。煎服法同前。

12月26日五诊：LMP 12月17日，仅错后2天，腹痛较上月减轻，未服止痛药。经血不多、块少，纳增，经期仍乏力困倦，经后好转，手足已转温。舌淡紫、苔薄白，脉沉略弦。法前方加减，续服20剂，煎服法同前。

1999年1月21日六诊：LMP 1月16日，腹痛明显缓解，经期虽不适，但可继续工作。经量不多，有小血块、较少，平素已无腰腹不适。自诉除经期稍乏力外，平素已无乏力感，精神状态明显好转。舌质淡、苔薄白，脉沉略滑。CA-125 26.2 U/mL；B超示：前位子宫，大小79mm×72mm×66mm，后壁增厚，肌层回声欠均匀，宫腔线前移，后壁可探及2.3cm×2.1cm×1.9cm较低回声团

261

块，边界欠清，左侧壁可探及1.8cm×2.0cm×1.6cm低回声团块，边界欠清，双附件未见明显异常。此寒瘀已去大半，续服前方加减30剂，服法同前。

1年后患者复诊，自诉上次服药后经期腹痛已明显缓解，故未再服药。CA-125正常。2个月前公出去南方月余，因潮湿阴冷导致病情反复，现月经已净一周，仍腰腹不适，带下量多质稀，手足不温，舌淡、苔薄白，脉沉略滑。B超示：子宫前位，87mm×79mm×67mm，后壁增厚，子宫肌层回声不均，内膜0.7cm，宫腔线前移，后壁可探及3.0cm×2.8cm×2.3cm低回声团块，边界欠清，其内可见散在的无回声暗区，左侧壁可探及2.2cm×2.5cm×2.0cm低回声团块，边界欠清，双附件未见明显异常，子宫直肠窝未见明显液性暗区。CA-125 56.9 U/mL。法当散寒除湿、暖宫化瘀、消癥止痛。处方：炮附子15g，肉桂20g，干姜20g，乌药20g，桃仁15g，艾叶15g，丹参30g，白术25g，茯苓30g，当归15g，苍术20g，五灵脂15g，蒲黄20g，白芍35g，刘寄奴20g，血竭2g，香附20g，炮山甲5g（研极细末冲服），甘草10g。20剂。煎服法同前。

药后症状缓解，又依本方加减，续服月余，症状明显缓解而停药。嘱其定期复查，勿再受寒。此后因常带同事来诊，询其病情一直未明显反复。几次复查B超，子宫在逐年缩小。至53岁断经后复查B超，子宫62mm×53mm×49mm，肌层回声不均，内膜0.5cm，后壁增厚。58岁时复查示子宫已稍萎缩。

【按语】该患者子宫腺肌症较重，就诊时已患病10余年，子宫明显增大，CA-125较高，药物治疗无效，本应手术，但患者拒绝手术，实属难治之症。该患因禀赋不足，产后几年内又先后人流2次，使胞络受损而至瘀，复感寒邪导致肾虚血瘀，寒凝胞络，阳气不足，寒瘀渐重，故久而成癥。初期治疗病重药轻故效不显，加重温肾助阳散寒、暖宫化瘀、散结消癥之力后，症状逐渐好转。寒瘀渐散，病情逐渐缓解，子宫也逐渐缩小，CA-125降至正常，病情稳定。10个月后因公出感受寒湿之邪复发，子宫较病情稳定时增大，CA-125略增高，遂以温肾散寒除湿、祛瘀散结消癥之品治之，使病情再次稳定。此后患者遵医嘱，注意饮食起居，情志调养，未受寒，病情较稳定。子宫逐年缩小，断经时虽仍较正常子宫大，但已明显缩小。至断经后5年复查，子宫已萎缩。子宫腺肌症中药治疗，效果较西药明显，仍难以治愈，遇有情志、环境、气候等突发因素，仍会反复。因此，维持病情稳定，少反复即是最好的结果，只要病情少反复，增大的子宫即会逐渐缩小，CA-125也会逐渐降至正常，至绝经后复发的可能小，此时可认为是治愈。治疗期间及治疗后，除患者自觉症状外，应定期复查B超，关注子宫的变化，定期复查CA-125，若CA-125增至200U/mL以上，建议患者手术切除子宫，以防恶变。

例2：

鄂某某，女，38岁，2016年2月28日初诊。

主诉：经行腹痛25年。

现病史：患者2010年行人工流产1次，后渐感痛经加重，于当地医院诊断为子宫腺肌症，2013年引产后症状又感加重，温按痛减，并伴呕吐、困倦。平素月经周期规律，经血多块，眠差多梦，神疲乏力，周身畏寒，大便稀溏。末次行经2月16日。舌质稍暗、苔白，脉略弦细。2014年4月彩超示：子宫三径65.2mm×56.6mm×61.1mm，后壁可探及34.8mm×34.2mm等回声；2016年2月彩超示：子宫前后径70mm，前壁厚18.6mm，后壁厚49mm。

西医诊断：子宫腺肌症。

中医诊断：痛经、癥瘕。

辨证：肾虚血瘀，寒凝胞络，瘀久成癥。

治法：温肾散寒，暖宫化瘀，消癥散结。

方药：三棱10g，莪术20g，牡丹皮15g，丹参30g，肉桂10g，延胡索25g，乌药15g，刘寄奴15g，当归15g，赤芍15g，甘草10g，枳壳20g，熟地黄20g，五灵脂15g，蒲黄15g，干姜15g，香附20g，白术30g，山药30g。7剂，日1剂，水煎服，分早晚温服。

3月6日二诊：自述常感乏力困倦，大便已不稀。舌淡、苔白，脉略沉细。寒瘀稍散，继守前法，前方加白芍50g，去赤芍，10剂，煎服法同前。

3月20日三诊：3月16日行经，排便排气后腹痛减，血块减少，较前舒畅，仍伴有呕吐。舌质稍暗、苔白，脉略弦细。法当温肾益气散寒，行气化瘀消癥。

处方：艾叶10g，熟地黄25g，赤芍15g，当归15g，川芎10g，吴茱萸

10g，川续断20g，肉桂10g，黄芪40g，干姜15g，五灵脂20g，蒲黄20g，延胡索25g，香附20g，甘草10g，血竭2g。18剂。经前则兼以降逆化痰止呕，前方加白芍50g、枳壳20g、柴胡15g、半夏30g、旋覆花15g、煅赭石50g、生姜20g。3剂。煎服法同前。

4月10日四诊：尚未行经，近日乳胀，小腹稍坠，时有便稀。舌淡、苔白，脉略弦。此是肾虚寒瘀兼有气郁所致。守前方加味后再加郁金15g，4剂。经期活血行气调经，进一步减轻胞宫瘀滞。

处方：熟地黄20g，白芍25g，当归15g，川芎10g，吴茱萸10g，香附20g，牡丹皮15g，茯苓20g，延胡索25g，陈皮15g，怀牛膝20g，五灵脂15g，蒲黄15g，桃仁15g，枳壳20g，川楝子10g。4剂。煎服法同前。经净后续服三诊方，10剂。

5月8日五诊：4月13日行经，腹痛稍减，血块减少，不进食，已不吐，自觉胃肠较前通畅，时有便稀。舌淡、苔白，脉沉略弦。寒瘀渐减，气机较前调畅。继守前法，随证加减用药20剂。

5月29日六诊：5月11日行经，腹痛较上月减轻，血量稍减，仍夹血块，伴头晕，舌淡、苔白，脉略弦。此为瘀滞未除，法当破血消癥、行滞逐瘀。

处方：

（1）水蛭5g，地龙5g，虻虫5g，土鳖虫5g，蜈蚣5g。1剂，共研细末，经前7天水冲服，每次2g，日2次。

（2）三棱10g，莪术20g，牡丹皮15g，丹参30g，肉桂10g，延胡索25g，乌药15g，刘寄奴15g，当归15g，赤芍15g，甘草10g，枳壳20g，熟地黄20g，五灵脂15g，蒲黄15g，干姜15g，香附20g，白术30g，山药30g，血竭2g。7剂。服法同前。

二方同时服用。

6月19日七诊：6月6日行经，腹痛明显缓解，经血较畅、块少，6天净，大便稀，日2行。舌脉同前。

之后继用上法，结合调经，随证加减，用药2个月，痛经基本控制，经期已不呕吐，大便正常。嘱其平日需避寒忌冷，增强体质，以巩固其效。后随诊1年余，虽遇冷贪凉时偶有复发，但用前法依旧奏效。

【按语】该患痛经已有25年病史，因素有禀赋不足，后又人流、引产而瘀阻胞络，由此肾气愈亏，阳气不振，虚、寒、瘀日久而成癥，又因年久失治而气机愈加不畅，夹郁夹痰，迁延日久不愈。前期单用琥珀散化瘀而效觉缓慢，后期改用自拟五虫散，以虫类药加强破血逐瘀之力，症状大减。鉴于患者经期呕吐，故在经前加用旋覆代赭汤以理气降逆化痰。经血中见较多血块，经行不畅，故而在经期以自拟调经散加通经活血之品，以助胞宫通利。子宫腺肌症以肾气不足为本、寒凝血瘀为标，标本兼治，气血、冲任调和，脉络通畅，经血顺通，方取其效。

本病运用此法治疗，不仅不会影响患者受孕，而且可以增加其受孕率。

九、妊娠便秘验案1例

李某某，女，30岁。2006年7月20日初诊。

主诉：妊娠26周，大便半月未行。

病史：平素经常便秘，大便少则3~5天，多则1周1行。常吃水果、蔬菜，晨起均服用蜂蜜。5~7天不便时常外用开塞露，服番泻叶、芦荟等药以通便。妊娠后便秘日加严重，初期3~5日1行，至妊娠16~17周时，大便5~7天1行。曾在外院服用中药（补肾养阴、润肠通便、安胎之品），初有效，大便1~2日或2~3日1行，之后效渐减至1周1行。

现症：大便未行半月，近日脘闷腹胀，呃逆、嗳气，饮食减少，乏力，口干，尿频，肛门有闷胀感。患者面色萎黄，皮肤干燥，舌质暗红、苔白厚稍干，脉沉涩尺弱。B超检查胎儿发育正常，胎心、胎动良好。

西医诊断：妊娠便秘。

中医诊断：妊娠便秘。

辨证：脾肾两虚，气血不足，津亏肠燥，传导无力。

治法：健脾益肾，补气养血，润肠通便，佐以安胎。

方药：黄芪60g，熟地黄40g，党参30g，鹿角霜20g^{先煎}，巴戟天20g，菟丝子40g，续断20g，桑寄生20g，枸杞子20g，当归20g，白术60g，阿胶20g^{烊化}，沙参15g，黑芝麻30g。7剂。每日1剂，水煎3次，分早中晚温服。

2006年7月28日二诊：服药2剂，排出燥屎若干，顿觉神清气爽，腹胀、嗳气、呃逆均消。后几天按时服药，每晚排便1次，较畅。舌质稍暗，白厚舌苔已消退大半，脉沉略显滑像。守前方，继服14剂，服法同前。

2006年8月13日三诊：近日因家中有事烦扰，入睡较晚，睡眠不实，大便2～3日1行，虽不干但较前费力，又觉腹胀，饮食较前减少。舌质暗、苔白中心略黄，脉沉略滑稍数。继以前方加酸枣仁30g、生龙骨30g、茯神20g、陈皮15g、砂仁15g。10剂，服法同前。

2006年8月29日四诊：药后睡眠好转，纳增，腹胀减，大便日1行，偶2日1行，不干。胎儿已31周有余。舌质稍暗红、苔薄白，脉滑数。上方减酸枣仁、生龙骨。继服14剂，服法同前。嘱其服完14剂后可停药，患者担心再受便秘之苦，要求继续服药，故间断服药至分娩，未反复。

【按语】本案属多年顽固性便秘，妊娠后明显加重，以致燥结半月未便。患者平素常用泻药，本就极易损伤肠胃，妊娠后胎阻气机，脾肾两虚运化受阻，气血不足，津亏液少，大肠失润，传导之力更弱，故无力清除糟粕以致如此。此前所用中药皆对证，但随妊娠月份渐大，胎阻气机日重，气虚津亏、血虚不运，大肠传导运化无力愈加明显，故当在补肾之基础上，加重补气健脾之力，方可加强运化之功。

十、痛经验案2例

例1：

王某某，女，37岁。2002年1月3日初诊。

经期小腹痛，月经有块不多，自己感觉有块流出不畅，喜温喜按，得温则舒，无恶心呕吐及腹泻，经前身浮肿，腹痛时汗出，经前乳房微胀，心烦易怒，经行脐周痛，食纳可，二便调。舌淡红、苔薄白，脉沉涩。

方药：柴胡15g，茯苓20g，白术20g，艾叶10g，附子7.5g，熟地黄20g，白芍40g，当归15g，川芎10g，香附20g，延胡索15g，黄芪30g，吴茱萸10g，生地黄20g，肉桂10g，五灵脂10g，甘草15g，蒲黄10g，刘寄奴15g，郁金20g，5剂。日1剂，水煎，早晚温服。嘱经前和经期注意保暖，禁食生冷食物。

2002年2月3日二诊：服上方5剂后，经行小腹冷痛明显减轻，月经较前略多而畅，但腰酸痛，伴有经前浮肿。食纳可，二便调，舌淡红、苔薄白，脉沉。前方加菟丝子20g、益母草20g，7剂。后随诊痛经已除。

【按语】本例为艾附暖宫丸加减治验例。该患为虚寒夹瘀痛经，虚寒夹瘀是痛经的常见证，为虚实夹杂证。本病主要是精血不足，冲任失养，受风冷之气客于胞络，损伤冲任，气血不畅，经前经期下注子宫，冲任气血壅滞更甚，虚实夹杂，使之经行腹痛。艾附暖宫丸具有温经散寒、养血调经止痛的功效，方中吴茱萸具有温经散寒、暖宫的作用；香附辛香走窜，其味辛能散、微苦能降、微甘能和，为气病之总司、女科之主帅，有妇科圣药之称；肉桂散寒止痛、活血通经，是王老师用于宫冷虚寒、寒凝必用之品；当归补血活血调经，且与熟地黄、川芎、白芍合成四物，四物汤也是吾师用于妇科调经的基础方，补血养血之功更强；黄芪补气固表、利水消肿，白术益气健脾，柴胡疏肝理气，川续断用于妇科补肾以行血脉，也具有一定的止痛作用；方中芍药、甘草能缓急止痛，又恐有瘀，加延胡索、蒲黄、五灵脂、刘寄奴、郁金可活血化瘀，且延胡索有止痛作用。全方温经散寒、补血活血、疏肝理气，以治虚寒夹瘀之证。

例2：

白某，女，37岁。2001年12月6日初诊。

经行腹痛，得温则痛减。经期提前一周，经量多、夹块，带下量多，经前乳胀。舌淡，脉沉缓弦。外阴阴道正常，宫颈柱状光滑略呈紫蓝色，宫体平位，常大不硬，左附件增厚，压痛左（＋）、右（－）。

方药：三棱15g，莪术25g，丹参25g，肉桂10g，延胡索15g，乌药15g，刘寄奴15g，当归15g，白芍40g，甘草15g，香附20g，五灵脂10g，蒲黄10g，牡丹皮10g，茯苓30g，柴胡10g，郁金20g，7剂。日1剂，水煎，早晚温服。

12月27日二诊：药后经行腹痛明显缓解，但尚未完全消失，经前乳胀较前略减。仍带下量多，舌淡，脉沉缓弦。继服前方7剂。药后随诊，痛经已愈。

【按语】本例为琥珀散加减治验例。该患因寒凝血瘀而致痛经，王老师运用琥珀散加减治愈。本方出自《本事方》。《医宗金鉴·经行腹痛证治》

曰："经后腹痛当归建，经前腹痛气为殃，加味乌药汤乌缩，延草木香香附榔。血凝碍气疼过胀，《本事方》琥珀散最良，棱莪丹桂延乌药，寄奴当归芍地黄。"琥珀散是根据《黄帝内经》"结者散之，血实者决之，寒者热之，热者寒之"的治则组方，三棱、莪术辛温，活血化瘀、破血散结；芍药行血中之滞，合甘草缓急止痛；当归辛甘微温，活血化瘀、调经止痛；刘寄奴、延胡索、乌药、丹参、蒲黄、五灵脂、香附、牡丹皮、柴胡、郁金活血化瘀、行气止痛；肉桂温暖胞宫。上药合用，使血滞得通，气血得养，寒凝得散，痛经得愈。

【参考文献】王克勤. 王孝莹学术经验集［M］.哈尔滨：黑龙江科学技术出版社，2019.

【评注】王孝莹教授出身中医世家，自幼师承家学，其父王德光先生是首届全国老中医药专家学术经验继承工作指导老师、黑龙江省名中医、牡丹江市中医医院创始人。受其影响，王孝莹老师治学严谨，穷经典，勤临证，在长期妇科临床中，她非常注重"先天之本"对经、带、胎、产的影响。根据多年临床经验和体会，她在国内及国际中医遗传学领域率先提出了"先天之本与胎孕择优相关"的观点。基于围绝经期综合征肝肾亏损、阴阳失调的特点，她在原成果的基础上加入养心安神、育阴潜阳之法。对临床治疗较为棘手的子宫内膜异位症，她认为病虽属血瘀，但也根之于肾，治疗时若单纯祛瘀必伤肾气，因此主张以补肾祛瘀为主结合外治法。此外，对慢性盆腔炎、外阴白斑、输卵管阻塞性不孕等症，其临床也善于采用多种方法综合治疗、内外合治，效果显著。

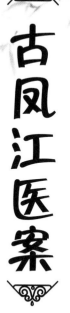

【生平传略】古凤江（1940—），男，汉族。黑龙江省中医药科学院主任医师、教授。1968年毕业于黑龙江中医药大学。曾任全国中医文献学研究会常务理事、东北肾病研究会秘书、黑龙江省中医学会内科专业委员会秘书、黑龙江省老年医学会传统专业委员会委员等。1998年被评为黑龙江省中医研究院（今黑龙江省中医药科学院）名医，同年享受省政府特殊津贴。2000年退休返聘出特需门诊。参与的2项科研项目成果，均获黑龙江省科技进步奖。发表学术论文30余篇，发表保健文章40多篇。参编《中国中西医结合内科学》（副主编）、《中国营养保健食品指南》（副主编）等著作。研制治疗泌尿系感染中成药泌炎宝颗粒，现一直在院内使用。

他在多年的临床医疗生涯中，深得赵正元、马骥、韩百灵、胡青山等名师的指导和教诲。转入"祖研"（现黑龙江省中医药科学院）后，又得到张琪老师的真传。古老崇尚仲景，并广览历代医家名著，如《景岳全书》《千金方》《医学心悟》《医学衷中参西录》等。在学术上主张上溯经典，探微索隐；下涉各家，兼取众长。治疗肾病提倡注重脾肾，认为益肾健脾是治疗肾病的基础。中医治病要坚持辨证论治；提倡中西医结合，但不主张走以西医理论指导中医临床与科研的路，应永保中医特色。除治疗各种肾病外，擅长治疗胃病、咳嗽、失眠、抑郁症、小儿厌食症、月经前后综合征等。

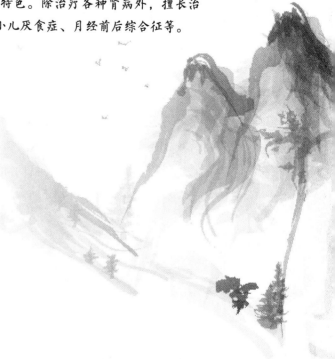

一、运用温病的辨证法则治疗外感热病2例

例1：

张某，男，28岁。

主诉及病史：7天前患外感，头痛咳嗽，鼻塞流涕，发热重，恶寒轻，胸痛，痰黄时带有血丝。

诊查：体温38.9℃，头胀痛，渴欲凉饮，呼吸气粗，咳嗽引胸痛，右侧尤甚，舌红质干，苔薄黄，脉浮数兼滑。

辨证：风温。此属风温病毒，乘腠理疏松，起居不慎，而侵袭肺卫所致。

治则：辛凉解表，佐以宣肺祛邪。

方药：金银花35g，连翘25g，桑叶20g，芦根35g，生石膏35g，薄荷15g，桔梗15g。3剂，水煎服，6小时1次。

二诊：体温37.4℃，咳嗽痰多，胸痛。原方加郁金20g，以开郁化痰。3剂，水煎服，6小时服1次。

三诊：体温36.6℃，发热已退，仅晚有微咳，吐少量黄痰。表邪虽解，恐余焰未熄，故改用清肺化痰为主，佐以退热之品。

方药：金银花20g，连翘15g，桑叶15g，川贝母15g，郁金15g，瓜蒌15g，桔梗15g，黄芩10g，芦根25g，薄荷10g，生石膏20g。3剂，每日1剂，水煎服。

四诊：胸痛消失，咳痰减少，口已不渴，脉象沉缓，舌红无苔。改用扶正祛邪、清除余热之法，佐以开胸化痰之品。方以竹叶石膏汤化裁。

方药：竹叶10g，石膏20g，党参10g，麦冬15g，桔梗10g，桑叶15g，郁金10g，石斛20g，川贝母10g。2剂，每日1剂，水煎服。

五诊：诸症悉平，将养以善其后。

例2：

于某，男，24岁。

主诉及病史：头痛、口渴，身热不已，发热不恶寒，烦躁不安，面色潮红，咽部充血，食少纳呆，体温38.2℃。

诊查：发热不恶寒已4日，发热午后尤甚，面赤气粗，口渴尿黄，汗出身疼，2日未大便，舌红、苔黄白相兼，脉浮洪，体温39.4℃。

辨证：阳明热证。此属风热病毒侵及阳明气分所致。

治则：清热解肌。

方药：生石膏75g，薄荷10g（共捣碎），柴胡20g，天花粉30g，生山药35g，知母35g，黄芩30g，甘草15g。2剂，煎取1000mL，每次口服250mL，6小时服1次。

二诊：体温37.4℃，病势已退，诸症大减，恐余邪未尽，死灰复燃，继改用清热生津和胃之法，方以竹叶石膏汤加减。

方药：竹叶10g，党参10g，半夏7.5g，知母15g，生山药20g，薄荷7.5g，天花粉20g，麦冬15g，甘草10g，生石膏20g，石斛25g。3剂，水煎服，每日服2次。

三诊：体温36.6℃，脉静身凉，周身乏力，此乃邪去正虚，正气待复，可淡食进养，勿须进药。

【按语】外感热病在辨证时，要掌握热性病的季节特点及其病变趋势：热性病邪虽盛而正气未衰利在速战。《温病条辨》曰"治外感如将"，邪去而正自安，以免养痈遗患。治外感热病应尽快把疾病消灭在萌芽阶段，使患者元气不致大伤。正如《素问·八正神明论》曰："上工救其萌芽……下工救其已成……"在剂量与服法上，古老打破以往的常规，运用了服时间药及大剂量频饮常服的办法。在煎法上，一律轻煎。《内经》曰"轻可去实"，吴鞠通亦曰"治上焦如羽，非轻不举……"，又曰"肺药取轻清，过煮则味厚而入中焦矣……盖肺胃最高，药过重则过病所"。此虽指药之轻清。然煎之轻亦在其中矣。剂量大，亦必须根据体质病势来裁夺。频饮优点是能使体内长存药力，犹如援兵之有继。服药过程中中病即可停药，过剂反会伤正、留邪，堪称进退有法。目前，有些人一见发热，就妄投苦寒药物或抗生素之类，常使病情缠绵不愈，不知中医治疗外感热病的精要。可见学习中医治疗外感热病的辨证法则，对提高临床疗效的重要意义。

【参考文献】古凤江.运用温病的辨证法则治疗外感热病的点滴体会［J］.

二、上清肺热、下温肾阳法治愈尿崩1例

章某，女，34岁。1984年6月10日初诊。

主诉及病史：罹病2年余，口大渴引饮，喜冷饮，每日饮水约7000mL，尿量8000mL左右，出多于入，体质消瘦，全身无力，某医院确诊为尿崩症，久治不效，来我院门诊求治。

诊查：脉象细数，舌光紫干无苔，面色晦暗，体质瘦羸。

辨证：肺燥热，肾虚寒。

治法：上清肺热，下温肾阳。

方药：生石膏75g，天花粉20g，麦冬20g，生地黄20g，乌梅15g，制附子10g，肉桂10g，煅龙骨20g，煅牡蛎20g，生山药25g。20剂，每日1剂，水煎服。

1984年7月15日二诊：共服上方20剂，口渴大减，日饮2000mL，小便亦大减为2000mL左右，全身有力，精神好转，体质渐丰，面色转为红润，继以上方合六味地黄汤加减而愈。

【按语】《金匮要略·消渴小便不利淋病》曰："男子消渴，小便反多，以饮一斗，小便一斗，肾气丸主之。"据尿崩症的临床表现，可属祖国医学消渴范畴。该病的主要病机在于燥热偏盛，阴津亏耗。阴虚为本，燥热为标。但本例却以肺热津伤，肾阳衰虚之证为主。方中用麦冬、生地黄增液养阴；生石膏、天花粉、乌梅以清肺热生津；桂、附温肾助阳；龙牡潜阳，补肾固涩；桂、附配龙牡，则有壮肾阳，而潜阳于肾之特殊功效，从而达到上清肺热，养阴生津，下温肾阳之目的。

【参考文献】古凤江.尿崩症治验［J］.河北中医，1989，（4）：30-31.

三、温阳补肾、通络利水法治愈水肿病2例

例1：

孙某，女，28岁。1993年8月7日初诊。

主诉及病史：腰部酸痛半年余。近2个月眼睑及双下肢轻度浮肿，乏力，畏寒，月经前腰痛加重，经色淡、量少，伴双侧足跟痛。曾用中、西药治疗1个月，效果不显，故来我院求治。

诊查：下肢浮肿较前加重，尿常规示：蛋白（＋），白细胞2～3个/HPF，上皮细胞10～20个/HPF，其他检查均无异常。舌质淡紫，薄苔，脉沉弦细。

辨证：劳倦伤肾，气血亏虚，寒凝血滞。

治则：温肾壮阳，通络利水。

方药：熟地黄20g，山茱萸15g，山药20g，茯苓25g，附子7.5g，肉桂5g，沉香5g，鹿角霜15g，王不留行20g，泽兰15g，甘草7.5g。6剂，水煎服，每日1剂，早晚温服。

二诊：服上方6剂，浮肿消退，腰酸痛及足跟痛大减。尿常规：蛋白（±），白细胞0～1个/HPF。上方去沉香、王不留行，加黄芪30g、党参20g，继服10剂，病告痊愈。

例2：

李某，男，56岁。1995年12月5日初诊。

主诉及病史：双下肢浮肿5年，加重3个月。5年前不明原因出现双下肢轻度浮肿，活动后加重，未经治疗，浮肿逐年加重，经某医院治疗，效果不显，检查均无明显异常。近3个月来双下肢浮肿加重，伴腰酸痛、便溏。

诊查：面色黧黑，舌质紫，舌体胖大，薄苔，脉沉。

辨证：肾阳亏虚，瘀血阻络。

治则：温阳补肾，通络利水。

方药：茯苓25g，桂枝15g，沉香5g，白术15g，白芍20g，生姜5g，附子7.5g，肉桂5g，生姜5g，王不留行20g，甘草7.5g。5剂，每日1剂，水煎服。

二诊：服药后小便未见明显增多，服至第5剂药后，大便下黏秽较多，便后自感腹部爽快，下肢浮肿十去七八，继用真武汤合参苓白术散加减进退，病告痊愈。

【按语】水肿一病，早在《黄帝内经》中就提出风水、石水、涌水的证候和"平治权衡""开鬼门""洁净腑""去苑陈莝"的治疗法则。用发汗、利小便、攻逐之法去治疗水肿。至东汉张仲景则根据病因脉症分为风水、皮水、正水、石水、黄汗，并说"诸有水者，腰以下肿当利小便，腰以上肿当发汗乃愈"，金元以前多以此为辨证分类及其治疗水肿之大法。金元以后，对水肿的辨证有所发展，特别是朱丹溪总结了前人的理论和经验，将水肿分为阴水，阳水两大类，至今仍不失其科学性与逻辑性。在治疗上有健脾、补肾、温阳以及攻补兼施等方法，丰富了水肿病的治疗法则。由于以往对水肿病的辨证总是侧重肺、脾、肾的阳气之虚，而对血分病机认识不足，因此化瘀通络法之治水肿往往为医者所忽视。至清代叶天士才有了新的认识，他认为水肿一病由于"水责经遂为浮肿"，大凡经脉六腑为病总以宣通为是，因此在治疗上强调"宣阳，分消通络之法"。唐容川则更明确指出："血积既久，亦能化为痰水"，"瘀血化水，亦发水肿"，为水肿病提出了新的见解，古老认为水肿多为本虚标实，"虚"在肺、脾、肾之不足，实在水湿阴浊瘀血滞留，根据"久病必虚""久病入络"之理论，治疗上攻补兼施，寓攻于补之中，这种治疗方法对水肿病症是行之有效的。

【参考文献】古凤江，朱笑飞.浅谈水肿病的治疗［J］.黑龙江中医药，1996，（5）：28.

四、化凝消坚法治愈男性乳核2例

例1：

汪某，男，49岁。1994年1月5日初诊。

主诉及病史：右侧乳晕下肿块1年余。近2个月来感到隐痛，肿块逐渐增大。现检查在乳晕下有2.5cm×0.5cm肿块，质硬中等，光滑，有压痛，活动欠佳。

诊查：形体偏瘦，面色白，舌质淡红、苔薄白，脉弦滑。

辨证：气郁痰凝，乳络不通。

治则：化凝消坚。

方药：消坚散胶丸（蜈蚣60条，全蝎30g，蜂房9g，皂角刺9g，甲珠9g，僵蚕9g。共为细末，用0号胶丸装），每次服用5粒，日3次，饭后服。

连服2周疼痛明显减轻，服用1个月乳核全部消除。

例2：

史某，男，56岁。1973年10月8日初诊。

主诉及病史：左侧乳晕下肿块1年2个月，未见明显疼痛，肿块3cm×3cm×0.5cm，质硬，活动欠佳。

诊查：平素体倦无力，形体瘦，舌质红光无苔，脉细弦。

辨证：气郁痰凝，乳络不通。

治则：化凝消坚。

方药：本患从舌脉辨证分析具有明显阴虚之象，先用柴胡疏肝汤加天冬、生地黄服药2个月，舌质红色见减，但乳核未见缩小。改服消坚散，每次4粒，日3次，另用天冬40g，浸水当茶饮，服用21天，乳核全消。

【按语】现代医学把男性乳核症归为男性乳房发育症，祖国医学对该病的成因病机认识是多方面的，大致可归纳为三方面：一是肝气郁结，二是气滞血瘀，三是痰气交阻。《外科启玄》曰："人年五十以外，气血衰败，常时郁闷，乳中结核，天阴作痛，名曰乳核。"本病虽然从理论上分为三端，但是从临床实践中看，难以截然分别得十分清楚，往往是互相并见，而且从疾病发展趋势及病理综合分析看，本病的主要成因及机理就是气郁痰凝，乳络不通，因此化凝消坚为治疗本病的关键方法。从临床实践中看也是如此。如果只侧重理气开郁，效果并不显著。运用消坚散治疗本病，主要以咸寒软坚消结的虫类药为主，专取其消坚开凝化结，所以较过去临床中以逍遥散加减或柴胡疏肝汤加减法疗效为著。

【参考文献】山广志，古凤江，李久志.消坚散治疗男性乳核30例观察[J].黑龙江中医药，1994，（4）：35.

五、自拟尿频汤治愈尿道综合征1例

李某，女，38岁。1993年10月4日初诊。

主诉及病史：尿频2年，尿常规结果正常，遇冷加重。

诊查：舌质淡红，苔薄白，脉沉细弱。

辨证：肾气不固，膀胱开阖失司。

治则：温肾固脬。

方药：山茱萸15g，山药20g，熟地黄20g，牡丹皮15g，茯苓15g，益智仁25g，乌药15g，覆盆子20g，五味子10g，远志15g，麦冬15g，煅龙骨25g，茴香10g。水煎服。12剂后痊愈。

【按语】尿道综合征属于中医淋症范畴。患者尿频、尿急、尿痛，但以尿频表现为突出，尿检均正常，服用抗生素无效，多数患者有明显心理因素，故在方中加入麦冬、远志、茯苓等交通心肾之品。本证多数患者遇凉尿频加重，非湿热下注所成，故切勿投清利通淋之品。

【参考文献】古凤江，史殿芬.自拟尿频汤疗尿道综合征18例［J］.黑龙江中医药，1995，（2）：51.

六、水肿（肾病综合征）治验1例

陈某，男，20岁。1994年5月28日初诊。

主诉及病史：双下肢高度浮肿，眼睑轻度浮肿，身倦纳减便溏，尿少，24小时排尿500mL。曾在哈尔滨市某医院诊为肾病综合征。治疗2个月，曾服中药激素及雷公藤多苷片，效果不显，故来院门诊就诊。尿常规：蛋白（+++）、白细胞0～1，颗粒管型1～2，血浆白蛋白2.0g/L。舌质淡红、苔厚腻，脉沉弱。

辨证：脾失健运，湿浊内停。

治则：健脾化湿。

方药：三仁汤加减。杏仁15g，豆蔻10g，薏苡仁30g，厚朴15g，半夏10g，竹叶10g，茯苓15g，通草10g，白术20g。7剂，水煎服。雷公藤多苷片每次20mg，日3次，口服。

1994年6月6日二诊：服药后尿量增多，舌苔渐化，效不更方，上方继服月余。

1994年7月4日三诊：双下肢浮肿已消，尿量24小时1500mL，大便成形，舌苔正常。尿常规：蛋白（±～+）。患者湿邪渐除，上方减竹叶、通草、半夏，加山茱萸、金樱子、黄芪以补肾益气。又服上方2个月，2次尿常规示蛋白阴性，血浆白蛋白3.5g/L，患者浮肿全消，精神转旺，全身有力。

【按语】中医治疗"肾病综合征"注重脾肾。该患以脾虚失运，湿浊内停为主。故先以健脾化湿为先，药用三仁汤加减。杏仁开肺利气，以化湿邪，豆蔻、厚朴、半夏燥湿和中，通草、薏苡仁、竹叶、茯苓淡渗利湿。白术增加健脾之功。待水肿已消，加入山茱萸、山药、金樱子益肾复元；加黄芪益气扶正，巩固疗效。雷公藤多苷片有较强的抗炎和免疫抑制等作用，与中药配合相得益彰，故病告痊愈。

七、癃闭（尿潴留）治验1例

王某，男，80岁。

1995年8月10日因急性尿潴留于哈尔滨市某医院住院，插导尿管治疗，拟近日手术。本人不愿手术，故求治中医。该患自诉3天前在江中游泳，回家后不能排尿，已插导尿管3天。其面唇淡红，四肢发凉，舌淡苔滑，脉沉细。

辨证：肾阳虚衰，气化不利，水蓄膀胱。

治则：补肾助阳，化气行水。

方药：八味肾气丸加减。山茱萸15g，山药20g，熟地黄20g，茯苓15g，泽泻15g，牡丹皮15g，附子10g，肉桂7.5g，牛膝15g，车前子20g（包煎）。3剂，水煎服。

服上方3剂后，拔除导尿管，小便自行排出。

【按语】尿潴留属于中医癃闭范畴。本例辨证属肾阳不足，膀胱气化不利而致癃闭。《内经》曰："膀胱者，州都之官，津液藏焉，气化则能出焉。"故以八味肾气丸温补肾阳，助膀胱气化；再加车前子、牛膝通利膀胱，使小便通畅，病告痊愈。

八、固脬汤加减治疗小便失禁1例

张某，女，56岁。1998年6月21日初诊。

患者小便失禁1个月，自诉气短，身倦乏力，小便失禁或遗尿，在疲劳时或上街购物屡屡发生。尿色清，面色淡白，舌质淡，脉虚弱。哈尔滨市某医院诊为"女性尿道括约肌松弛",建议手术。本人害怕手术,求助中医治疗。

辨证:中气不足,气虚下陷,膀胱气化失司所致。

治则:益气升陷,补肾固涩。

方药:固脬汤加减。黄芪30g,升麻7.5g,白术20g,沙苑子20g,山药20g,山茱萸15g,桑螵蛸15g。水煎服。

服上方14剂,小便失禁、遗尿消失,如常人。

【按语】该患气短,肢倦乏力,面色淡白,舌质淡,脉虚弱,属中气不足,气虚下陷,升运无力,膀胱气化失司所致。《黄帝内经》曰:"膀胱不约为遗尿……水泉不藏者是膀胱不藏也。"患年过五旬,肾气渐衰,不能利水。肾与膀胱相表里,故治疗上以益气为主,补肾为辅。方中黄芪、白术、升麻升提,桑螵蛸、沙苑子、山茱萸、山药益肾固摄,全方共奏益气升陷、补肾固涩之功而告痊愈。

九、升阳益胃汤治疗慢性细菌性痢疾1例

孙某,女,37岁,干部。

4年前在夏季外出喝凉水后,出现发热、腹痛,便脓血,里急后重。经便常规、便培养等检查,诊为急性菌痢。服西药痢特灵后脓血便消失,症状明显好转而自行停药。此后每年夏秋季均因进食生冷或腹部着凉而出现脓血便,经口服链霉素、痢特灵、黄连素等,脓血便尚能控制,但发病次数逐年增加,反复发作。此次发病,因饮食不慎,出现痢下稀薄有白冻,脱肛下坠,腹痛绵绵,食少乏力,口服链霉素、痢特灵3天不效来诊。

刻下诊:面色萎黄,神疲体倦,舌质淡红,苔薄腻,脉沉细。

辨证:脾阳不振,中气下陷,湿滞停留。

治则:补中益气,升阳除湿化滞。

方药:升阳益胃汤加减。黄芪25g,党参20g,白术15g,陈皮15g,升麻5g,柴胡10g,当归10g,茯苓15g,生白芍25g,黄芩15g,焦山楂15g,炙甘草5g。7剂,水煎服。

进药7剂,诸证消失,后以香砂养胃丸调理而愈。查便常规正常,便培养

阴性，至今3年未再发作。

【按语】本例为急性菌痢患者，用西药后症状缓解，但每因感受外邪，或饮食生冷，或食物不洁，或腹部着凉时，则痢时发时止，迁延数日或数年难愈。慢性菌痢属中医"久痢"范畴。本例患者因脾阳不振，过食生冷致升降失司，清浊不分，而致下痢。用东垣升阳益胃汤加减升清降浊，助阳除湿止痢而愈。

【参考文献】古凤江.升阳益胃汤治疗慢性细菌性痢疾［J］.黑龙江中医药，1989，（4）：11.

【评注】古凤江多年的临床医疗生涯中，先后整理并撰写大量论文。古老崇尚仲景，并广览历代医家名著，在学术上主张上溯经典，探微索隐，下涉各家，兼取众长。治疗肾病提倡注重脾肾，认为益肾健脾是治疗肾病的基础。

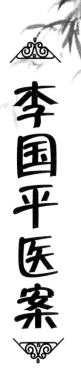

李国平医案

【生平传略】李国平（1939—），黑龙江省中医医院教授，主任医师，硕士研究生导师。黑龙江省中西医结合糖尿病学术委员会副主任委员。1965年毕业于黑龙江中医药大学六年制中医专业。李老酷爱中医学术，多年精研探究中医四大经典，得其奥旨，熟谙在心，用于指导临床实践，积累了50余年的临床经验。曾任《黑龙江中医药》杂志编委、《中国中医药科技》杂志编委，医学著作有《清代名医医案选评》《实用中医脑病学》《历代名医医术荟萃》等，发表学术论文40余篇。

李老师熟谙《黄帝内经》《伤寒论》《金匮要略》《温病条辨》四大经典，精研《蒲辅周医案》，深得学术要旨。擅长运用中医方法治疗糖尿病及其并发症、冠心病、肝硬化、胆囊炎、胃炎、结肠炎、慢性肾炎、肾病综合征、月经不调、痛经、不孕症、更年期综合征，以及失眠、抑郁症等。

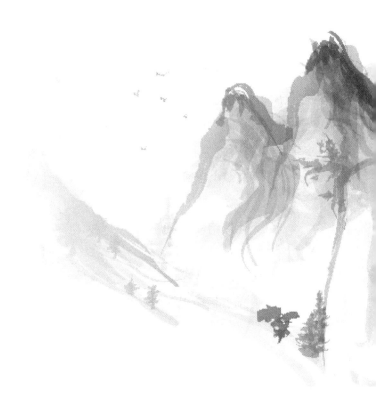

一、运用天麻钩藤饮加味治疗肝阳头痛1例

丁某，男，42岁。1982年4月7日初诊。

自诉：近1年以来头痛、眩晕，头痛以左侧为重。患者素喜饮酒，鼻头红肿，呈酒皶鼻状，鼻道溃疡，不思饮食，少寐多梦，胁痛胸闷，善怒，口苦，舌红无苔，脉弦数。西医诊断为血管性头痛。

中医辨证分析："诸风掉眩，皆属于肝"，怒则气上，引动肝阳上亢，故头痛而眩；肝气行于左，故头痛以左侧为重，胁为肝胆经脉所过之处，故兼胁痛胸闷；肝胆之火偏盛，故善怒，扰乱心神，故少寐多梦；患者素嗜酒，脾胃湿热内蕴，鼻为脾位，故见鼻头红肿；面红为阳盛之征；口苦为肝胆郁火内炽；弦为肝脉，弦数乃是肝胆郁火所致。

中医诊断：肝阳头痛。治以平肝潜阳，兼以祛湿之法。

拟以天麻钩藤饮加味：天麻、钩藤、生石决明、山栀子、黄芩、川牛膝、杜仲、益母草、桑寄生、首乌藤、茯苓、薏苡仁、苍术各15克。水煎温服，日1剂。

3剂后，头痛眩晕大减，仅呈微痛状，鼻头红肿亦稍消减。继服3剂，头晕大减，鼻道肿物溃破流脓，鼻头红肿继续消减。再服5剂，头痛症遂告痊愈，鼻头红肿完全消失。嘱其戒酒及辛辣之品。追访三年未复发。

【按语】本例患者素喜饮酒，嗜食肥甘，致中焦湿热内蕴生痰；刚暴易怒，怒则气上，肝阳挟湿上扰，故见头痛眩晕、鼻头红肿之症。故以天麻钩藤饮加薏苡仁、苍术平肝潜阳祛湿，取得了满意的疗效。

【参考文献】李国平.肝阳头痛一例治验［J］.四川中医，1986（3）：22.

二、风丹治验1例

刘某，男，23岁，工人。1985年12月14日初诊。

1个月前，因劳动汗出，感冒风寒，翌日颜面及颈部呈弥漫性红肿，颜

面肌肉质地变硬，眼睑红肿瘙痒剧烈，几夜通宵不寐，颜面、皮肤有焮热感，舌质红，舌苔薄黄，脉象浮数。此证因于风寒之邪乘身劳汗出、腠理疏松之时侵入人体，郁久化热，遂见颜面红肿，诊为风丹证。以风胜则痒，热胜则红，湿胜则肿，故治以疏风祛湿、散热凉血之法。

方药：金银花、连翘各20g，防风、荆芥、苍术、羌活、生地黄、牡丹皮、川芎各15g，黄柏、甘草各10g，黄芪25g。

服药3剂后，颜面红肿明显消退，痒势大减。续服3剂，红退肿消痒止，诸症悉除，告愈。

【参考文献】李国平.风丹治验[J].四川中医，1987，（5）：33.

三、灵活运用黄芪桂枝五物汤治验5例

例1：治疗痛痹（类风湿性关节炎）

刘某，女，35岁。

自诉于1980年1月因做人工流产兼绝育手术，在县保健站住院，夜间周身出虚汗时外出感冒风寒，周身遍生疙瘩，瘙痒殊甚，经口服和静脉滴注氢化可的松，症情缓解，至本年秋季开始手指、足趾关节疼痛，肿胀增粗，遇寒则痛剧，抗"O"540 IU/mL。该患素体清瘦，舌质淡、苔薄白，脉沉细而迟。证属营卫之气不足，风寒之邪侵袭经络所致。

治则：补卫祛寒为主，佐以疏风。

方药：以黄芪桂枝五物汤加味治之。黄芪50g，桂枝15g，白芍15g，附子15g（先煎），苍术15g，薏苡仁15g，当归15g，威灵仙15g，生姜7.5g，大枣5枚。服药3剂后，手指及足趾关节疼痛肿胀显著减轻，续服前方3剂，诸手指及足趾关节均已不疼，其症若失，抗"O"340 IU/mL。

例2：治疗肢端麻木症（末梢神经炎）

伊某，女，35岁，教师。1979年8月20日初诊。

该患于本年5月中旬曾患猩红热，病愈后自觉两小腿部疼痛，足趾痛甚，足不任地，痛不可忍，经常靠肌注杜冷丁止痛，足趾麻木不仁，4个多月不

能行路，由其爱人搀扶就诊。于哈尔滨市某医院确诊为末梢神经炎，应用西药治疗后未见好转，转求中医治疗。诊其脉象沉细而迟，舌质淡红、苔薄白。证属风寒之邪侵袭经络血脉，气血运行不畅所致，治宜温阳散寒通经活络。

方药：拟黄芪桂枝五物汤化裁。黄芪50g，桂枝15g，白芍15g，附子15g（先煎），威灵仙15g，牛膝15g，当归15g，红花10g，生姜7.5g，大枣5枚。服药4剂，腿痛及麻木感均减轻，两足转温，已能独自行路，遂按前方继续服药10剂，其症基本痊愈。嘱其常服大活络丸，以巩固疗效。

例3：治疗半身无汗症（自主神经功能紊乱）

彭某，女，36岁，修表工人。1980年12月5日初诊。

患者于半年前开始，自觉身体右侧汗出而左侧无汗，右侧头疼，心悸少寐多梦，晨起颜面浮肿，月经正常，舌质淡、苔薄白，脉象沉细而缓。

证属营卫不和、卫阳不固所致，治宜补卫益气、和营敛汗，乃予黄芪桂枝五物汤与玉屏风散合剂加味。

方药：黄芪50g，桂枝15g，白芍15g，当归15g，龙骨15g，牡蛎15g，白术15g，防风15g，党参15g，生姜7.7g，大枣5枚，甘草10g。水煎温服，日2次。

服前方4剂后，1979年12月20日复诊：右侧半身汗出减少，左侧半身已微汗出，心悸减轻，睡眠转佳，头痛若失，舌质淡、苔薄白，脉浮数，治以调和阴阳，续服前方3剂，半身汗出症遂告痊愈。

【按语】黄芪为主药，与白术、防风相合为玉屏风散，有益气补虚固表之功；桂枝、白芍、生姜、大枣调和营卫；龙骨、牡蛎收涩止汗；党参、当归补气益血；甘草为使，调和诸药。

例4：治疗面中风（颜面神经麻痹）

赵某，男，55岁，干部。1982年12月初诊。

该患口眼歪斜半年余，说话咀嚼困难，面部发麻，曾辗转各处求医，经用中西药及针灸治疗多次未愈。症见口角向左侧面部歪斜，右眼睑不能闭合，同侧太阳穴处呈线拉状，发麻，饮水时从口角流水，谈笑时口角歪斜更甚，食少，面色淡黄，体乏，微汗出，舌淡、苔薄白，脉缓无力。证属卫虚受风、经络阻滞。

治以祛风通络、养血和营，方用黄芪桂枝五物汤加牵正散合剂治疗。

方药：黄芪50g，桂枝15g，白附子15g，僵蚕15g，全蝎10g，生姜7.5g，大枣5枚。水煎服。

服4剂后，自诉面部较前舒适，麻木感消失，食欲增加，体力渐复，口眼歪斜稍效，舌质淡红，脉缓。遂将上方黄芪改为40g，加白芷10g，续服4剂，口眼歪斜减轻，精神亦佳，饮食如常，舌质淡红、苔薄白，脉缓有力，守方又服12剂而愈。

例5：治疗中风症（脑血栓形成）

刘某，男，69岁，退休职工。1979年9月15日初诊。

突然昏仆，不省人事，苏醒后神志昏聩，倦怠乏力，四肢动作不灵活，行路困难，头晕，舌痞，语言謇涩，口角流涎，舌质红、苔滑腻，脉象弦数。西医诊断为脑血栓形成。中医辨证：证属肾阴不足，水不涵木所致。治宜益气通阳、滋水涵木之法，方用黄芪桂枝五物汤与杞菊地黄汤合剂。

方药：黄芪50g，白芍15g，桂枝15g，枸杞子15g，菊花15g，生地黄15g，山药15g，山茱萸15g，牡丹皮15g，泽泻25g，茯苓15g，生姜7.5g，大枣5枚。上方服4剂后，精神转佳，倦怠、嗜睡、头晕诸症均减。又依前方续服14剂，神志清爽，四肢活动自如，可以行路数里，其症基本痊愈。

【按语】古人遣方用药，有七方十剂之说。七方者：大、小、缓、急、奇、偶、复是也。在临床应用上根据病情新久轻重决定之。如大方用于重病或强壮人之病，小方用于病情轻微或幼弱人之病，缓方用于长期久病，急方用于暴病重症，奇方用于单一之病，偶方用于合并之病，复方用于多种复杂之病。后世医家则用复方为多，单方较少，因复方药多力雄，一单方药少力薄。

本例所述治疗类风湿肢端麻木时，均将奇方黄芪桂枝五物汤加味成复方使用，以提高疗效。治疗半身无汗症用黄芪桂枝五物汤与玉屏风散合剂，治疗颜面神经麻痹证用黄芪桂枝五物汤与牵正散合剂，治疗类中风症则用黄芪桂枝五物汤与杞菊地黄丸合剂，均以复方治疗而收到桴鼓之效。由此可见，我们在临床实践中，不但要据证求因，审因论治，以求辨证准确，而且在遣方用药时也要做到心小胆大，灵活多变，以期提高方药之疗效。

【参考文献】李国平.黄芪桂枝五物汤的临床应用［J］.黑龙江中医药，1985，（2）：18-19.

四、应用自拟"桂枝浮萍汤"治疗急性湿疹医案2例

例1：

许某，女，54岁。1983年10月5日初诊。

患者颜面及两前臂起疙瘩，奇痒异常，日甚一日。颜面两侧颧骨连至颊部皮肤上，均有如珍珠晶莹之水泡密集成片，水泡边缘微红，两前臂有如小米粒样之丘疹，微红，散在有小水泡，舌体胖，苔白，舌质淡红，二便如常，脉沉微数。证属素体湿盛，复感风邪之毒，风湿热相互搏结于皮里肉外，凝结成水泡；舌胖质淡，苔白，二便如常，脉微数，乃湿盛于热之征。诊为颜面急性湿疹。

治则：祛风利湿，清热解毒。

方药：桂枝浮萍汤加减。桂枝10g，蝉蜕10g，紫花地丁15g，苍术15g，连翘15g，茵陈15g，茯苓15g，浮萍15g，生薏苡仁15g，皂角刺10g，地肤子15g，白鲜皮15g，防风10g，菊花10g。2剂，水煎服，嘱其禁食辛辣之品。

1983年10月10日二诊：药后颜面及两前臂水泡逐渐平瘪，水泡边缘皮肤微红，微有痒感，前方去桂枝，加蒲公英20g，2剂，水煎。患部结痂脱屑，随访痊愈。

例2：

李某，女，36岁，工人。1984年6月10日初诊。

颜面两颧及面颊水泡连片，高出皮肤，水泡边缘部暗红，瘙痒不止，舌质红、苔微黄腻，口渴，二便正常，脉沉数。

辨证：内蕴湿热兼感外邪化热，热盛于湿之急性湿疹。

治则：清热利湿，祛风解毒。

方药：桂枝浮萍汤加减。浮萍15g，紫花地丁15g，苍术25g，连翘15g，

薏苡仁15g，茵陈15g，茯苓15g，皂角刺10g，地肤子15g，防风10g，蒲公英25g，金银花15g，菊花10g，甘草10g。2剂，水煎服，嘱其勿食辛辣之品。

1984年6月15日二诊：颜面水泡渐趋干瘪，微痒，遂宗前方续服3剂，尽剂而愈。

【按语】以上两例颜面急性湿疹，发病急速，典型水泡堆集，两侧对称发生，均由风湿热搏结于皮肤而致病，故均选用桂枝浮萍汤为基本方加减治疗。例一由于湿盛于热，先以桂枝解肌，后易蒲公英祛湿清热而获效；例二热盛于湿，遂加金银花、重用蒲公英清热祛风解毒而收功。

注：自拟"桂枝浮萍汤"，由桂枝、浮萍、紫花地丁、苍术、连翘、薏苡仁、茵陈、茯苓、地肤子、防风、白鲜皮、甘草组成。

【参考文献】李国平．急性湿疹治验［J］．福建中医药，1987，（4）：49.

五、当归拈痛汤治愈湿热痹2例

例1：

黄某，男，40岁，农民。1980年5月21日初诊。

患者自诉2个月以来下肢关节疼痛，尤以两踝关节为重，局部灼热红肿，扪之烙手，痛不可近，得寒则舒。行路艰难，需扶杖而行。颜面潮红，舌质红、苔黄腻，脉滑数，抗"O"620 IU/mL。证属湿热下注。热为阳邪，其性属火，湿胜则肿，湿热蕴结，故局部灼热红肿，得寒则舒。热邪瘀阻经脉，气血不得畅通，故感疼痛，此属热搏则痛。治以清热利湿，方用当归拈痛汤加生石膏：茵陈20g，白术15g，茯苓15g，猪苓15g，泽泻10g，羌活15g，防己15g，当归15g，升麻10g，黄芩10g，苦参15g，知母15g，葛根15g，苍术15g，生石膏20g，甘草10g。水煎服。服药2剂后，疼痛减轻，红肿消退，续服3剂，诸症悉除，抗"O"降至260 IU/mL，遂告痊愈。

例2：

减某，男，27岁，工人。1983年2月初诊。

患者自诉两腿自膝至踝疼痛难忍，最初痛处遇热则减，后渐转为热痛，遇热则剧，需弯腰弓背而行，关节局部红肿，周身乏力，纳呆，尿黄赤，便秘，口渴，舌质红、苔黄腻，脉象弦数。抗“O”600 IU/mL。证候分析：该患初病时为风寒之邪侵袭于下焦，故膝踝关节呈现寒痛症状。但因该患正值壮盛之年，素禀阳盛，致令寒邪从阳化热，呈现一派阳热证候；湿热蕴结，流于下焦，遂见踝关节疼痛红肿的湿热痹证。

治则：清热利湿。

方药：当归拈痛汤加减。茵陈20g，白术15g，茯苓15g，猪苓15g，泽泻10g，羌活15g，防己15g，当归15g，黄芩10g，苦参15g，知母15g，葛根15g，苍术15g，生石膏20g，甘草10g。初服3剂，疼痛减轻，红肿渐消，续服3剂，诸症若失，抗“O”降至20 IU/mL，其证痊愈。

【按语】湿热痹属热痹范畴，《金匮翼》说：“热痹者，闭热于内也……脏腑经络，先有蓄热，而复遇风寒湿气客之，热为寒郁，气不得通，久之寒亦化热，则㾦痹熻然而闷也。”这说明热痹是由于热蕴于内，复感外邪，痹阻经络所致。病例1患病之初即为湿热痹，病例2初患风寒湿痹，后从阳化热，转化为湿热痹，故同用当归拈痛汤治疗，均获痊愈。

当归拈痛汤原为李东垣所创制，用以治疗湿热脚气病，后人用此方治疗外科疮疡甚验。今仿东垣治疗湿热脚气之意，用治湿热痹证，竟获卓效，充分体现了祖国医学一方治多病，多病用一方的优越性。

【参考文献】李国平.当归拈痛汤治愈2例热湿痹［J］.河北中医，1985,（2）：9.

六、休息痢治验2例

例1：

纪某，女，45岁，教师。1952年4月12日初诊。

患者自诉于半年前开始，每隔两三日即腹痛下坠，排脓血便且夹有黏冻物质，日3～4行，里急后重，时发时止，日久难愈，伴有倦怠怯冷、嗜卧，不思饮食等症。西医诊断为慢性非特异性溃疡性结肠炎，辗转求医治疗罔效，遂邀余诊治。望其面色萎黄，形体消瘦，舌质淡苔腻，脉象沉细无力。中医辨证：据该患者脉症分析，属祖国医学的"休息痢"。其病时发时止，缠绵难愈，多因失治误治，迁延日久转变而成。正虚邪恋，肠胃传导失常，寒热夹杂，是以缠绵难愈，愈而复发。脾阳虚衰，神气不充，故倦怠怯冷而嗜卧。腹痛里急，大便脓血黏冻，是余邪留滞肠胃，气血虚馁所致，脉沉细无力，苔腻不化，乃湿邪未尽之故。因其久痢致虚，故首治宜收涩固脱、温补下元，方以真人养脏汤化裁。

方药：诃子15g，罂粟壳15g，肉豆蔻25g，当归25g，肉桂20g，木香5g，白术15g，白芍15g，人参15g，升麻15g，生牡蛎15g，甘草10g。3剂，水煎日温服。

1952年4月15日二诊：服药3剂后，下痢减轻，脓血黏冻物减少，病有转机，续服前方3剂。

1952年4月19日三诊：患者每日便次减至1～2次，便中脓血黏冻物显著减少，腹痛亦减，后重感已除，身体力增，脉象沉缓，唯身微恶冷，此乃肾阳未复，继以前方加附子10g为治。

1952年4月24日四诊：服上药4剂后，大便日行1次，便形正常，脓血黏冻、腹疼下坠、里急后重及身恶冷诸症悉除，其证若失。脉沉细无力，体质尚虚，故改拟健脾扶正法以善其后。

方药：黄芪20g，党参15g，白术15g，茯苓15g，肉桂10g，附子5g，升麻10g，白芍10g，砂仁15g，陈皮15g，焦三仙各15g，甘草15g。嘱其连服10剂。

半年后，患者来医院笑而告曰：疾病已愈。观其面色红润，肌丰体胖，与治前相比，判若两人。

例2：

王某，男，22岁，农民。1984年4月3日初诊。

患者自述7个月以来腹泻，日行5～6次，泻下物为水样便，完谷不化，时发时止，止而复发，每间隔2～3日发作1次，过1～2日缓解。食少神疲，肌肤瘦削，四肢欠温，腰酸腹冷，余见心悸、气短、头晕等症，舌苔不华，脉沉细而弱。望其身体纤细，肌肤瘦削，颜面㿠白。辨证分析，此属脾肾阳虚，脾胃失其温煦，脾失健运，釜底无薪，不能腐熟水谷，故而形成完谷不化的腹泻证，因其时发时止，故属"休息痢"范畴。治以温肾壮阳、健脾固涩法，方以真人养脏汤与四神丸合剂化裁：诃子15g，罂粟壳15g，肉豆蔻15g，当归15g，吴茱萸15g，补骨脂15g，白芍15g，白术15g，官桂10g，红参10g，木香5g，生牡蛎15g，甘草10g。3剂，水煎服。

1984年4月6日二诊：服药后腹痛减轻，腹泻次数减至每日2～3行，饮食增进，余症亦减，舌质淡，脉沉细而弱。既见效机，毋庸更张，继投前方5剂。

1984年4月13日三诊：腹痛症已除，大便日2行，呈浆糊状，饮食稍增，唯身乏力，舌质淡，脉象细弱。腹泻症已基本痊愈，唯脾阳不振，宜转以健脾扶阳为主，兼以固涩止泻。

方药：罂粟壳15g，诃子15g，肉豆蔻25g，当归15g，黄芪20g，党参15g，白扁豆15g，白术15g，山药20g，砂仁15g，薏苡仁15g，肉桂10g，吴茱萸15g，补骨脂15g，甘草15g。3剂。

1984年4月17日四诊：服前药后诸症均减，大便已成形，每日1～2行，少腹不痛，饮食增进，体重增加，肌肤丰满，休息痢遂告痊愈，经追访观察，迄今未复发。

【按语】"休息痢"是祖国医学的病名，以痢下脓血、腹痛里急、时发时止、缠绵难愈为临床特点。本文验案一久痢致虚，故急以收涩固脱的真人养脏汤，单方独进而收功；验案二属脾肾阳虚，恐单方药不胜病，遂遵《内经》"奇之不去则偶之"之旨，以真人养脏汤与四神丸合剂复方化裁，治之而愈。二案愈后，均遗留脾虚之证，故最终均以健脾扶阳法收其全功。

【参考文献】李国平.休息痢治验二则［J］.湖北中医杂志，1986，（5）：39.

七、女科常见病（痛经、闭经、恶露不绝、胎水肿满）验案4例

例1：痛经案

李某，女，18岁，学生。1982年7月6日初诊。

该患自诉月经于16岁初潮，后则经期如常。近半年以来，每于行经前2

日开始小腹疼痛下坠，经血量少，月经淋满不断，血色紫黯，胀甚于痛，伴有胸胁乳房胀痛，时太息、善怒，不思饮食，腰部酸痛，舌质紫黯无苔，脉象沉涩。中医辨证：该患者为室女，素日性情急躁易怒，善太息，情志抑郁，肝气不舒，气机不畅，导致气滞，胸胁乳房胀痛、胀甚于痛、血色紫黯等诸症均属肝郁气滞。血赖气以行，气滞则血瘀，冲任经脉受阻，血行不畅，滞于胞宫而作痛，故本案属气滞血瘀型之痛经证。拟以疏肝解郁、活血化瘀法治之，乃施逍遥散化裁。

方药：柴胡10g，当归15g，白芍15g，茯苓15g，白术15g，桃仁10g，红花15g，丹参15g，川楝子15g，延胡索15g，黄芩15g，甘草10g，大枣5枚。3剂，水煎服。

1982年7月10日二诊：服前药后胁胀、善太息均减，且饮食增进，身体力增，舌质淡红无苔，脉象沉细，患者预计本月20日左右来潮，嘱其月经将至前2天就诊服药。效不更方，继予前方3剂，配合服用调经丸，日服2次，每服1丸。

1982年7月21日三诊：药后诸症减轻，月经于昨日如期来潮，少腹及腰部疼痛若失，无任何不适感，嘱其继续服用逍遥丸以巩固疗效。嗣后追踪观察年余，月经均正常，无任何痛经现象。

【按语】治疗痛经，选择治疗服药的时机至为重要，如本例气滞血瘀型患者，在月经来潮前3天，患者已经感到乳胀胁满，此时如能适时服用疏肝理气药，可使肝气条达，气血运行恢复正常，不仅可以使行经期间痛感减轻，还可以使经水畅行，经期正常。这样经过1~2个月经周期的治疗，痛经就可以痊愈。

例2：经闭案

初某，女，18岁，学生。1984年3月24日初诊。

自述16岁月经初潮，经量少、色紫黑有块，经期尚准确。近半年，月经闭止不行，头晕目眩，心悸气短，脘闷纳少，四肢乏力，少寐心烦，手足心热，日夕潮热，两颧潮红，面色㿠白，皮肤干燥不润，舌质红、苔薄黄，脉象沉细而数。辨证分析：该患为室女，先天禀赋不足，素昔血虚，血虚则冲任不足，血海空虚则经闭不行。血不上荣，则面色㿠白，头痛，头晕目眩。

心失所养，则心悸少寐，血虚不充于脉则脉细。该女已经闭六月有余，由于失治误治，病势日进，发展至血枯津竭，虚热上浮，夕发潮热，两颧潮红，手足心热，舌红苔黄，脉数，津枯血亏，皮肤失荣则干燥不润。故诊此病为"血枯经闭"。首治以滋阴养血、安神宁心之法，以拯阴理劳汤化裁。其方即：人参15g，麦冬15g，五味子15g，生地黄15g，龟甲10g，女贞子15g，牡丹皮15g，炒酸枣仁15g，炙远志15g，柏子仁15g，茯苓15g，黄芪20g，百合15g，地骨皮15g，首乌藤15g，大枣5枚。5剂，水煎服。

1984年3月28日二诊：服药后心悸、头晕、手足潮热及少寐诸症均减轻，舌质淡红，脉象沉细而缓。效不更方，继服前方10剂。

1984年4月10日三诊：服前药心悸、气短、头晕及潮热诸症均除，睡眠转佳，面色渐转红润，体力倍增，舌质淡红，脉象沉缓徐和，唯月经尚未至，标病基本已除，宜转以治疗经闭症为主，遂改以养血化瘀通经之法治疗。

方药：黄芪30g，党参15g，当归15g，熟地黄15g，白芍15g，川芎15g，炮姜10g，延胡索15g，炒蒲黄15g，红花15g，阿胶15g，甘草10g，大枣5枚。水煎服。

1984年4月20日四诊：前方连服10剂，诸症减轻，唯尚觉手足心热，此属阴虚发热，遂以滋阴养血、活血通经法为治，开源节流，营血得复，经血自潮矣。

方药：黄芪30g，党参15g，当归15g，生地黄15g，知母15g，玄参15g，龙骨15g，川芎15g，丹参15g，桃仁10g，红花15g，赤芍15g，红枣5枚。5剂，水煎服。

1984年5月2日五诊：今日月经来潮，血色正常，有少许血块，少腹不痛，持续15日方净，脉象沉缓，一切均好。其后则每隔29日来潮，月经遂如期而至，一切如常，遂告痊愈。

【按语】杨仁斋曰："女子经脉不行有三：一则血气盛实，经络遏闭，其脉滑实，治当通经疏利。一则风冷外伤，七情内伤，以致经络痹滞，其脉浮涩，治之当解风散冷、去瘀涤热。一则形体憔悴，经络涸竭，其脉虚弱，治当滋养气蓄血。"而本案正属其三。该女先天禀赋不足，脾胃虚弱，失其化源，阴血亏虚，失治误治，病势日进，血枯津竭，酿成血枯经闭，首用滋阴养血润肺的拯阴理劳汤以治标，标病除后转以养血化瘀通经法治疗经闭本证，俾血复经通，经闭遂愈。

例3：恶露不绝案

郭某，女，26岁。1982年4月17日初诊。

患者自诉新产后39天，恶露淋漓不断，量不甚多，血色淡红无块，小腹空坠，神倦懒言，腰部酸痛，心悸头晕，少寐多梦，食少纳呆，手足心热，面色㿠白，舌质淡红，苔薄白微黄，脉象沉细无力。

中医辨证分析：证属产后气虚失于摄纳，故恶露迁延不绝，过期不止；气虚阳失所化，血失温煦则恶露色淡，质稀无味；气虚下陷则小腹空坠；神倦懒言，面色㿠白，舌淡，脉沉细，亦是气虚所致。

治则：补气摄血。

方药：黄芪30g，党参15g，白术15g，当归15g，茯苓15g，龙眼肉20g，升麻10g，地榆炭15g，棕榈炭15g，川续断15g，炒蒲黄15g，甘草15g。3剂，水煎服。

1982年4月22日二诊：服药后恶露量稍减，间日或有，脉沉细而弱，诸症悉减，继投上方3剂。

1982年4月29日三诊：药后恶露已尽，腹不痛，诸症悉除，恶露不绝证遂愈。

【按语】产后恶露，在正常情况下，一般在三周以内，应完全排尽。如果超过这段时间，仍然淋漓不断，称为"恶露不绝"，或称"恶露不尽"。如迁延日久，常致血虚液竭，导致他病，故宜及时治疗。

例4：胎水肿满案

庞某，女，32岁，职员。1983年9月22日初诊。

该患妊娠5月余（第2胎），近1个月，自觉腹部突然增大，心慌，闷胀，不能平卧，时有头晕，曾晕倒2次。经某医院妇科检查：腹围93cm，宫低3cm，相当于近8个月妊娠大小，腹膨大有波动感，胎方位及胎心音均不清楚，有胎动，X线摄影示胎儿颅骨完整，诊为羊水过多。由于患者不同意引产，而延余调治。

诊见腹胀纳少，少寐，面黄微肿，神倦肢惰，腹大如膨，平卧难，下肢稍浮肿，舌苔白，舌质淡红，脉沉缓无力，诊断为胎水肿满。

证由脾虚湿聚胞宫所致，治以健脾益气、行水安胎法。方以千金鲤鱼汤加减为治，其方即：鲤鱼1条（以1kg重为宜），黄芪30g，白术15g，白芍15g，当归15g，茯苓15g，陈皮15g，大腹皮15g，炒酸枣仁15g，生姜5g。先以鲤鱼1条，剥去鳞肠，加水煮，煮熟去鱼取汁，用以煎药，于食前空腹时服。

方中鲤鱼性情温和，行水消肿而不伤胎气；黄芪固表补气消肿；白术、茯苓、陈皮、大腹皮健脾除胀，理气渗湿以行水；当归、白芍和血养胎；炒酸枣仁养心安神；生姜温中理气。如此组方，则行水而不伤胎气。

1983年9月30日二诊：服药3剂后，小便增多，腹胀减轻，羊水停止进展，但平卧时，仍感心慌，遂于前方加柏子仁15g。

1983年10月5日三诊：服上方3剂，诸症较前好转，为巩固疗效，求其全功，嘱患者继续服药4剂，好自调养。该患共服药10剂，诸症基本消失，眩晕，心悸，食欲等均好转，睡眠可平卧，腹胀若失。经妇科检查：羊水已减少，腹围由93cm降至85cm，胎儿循正常状态发育，胎心音好（140次/分），腹围、宫底、体重均随胎儿的正常发育而渐增，未见羊水为患。翌年2月10日正常娩一男婴，发育良好，母子均佳。

【按语】急性羊水过多，以腹部突然异常增长（大于妊娠月份）出现压迫症状，腰部检查有液体波动感为临床特征，此病对母体和胎儿均有一定的危害，胎儿多半发育不良，易成畸形或死胎。本症属祖国医学"胎水肿满"范畴。胎水肿满一般可分为子肿和胎水两种。本病腹大明显，而身微肿，当属胎水无疑。《产宝》谓："妊娠肿满由脏气本弱，因妊娠重虚，土不克水……心腹胀急，名曰胎水。"指出了胎水的病机，据古人的经验，时本病采取健脾利湿、补气养血安胎之法施治，并遵《内经》"有故无殒亦无殒也"的原则，重用健脾利湿药以消胞中之水，以茯苓、大腹皮等祛溢于皮表之水，使脾运健复，胎水自消，胎儿得安。再者，胎儿生长发育全靠母体气血所养，因孕妇多虚，加入补气养血之品，对胎儿生长发育当属有利。正如陈良甫所云："苓、术……直达胞中去水，又恐水去胎伤，佐以归、芍使胎得养。"

【参考文献】李国平.女科验案四则［J］.中医药学报，1986，（6）：40-42.

八、妇科杂病（阴吹、阴痛、阴痒、不孕）验案4例

例1：阴吹案

王某，27岁，农民。

患者自诉于生产后5个月，少腹胀痛，尤以左侧为著，腰脊酸软。近1个月以来，阴道中出气有声，簌簌作响，与转矢气的情形相似，尤其于变更体位时（由立而坐或由坐而立）声声连续，患者至为苦恼，遂求治于中医。诊见胃脘胀满，烦热，口燥咽干，喜冷饮，便秘溲黄，舌质红、苔黄腻，脉沉数。中医辨证：由脘闷烦热、口燥咽干、便秘溲黄、舌红苔黄、脉数诸症分析，可知该患是胃燥型阴吹证。由于阳明失调，谷气结而不行，谷气下流注于胞宫而成本证。

治则：清胃润燥，健脾消导。

方药：柴胡10g，生石膏15g，知母15g，天花粉15g，砂仁15g，白术15g，茯苓15g，石斛10g，厚朴10g，大黄10g，焦山楂15g，甘草10g。2剂，水煎服，日服2次。

二诊：服上药2剂后，胃胀、烦热、口干、便秘、溲黄诸症均明显好转，阴吹次数和气体亦随之减少，效不更方，乃于原方中减去大黄，续服2剂，其证告愈。

【按语】阴吹一证，在临床中比较少见，《金匮要略》中曾有记述："胃气下泄，阴吹而正喧，此谷气之实也，膏发煎主之"。可见阴吹证与足阳明胃经有密切关系。

例2：阴痒案

赵某，36岁，随军家属。1965年12月13日初诊。

自诉于西医妇科诊断为子宫内膜炎，生育两胎均健在，现已停经4个月，经妇科检查已妊娠4个月。带下颇多，总是绵绵不断，黄黏腥臭，小腹微痛，

外阴部及阴中涩痒，甚则痒痛难忍，头晕心烦易怒，腰酸沉重，四肢乏力，尿黄，舌质红、苔黄，脉象弦数。据症分析：此属湿热蕴结流注下焦，湿热生虫，病虫乘虚侵入阴道，湿虫下扰则，故而外阴部及阴道涩痒不适，甚则痒痛难忍。由心烦易怒、脉弦数可知肝郁化热，《医宗金鉴》曰"肝经过腹环阴器"，肝经湿热随经络下注于阴器，湿热蕴结，令人涩滞作痒，故诊为"阴痒"证。治宜清肝泄热利湿之法，以龙胆泻肝汤减木通化裁（妊娠期故减木通）。

方药：龙胆20g，山栀子15g，黄芩15g，柴胡10g，生地黄15g，泽泻10g，当归15g，黄柏15g，萆薢15g，苍术15g，生甘草10g。2剂，每日1剂，水煎服。

外用洗方：蛇床子50g、苦参40g、川椒30g、枯矾15g，水煎，熏洗下部。

1965年12月15日二诊：服上药2剂后，阴道涩痒显著减轻，带下减少，效不更方，续投前方2剂并药物外洗。

1965年2月18日三诊：服前方共4剂，阴痒证告愈。嘱其常服龙胆泻肝丸，以巩固疗效，追访三年未复发。

【按语】"阴痒"亦称"阴门瘙痒"，多因于脾虚聚湿，湿郁化热，湿热蕴结，流注于下而致。本案属肝郁化热，湿热之邪随肝之经脉过腹里而环绕阴器，故见阴痒涩痛诸症，遂对证以龙胆泻肝汤加减治之而获卓效。

例3：阴痛案

穆某，45岁，干部。1980年7月21日初诊。

自诉近3日来阴道中灼痛难忍，呈阵发性，每次疼痛发作约持续10分钟左右，小便后疼痛加重，月经尚正常，白带多，胸闷，善太息，纳差，心悸，腰酸，体倦，四肢乏力，尿黄。舌质红、苔黄，脉象弦数。

证属肝郁气滞，木郁侮土，脾失健运，湿困脾阳，蕴湿化热，湿热互结，随肝之经脉流注于下，是故阴中灼痛，乃以疏肝清热利湿法治之。

方药：柴胡10g，龙胆15g，当归15g，黄芩15g，玄胡15g，陈皮15g，黄柏15g，苍术15g，丹参15g，五灵脂15g，炒蒲黄15g，甘草10g。2剂，水煎服。

二诊：服药后阴中灼痛大减，可以耐受，疼痛持续时间亦缩短至几分钟，脉弦稍数，继以上方加香附15g，3剂调治。

三诊：经服5剂药后，胸闷、太息、带下、尿黄诸症悉除，阴痛症亦随之告愈。

【按语】本阴痛案与上述阴痒案，其病虽异，其因则同，同属肝经湿热下注所致，故同用龙胆泻肝汤治疗而获效，这充分显示了祖国医学异病同治的优越性。

例4：不孕案

鲁某，32岁，工人。1977年3月5日初诊。

自诉婚后5年未孕，经前乳房胀痛，且扪及5~6个鸽卵大小的结块，经西医诊断为乳腺增生症。胸闷胁痛，食不甘味，善太息，舌淡无苔，脉象弦细，一般于月经来潮一两日后，以上诸症渐次消失，而于下次月经前3~4日，乳胀又作，每月如此，已历数载。此属肝郁脾虚胃寒之证，治宜疏肝扶脾温胃祛寒法，方以柴胡疏肝散与阳和汤合剂加减。

方药：柴胡10g，枳壳15g，白芍15g，香附15g，砂仁15g，白术15g，熟地黄15g，炮姜10g，白芥子10g，鹿角胶10g，肉桂10g，甘草10g，大枣5枚。3剂，每日1剂，水煎服。

二诊：服药3剂后乳胀减轻，月经来潮，暂停药，俟月经净后，续服上方5剂，并嘱下次月经来潮前再行服药。

三诊：患者经期准确，月事将至，此次经前仅感乳房轻微发胀，并无痛感，乳房结块亦明显缩小，嘱其月经过后，连服上方10剂，以期消散乳房结块。

四诊：检查乳房结块已不明显，乳胀消失，停经已月余，经做尿妊娠试验阳性，脉滑稍数，已毓麟矣。翌年，正常娩一女婴，母女均健。

【按语】本例不孕案之病机在于肝气郁结，经络气滞，而肝之经脉布于胁肋，故胸闷胁胀，乳房胀痛，乳房结块，西医诊为乳腺增生症，相当于祖国医学的"乳癖"，而"乳癖"属阴寒证，正是阳和汤之证，肝郁乳胀当选柴胡疏肝汤治之。肝郁乳胀和阴寒乳癖二证俱在，故以柴胡疏肝散合阳和汤复方并进，而收乳胀除、乳癖愈、摄精成孕之功。中医妇科名医近人朱小南氏亦认为："经前乳胀在妇科月经病中是较为多见的疾病，得此病者十有五六是兼有不孕症，往往将乳胀治愈，旋即怀孕。"

【参考文献】李国平.妇科杂病验案四则［J］.中医药学报，1985（5）：22-23.

九、妊娠乳痈（乳腺炎）治验1例

于某，女，25岁，农民。1981年5月25日初诊。

该患怀孕5月余，5天前发现右侧乳房有小块红肿，经某医院诊为急性乳腺炎，曾治疗1次，肿势更甚，并有寒热。因其对青霉素过敏而转请中医治疗。该患为初孕妇，右侧乳房上方外侧红肿疼痛如手掌大，引及腋下焮痛，扪之烙手，体温38.5℃，脉弦数，舌苔微黄腻。证属郁热蕴结，系妊娠乳痈化脓期。余原欲用丹溪乳痈方治疗，但碍于方中有桃仁等妊娠忌服药物，而拟用滋阴清热凉血解毒法治疗。

方药：柴胡10g，连翘15g，生地黄25g，生石膏15g，麦冬15g，石斛15g，黄芩10g，赤芍15g，煅牡蛎15g，焦山栀15g，白芷15g，甘草10g。服上药3剂，复诊红肿情况减退，寒热已除，仍以原方减连翘，加丹参15g、板蓝根15g，续服3剂，红肿完全消退，遂告痊愈。

【参考文献】李国平.妊娠乳痈一例治验［J］.黑龙江中医药，1984（3）：42.

十、养血滋阴辅以活血治疗经闭1例

孙某，28岁，工人。1983年6月17日初诊。

自幼体质软弱瘦小，18岁月经初潮，且每每延期，45～50天1行，经量少而色淡，1～2天即净，经前少腹绵绵作痛，经后疲乏无力。23岁结婚后，2年未孕，辗转医治罔效。1980年夏季，正值经期，为暴雨所淋，旋即发热恶寒，月经立止，经某医院按上呼吸道感染治疗痊愈。但月经从此闭止不行，渐至饮食衰少，身体羸瘦，五心烦热，少寐多梦，肌肤甲错，病情迁延两年多，虽经中西医多方治疗，但终鲜效，后延余诊治。视其面色萎黄，体瘦如柴，体倦神疲，舌红少苔；闻其语音低微，自述平素心悸气短，手足发热，大便溏、秘无常，诊其脉象六脉均虚细无力。脉证合参，属气血两虚、阴虚内热所致之血枯经闭证。

治则：补气养血，滋阴清热。

方药：熟地黄、黄芪各30g，当归25g，川芎、白芍、地骨皮、炙鳖甲、白术、炒酸枣仁各15g，红参、牡丹皮、甘草各10g，生地黄20g。5剂，水煎服，日服2次。

二诊：服上药5剂后，神疲体倦、手足发热明显减轻，饮食稍增，精神悦然。六脉沉细和缓，舌滑润而少苔，气血有恢复之象，遂于前方中去甘草、炙鳖甲，加入丹参、红花以养血通络。更进5剂。

三诊：患者面色渐转红润，自述饮食倍增，二便正常，手足无热，夜卧安然，效不更方，继以上方调治。

四诊：诸症消失，舌质润、薄白苔，诊其脉象寸关沉细和缓，尺脉较前有力，自述少腹有下坠感，似为将欲行经之兆，遂拟方：当归、川芎、白芍、香附、茯苓、丹参、红花、牛膝各15g，柴胡、桃仁、甘草各10g，水煎服。

五诊：服上方3剂后，经行，量少色黯而少腹胀痛，腰部酸软，遂上方中去牛膝、桃仁、红花，加川续断25g、桑寄生15g、枸杞子15g、黄芪30g，补肾益肾（气）以收全功。嘱其每次行经前2～3天，即服上方4～5剂。以此方法治疗3个月，月经正常，诸羔悉除，后于1985年3月娩一女婴，母女俱安。

【按语】经闭一证，其病机错综错杂，有血虚血枯经闭，有瘀血内停之经闭，还有痰湿阻滞之经闭。本例经闭乃属血虚血枯经闭，首以补养气血、滋阴清热为治，末以活血通经之剂续之，俾气血得复，血海得充，月事以时下，故能摄精而成孕矣！

【参考文献】李国平.经闭三年治验［J］.陕西中医.1986，（9）：405.

【评注】李国平教授自步入杏林，至今从医已50余载。在长期的中医临床、教学和科研活动中，积累了很多宝贵的实践经验，并撰写了大量论文和著作。李国平教授的学术思想主要体现在理论上不仅扎根经典、继承创新，而且还览观杂学、融会贯通；在临床上不仅坚守辨证论治原则，而且注重整体观念的临床理念。

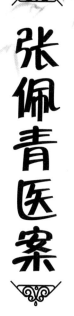

【生平传略】张佩青（1953—），女，中共党员，1975年毕业于黑龙江中医学院，全国名中医，全国著名肾病专家，二级专家，享受国务院特殊津贴，全国首批优秀中医临床人才，黑龙江省优秀中青年专家，黑龙江省德艺双馨省级名医，黑龙江省名中医，祖研流派·张琪肾病流派奠基人。担任国家临床重点专科负责人，国家中医药管理局重点专科及重点学科带头人。兼任中华中医药学会肾病分会副主任委员，世界中医药联合会肾病分会副会长，中国中西医结合学会肾病专业委员会委员，黑龙江省中医药学会肾病专业委员会主任委员，黑龙江省中西医结合学会副会长，黑龙江省中西医结合学会肾病专业委员会副主任委员。承担课题国家级2项、省部级8项，获省部级奖14项。近年来出版专著16部，主编著作3部、丛书1套。在国家级期刊发表学术论文70余篇。已培养医学硕士30名、医学博士8名、博士后6名，培养学术继承人4名。

从事中医药治疗肾脏疾病的临床、科研及教学工作40余年，应用中医药治疗慢性肾功能衰竭、过敏性紫癜肾炎、IgA肾病、慢性泌尿系感染，中西医结合治疗肾病综合征、糖尿病肾病等疗效显著。临床强调补脾益肾治疗慢性肾脏病的重要性，提出补脾益肾是延缓慢性肾功能衰竭进展的有效方法。其研制的院内制剂肾炎消白颗粒、泌炎康颗粒、肾炎止血丸、参地补肾胶囊现已广泛应用于临床。

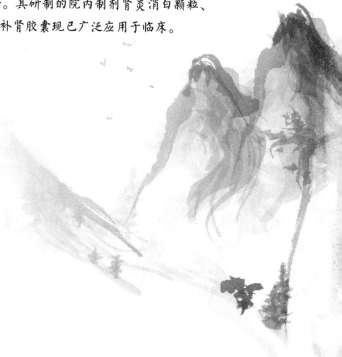

一、应用升阳益胃汤治疗慢性肾脏病医案3例

例1：尿路感染验案

张某，女，36岁，哈尔滨人。2015年6月16日初诊。

主诉及病史：反复尿频尿急10个月，加重伴低热1周。就诊前对症抗炎1周。刻下：患者尿频尿急，腰痛，自觉发热，纳呆，乏力，睡眠尚可，大便正常。

诊查：舌淡红苔白，脉沉细。体温37℃，血压90/60mmHg。血常规：白细胞11.7×10^9/L，中性粒细胞76.41%，淋巴细胞18.42%；尿液分析及沉渣：隐血（+++），红细胞10～15个/HPF，白细胞1～3个/HPF。

西医诊断：尿路感染。

中医诊断：劳淋（脾肾两虚，湿热内蕴）。

治则：补气健脾，益胃升阳，祛湿除热。

方药：升阳益胃汤加减。黄芪30g，党参20g，炒白术15g，黄连10g，半夏15g，柴胡20g，陈皮15g，茯苓20g，泽泻15g，防风15g，羌活15g，独活15g，白芍20g，白薇20g，胡黄连10g。7剂，每日1剂，水煎服，分早晚2次空腹温服。

2015年6月23日二诊：患者尿频尿急减轻，腰痛缓解，无发热，乏力减轻，饮食好转，大便正常。舌淡苔白，脉沉细。辅助检查：血常规正常。尿液分析及沉渣：隐血（++），红细胞0～2个/HPF。予上方7剂。

随访至2015年7月7日，患者症平，无明显不适。

【按语】本案中患者因反复感染，形成脾肾虚损为本、湿热下注膀胱为标的虚实兼夹病机。脾虚不能升清故倦怠乏力，纳食减少；中气不足，阳气虚弱，阴火内生，即"气虚而生内热"（《素问·调经论》），而见低热；脾肾俱虚水液输化失职；湿热下注，膀胱气化失司，乃有尿频尿急。以升阳益胃汤升发脾胃清阳之气，阳气得伸，州都气化复常，诸证则愈。方中加入清虚热

之白薇、胡黄连二味，白薇亦可利尿通淋，胡黄连清导下焦湿热，苦降直坠，导热下趋，且不致久留中州，妨碍脾胃冲和之气。

例2：慢性肾衰验案

高某，男，65岁，明水人。2016年9月19日初诊。

主诉及病史：乏力3年，加重伴腹泻10天。既往慢性肾炎病史7年，高血压病史4年，慢性肾衰病史3年。刻下：患者乏力倦怠，腰痛，双下肢浮肿，肢体困重，恶心纳呆，腹胀，便溏，大便日4~5行，尿量减少，眠可。

诊查：舌暗苔厚腻，脉沉细。血压168/96 mmHg，慢性病容，双下肢浮肿。辅助检查：尿液分析及沉渣：潜血（+++），蛋白（+++），红细胞15~20个/HPF。血常规：血红蛋白110g/L；肾功离子：尿素氮16.79 mmol/L，肌酐429 μmol/L，尿酸522 μmol/L。

西医诊断：慢性肾功能衰竭，慢性肾小球肾炎。

中医诊断：虚劳（脾肾两虚，浊毒瘀血）。

治则：补肾健脾，理气和胃，祛湿化浊。

方药：升阳益胃汤加减。黄芪40g，党参20g，生白术20g，半夏15g，陈皮20g，茯苓30g，泽泻15g，防风15g，羌活15g，独活15g，柴胡20g，白芍20g，益母草30g，车前子30g，胡芦巴25g，巴戟天20g，草果15g，苍术15g。7剂，每日1剂，水煎，早晚分服。

2016年9月26日二诊：患者乏力倦怠减轻，仍腰痛，双下肢浮肿较前明显减轻，饮食好转，腹胀减轻，小便正常，大便日3行，质软，舌暗苔白，脉沉细。查体：血压140/90 mmHg，双下肢轻度浮肿。辅助检查：肾功能电解质示尿素氮18.31mmol/L，肌酐416.3 μmol/L，尿酸468.2 μmol/L。守上方，加丹参20g、川芎15g、怀牛膝15g，继服7剂。

2016年10月10日三诊：患者大便正常，诸症缓解。肾功：尿素氮17.41mmol/L，肌酐371.8μmol/L，尿酸534.4μmol/L；尿常规：潜血（±），蛋白（++）。患者病情好转，继予参芪地黄汤加减治以补脾肾、化湿浊、解毒活血。

【按语】此案中肾病及脾，致脾肾同病。脾肾亏虚，脾虚运化失司，水湿内停，肾虚气化不利，浊不得泄，脾失升清降浊，湿浊之邪内蕴，故见乏力、浮肿、纳呆、腹胀、便溏等症。此外，慢性肾衰病机错综复杂，演变为湿毒、血瘀，兼见腰痛、恶心等症，正虚邪实、虚实夹杂。临证应灵活，一味温补则气机壅滞，以升阳益胃汤加减调养脾胃，使脾阳振奋，以后天补先天；加入苍术、益母草、车前子、草果健脾祛湿化浊；胡芦巴、巴戟天温补肾阳使阴阳调济以助肾气，恢复肾之功能；丹参、川芎行气活血；牛膝引血下行；去黄连防苦寒伤正。不仅呕恶得除，纳增肿消，二便正常，肌酐也逐渐下降，病情得到稳定。

例3：肾病综合征验案

柳某，女，45岁，大兴安岭人。2017年1月16日初诊。

主诉及病史：双下肢浮肿2个月。2016年10月因双下肢浮肿就诊于当地医院，查尿蛋白（+++），潜血（+++），血浆白蛋白正常，口服黄葵胶囊。2016年12月30日于医院查生化：血浆白蛋白29.6g/L，总胆固醇（酶法）：6.37mmol/L；尿液分析及沉渣：潜血（+++），蛋白（+++），红细胞40～50个/HPF；24小时尿蛋白定量4.39g，肾脏活检病理诊断为Ⅱ期膜性肾病，予足量糖皮质激素治疗，联合免疫抑制剂、抗凝、补钙对症。既往体健。

刻下症：患者双下肢浮肿，尿浊，乏力气短，饮食睡眠尚可，小便频数，大便正常。

诊查：舌淡苔白，脉沉细。血压116/72mmHg。双下肢浮肿。

中医诊断：水肿（脾肾两虚，湿热内蕴证）。

西医诊断：肾病综合征。

治则：健脾补肾，升阳除湿，利水消肿。

方药：升阳益胃汤加减。组成：黄芪40g，党参20g，柴胡15g，升麻15g，桔梗15g，生白术20g，茯苓20g，泽泻15g，防风15g，羌活15g，独活15g，白芍20g，陈皮20g，当归20g，桑椹20g，金樱子25g。14剂，每日1剂，水煎，早晚分服。

2017年1月30日二诊：刻下症患者双下肢浮肿减轻，尿泡沫减少，乏力气短好转，二便正常。舌淡苔白，脉沉细。

查体：双下肢轻度浮肿。尿液分析及沉渣：潜血（+++），蛋白（+），红细胞3~5个/HPF。

方药：给予自拟肾炎消白方加减治以补肾健脾、解毒活血。黄芪40g，党参20g，炒山药20g，生薏苡仁20g，土茯苓50g，怀牛膝20g，茅根30g，桑椹20g，金樱子20g，菟丝子20g，白花蛇舌草30g，甘草10g，赤芍20g，当归15g，益母草20g，鬼箭羽15g，车前子20g，半枝莲20g。14剂，每日1剂，水煎，早晚分服。巩固疗效。

【按语】本案中脾肾气虚，运化失司，水湿内停，泛溢肌肤而致水肿，精微下注而成尿浊。母病及子而致脾肺气虚，《脾胃论·脾胃盛衰论》云："肺金受邪，由脾胃虚弱不能生肺，乃所生受病也。故咳嗽、气短、气上、皮毛不能御寒，精神少而渴，情惨惨而不乐，皆阳气不足，阴气有余，是体有余而用不足也。"方用升阳益胃汤去半夏、黄连，加入桔梗开宣肺气，利胸中之滞；当归养血活血，助补脾益气；金樱子固精缩尿，与桑椹共奏滋阴补肾、益精养血之功。

【参考文献】王海艳，陈明.应用升阳益胃汤治疗慢性肾脏病经验［J］.中国继续医学教育，2019，11（19）：134–136.

二、辨治再发性尿路感染治验1例

患某，女，68岁。2017年10月17日初诊。

主诉及病史：尿急、尿痛反复发作40余年，加重3年。他院尿细菌培养示：产酸克雷伯菌。经治乏效。刻诊：病情时轻时重，以尿频、尿急发作尤甚，小腹下坠感明显，排尿无力，双下肢轻度浮肿，畏寒怕冷。纳眠可，大便2~3日1行。外出备坐垫，若无坐垫，当晚即出现排尿不适，现已口服左氧氟沙星3日。

诊查：舌质淡红苔白，脉沉细。尿检：白细胞（+），无细菌。妇科检查：支原体、衣原体（–）。

西医诊断：再发性尿路感染。

中医诊断：劳淋（气阴两虚，湿热留恋）。

治则：益气养阴，利湿通淋，少佐温阳。

方药：方选清心莲子饮化裁。黄芪30g，党参20g，莲子15g，地骨皮15g，柴胡15g，茯苓20g，麦冬15g，车前子15g，瞿麦20g，萹蓄20g，白花蛇舌草20g，蒲公英30g，乌药15g，茴香10g，土茯苓50g，竹叶15g。14剂，每日1剂，水煎分2次温服。嘱患者注意卫生，避寒保暖。

二诊：尿频、尿急、尿痛好转，双下肢偶发浮肿，失眠，食纳一般，舌质淡红苔薄黄，脉沉细。尿常规示：白细胞（±）。上方加焦栀子15g、首乌藤30g、五味子20g。14剂，服法同上。

三诊：尿频、尿急、尿痛基本消失，双下肢偶有浮肿，但口苦、心烦，脉弦细。查肾功能正常。方用龙胆泻肝汤化裁，联合盐酸左氧氟沙星片及碳酸氢钠片口服，共治疗14天。嘱多喝水、勤排尿、勿受凉。

四诊：因感湿邪而复发，方用清心莲子饮合滋肾通关丸加败酱草、补骨脂、桑螵蛸对证治疗，又14剂，服法同上。

五诊：患者尿频、尿急、尿痛好转，排尿无力，尿道口仍有不适，双下肢无浮肿，失眠改善，食纳一般，口干，舌质淡红，苔白，脉沉细。查尿常规：结果均为（-）。

方药：方用滋肾丸合肾气丸化裁。知母20g，黄柏15g，肉桂15g，附子10g，熟地黄20g，山茱萸20g，生山药20g，牡丹皮15g，茯苓20g，泽泻15g，怀牛膝15g，车前子15g，瞿麦20g，萹蓄20g，白茅根30g，白花蛇舌草30g，蒲公英30g，土茯苓50g。14剂，服法同上。

后续服28剂以巩固疗效，随访半年，未复发。

【按语】本案劳淋，结合患者病史，诊断为再发性尿路感染，由于本病是感受湿热之邪而发，湿困于下焦，膀胱气化失司，故发为尿频、尿痛；病久失治，湿热之邪蕴久，耗伤气阴，气虚则排尿无力，日久则脾不升阳，故见小腹坠胀，气虚无力行水故见双下肢浮肿，气虚日久耗伤阳气，故见畏寒怕冷；舌淡红、苔白、脉沉细为气阴两虚、湿热内蕴兼有阳虚之象。在辨治此病例时以清心莲子饮为主化裁，原方以莲子为君，清心养阴，黄芪、党参补气升阳，地骨皮、麦冬滋补阴液，车前子、茯苓淡渗利湿，柴胡疏肝行气，原方共奏补气养阴、清利湿热之功。一诊患者尿频、尿急症状明显，故在原方基础上加瞿麦、萹蓄、土茯苓以利尿通淋，蒲公英、白花蛇舌草以增清热利湿之功，畏寒佐少量茴香、乌药以温下焦阳虚，同时防寒凉之品伤阳，加竹叶取清热养阴利尿之功。二诊因病势缠绵而致失眠，结合患者舌脉，在原方基础上加焦栀子清热除烦、利尿通淋，夜交藤与五味子合用养心安神。三诊时排尿不适已基本缓解，口苦、心烦、脉弦细诸症均属肝胆湿热，且患者睡眠不佳，乃情志思虑所致。"急则治标，缓则治本"，故改用龙胆泻肝汤加减方，一则清利下焦湿热，二则加疏肝理气之品以畅情志。四诊时因又感湿热之邪而复发，再用清心莲子饮基础上合滋肾通关丸化裁。滋肾通关丸出自李东垣《兰室秘藏》，原方以黄柏、知母为君滋肾阴，肉桂引火归元，使阴得生。二方合用共奏益气养阴、清热利湿、温阳化气之功。五诊时基本症状已缓解，邪去而正虚，以滋肾丸合肾气丸化裁，佐以清热利湿、利尿通淋之品而收痊愈之功。

【参考文献】王静，李莲花，张佩青.张佩青辨治再发性尿路感染经验[J].国医论坛，2019，34（3）：51-52.

三、活用滋肾通关丸治疗泌尿系疾病验案5例

例1：神经源性膀胱

张某，女，20岁。2017年9月9日初诊。

主诉及病史：患者先天性脊柱裂，1个月前行手术后，出现膀胱残余尿量增（>50mL），高热，血尿，反复尿路感染。现症见：尿频尿急，余沥不尽，乏力，腰痛，纳差。

诊查：舌红、苔白，脉沉细。实验室检查：肌酐117.7μmol/L；尿蛋白（+），潜血（-），白细胞（+++），镜下白细胞8~10个/HPF；双肾彩超示：双肾重度积水，双肾体积大，双侧输尿管全程扩张，膀胱壁增厚，小梁样改变。

诊断：神经源性膀胱炎。

辨证：脾肾两虚，湿热瘀血蕴结膀胱。

治则：补脾肾，清热利湿通淋，活血解毒化浊。

方药：滋肾通关丸加味。黄柏、肉桂、牡丹皮、泽泻、熟地黄、怀牛膝、车前子、没药、草果仁各15g，知母、茯苓、山茱萸、生山药、丹参、当归、巴戟天、枸杞子、瞿麦、萹蓄各20g，胡芦巴25g。28剂，每日1剂，水煎服。

2017年10月10日二诊：尿频尿急缓解，乏力、腰痛症状减轻，复查肌酐97μmol/L；尿常规：尿蛋白（＋），白细胞3～5个/HPF。前方加连翘15g，金樱子、桑椹各20g。28剂。每日1剂，水煎，早晚温服。

2017年11月13日三诊：诸症明显好转，偶有腹痛，查肌酐89μmol/L，尿常规正常。前方加小茴香10g、乌药15g。28剂，每日1剂，水煎，早晚温服。随访半年，复查泌尿系彩超：双肾轻度积水，双侧输尿管轻度扩张，残余尿量10～15mL。患者无明显不适，病情稳定。

【按语】神经源性膀胱炎是控制排尿功能的中枢神经系统或周围神经受到损害而引起的膀胱尿道功能障碍，尿不畅或尿潴留是其最常见的症状，尿路感染是其最常见的并发症，严重时可致肾积水、肾衰竭。中医学上属于"淋证""癃闭"范畴。《素问》云："膀胱者，州都之官，津液藏焉，气化则能出矣。"肾主二便，司气化，肾与膀胱相表里，中枢神经损伤性排尿功能障碍，多由于膀胱气化功能失调所致。本证病位虽在膀胱，但小便通畅有赖于三焦气化正常，而三焦气化主要依赖脾肾二脏。患者先天性脊柱裂，乃先天之本匮乏，而后天之本又依赖肾阳的温煦，故脾肾两虚为本，小便不利为标，此乃本虚标实，辨证上体现了标本兼顾的思想。

例2：前列腺增生症

戴某，男，56岁。2017年11月9日初诊。

主诉及病史：患者前列腺增生病史5年，平素尿频尿急，排尿困难，夜尿增多，畏寒肢凉。曾口服保列治及金匮肾气丸，症状偶有缓解，半月前着凉后症状加重。现症见：尿频尿急，排尿困难，尿等待，尿分叉，腰酸，手足心凉。

辨证：脾肾阳虚。

治则：健脾温肾，助阳化气。

处方：滋肾通关丸加味。黄柏、肉桂、淫羊藿、仙茅、白术各15g，知母、覆盆子、菟丝子、茯苓、生山药、枸杞子、桑螵蛸各20g。28剂，每日1

剂，水煎服。

2017年12月8日二诊：尿频尿急缓解，排尿通畅，夜尿1次，手足心凉好转。前方加大黄10g，泽泻、桃仁各15g。28剂，每日1剂，水煎，早晚温服。复诊3次，排尿顺畅。

【按语】前列腺增生为临床常见男性中老年疾病，以小便不利点滴而下，甚至小便闭塞不通为主症，中医学属"癃闭"。《黄帝内经》云："丈夫八八天癸竭，精少，肾脏衰，形体皆极，则齿发去。"肾阳不足，气化功能失调，不能下达州都，而致小便不利，轻则涓滴不利为癃，重则点滴全无为闭。肾主水司二阴，肾虚则膀胱气化失司，日久湿热瘀血阻滞，尿淋沥不通。本病多因肾阳式微，肾气虚衰，湿浊痰瘀滞结不化，阻塞水道，小便不利，可知肾阳及肾元虚为致病之本，痰浊血瘀为致病之标，属本虚标实证。治疗首当益肾，又不可忽视祛邪，标本兼顾，方能提高疗效。

例3：尿路感染

宋某，女，51岁。2018年1月24日初诊。

主诉及病史：患者反复尿路感染2年，口服及静脉滴注抗生素好转，每遇劳累或情绪急躁时复发，1个月前劳累后症状加重，自行口服左氧氟沙星片、三金片，症状无减轻。主症：尿频尿急，余沥不尽，尿色黄，伴排尿灼热感。

诊查：舌红，苔薄白，脉弦数。尿常规：白细胞8～10个/HPF，未行中段尿细菌培养；超声示：残余尿量15mL。

辨证：湿热蕴结下焦。

治法：清热利湿通淋。

方药：方用滋肾通关丸加味。黄柏、肉桂、车前子、焦栀子、黄芩、泽泻各15g，知母、瞿麦、萹蓄、石韦、生地黄、柴胡各20g，土茯苓50g。14剂，每日1剂，水煎，早晚温服。

2018年2月8日二诊：尿频尿急好转，尿色淡黄，排尿灼热感减轻。复查尿常规：白细胞2～3个/HPF。前方去焦栀子、石韦，加蒲公英10g，山茱萸、生山药、女贞子、菟丝子、白花蛇舌草各15g。14剂，每日1剂，水煎，早晚温服。后患者自行继服原方1个月，复查尿常规结果阴性，症状明显好转。

【按语】尿路感染中医学属于"热淋""劳淋"范畴，本案中患者年龄已过"七七"，肾脏虚损，膀胱气化失司，湿热之邪易侵，导致膀胱气化不利而发此病，其病机特点缠绵难愈，伤及阳气。《中脏经》明确提出"劳淋"，其属一种全身疾病，"五脏不通，六腑不和，三焦痞涩，营卫耗失"皆可致病。巢元方谓"劳淋者，劳伤肾气而生热成淋，其状尿留茎中，数起不出。引小腹痛，小便不利，劳倦即发也"。其病机关键为"肾虚膀胱热"，本虚标实，虚实夹杂，脏腑阴阳气血功能失调和机体防御功能减退，易遇感冒、劳累、情志不遂而发作。治疗上急则去其标，祛邪不忘扶正，正胜则邪退。

例4：膀胱颈硬化症

王某，女，53岁。2018年3月7日初诊。

主诉及病史：患者反复尿频尿急1年，曾口服及静滴多种抗生素，效果均欠佳，食寒凉之品症状加重，平素情志不佳，易怒。既往慢性结肠炎病史5年。多次实验室尿常规检查均为阴性，中段尿细菌培养提示无细菌生长。1个月前行膀胱镜检查示：膀胱颈硬化。口服哈乐胶囊，症状无明显缓解。现症见：尿频尿急，余沥不尽，憋尿感明显，尿道口及外阴部疼痛，小腹坠胀，腰痛，便稀。

诊查：舌红、苔薄白，脉弦。

辨证：膀胱湿热，气滞血瘀。

治则：清利湿热，行气止痛，软坚活血。

处方：方用滋肾通关丸加味。三棱、莪术、黄柏、肉桂、熟地黄、牡丹皮、泽泻、怀牛膝、车前子、川楝子、橘核、荔枝核各15g，知母、山茱萸、山药、茯苓、丹参各20g。28剂，每日1剂，水煎服。

2018年4月3日二诊：尿频尿急症状较之前缓解，憋尿感明显减轻，尿道口疼痛稍减轻，小腹胀痛，无腰痛，便稀。前方加菟丝子、覆盆子各20g。28剂，每日1剂，水煎服。患者未按时复诊，自行继服原方1月。

2018年6月13日三诊：尿频尿急减轻，无明显憋尿感，尿道口稍有疼痛，小腹痛，无腰痛，便不成形。前方去川楝子、橘核、荔枝核，加附子10g，延胡索、乌药、小茴香、白扁豆各15g，王不留行、炒白术各20g。28剂，每日

1剂，水煎服。患者1个月后复诊症状均明显减轻，后连续复诊4次，均上方化裁，诸症基本消除，小便正常。

【按语】膀胱颈硬化症多发于老年女性，主要表现为排尿延迟、尿流变细、排尿费力、尿滴沥并逐渐出现剩余尿、尿潴留和充溢性尿失禁等。本病应在清热利湿通淋基础上加以软坚活血之品，临床上常以此方与八味地黄丸合用调补肾中之阴阳，加活血消坚之品以消其瘀滞，如三棱、莪术、桃仁、赤芍等。诸药合用，以补肾之阴阳而益肾气，除湿热瘀血而通利水道，使湿热瘀血得去，阻滞消除，肾气充沛，气化正常则小便畅利。

例5：尿潴留1例

刘某，女，67岁。2018年4月17日初诊。

主诉及病史：排尿不畅1年余，每次小便时间约15～20min，伴小腹胀痛，腰酸。现症见：排尿不畅，尿不尽，点滴而下，小腹胀，腰酸，口干。

诊查：舌红、苔白腻，脉滑数。膀胱彩超示：残余尿量20mL。

辨证：肾阴阳俱虚，湿热内蕴。

治则：温肾化气，行气利水通淋。

方药：方用滋肾通关丸合济生肾气丸加减。黄柏、肉桂、牡丹皮、泽泻、附子、怀牛膝、车前子、滑石、竹叶、姜黄、泽兰叶各15g，知母、熟地黄、山茱萸、生山药、茯苓、瞿麦、萹蓄各20g。14剂，每日1剂，水煎服。

2018年5月1日二诊：排尿时间缩短，腹胀减轻，口干、腰酸好转。前方加益母草30g。28剂，每日1剂，水煎服。复诊4次，排尿畅通，诸症消除。

【按语】尿潴留属中医学"癃闭"范畴，表现为膀胱内充满尿液而不能自行排出，常由排尿困难发展而来，分为急性与慢性，尿潴留急性者多责之膀胱，慢性者可及于肾，老年人以虚证为多，此医案为慢性尿潴留。究其病因，不外乎肾与三焦功能失常。膀胱为贮尿之器，尿液依赖三焦气化，若三焦气化失职，就会发生异常。下焦为肾之分野，肾为水脏，主开阖而与膀胱相表里，该患年老体虚，肾气不足，肾阴亦不足，肾阳无以为化，肾阳虚衰，不能温煦，气化不行，开阖失常，遂小便不通，故治疗关键在于滋肾阴补肾阳，行气利水，方可药到病除。

【参考文献】陆赟，张佩青.张佩青活用滋肾通关丸治疗泌尿系疾病经验举隅［J］.浙江中医杂志，2019，54（3）：218-219.

四、益气聪明汤合半夏白术天麻汤治气虚、痰湿上扰之眩晕1例

王某，男，30岁。2011年3月22日初诊。

主诉及病史：眩晕、耳鸣近半年。患者平素体质一般，半年前出现头晕，耳鸣，头重如裹，反复发作，缠绵不愈，时有腰酸痛，倦怠乏力感，食少纳呆，身体困重，睡眠不佳，大便日1～2行，质稍稀。

诊查：舌体淡胖，苔薄白，脉沉细弱。

辨证：中气不足，清阳不升，痰湿上扰。

治则：益气升阳，化痰息风。

处方：选用益气聪明汤合半夏白术天麻汤治疗。黄芪40g，党参20g，升麻15g，葛根20g，蔓荆子15g，白芍20g，半夏15g，白术15g，天麻15g，陈皮20g，胆南星15g，石菖蒲15g，远志15g，茯苓20g，甘草15g。28剂，每日1剂，水煎服。

二诊：患者症状明显减轻，上方加桃仁15g、红花15g，继服治疗，经治疗2个月余，上述症状基本缓解，其后未来复诊。

【按语】本例患者症见：头晕目眩，身体困重，恶心，视物不清，耳鸣耳聋，面白少神，倦怠乏力，食少，便溏，舌淡，体胖，苔白腻，脉虚细无力。《灵枢·口问篇》谓："上气不足，脑为之不满，耳为之苦鸣，头为之苦倾，目为之眩。"本例患者平素体质一般，为先天素体禀赋不足，气血不足，且后天中焦脾胃虚弱不能生化气血，气血不足清阳不升，脑失所养而发眩晕；中焦脾胃虚弱，痰湿内生，聚湿成痰上犯清窍，发生眩晕，正如朱丹溪所谓，"无痰不作眩"。故本例患者眩晕属中气不足，清阳不升，痰湿上扰所致。治宜益气升阳，燥湿化痰，方选益气聪明汤合半夏白术天麻汤治疗。益气聪明汤出自《东垣试效方》，治以聪耳明目；半夏白术天麻汤出自《医学心悟》，治以燥湿化痰、平肝息风。方中党参、黄芪、白术益气补中；升麻、葛根、蔓荆子鼓胃中阳气上行而兼清上冒之风热；白芍敛阴合血；半夏燥湿降逆化痰，

天麻升清降浊定风除眩，两者合用，为治风痰眩晕头痛之要药；陈皮理气化痰，气顺则痰消；茯苓健脾祛湿，治生痰之源；石菖蒲、远志、胆南星化痰开窍；甘草调和诸药。诸药相合，共奏益气升阳、化痰息风之功。二诊患者症状减轻，故守上方，但考虑患者久病致瘀，加用桃仁、红花活血化瘀，通经活络之效，瘀血去则新血生。

五、养心汤治疗心气虚之心悸1例

李某，女，33岁。2011年5月5日初诊。

主诉及病史：心悸、乏力1个月余。患者近1个月余自觉心悸、乏力未予重视，但患者症状未见减轻，来诊前1日于当地医院检查。心电图：窦性心律，未见异常，既往体健。现症见：心悸，倦怠乏力，气短，胸闷，疲劳，活动后症状加重，情绪波动大，出汗多，饮食欠佳，睡眠差，二便正常。

诊查：舌质淡，苔薄，脉沉弱。

辨证：心气不足。

治则：养心安神。

方药：养心汤。黄芪30g，党参20g，茯苓20g，川芎15g，当归20g，柏子仁20g，半夏15g，远志15g，五味子20g，桂枝15g，白芍15g，桔梗15g，柴胡15g，生龙骨25g，生牡蛎25g，甘草15g。14剂，每日1剂，水煎服。

二诊：患者服上方后症状减轻，但未见完全消除，生气后加重，故上方加枳壳20g、桃仁20g，连服14剂。

三诊：患者自觉上述症状明显减轻，但时有自觉心中满闷不舒，故上方加用瓜蒌20g，连服14剂后，症状基本消失。后连服30余剂症状一直未发作。

【按语】本例患者症见心悸、怔忡，自汗，倦怠乏力，气短，胸闷，活动后加重，舌淡、苔薄，脉虚或沉弱。《素问·灵兰秘典论》曰："心者君主之官，神明出焉。"《灵枢·本神》谓"所以任物者谓之心"。心气不足，神失所养，心主血而藏神，心血虚则神无所藏，而致心悸、怔忡等神志异常。本例患者心悸属心气不足，故治以养心宁神，方选养心汤治疗。养心汤出自《证治准绳》，治以养心宁神，方中党参、黄芪补心气，茯苓健脾宁心，当归、川芎养心血、行血，与补心气之药配伍，可奏补中有通、补而勿壅之功；半夏除痰，柏子仁养心宁神，远志宁心安神，五味子酸敛神气，桂枝与甘草合用以助心阳，补益心气心阴，养心阳，使阴阳相济；白芍养阴敛汗，桔梗宣肺祛痰，柴胡性升散以升阳解郁，生龙骨、生牡蛎养心安神，收敛止汗。二诊时患者症状减轻，但生气后加重，气滞则生痰，故加枳壳行气祛痰、宽胸散结，气虚则血停，易虚中夹瘀，故加桃仁活血化瘀。三诊患者心中满闷不舒，气虚痰阻，故加瓜蒌宽胸祛痰。

六、地骨皮饮治疗血虚、血热之紫斑1例

张某，男性，36岁。2013年5月17日初诊。

主诉及病史：反复双下肢紫斑2个月余。患者2个月前无明显诱因出现双下肢紫斑，无腹痛、关节痛等，于当地医院诊断为过敏性紫癜，经对症治疗后好转出院，1个月前患者双下肢再次出现紫斑，于当地医院应用激素8片/日口服治疗，现激素口服6片/日，双下肢仍时有紫斑，故来门诊求治。查尿常规，结果均（－）。

现症见：双下肢散在紫斑，无腹痛、关节痛，心烦易怒，手足心热，饮食、二便正常。

诊查：舌质淡红，苔薄白，脉虚数。

辨证：紫斑之血虚、血热。

治则：养血滋阴，清热解毒，祛风。

处方：地骨皮饮。生地黄20g，赤芍20g，当归20g，川芎15g，牡丹皮15g，地骨皮15g，知母20g，紫草20g，苦参15g，白鲜皮15g，蝉蜕15g，白花蛇舌草30g，黄芩15g。14剂，水煎，早晚分服。

二诊：患者激素口服5片/日，双下肢未见新起紫斑，有散在陈旧紫斑，心烦、手足心热减轻，睡眠尚可，无其他不适，舌质淡、苔薄，脉虚数。上方加用枸杞子15g、女贞子15g，继服28剂。

三诊：患者来诊时激素减至口服2片/日，无新起紫斑，双下肢无明显紫斑，症状明显减轻，二诊方去白鲜皮、蝉蜕继服，连服60余剂，激素停用，

症状基本消失。

【按语】本例患者症见双下肢散在紫斑，无腹痛、关节痛，心烦易怒，手足心热，饮食、二便正常，舌质淡红，苔薄白，脉虚数。西医诊断为"过敏性紫癜"，中医属"紫斑"范畴。患者应用激素治疗后，出现心烦易怒、手足心热，因激素类药物多属燥热之剂，壮火食气，耗伤阴血，辨证属血虚、血热，邪热伤于血络，迫血妄行，溢于脉外而成。本例患者辨证为紫斑之血虚、血热，治疗上予以滋阴养血，清热解毒兼以祛风之法治疗，方选地骨皮饮加减治疗。地骨皮饮出自《医垒元戎》，治妇人之骨蒸；张佩青教授应用地骨皮饮多治疗过敏性紫癜或过敏性紫癜性肾炎后期血虚、血热症的患者。方用地骨皮饮滋阴养血凉润而不伤脾，四物汤加牡丹皮、地骨皮养血凉血，黄芩、白花蛇舌草清热解毒，知母滋阴而清虚热，紫草活血凉血，清热解毒，苦参、白鲜皮清热燥湿，血虚而生风故加蝉蜕以祛风。二诊患者临床症状减轻，故守上方基础上加用女贞子、枸杞子滋补肾阴以补血。三诊患者无新起紫斑，双下肢无明显紫斑，故去白鲜皮、蝉蜕清热燥湿、祛风之品。

【参考文献】陈明，王海艳，李莲花，等.张佩青教授应用古方治疗经验举隅［J］.中国中西医结合肾病杂志，2019，20（5）：377-378.

七、养阴清热、益气化湿治疗燥痹1例

谭某，女，71岁。2017年2月初诊。

主诉及病史：口干眼干10余年，加重1个月。干燥综合征病史10年余，口服西药治疗，停药后病情即复发，近1个月患者未规律服药，自觉口干眼干等症状加重，为求中医药治疗故来诊。现症见：口干，眼干，咽干，鼻干，烦热，乏力，小便色黄，大便黏腻，受凉后关节疼痛。

诊查：舌质红有紫纹、少苔，脉沉细。抗核抗体谱：抗SS-A、抗SS-B抗体均为阳性，尿常规提示尿蛋白（±）、潜血（-）。

诊断：燥痹（湿热伤阴证）。

治则：养阴清热，益气化湿。

方药：生地黄20g，茵陈15g，黄芩15g，枳壳20g，枇杷叶20g，石斛

20g，麦冬20g，芦根30g，茯苓20g，生白术15g，天花粉20g，黄芪25g，太子参20g，五味子20g，玉竹20g，生山药20g。7剂，每日1剂，水煎服，早晚分服，嘱患者节饮食（忌辛辣刺激，油腻生冷），调情志，避风寒。

二诊：患者口干，眼干减轻，乏力减轻，关节疼痛发生次数减少，食纳可，小便色黄，大便黏腻不成形，舌红无苔，脉沉细。

方药：生地黄15g，熟地黄15g，茵陈20g，黄芩15g，枳壳20g，枇杷叶20g，石斛20g，麦冬20g，党参20g，炒白术15g，茯苓20g，玉竹20g，知母20g，芦根30g，天花粉20g，黄芪25g。14剂，每日1剂，水煎服。

三诊：患者口干，眼干好转，烦热及乏力减轻，未出现关节疼痛，唯近日偶有头痛，咽痛，舌红少苔有裂纹，脉沉细。

方药：生地黄15g，熟地黄15g，天花粉20g，麦冬20g，芦根30g，沙参15g，枇杷叶20g，石斛20g，玉竹20g，生白术15g，茯苓20g，黄芪25g，防风10g，桔梗15g，赤芍20g，甘草15g。三方服毕，患者诸症好转。

【按语】干燥综合征是一种以侵犯泪腺、唾液腺等外分泌腺体，具有淋巴细胞浸润和特异性自身抗体（抗SSA/SSB）为特征的弥漫性结缔组织病。临床除有口干、眼干外，尚有其他外分泌腺及腺体外其他器官的受累而出现多系统损害的症状。本病以女性多见，发病年龄多在40~50岁。目前确切病因和发病机制不明，西医一般认为与遗传、免疫、病毒感染、内分泌紊乱等因素有关，治疗多采用免疫调节剂与糖皮质激素，疗效欠佳。

中医根据其临床表现，多数医家将其归入"燥痹""燥证""内燥""燥毒"等范畴。《丹溪医论选》云："人之生也，体质各有所偏……偏于阴虚，脏腑燥热。"张荣春等基于"体病相关"原理，提出阴虚体质是干燥综合征的易发人群。阴虚体质的患者较常人更易内生燥热，加之外遇燥邪、湿邪热毒或风寒湿邪，也易化燥化热，发为燥病。《素问·痹论》："痹，或痛，或不痛，或不仁，或寒，或热，或燥。"根据患者所表现的症状，如口干、目干、咽干、关节痛等，结合舌脉认为此类病症当属中医"燥痹"之范畴。故治以滋阴润燥法为主，重在滋补肺肾之阴液，结合关节痛、四肢沉重、倦怠乏力、大便黏腻、小便混浊等症状，兼以清热化湿、祛风通络等法，屡获良效。而该患者结合烦热、便黏腻、口咽干燥等症及其舌脉，辨证属湿热伤阴证，因湿热久蕴而耗伤阴液，继而出现口干、眼干等症，内有湿热伤阴，虚热上扰心神故烦热；治疗当以养阴清热、益气化湿为主，一诊予以甘露饮加味，方中生地黄、玉竹、石斛、麦冬、五味子、枇杷叶滋养肺肾之阴，茯苓、生白术、黄芪、太子参、山药健脾益气利湿，气行则水行故加枳壳行气而利湿，又防补阴之滋腻；以茵陈、黄芩之苦寒清热去湿，芦根、天花粉清热泻火，生津止渴。二诊患者症状减轻，药已对证，故继用前方加减，加熟地黄，以增补肾阴之功效，添知母配合芦根、天花粉以加强清热泻火，生津止渴之效。三诊患者诸症减轻，故前方去茵陈、黄芩，防苦寒伤胃；去枳壳以防辛散伤津；加沙参继以补肺阴为主，巩固疗效；患者头痛，咽痛，故加防风、赤芍祛风散瘀止痛，桔梗宣肺利咽。甘露饮出自《太平惠民和剂局方》，主治"齿龈肿烂，时出脓血或口舌生疮，咽喉肿痛，不任凉药"及"脾胃受湿，瘀热在里，湿热相搏"，张佩青教授认为其临床运用之病机关键是湿热伤阴，气机不利。

八、健脾燥湿、化痰降逆治疗头痛验案1例

任某，男，54岁。2016年10月初诊。

主诉及病史：头痛1月余。患者近1个月余无明显诱因头痛，查头颅CT、血尿常规等未见明显异常，未系统治疗。现症见：头痛昏蒙，倦怠乏力，少寐多梦，痰多，无咳嗽。

诊查：舌胖有齿痕、质紫，脉沉。

诊断：头痛，痰浊头痛证。

治则：健脾燥湿，化痰降逆。

方药：半夏15g，陈皮20g，茯苓20g，竹茹20g，枳实20g，天麻15g，白芷20g，藁本20g，川芎15g，葛根20g，石菖蒲15g，远志15g，炒白术15g。14剂，水煎服，早晚分服；并嘱患者忌食辛辣油腻，避风寒，慎起居。

二诊：患者头痛明显减轻，困倦及少寐多梦仍有，痰多，舌质紫暗，苔薄白，脉弦数。前方加菊花15g、茯神20g、桑白皮15g。

三诊：头痛好转，偶有巅顶疼痛，痰多，无咳嗽，睡眠欠佳，多梦，舌

质淡紫、苔白少津,脉弦细。前方加胆南星10g、白蒺藜20g、荆芥15g、赤芍20g、枸杞子20g、首乌藤30g,去茯神、桑白皮。

四诊:头痛缓解,精神明显好转,睡眠改善,痰多,大便次数增多,舌红苔白厚,脉弦细。前方加蔓荆子15g、防风15g、炒山药20g、五味子15g、紫菀15g,去白蒺藜、胆南星、赤芍。

【按语】半夏白术天麻汤出自清代医家程国彭的《医学心悟》卷四中的"眩晕",关于本方证的原文记载有"眩,谓眼黑;晕者,头旋也,古称头旋眼花是也";有湿痰壅遏者,书云"头旋眼花,非天麻、半夏不除"是也,半夏白术天麻汤主之;在同书卷三"头痛"中记载有"痰厥头痛者,胸膈多痰,动则眩晕,半夏白术天麻汤主之"。一般认为肝风夹痰是本方证的关键病机,在《医学心悟》中,识别本方证的关键指征为"痰厥头痛,胸膈多痰,动则眩晕",即患者多有眩晕头痛,咳痰量多的症状,而该患者头痛昏蒙、痰多、倦怠等症,符合痰浊头痛之辨证,故辨证用药准确,疗效显著。脾失健运,痰浊内生,阻塞气机,浊阴不降,清窍被蒙而头痛,故初诊处方以半夏白术天麻汤燥湿化痰为主,辅以白芷、藁本、川芎、葛根祛风通络止痛;患者少寐多梦,乃痰浊阻窍所致,故加石菖蒲、远志,化痰开窍安神。二诊头痛减轻,故守原方,加菊花平肝阳、清肝火而止头痛,加茯神养心安神,加桑白皮与陈皮伍用而益气健脾、宣肺化痰,使痰无所生。三诊头痛已好转,唯痰多,少寐,偶巅顶疼痛,故加胆南星化痰;巅顶乃肝经循行所至之处,加白蒺藜、荆芥、赤芍平肝祛风、通络止痛,首乌藤养血安神、祛风通络;轻利之品易伤阴,故加枸杞子滋补肝肾之阴。四诊诸症皆好转,唯痰多,故加蔓荆子、防风巩固祛风止痛功效,"脾为生痰之源,肺为贮痰之器",加紫菀与陈皮、竹茹等伍用加强消痰之功,而加山药与白术同用以健运脾气,从根本上治疗本证。

九、和解少阳、疏肝解郁,清热安神治不寐1例

段某,女,69岁。

主诉及病史:少寐伴耳鸣8年。既往高血压、冠心病病史10余年,8年前始,无明显诱因少寐,伴耳鸣,服安定片后方可入睡,每日睡眠约4小时,入

睡困难，苦不堪言，平素易烦躁，头晕，口苦，右胁肋部胀痛不适。

诊查：舌红，苔薄白腻，脉弦。

辨证：肝郁化火，上扰心神。

治则：和解少阳，疏肝解郁，清热安神。

处方：柴胡20g，生龙骨30g，生牡蛎30g，麦冬20g，半夏15g，黄芩15g，茯神20g，川楝子15g，白芍20g，焦栀子15g，生地黄20g，车前子15g，珍珠母30g，磁石30g，枸杞子20g，首乌藤30g，五味子20g。7剂，每日1剂，水煎服，早晚分服，嘱调畅情志，忌食辛辣。

二诊：患者睡眠改善，耳鸣仍有，偶有头晕及胁肋部不适，口苦好转，舌紫暗、苔黄腻，脉弦。原方加路路通20g、王不留行20g、桃仁15g。7剂，每日1剂，水煎服。

三诊：少寐好转，已能睡5～6小时，耳鸣减轻，唯服药后稍有胃部不适，大便次数增多，舌淡紫、苔黄腻，脉弦。原方去桃仁、路路通，加陈皮15g、姜黄15g。7剂，每日1剂，水煎服。

四诊：少寐及耳鸣好转，胃部不适缓解，舌淡红、苔黄腻，脉沉。继服上方7剂而愈。

【按语】不寐的病因病机复杂多样。肝阳扰动、病后体虚、惊恐郁怒、五志过极、饮食不节，宿食停滞、阳不交阴，心肾不交、阴虚火旺等皆可导致脏腑、气血、阴阳功能失调，从而引起不寐。本案患者之少寐、耳鸣乃肝郁日久化火所致，头部、胁肋部皆肝经循行之处，故头晕、胁肋部不适也是肝郁之症。治疗上选用柴胡龙骨牡蛎汤加减，柴胡龙骨牡蛎汤首见于《伤寒论》第107条，原文如下："伤寒八九日，下之，胸满烦惊，小便不利，谵语，一身尽重，不可转侧者，柴胡加龙骨牡蛎汤主之。"临床中常以此方治疗郁证、失眠、心悸等症，效果颇佳。本方中柴胡轻清升散，宣畅透达，联合黄芩、焦栀子共奏外透内清、疏肝泄热、和解少阳之功效。龙骨、牡蛎、珍珠母和磁石联用，共奏镇静安神之功。茯神、首乌藤有宁心安神之效；半夏化痰和胃；生地黄、麦冬和五味子养阴生津，以防肝火伤阴；川楝子、白芍联合柴胡疏肝理气，柔肝止痛。综观全方，以疏肝理气、清热安神为基本原则，符合中医辨证施治的基本理念，取得了较好的效果。

【参考文献】方明明，张佩青.张佩青教授治疗内科杂病验案3则［J］.黑龙江中医药，2017，46（6）：35-37.

十、祛风除湿、化痰通络治疗痛风性肾病1例

刘某，男，55岁。2015年4月28日初诊。

主诉及病史：足趾关节疼痛5天。既往痛风病史20年，肾衰病史14年。现病史：20年前足趾关节肿大变型僵硬，屈伸不利，口服西药，疗效不明显，后出现蛋白尿，2001年体检查肾功：肌酐170μmol/L，后口服中草药治疗，肌酐控制在190μmol/L左右。5天前患者足趾关节疼痛加重，查肾功：肌酐553μmol/L，尿酸728μmol/L，尿素氮21.1mmol/L。彩超示：左肾结石，左肾积水，输尿管结石。现症见：足趾关节疼痛，腰酸痛，无恶心、呕吐，睡眠差，夜尿频多，3～4次，大便日1～2行，偶不成形。

诊查：舌质淡红、苔薄白，脉沉弦。

中医诊断：痹证。

西医诊断：痛风性肾病，慢性肾衰竭（CKD4期）。

辨证：风痰入络，痰瘀内阻。

治则：祛风除湿，化痰通络。

方药：上中下通用痛风方加减。黄柏15g，苍术15g，天南星15g，桂枝15g，汉防己15g，威灵仙20g，桃仁15g，红花15g，龙胆10g，黄芩15g，羌活15g，白芷20g，川芎15g，神曲20g，秦艽20g，牛膝15g，白术15g。水煎服，每日1剂，早晚分服。

二诊：服上方28剂，患者足趾关节偶有疼痛，腰酸痛，倦怠乏力，偶有气短，劳累后双下肢肿胀，饮食可，夜尿1～2次，大便日1～2行、成形。舌质红、苔薄白，脉沉细。查尿常规：蛋白（+），隐血（+）。肾功：肌酐186μmol/L，尿酸639.6μmol/L，尿素氮7.74mmol/L。属慢性缓解期，以补脾肾为主，证属脾肾虚衰、湿浊瘀血型，治宜益气健脾补肾、化浊解毒活血。

方药：参芪地黄汤合解毒活血汤加减。黄芪30g，党参20g，生熟地各20g，山茱萸20g，山药20g，茯苓15g，牡丹皮15g，泽泻15g，生薏苡仁20g，

土茯苓50g，葛根20g，牛膝15g，胡芦巴25g，巴戟天20g，枸杞子20g，丹参20g，赤芍20g，当归20g，川芎15g，草果仁10g。水煎服，每日1剂，早晚分服。

三诊：服上方28剂，患者时有关节疼痛，腰酸乏力，怕冷，手脚心热，口干，夜尿2～3次，大便日1～2行、成形、质稀。舌质淡紫，苔薄白，脉弦细。查尿常规：蛋白（－），隐血（－）。肾功：肌酐156μmol/L，尿酸480μmol/L，尿素氮7.43mmol/L。续服上方。

随访1年，痛风未再发作，肾功稳定。

【按语】本案患者发病时间长，病程久，素体以脾肾两虚为主，初诊感受风湿，脾虚不能运化湿邪，久则蒸液成痰，风痰入络，湿、痰、瘀、热交织经络关节，气血运行不畅，致关节疼痛肿胀，血尿酸升高。遵循"急则治其标，缓则治其本"的原则，在治疗痛风发作期以祛邪为主，故用上中下通用痛风方，方中黄柏、黄芩苦寒，清热燥湿，苍术燥湿健脾、祛风湿，治中焦湿胜之要药，龙胆苦寒泻火，防己善祛风又利水，四者所以治湿与热也；天南星燥痰、祛风解痉，桃仁、红花活血祛瘀，川芎为血中气药，活血行气、祛风止痛，四者所以治痰与血也；羌活祛风湿、止痛，善去百节之风，白芷解表祛风止痛，桂枝、威灵仙去臂颈之风，四者所以治风也；加神曲者，所以消中州沉积之气也；秦艽祛风湿，去湿热。疏风宣于上，泄热利湿泄于下，活血燥痰消滞调中。二诊待痛风发作的因素祛除，血尿酸降低，尿检和其他生化指标好转后，以益气健脾补肾治其本，保护肾脏功能，故用参芪地黄汤合解毒活血汤加减，方中六味地黄汤补肾阴，黄芪、党参益气健脾之品，以扶正健运脾气，使水湿得化；土茯苓甘淡，解毒祛湿，利关节，《本草正义》谓"土茯苓，利湿祛热，能入络，搜剔湿热之蕴毒"；生薏苡仁甘淡，健脾利水渗湿；生地黄、枸杞子、胡芦巴、巴戟天加强滋肾之效；牛膝引药下行；丹参、赤芍、当归、川芎活血化瘀；葛根、草果仁解毒泄浊。

【参考文献】李则辉.张佩青教授治疗痛风性肾病的经验浅谈［J］.黑龙江中医药，2016，45（4）：25-26.

【评注】张佩青教授家学渊源，深谙经典，博采众家，屡有创新。她继承国医大师张琪教授治疗慢性肾脏病的宝贵经验，并不断创新，总结出脾肾两虚是慢性肾脏病发病基础，湿热痰瘀是病理产物，临证注重调补脾肾；以清化湿热、活血化瘀治疗肾性蛋白尿及慢性肾衰竭等，提出补脾益肾是延缓慢性肾功能衰竭进展的有效方法。

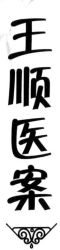

【生平传略】王顺（1965—），男，教授，博士研究生导师，岐黄学者，国家临床重点专科带头人，省级领军人才梯队带头人，国务院政府特殊津贴获得者，第七批全国老中医药专家学术经验继承工作指导老师。荣获第二届全国百名杰出青年中医，黑龙江省名中医、德艺双馨省级名医，黑龙江省优秀中青年专家等称号。祖研流派·张缙针刺手法流派传承负责人。中国针灸学会常务理事，世界针灸学会联合会中医针灸传承工作委员会副主任委员兼秘书长，世界中医药学会联合会神志病专业委员会常务理事，中华中医药学会亚健康专业委员会副主任委员、中国民族医药学会针灸分会执行会长，中国针灸学会针法灸法分会副主任委员兼秘书长，中国针灸学会科普工作委员会副主任委员，中国针灸学会学术流派研究与传承专业委员会副秘书长，中国医师协会医学科普分会副会长，黑龙江省针灸学会常务副会长兼秘书长，黑龙江省中医药学会中风病专业委员会主任委员，黑龙江省中医药学会治未病专业委员会主任委员等。

近十年来主持完成省级以上科研课题15项，获黑龙江省科技进步二等奖5项、三等奖1项，黑龙江省中医药科技进步一等奖4项、二等奖4项，国家发明专利1项；出版学术专著8部，发表学术论文70余篇。在治疗脑出血、脑梗死急性期和恢复期、帕金森病、癫痫、多发性硬化、面瘫、阿尔海默茨病、偏头痛、失眠、抑郁等神经系统常见病、疑难病等方面经验丰富。

一、针药并用治疗周围神经病变验案1例

患者，女，57岁。2014年7月26日初诊。

双腿膝以下疼痛麻凉伴肿胀僵硬3个月，加重1个月。患者于4个月前于当地医院检查发现血糖升高，开始注射胰岛素治疗。2014年4月因双下肢麻木、发凉、疼痛于某西医院治疗，静脉注射弥可保、凯时，病情未见好转，故来诊。就诊当日行走不稳，需人搀扶。查体神志清，精神欠佳，步态蹒跚，行走困难，双下肢肌力Ⅳ级，肌张力正常，四肢末梢呈手套、袜套样浅感觉减退。心率100次/分，血压120/85mmHg。手足麻凉，喜暖恶寒，心烦易怒，自汗盗汗，口干口苦，纳少，右胁肋胀痛，双下肢疼痛难以入眠，大便每日1次，便干、舌红、苔黄厚腻，脉弦数。

方药：黄芪30g，红花15g，桃仁15g，赤芍15g，川芎15g，延胡索20g，枸杞子25g，山茱萸25g，当归20g，地龙25g，川牛膝15g，生龙牡各30g，巴戟天15g，菟丝子25g，火麻仁15g，知母20g，郁金10g，半夏15g，甘草10g，香附25g。7剂，每日1剂，水煎服，早晚饭后服。

针灸选穴：百会、印堂、安眠、曲池、合谷、内关、外关，太乙、滑肉门、天枢、阳陵泉、足三里、三阴交、太溪、内庭、太冲等。

二诊：患者服药后诉下肢酸痛稍减轻，右胁胀痛明显减轻，但仍有入睡困难。心率97次/分，血压130/85mmHg。舌红、苔黄腻，脉数。针灸选穴不变。方药：黄芪加至50g，加酸枣仁40g、刺五加30g。14剂，水煎服，日1剂，早晚饭后服。

三诊：诉下肢疼痛减轻，口干口苦稍好转，心烦焦虑、急躁易怒缓解，睡眠质量提高，大便稍干。心率90次/分，血压130/80mmHg。舌红苔黄厚，脉弦细数。针灸选穴不变。方药：上方加生地黄30g、黄芩15g。14剂，水煎服，日1剂，早晚饭后服。

四诊：疼痛基本消失，麻木减轻，手足怕冷症状明显好转，口干口苦明

显缓解，自觉体力渐增，食欲增，睡眠好，二便正常。心率：84次/分，血压：124/84mmHg。舌红苔黄厚，脉沉细。针灸选穴方药不变。方药：黄芪加至70g、薏苡仁25g。28剂，每日1剂，水煎服，早晚饭后服。

五诊：下肢由僵硬变柔软，麻木明显减轻，口干口苦消失，体力明显增加，食欲好，睡眠佳，二便正常。心率80次/分，血压124/86mmHg。舌淡红、苔微黄，脉沉。针灸选穴不变。方药：上方去黄芩15g，黄芪加至100g、白及15g。28剂，水煎服，日1剂，早晚饭后服。

六诊：患者肢体皮肤变温热，麻木疼痛基本消失，活动自如，可自行散步，情绪佳，二便正常，睡眠饮食正常。心率80次/分，血压128/85mmHg。舌红、苔微黄，脉沉。针灸选穴不变。方药：上方黄芪减至30g，去巴戟天、菟丝子、清半夏，加天麻20g、玄参20g、泽泻15g、云苓20g。21剂，水煎服，日1剂，早晚饭后服。

【按语】主方以补阳还五汤加减治之，取其益气活血温阳通络之效，补气药与活血药相伍，补气而不壅滞，活血又不伤正。本方重用黄芪补益元气，后期加大量黄芪，使气旺血行，瘀去络通，扶助正气，直达病所，祛邪外出。当归尾活血通络不伤血，桃仁、红花、赤芍、川芎、延胡索活血祛瘀。佐以地龙通经活络，力专善走，调节神经，川牛膝强健筋骨，活血祛瘀，引血下行。其中少量巴戟天、菟丝子温阳，除湿散寒。再佐以知母、香附等滋阴理气药。患者自汗盗汗，气阴两虚，治以生龙牡。根据"标本兼治"的治疗原则，选穴既考虑到消渴最基本的病机为阴虚，关键为肾阴虚，又要考虑"气阴两虚、痰浊瘀血痹阻经络"为本病主要的病理基础，其选穴多落在阳明经、太阳经及任脉，多为对症治疗，强调益气养阴、化痰祛浊、活血化瘀。百会属督脉，为经脉交会之要穴，益心安神，配足三里、关元有调理脾胃、扶正培元、益气升提作用。印堂、安眠属经外奇穴，与百会相配，安神定志，有助于改善患者入睡困难、心烦焦虑的症状。太乙、滑肉门、天枢属于足阳明胃经，阳明胃经气血的盛衰与痹证的发生有密切关系，针刺可调理脾胃气机运行，恢复肠腑之气流通，行气通痹。太溪为足少阴肾经输（原）穴，以滋肾阴，《针灸甲乙经》谓"消瘅，善噫，气走喉咽而不能言，手足清，……太溪主之"，取此穴乃从滋阴以固其本入手，兼消其兼症。三阴交为足太阴脾经穴，既可健脾统血、活血化瘀，又可健脾助运、化痰祛浊。另外，《针灸甲乙经》有三阴交主治"足下热痛不能入坐，湿痹不能行"。《千金翼方》载"脚疼，三阴交三百壮，神良"及"手足逆冷，灸三阴交各七壮，不差更七壮"。其中"足下热痛""脚疼""手足逆冷"等症状与由消渴所致的周围神经病变症状表现相似。足三里为足阳明胃经合穴，也是胃的下合穴，据《灵枢·邪气脏脂病形》"合治内腑"的理论，此穴可健脾胃，助运化。而《针灸甲乙经》中又谓"阴气不足，热中，消谷善饥，肢热身烦，狂言，三里主之"，指出足三里穴可除胃中热，以治消渴之消谷善饥，并且可解肢热身烦，其中肢热与糖尿病对称性多发性周围神经病变的感觉障碍相似。因此，此穴可从除燥热入手治疗消渴，又能健脾益气，以助消除痰浊瘀血。内庭为足阳明胃经荥穴，针刺穴位使脏腑气血通畅，郁邪得祛，宗脉得养，则痿证可除。合谷为手阳明大肠经原穴，《针灸甲乙经》言"凡十二原主治五脏六腑之有病者也"，除具有清胃降逆、通腑泄热作用外，还多补气之功，可助气行血。曲池为手阳明大肠经合穴，可调理大肠经经所变动所生的疾病。《针灸甲乙经》谓"肩肘中痛，难屈伸，手不可举重，腕急，曲池主之"。与合谷穴相合可清热除烦，与三阴交、足三里相配合有健脾除湿、清热养阴、濡养疏通肌肤经络的作用。合谷为手阳明大肠经原穴，《针灸甲乙经》谓"凡十二原主治五脏六腑之有病者也"，但"大肠小肠同属于胃"，在此类穴位中，足三里可起到标本兼治的作用，认为在糖尿病周围神经病变有上肢症状时可按照局部选穴的原则选用曲池、合谷。外关通于阳维，阳维脉维络诸谓经，主一身之表。少阳主枢，古称三焦为阳气之父，故恢刺外关穴有较强的理气活血止痛之功。内关为心包经络穴、八脉交会穴，通于阴维脉，具有宁心安神、理气行滞、活血通络、镇静镇痛的作用。两穴相透，两经疏通，有利于肩、时、关节拘急挛痛的恢复。而阳陵泉、外关、太冲均为原穴，三穴主联络气血，补阳益气，可加强局部气血运行，通经活络。而太冲与合谷相合，可加强行气活血、通络止痛之效。

【参考文献】 魏宁，王顺.王顺教授经验治疗周围神经病变医案［J］.黑龙江中医药，2019，48（2）：217-218.

二、清肝泻火、息风镇惊治疗小儿多发性抽搐症验案1例

患者，男，6岁，哈尔滨市人。2015年10月31日初诊。

在某西医院已经确诊为抽动秽语综合征，口服硫必利1片，每日3次，病情未见好转，遂来我院门诊就诊。

主诉：挤眼、晃头、耸肩15个月。心率96次/min，饮食可，多梦，睡眠质量差，急躁易怒，大便成形，每日1～2行，小便正常，舌暗苔黄，脉弦数。王顺教授辨证为气郁化火，以清肝泻火、息风镇惊止痉为主。

方药：天麻3g，全蝎1g，僵蚕1g，柴胡3g，陈皮3g，黄芩3g，清半夏3g，甘草3g，珍珠母3g。14剂，水煎服，每日1剂，早晚分服。

王顺教授认为此病的发病原因是多方面的，与先患者先天不足、产伤、窒息、感受外邪、疾病影响、情志失调、患者的家庭环境以及个人的体质因素有关，多由五志过极，风痰内蕴而引发，受家族遗传因素影响很大，治愈后受刺激容易复发。气郁化火者，病初多为肝阳上亢，症见面红耳赤，急躁易怒，抽动频繁，舌红苔黄，属实证。患者辨证为实证，症状不是很严重，再加上年龄小，为初诊，所以用药宜缓。

2015年11月15日二诊：其母诉病情好转。患者挤眼、耸肩症状已明显减轻，晃头改善不明显。心率95次/min，饮食可，多梦，睡眠质量差改善明显，但仍有多梦症状，急躁易怒也有所改善，大便成形，每日1～2行，小便正常，舌红苔白，脉数。患者因外感又出现多痰偶咳症状。

王顺教授辨证仍然为气郁化火兼有外感，以清肝泻火、息风镇惊止痉、解表化痰为主；由于患者主要症状已经有明显改善，患者服药后也无不适，说明辨证准确，所以在原方的基础上把僵蚕、全蝎调整到2g，加磁石3g，14剂，水煎服，每日1剂，早晚分服。王顺教授把全蝎、僵蚕都调整到2g，以增强息风止痉之功。王顺教授认为磁石治疗小儿抽动秽语综合征中的晃头症状效果更好，所以加磁石3g以加强镇惊安神之效；另患者虚火已去，因此去黄芩。继续服药治疗，期望达到更好治疗效果。

2015年12月2日三诊：其母诉患者病情较前好转。患者挤眼、耸肩症状基本消失，晃头也改善明显，偶有晃头现象。心率87次/min，饮食可，多

梦，睡眠质量差改善明显，急躁易怒较前好转，大便成形，每日1~2行，小便正常，舌红苔白，脉弦。患者因外感出现的多痰偶咳症状消失。

王顺教授辨证为气郁化火，仍以清肝泻火、息风镇惊止痉为主，在原方的基础上加酸枣仁3g，14剂，水煎服，每日1剂，早晚分服。由于患者主要症状已经基本消失，只存在偶有晃头现象，但多梦症状未见改善，所以在原方的基础上加酸枣仁3g，以养心安神，进一步改善患者睡眠，以期从整体上调理，达到更好的治疗效果。王顺教授认为虽然患者目前的治疗效果比较满意，但此病一旦受到刺激很容易复发，嘱咐患者家属让患者继续服药治疗的同时，也要注意患者心理情况的变化。心理治疗对任何抽动秽语综合征患者及其家属都是非常有益的。切不可轻易断药或情绪上刺激患者，以免影响治疗。

2015年12月25日四诊：其母诉病情已经有明显好转。患者挤眼、耸肩、晃头现象基本消失，最近一直没有发作。心率95次/min，饮食可，多梦症状消失，睡眠质量改善明显，急躁易怒也改善明显，大小便可，每日1~2行，舌红苔白，脉数。

王顺教授辨证为气郁化火，仍以清肝泻火、息风镇惊止痉为主，在原方的基础上去酸枣仁，14剂，水煎服，每日1剂，早晚分服。由于患者主要症状已经基本消失，多梦症状已经消失，睡眠障碍已经改善，所以在原方的基础上去酸枣仁，仍然以清肝泻火、息风镇惊止痉为主，进一步巩固疗效。王顺教授认为虽然患者目前的治疗效果比较满意，但此病一旦受到刺激很容易复发，多数患者服药期间症状消失，一旦突然停药会复发，建议患者继续服药，进一步观察患者病情变化。

2016年1月9日五诊：其母诉病情没有复发。患者挤眼、耸肩症状已经消失，晃头症状也消失。心率99次/min，饮食可，睡眠质量好，急躁易怒基本消失，大便成形，每日1~2行，小便正常，舌红苔白，脉弦。又因患者偶有呕逆现象，王顺教授辨证为气郁化火，仍以清肝泻火、息风镇惊止痉为主；在原方的基础上把全蝎、僵蚕调整为3g，加竹茹3g、黄芩3g，14剂，水煎服，每日1剂，早晚分服。

由于患者主要症状已经基本消失，服药后并无其他不适，全蝎、僵蚕调整为3g、以加强熄风止痉的功效，又因患者偶有呕逆现象，在原方的基础上加竹茹3g、黄芩3g、在巩固疗效的同时，以期治疗患者左侧头痛。王顺教授认为虽然患者目前的治疗效果比较满意，基本康复，但此病一旦受到刺激很容易复发。另外本病在药物治疗的同时，注意减少诱发因素，避免感冒；并嘱父母予以顺从式教育，避免复发。

此后该患者没有复诊，于2个月后电话随访，患者已经康复，无复发。

【按语】从中医学上讲，小儿多发性抽搐症，按主要临床表现，可归属于中医学慢惊风，肝风等范畴。肝气生发，疏泄太过，引起肝风，出现肝风内动，肝阳上亢。古代中医文献中并无此病描述，但有不少相关的描述。只是对本病症状的描述，并没有比较准确的定义。《小儿药证直诀·肝有风甚》中对本病的描述是病位主要在肝，病之标在风火痰湿，病之本主要在肝脾肾三脏不足。

本病辨证首先要辨虚实，病之标在风火痰湿，病之本在肝脾肾三脏不足。临床往往风火痰湿并存，虚实夹杂。治疗上以平肝息风为基本治法。气郁化火者，宜清肝泻火、息风镇惊；脾虚痰湿者，宜健脾化痰、平肝息风；阴虚风动者，宜滋阴潜阳、柔肝息风。本病来渐去缓，且易反复，临床需要长时间的药物治疗并配合心理治疗。

西医学认为本病的病因及发病机制不明，有研究表明可能与大脑发育功能障碍有关，也可能与遗传因素、脑内多巴胺神经递质过剩或多巴胺受体超敏有关。流行病学资料显示本病常有家族史，在一级亲属中有阳性家族史患者占34%～60%，患者同胞或后代可能有一部分遗传表现。症状明显者可选用氟哌啶醇、可乐定、舒必利、奋乃静等药物治疗。均以小剂量开始服用，一般维持3个月以上，口服此类药通常能显著改善症状，但不良反应较为明显，且需长时间服用，故依从性较差，所以更多的家长愿意寻求中医药方法来进行治疗。治疗小儿抽动障碍方法也多种多样，各有利弊。

王顺教授在治疗此病时，多以疏肝解郁为基本原则。立法上多以调肝为本，善于用虫类药祛风、止痉、通络。王顺教授认为患者除先天因素之外多是由肝郁而发病，病位主要在肝，病之标在风火痰湿，病之本在肝脾肾三脏不足。故肝风妄动之不由自主动作，如挤眼、噘嘴、皱眉、摇头、仰颈，晃头。以及怪声秽语等，均与肝有关，所以选取药物多以疏肝解郁药配合通经、止痉之药，在临床上取得了很好的效果。

【参考文献】黄秋实，白妍，王顺.王顺教授治疗小儿多发性抽搐症验案举隅［J］.黑龙江中医药，2016，45（6）：35-36.

三、应用补中益气汤治疗重症肌无力验案1例

孙某，女，46岁。2015年4月11日初诊。

主诉及现病史：咀嚼吞咽无力伴复视2个月。患者咀嚼吞咽无力，鼻饲流质食物及药物，眼睑肌无力，复视，双侧上肢乏力，畏寒，手足心汗，心烦焦虑，急躁易怒，多梦，偶伴心慌，食少，便溏，绝经2年。曾于某医院诊断为重症肌无力，口服溴比新斯的明。为求中医中药治疗慕名来诊。查体：眼睑肌无力，复视，吞咽困难，鼻饲。心率96次/分，血压104/84mmHg。舌淡、苔薄黄，脉沉数。

方药：黄芪30g，党参30g，桂枝15g，清半夏15g，升麻10g，柴胡15g，陈皮3g，石斛10g，麦冬10g，枸杞子25g，山茱萸25g，丹参30g，甘草10g，覆盆子15g，酸枣仁40g，刺五加30g，当归20g。7剂，水煎服，日1剂，早晚饭后服。

二诊：服药后复视减轻，心慌次数明显减少，双上肢无力明显减轻，畏寒感消失，心烦焦虑，急躁易怒略有缓解，仍感双眼睑无力，吞咽无力，食少，便溏，多梦，夜寐差。查体：眼睑肌无力，复视，吞咽困难，鼻饲。心率96次/分，血压110/95mmHg。舌淡苔白，脉沉数。

方药：黄芪加至50g，加珍珠母30g、白术15g、云苓20g。14剂，水煎服，每日1剂，早晚饭后服。

三诊：患者服药后复视消失，手足心汗明显减少，撤鼻饲，能够自主咀嚼进食，其他症状略有缓解。仍觉眼睑肌无力，吞咽困难。查体：心率98次/分，血压100/82mmHg。舌淡苔白，脉沉数。

方药：黄芪加量至70g，加砂仁10g、巴戟天15g、菟丝子20g、海螵蛸15g、虎杖15g、炙甘草10g。14剂，水煎服，每日1剂，早晚饭后服。

四诊：患者服药后自觉眼睑肌无力，咀嚼无力，吞咽困难症状反复，动

则心慌，痰多，双上肢乏力，食少，便溏，夜寐差。查体：心率 90 次/分，血压 106/80mmHg。舌红苔黄，脉沉。

方药：黄芪加至100g，加珍珠母30g。28剂，水煎服，每日2剂，早晚饭后服。

五诊：患者服药后眼睑肌无力，咀嚼无力，吞咽困难，双上肢无力略有好转，偶伴心慌，食少，便溏，夜寐差。查体：心率 87 次/分，血压 118/82mmHg。舌红苔薄白，脉沉。

方药：黄芪加量至120g，加桔梗15g、天花粉20g。28剂，水煎服，每日2剂，早晚饭后服。

六诊：患者服药后病情稳定，咀嚼吞咽及眼睑乏力症状基本恢复，偶伴心慌，食欲微复，二便正常，夜寐良。查体：心率 86 次/分，血压 114/80mmHg。舌红少苔，脉沉细。

方药：加山茱萸20g。14剂，水煎服，每日2剂，早晚饭后服。随访6月无复发。

【按语】如张志聪注释《素问·五藏生成》所说："脾主运化水谷之精，以生养肌肉，故主肉。"脾胃的运化失常，水谷精微及津液的生成和转输障碍，肌肉得不到水谷精微的营养和滋润，必致瘦削，软弱无力，甚至废萎不用。健脾胃生精气是治疗痿证的基本原则。王顺教授以治痿独取阳明的总治则，辨证论治，提出治疗痿证的关键是中焦脾胃，脾气虚弱，则中气下陷。治疗应以顾护中气为主，补中益气，升阳举陷，主方补中益气汤加减，重用黄芪。黄芪甘，微温，归脾、肺经。健脾补中，升阳举陷，益卫固表。张景岳："（黄芪）因其味轻，故专于气分而达表，所以能补元阳，冲腠理，治劳伤，长肌肉。"张山雷曰："（黄芪）补益中土，温养脾胃，凡中气不振，脾土虚弱，清气下陷者最宜。其皮味浓质厚，力量皆在皮中，故能直达人之肤表肌肉，固护卫阳，充实表分，是其专长，所以表虚诸病，最为神剂。"故重用黄芪补中气，恢复中焦脾胃升降之机，清阳得升；补气健脾，气血生化有源，则痿证自愈。痿证病位在脾，与肺、肝、肾相关，故临证应辨证论治，兼顾他脏，随症加减，佐以枸杞子、黄精、天花粉、覆盆子、巴戟天、菟丝子、虎杖、山茱萸。

【参考文献】付佳，王顺.王顺教授应用补中益气汤治疗重症肌无力验案举隅［J］.黑龙江中医药，2016，45（6）：37.

四、针刺治疗周围性面瘫验案 1 例

患者，曲某，女，60 岁。2018 年 8 月 6 日初诊。

患者于 2 个月前夜晚受凉，次日晨起漱口时发现右侧口角漏水，右侧面部麻木，口眼歪斜，在某医院行针灸治疗 1 月余，疗效欠佳，遂来就诊。该患表现为右侧眼裂增宽，闭目不全、右目流泪羞明、右侧额纹消失、右侧鼻唇沟变浅、口角歪向左侧、右侧耳鸣，心烦焦虑，急躁易怒，睡眠欠佳，不思饮食，二便正常，舌绛、苔薄黄，脉沉细。颅脑 CT 正常，血常规检查正常，右侧面部肌电图异常。

处方：针灸治疗，间日 1 次。选穴操作：取左侧颞前线（即额厌穴与悬厘穴的连线）、风池、百会，操作手法以拇指掌面与食指桡侧面夹持针柄进行捻转，捻转速度为每分钟 200 次左右，使患者感觉施针部位出现热、胀等感应，并向周围扩散，继续操作 2 分钟，另取右侧阳白向鱼腰透刺、上关、听会、合谷，操作手法用平补平泻，施毕留针 40 分钟，期间反复操作 3 次。针毕患者蹙额、抬眉稍有好转，右侧面部稍感松弛。

2018 年 8 月 20 日二诊：患者表现为右侧蹙额、抬眉、耸鼻均稍好转，闭目、示齿、鼓腮仍失控，耳鸣消失，睡眠渐佳，情绪良好，信心大增。取左侧颞前线、风池、百会、右侧阳白向鱼腰透刺、合谷，操作同前，加刺右侧地仓向颊车透刺、巨髎、承浆，平补平泻。

2018 年 9 月 7 日三诊：患者表现为右侧蹙额、抬眉、耸鼻、闭目、示齿、鼓腮均能完成动作，面部仍不对称。选穴操作同前，加刺右侧迎香、四白、承泣、牵正，不做手法。

2018 年 10 月 15 日四诊：患者表现为各种症状基本消失，面部基本对称，右侧面部偶有麻木感。选取双足三里，进行补法，右侧合谷，进行平补平泻。另取颧髎，艾灸治疗 20 分钟，温度以患者感觉舒适为度。嘱患者避风寒。

2018 年 10 月 29 日五诊：患者基本痊愈，心情大好，睡眠良好，饮食正常，二便正常，舌绛，苔薄白。

【按语】王顺教授治疗周围性面瘫多以针刺手法与辨证选穴并重，主证与兼证齐治，在治疗过程中尤其重视头针选穴与操作手法，头针选穴宜取健侧

行针，面部选穴宜取患侧，如有痛感，不可强行继续行针，务必使患者感到操作部位酸、麻、胀、重等感应，才能起到事半功倍之效果。对于久病患者操作手法宜重，但也应谨防患者晕针；新病患者手法宜轻，选穴宜少。面部穴位针刺不宜过深，手法不宜过重。祖国医学认为，久病多瘀、多虚、多痰，若患者病程已久，宜加双足三里，操作手法宜用补法，或采用艾灸治疗。治疗过程应循序渐进，不可操之过急。针灸治疗本病效果显著，同时还具有方便快捷、价格低廉、副作用小等优点，为本病的首选治疗方法。尽管理论上关于针刺的时机存在争议，但多项临床实践表明，针灸治疗周围性面瘫愈早愈好，急性期是针刺治疗周围性面瘫的最佳时机。此外，周围性面瘫容易复发，生活中应避免吹风感寒，外出可佩戴口罩、眼罩，防止复发。

【参考文献】 皮克，王顺.王顺教授针刺治疗周围性面瘫医案选［J］.黑龙江中医药，2019，48（2）：207.

五、针药并用治疗失眠验案1例

患者，女，52岁。2017年5月26日初诊。

主诉： 间断性入睡困难、频醒、醒后难入睡16年，加重1个月。

现症： 患者入睡困难、频醒、醒后难入睡，偶有烘然出汗，双手麻木，双膝关节疼痛，脚凉，尿频，大便1～2日1行且不成形，舌红苔白，脉滑。血压122/78mmHg，心率84次/分。

方药： 天麻20g，玄参20g，天冬20g，菊花20g，枸杞子20g，山茱萸20g，覆盆子15g，巴戟天15g，菟丝子20g，远志15g，石菖蒲15g，川牛膝15g，刺蒺藜10g，酸枣仁40g，柏子仁15g，栀子15g，煅龙骨30g，煅牡蛎30g，桂枝15g，甘草10g，黄芪30g，丹参30g，当归20g，葛根30g，生地黄20g。7剂，每日1剂，水煎服。

针灸选穴： 百会、前顶、囟会、安眠、神庭、神门、内关、合谷、天枢、滑肉门、三阴交、足三里、申脉、照海、太溪、太冲。

2017年6月2日二诊：入睡困难缓解，夜间可睡4小时，恐惧感8年余，服药1周恐惧略改善，偶有心前区发紧不适。

方药：前方加生地黄20g。7剂，每日1剂，水煎服，早晚分服。

【按语】王顺教授认为中医学中"七情""五志"的过强及不及，都会引起脏腑气机紊乱导致疾病的产生，调神畅情为治疗疾病的重要环节。针灸取穴方面，督脉入络脑，百会调神安神、清利头目，总摄一身之阳经，治疗头部诸病之总穴，且具有升提之意，犹如药中之黄芪。百会，《针灸大成》言其"犹天之极星居北。为手足三阳与督脉之会"，处人身最上，四周各穴，罗布有序，大有百脉朝宗之势，犹如地理学之屋脊。其部位在头部，为治脑病之要穴。合谷肉之大会，与太冲穴相配名曰四关，均以其能开通也。针刺百会穴有升提全身阳气的作用。前顶穴在巅顶之前，治证与百会相同，兼于治额，常与百会相参合。囟，从思，从心，人当思虑之际，神识会于囟门，故名囟会。安眠属经外奇穴，与百会相配，安神定志，有助于改善患者入睡困难、心烦焦虑的症状。安眠穴安神利眠，为治疗失眠经验效穴；远端取合谷穴属于手阳明大肠经，取"面口合谷收"之意，失眠之时眼睑开阖属合谷穴主治范畴。滑肉门、天枢属于足阳明胃经，阳明胃经气血的盛衰痹证的发生有密切关系，针刺可调理脾胃气机运行，恢复肠腑之气流通，改善肠道菌群，治疗失眠。足三里穴有强壮保健、培补元气之功效。三阴交，为足太阴、足少阴、足厥阴三阴经之会穴，因名三阴交。因此凡证属肝、脾、肾三脏，皆可从其调之，又因其关于血分，如中药之当归，与足三里相配补益气血。脾主肌肉四肢，肾主骨，两穴相配可强筋骨肌肉。《周礼·疡医》云："滑以养窍。"注曰："滑物往来通利似窍。"本穴内应腹膜油脂，外应松皮软肉，与任脉之水分穴相平，在束带匝腰处，因名"滑肉门"，治疗癫狂、呕吐、重舌、舌强等症。天枢，"天"为气化运行自然之序，如天生、天杀、天然、天命、天数等名词，皆顺循大自然之理而进行之也。"枢"，《类经》注谓："枢为致动之机。"《鬼谷子》云："人君有天枢，生长成藏。"陶弘景注云"生长成藏，天道之行也"，即以人事合天道也。天道即大体自然变化之进展现象。本穴在治疗上，促使胸腹之气上下沟通，以行其新陈代谢之道，即顺物性之自然也。申脉通阳蹻，调节阴阳，阴阳蹻脉司眼睑之开阖，治疗失眠。太溪为足少阴肾经输（原）穴，以滋肾阴，滋阴以固其本，兼消其兼症。

六、针药并用治疗面肌痉挛验案1例

患者，男，39岁。2017年5月13日初诊。

主诉：发作性面部抽动，麻木4年，加重1个月。患者1个月前无明显诱因出现发作性面部抽动加重。为求中医治疗，遂来我院就诊。现抽动常于兴奋时发作，全身怕冷，喜暖恶寒，口干，项强酸痛，腰部酸痛，心烦焦虑、急躁易怒，纳眠可，大便每日1行，质可，舌红、苔白、边有齿痕，脉数。查体：神志清，精神欠佳，步态稳健，四肢肌力Ⅳ级，肌张力正常，四肢末梢感觉未减退。心率84次/分，血压110/70mmHg。既往有痛风病史。

方药：生地黄20g，当归20g，全蝎10g，僵蚕10g，菊花20g，酸枣仁30g，柏子仁15g，远志15g，云苓20g，陈皮10g，甘草10g，珍珠母30g，山楂20g，薏苡仁30g。7剂，每日1剂，水煎服，早晚分服。

针灸选穴：百会、太阳、阳白、鱼腰、风池、承泣、地仓、迎香、四白、颊车、承浆。

2017年5月20日二诊：患者行中药、针灸治疗后诉，面部发作性抽动情况好转，但面部遇冷易发红疹，口干，怕冷，项强酸痛，心烦焦虑、急躁易怒等症状有所缓解，舌淡红、苔薄白，脉数。心率84次/分，血压110/70mmHg。

方药：前方加陈皮10g，7剂，每日1剂，水煎服，早晚分服。

针灸选穴同前。

2017年5月27日三诊：面部发作性抽动情况明显好转，口干，怕冷，心烦焦虑、急躁易怒得以缓解，但久站腰痛。心率79次/分，血压110/70mmHg，舌淡红、苔薄白，脉数。

方药：前方加清半夏15g，7剂，每日1剂，水煎服，早晚分服。

针灸选穴同前。

【按语】王顺教授治疗本病多以针刺手法与辨证选穴并重，主证与兼证齐治，在治疗过程中尤其重视头针选穴与操作手法，头针选百会提升机体阳气，面部选穴宜取患侧、健侧交替取穴，面部穴位针刺不宜过深，手法不宜过重。从穴位选择来讲，取具有疏风清热、通络明目的阳白穴，其属足少阳胆经，足少阳阳维之会，早在《针灸甲乙经》即有"头目瞳子痛，不可以视，挟项强急不可以顾，阳白主之"的记载；阳白向鱼腰透，疏通局部经络气血。风池穴为手少阳经脉与阳维脉之会，"主少阳头痛，乃风邪蓄积之所"，循胆经输向头之各部及外走阳维脉。胆经经别"散于面，系目系"，肝胆互为表里，故刺此穴可收祛风散寒、平肝息风之效，为治疗诸风证之要穴。配合足阳明胃经的承泣穴、地仓穴、四白穴、颊车穴，传输胃经精微物质上行头部，共同舒筋活络、活血化瘀。而且阳白穴、地仓穴、颊车穴迫寒邪外散，激发局部经气，刺激气血运行，使局部纵缓之肌肉筋脉重新得以濡养。鼻唇沟跳动加迎香穴；颏唇沟歪斜加承浆穴；牵正穴属经外奇穴，短疗程使用，具有祛风、通经、活络的功效。而后根据"经脉所过，主治所及"的规律，选取病变部位所属相关经络距离较远的部位。合谷居于虎口，为人身气血之大关，善息风镇痉、醒脑开窍，同时又为手阳明大肠经之原穴，阳明经多气多血，刺之可调理气血、疏风解表、活血镇痛，为治头面五官各种疾患之要穴。正如《四总穴歌》云"面口合谷收"，《玉龙歌》云："头面纵有诸样疾，一针合谷效同神。"足三里，为足阳明胃经下合穴，与合谷相配，二者同气相求，上下相滋，有补益气血、扶助正气、固本培元之意。

七、针药并用治疗胸痹验案1例

患者，女，62岁。2017年5月15日初诊。

主诉：发作性心前区发紧不适1个月，加重1周。患者1个月前无明显诱因出现发作性心前区发紧不适，自行口服心可舒丸、脑心通后，症状未见缓解，遂到我院就诊。既往高血脂、过敏性鼻炎病史。头部昏沉，两目干涩。项部强硬酸痛，心慌惊悸，胸闷气短，全身怕冷，腰部酸痛，心烦焦虑，急躁易怒，纳可，睡眠不足，易早醒。小便正常，大便日1行、质干，舌淡红、苔薄白，脉滑。绝经10年。查心电图示：ST-T改变。心脏彩超：左室舒张功能减低，心电供血不足。心率72次/分，血压120/80mmHg。

方药：黄芪30g，桂枝15g，丹参30g，枸杞子20g，山茱萸20g，巴戟天15g，菟丝子20g，远志15g，石菖蒲15g，酸枣仁40g，柏子仁15g，生地黄

20g，当归20g，茯苓10g，薏苡仁30g，甘草10g，火麻仁15g，菊花20g。7剂，每日1剂，水煎服，早晚分服。

针灸选穴：内关、神门、郄门、膻中、厥阴俞、三阴交、足三里、关元、太溪、心俞、太冲、迎香。

2017年5月20日二诊：患者行中药、针灸治疗后诉，发作性心前区发紧不适稍有缓解。头部昏沉，两目干涩，项部强硬酸痛，心慌惊悸，胸闷气短，全身怕冷，腰部酸痛，心烦焦虑，急躁易怒，纳可，睡眠不足，易早醒，小便正常，大便日1行、质干。舌淡红、苔薄白，脉滑。

方药：前方加郁李仁15g。7剂，每日1剂，水煎服，早晚分服。

针灸选穴同前。

2017年5月26日三诊：患者行中药、针灸治疗后诉，发作性心前区发紧不适好转。头部昏沉，两目干涩。项部强硬酸痛，心慌惊悸，胸闷气短，全身怕冷，腰部酸痛，心烦焦虑，急躁易怒，纳可，睡眠不足，易早醒。小便正常，大便日1行、质干。舌淡红、苔薄白，脉滑。心率72次/分，血压110/70mmHg。

方药：前方加葛根30g。7剂，每日1剂，水煎服，早晚分服。

针灸选穴同前。

【按语】王顺教授以调理心气、通痹化瘀、调畅情志、补益心肾为主，施以手法使疗效显著。内关为心包经穴位，合郄门（心包经郄穴）共同调理心气，疏导气血；心经原穴神门宁心定悸，改善焦虑、心烦易怒，又改善睡眠障碍；膻中宽胸理气，缓解胸痹症状；心包经背俞穴厥阴俞配合其募穴膻中，调理心脏气机，宁心神，调心气，治胸痹；三阴交、关元、太溪皆补肾，使心肾水火济济；足三里补脾胃，化生精微物质补益心气；太冲疏肝调气改善焦虑，其为肝经穴，三阴经之所交，结于脚也，为肾经、冲脉一并下行循足，合而盛大，肝主筋，筋不荣产生抽搐，针刺太冲可疏肝气，养肝阴，止抽动。另外三阴交为三阴经之会，凡属肝、脾、肾三经病而关于血分者，皆可治之。中脘，胃之募穴，治疗胃腹诸病。《鬼谷子》云："人君有天枢，生长成藏。"陶弘景注云"生长成藏，天道之行也"，即以人事合天道也。天道即大体自然变化之进展现象。本穴在治疗上，促使胸腹之气上下沟通，以行其新陈代谢之道，即顺物性之自然也。《灵枢·九针十二原》曰："阳有阴疾者，取之下陵三里。"犹言陵下三寸处。《太素·五节刺》杨上善注："一里一寸也。"《灵枢·海论》云"胃者，水谷之海，其输在气街，下至三里"，依据文义推之，气街以下，至于"三里"，统为胃之腧穴。秦承祖谓：诸症皆治，但以治胃为主。迎香近治选穴治疗鼻炎。

八、针药并用治疗耳鸣验案1例

患者，女，40岁。2017年5月19日初诊。

主诉：间断性右耳鸣10年余，加重2周。患者2周前无明显诱因出现耳鸣加重，自行口服甜梦口服液后，症状未见缓解，遂到我院就诊。既往右耳膜塌陷病史。耳部检查未见异常。现右耳间断性鸣响，响声如蝉鸣，记忆力差，两目干涩，全身怕冷，畏寒喜暖。心烦焦虑，急躁易怒，纳眠可，小便正常，大便2～3日1行、质干。舌红苔黄，脉弱。心率72次/分，血压110/70mmHg。月经量少，周期正常。

方药：黄芪30g，丹参30g，赤芍15g，川牛膝15g，黄柏15g，知母10g，枸杞子20g，山茱萸20g，巴戟天15g，菟丝子20g，火麻仁15g，郁李仁10g，生地黄20g，甘草10g，刺蒺藜10g。7剂，每日1剂，水煎服，早晚分服。

针灸选穴：百会、四神聪、听会、翳风、风池、天枢、滑肉门、内关、中渚、侠溪、太溪、肾俞。

2017年5月26日二诊：右耳间断性鸣响症状减轻，但见早晚耳鸣明显。记忆力差未见明显改善。两目干涩，全身怕冷，畏寒喜暖。心烦焦虑，急躁易怒，纳眠可，小便正常，大便2～3日1行、质干，舌红、苔微黄，脉弱。心率77次/分，血压110/70mmHg。

方药：前方加大黄3g、清半夏15g、薏苡仁30g、云苓20g。7剂，每日1剂，水煎服，早晚分服。

针灸选穴同前。

【按语】王顺教授提出的调神畅情三六九针法的理论核心为调神畅情，情志致病是绝大多数疾病的来源，头针、腹针、三经畅情结合共同治疗疾病，效果显著。百会、四神聪可提升阳气、醒神通窍；手足少阳经均绕行于耳之前后并入耳中，听会属于足少阳胆经，翳风属于手少阳三焦经，分布于耳周，能疏导少阳经气，治疗耳鸣；循经远取侠溪、中渚，可通上达下，疏导少阳经气，宣通耳窍；风池息风，《周礼·疾医》云："滑以养窍。"注曰："滑物往来通利似窍。"本穴内应腹膜油脂，外应松皮软肉，与任脉之水分穴相平，在束带匝腰处，因名"滑肉门"。天枢，"天"为气化运行自然之序，如天生、天杀、天然、天命、天数等等名词，皆顺循大自然之理而进行之也。"枢"，《类经》注谓："枢为致动之机。"《鬼谷子》云："人君有天枢，生长成藏。"陶弘景注云："生长成藏，天道之行也。"即以人事合天道也。天道即大体自然变化之进展现象。天枢、滑肉门调节肠道菌群改善耳鸣，关元、太溪、固本培元肾俞补肾填精治疗耳鸣。

九、面肌痉挛验案1例

患者，女，38岁，2014年3月26日初诊。

主诉：右侧面部不自主抽动3年余。

现病史：患者3年多前无明显诱因出现右侧面部不自主抽动，每次抽动5～10秒，严重时达20秒，曾就诊于某医院神经内科，行常规检查未见明显异常，西医诊断为面肌痉挛，考虑为桥小脑角区血管压迫神经所致，建议手术治疗。患者未接受手术治疗，遂于黑龙江省中医医院针灸科寻求中医治疗。既往体健。末次月经时间为2014年3月15日。平素月经推迟，经量少、色暗有血块，偶伴经前乳房胀痛，无痛经。刻下：右侧面部不自主抽动，头晕，眼睛干涩，耳鸣，腰酸，心烦焦虑，急躁易怒，纳寐可，二便尚调，舌质红苔薄，左脉弦细数，右脉沉细。

西医诊断：面肌痉挛。

中医诊断：颤病，证属阴虚风动。

治法：滋阴息风，平肝潜阳。针灸处方：患侧四白、头维、下关，双侧合谷、太冲。常规针刺手法，平补平泻，得气后留针20min，每日1次。方选自拟息风止痉方，方药组成：枸杞子25g，山茱萸25g，酸枣仁30g，全蝎10g，僵蚕10g，龙骨30g（先煎），牡蛎30g（先煎），珍珠母30g（先煎），天麻20g，白芍15g，甘草片10g，柴胡、陈皮、赤芍各15g，丹参30g。7剂，水煎，每日1剂，分2次饭后温服。

2014年4月9日二诊：右侧面部不自主抽动改善，头晕减轻，无耳鸣，无腰酸，心情舒畅。考虑患者月经量少，前方加黄芪30g、当归20g；针灸处方前方加百会、气海、归来。针刺及用药方法同前。治疗7日。

2014年4月16日三诊：右侧面部未出现不自主抽动，头晕改善明显，多梦，效不更方，继续二诊方治疗方案。上方加茯神20g安神定志，针灸处方加内关、神门。治法同前，治疗7日巩固疗效。

【按语】本案患者面肌痉挛由肝肾阴虚，阴虚风动，引动肝风所致，故用自拟熄风止痉方治疗。本案患者情绪控制不佳，急躁易怒，故易肝郁化火，火热日久则耗伤阴血，出现不自主抽动的症状，初诊针刺太冲穴，疏其肝气，以四白、头维、下关、合谷通其阳明经，中药以枸杞子、山茱萸、酸枣仁、白芍滋补其肝肾，以全蝎、僵蚕、龙骨、牡蛎、珍珠母、天麻增强其镇肝息风之效，又加柴胡、陈皮、赤芍疏肝理气，久病多有瘀血，故以丹参活血祛瘀，除烦安神。二诊时，考虑患者平素月经量少，右脉沉细，为脾气虚，气为血之帅，血为气之母，气血两虚则血海不盈，故中药加黄芪、当归补气养血，针刺加百会、气海加强补气的作用。三诊时，患者多梦，考虑为心脾两虚，中药加茯神健脾，宁心安神，针刺加内关、神门宁心安神。

【参考文献】庄捷铭，王顺．王顺针药并用治疗面肌痉挛的临床经验〔J〕．中国民间疗法，2021，29（23）：40-42.

【评注】王顺教授思维活跃、思想敏锐，富于创新精神，德才兼备、治学严谨，具有极强的组织管理和协调能力。30余年来，一直从事针灸临床和科研工作，在临床工作中以"提高临床疗效"为主旨，在临床实践中刻苦钻研，精益求精，理论联系实践，把中医理论与现代医学科技相结合，总结出"调神畅情三六九针法"，广泛应用于临床。在诊疗脑血管病、中风后遗症、帕金森病、面肌痉挛、癫痫、多发性硬化、格林-巴利综合征、面瘫、三叉神经痛、偏头痛、神经衰弱及各种疑难杂证方面取得显著成绩。

【生平传略】王学军（1957—），男，1983年毕业于黑龙江中医药大学中医系。黑龙江省中医医院主任医师，博士生导师。国家级著名中医皮肤病专家，享受国务院特殊津贴，中华中医药学会中医外科专业委员会副主任委员，国家二级专家，国家临床重点专科、国家中医药管理局重点学科中医皮肤学科带头人，黑龙江省德艺双馨名医。

从医30多年来，在中医治疗银屑病、湿疹、过敏性皮肤病、血栓闭塞性脉管炎等疑难病方面造诣颇深，取得了显著成绩。先后承担10余项国家及省部级重大科研课题，获黑龙江省科技进步一等奖1项、二等奖2项。发表学术论文49篇，出版学术专著3部，获得发明专利2项。

擅长治疗皮炎、湿疹、荨麻疹、银屑病、硬皮病、皮肌炎、白癜风、痤疮、带状疱疹、乳腺结节、静脉曲张、血栓闭塞性脉管炎、癣、疣等皮肤疑难病症。

王学军医案

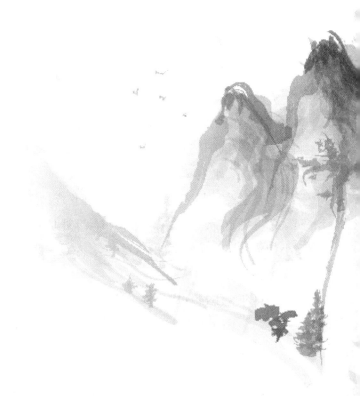

一、辨证治愈泛发性扁平苔藓1例

岳某，女，60岁。2011年7月27日初诊。

全身皮肤出现豆粒大小紫红色扁平丘疹，伴瘙痒8个月，加重1月余。患者8个月前无明显诱因于双下肢、后背部等部位反复出现紫红色豆粒大小扁平丘疹，丘疹表面可见白色鳞屑，伴剧烈瘙痒。在当地医院诊治，诊断为扁平苔藓，予以激素及自制药剂治疗（具体用药不详），丘疹减轻，但反复发作。1个月前患者丘疹泛发加重，遂来门诊就诊。患者现饮食可，睡眠欠佳，二便顺畅。平素多汗。既往体健，无高血压、糖尿病病史，无乙肝结核等传染病史，否认药物过敏史。

现症：患者皮肤晦暗，出现豆粒大小扁平丘疹，呈紫红色，丘疹表面可见白色蜡样薄膜，伴剧烈瘙痒，局部可见抓痕及皮损，丘疹已遍及全身，以双下肢和后背部为著；左足肿胀，皮肤呈紫红色，伴疼痛。舌质淡紫、体稍大、苔薄黄稍腻。脉弦滑数。

诊断：扁平苔藓。

中医辨证：脾失健运，湿邪蕴阻。

治则：健脾除湿利水。

方药：白扁豆20g，砂仁15g，白术20g，薏苡仁20g，茯苓15g，陈皮15g，山药20g，金银花20g，连翘20g，蒲公英20g，当归20g，白芍15g，鸡血藤20g，车前子15g，泽泻15g，白花蛇舌草20g，黄芩15g，黄连15g，牡丹皮15g。7剂，水煎服。

上方进服7剂，症状好转，无新起丘疹，原陈旧丘疹变平，颜色变淡，皮肤颜色可见光泽，瘙痒减轻。2011年8月10日患者自觉皮肤变红，陈旧丘疹变小如粟米样，丘疹颜色呈暗红色，左足肿胀减轻，皮肤颜色变红，自觉针刺样疼痛。

2011年8月24日皮疹基本消退，皮肤颜色变红，左足肿胀消退，皮肤颜色变红，时有疼痛。原方去黄连，加牛膝15g、延胡索15g、黄芪20g、天冬15g、麦冬15g。进服14剂。

2011年9月7日全身皮疹消退，颜色变红，无瘙痒、疼痛等不适。继续进服14剂巩固疗效。

【按语】扁平苔癣属祖国医学"紫癜风"范畴，是一种慢性或亚急性皮肤炎症，典型皮损为高起的紫红色扁平丘疹，粟粒绿豆大小或更大，多角或圆形，境界清楚，表面有蜡样薄膜，可见白色光泽小点或细浅的网状条纹，皮损密集成片或融合成斑块，以口腔黏膜发病较为常见。祖国医学认为该病多由阴血不足，脾失健运，湿蕴不化，复感风热，湿热凝滞，发于肌肤而成；或因肝肾不足，阴虚内热虚火上炎于口所致。

本例患者感受风湿邪热，脾失健运，水湿不化，蕴于体内，郁久化热，湿热凝滞而发病。王学军教授根据多年中医临床实践，结合全国名老中医赵炳南老先生治疗经验，在健脾除湿汤基础上予以金银花、连翘、黄芩、黄连清热解毒，鸡血藤除湿通络；蒲公英、车前子、泽泻利水除湿，当归、白芍、丹皮补血养阴。随症化裁，共奏奇效。

【参考文献】王学军，张振龙，刘姗姗. 中医辨证治愈泛发性扁平苔癣1例〔J〕. 黑龙江中医药，2012，41（2）：20.

二、自拟温阳通络汤治疗血栓闭塞性脉管炎1例

患者，男，56岁，送票员。2009年3月3日初诊。

右下肢发凉、疼痛2个月，加重伴有足部疼痛10天。患者2个月前无明显诱因出现右下肢发凉、疼痛，遇冷加重，活动尚可，10天前症状加重，并出现右足疼痛，右下肢沉重感，间歇性跛行，遇冷加重，因疼痛入睡困难。饮食尚可，大便略干燥。吸烟史30年，无其他病史。查体：右下肢皮肤温度低，膝关节以下皮色苍白，未触及右足背动脉搏动。舌质淡紫、苔薄白，脉沉弦。右下肢动脉彩超示：右侧腘动脉内血流信号弱，右胫前动脉、右足背动脉管腔闭塞，未探及血流信号。

辨证：脾肾阳虚，寒湿凝滞。

治则：温肾补脾，祛寒通络。

方药：淫羊藿15g，附子15g，肉桂15g，党参20g，黄芪20g，当归20g，赤芍15g，鸡血藤20g，牛膝15g，苏木15g，玄参20g，乳香10g，没药15g，延胡索15g，川楝子15g，丹参20g，白芥子15g，黄柏15g。水煎服，每日1剂。注意休息，戒烟，保暖。

2009年4月14日二诊：疼痛减轻，肿胀消退，小腿部仍有轻微肿胀感，自觉遇热加重。舌质淡紫，体稍大，苔薄白，脉沉弦。前方加防己15g、木瓜15g、砂仁15g。服法同前。

2009年5月19日三诊：症状继续好转，患足皮肤颜色变淡，肿胀消失，偶有轻微疼痛，患肢下垂时略有胀感，舌质淡紫，苔薄白，脉弦滑。上方制成丸药，口服。

2009年5月26日四诊：患肢皮肤颜色变淡，无其他不适感，活动自如。彩超复查示：右侧腘动脉内血流信号略增强，右胫前动脉、足背动脉探及微弱血流信号。继续口服丸药3个月，随访至今未复发。

【按语】《外科正宗·脱疽论》记载："夫脱疽者，外腐而内坏也。此因平者厚味高粱，熏蒸脏腑，丹石补药，消烁肾水，房劳过度，气竭精伤……凡此者，多生于手足，故手足乃五脏枝干。"王学军教授认为本病多因脾肾两虚，阳气不足，气血不充，外受寒湿，以致气滞血凝，经络阻隔，气血不能濡养四末。本例患者证属脾肾阳虚，寒湿凝滞，治以温肾补脾、祛寒通络。方中淫羊藿、附子、肉桂、党参温经散寒，健脾补气，为君。黄芪、当归、赤芍补益气血，活血通络；鸡血藤、苏木活血通络；牛膝、玄参滋阴补肾，共为臣药。乳香、没药、延胡索活血止痛；川楝子理气通络止痛；丹参活血通络，温化凝滞；白芥子消痰散结，共为佐药。黄柏引药下行为使药。方中诸药相合，共奏温肾补脾、祛寒通络之功。

药理研究证实，黄芪、附子能调节免疫功能，改善血液循环。鸡血藤、丹参、赤芍等能缓解血管痉挛，使毛细血管扩张，改善微循环，降低血液黏稠度，促进血栓溶解。川牛膝能够增强正常小鼠的特异性免疫和非特异性免疫功能。乳香、没药这一药对具有镇痛、抗炎、抗菌、活血化瘀、降血脂等作用。另外，吸烟是发病的重要因素，戒烟是治疗的重要措施。中医治疗血栓闭塞性脉管炎注重的是整体治疗效果，疗效稳定且安全可靠，减少了并发症，早期治愈率高。中医治疗血栓闭塞性脉管炎具有广阔的前景。

【参考文献】王学军，李瑞，李怀军.自拟温阳通络汤治疗血栓闭塞性脉管炎1例［J］.光明中医，2011，26（5）：1043.

三、自拟麻黄方治疗慢性荨麻疹（风寒型）1例

许某，女，56岁，长春市人。2019年10月31日初诊。

皮肤瘙痒，发作时遇冷风加重，曾服中药治疗无明显效果。现症见：皮肤瘙痒，出汗遇冷风加重，晨起口苦，舌质淡紫、苔薄白，脉沉细。

诊断：慢性荨麻疹（风寒型）。

治则：宣肺散寒，祛风止痒。

方药：麻黄汤加减。紫苏叶15g，浮萍20g，防风15g，刺蒺藜20g，制首乌15g，白鲜皮20g，苦参15g，黄芩10g，当归15g，川芎15g，炙麻黄10g，桂枝10g，白芍15g，杏仁10g，生姜10g，大枣15g，黄芪20g，白术15g，徐长卿15g，地肤子20g，炙甘草10g。14剂，水煎服，日1剂，早晚饭后半小时温服。

2019年11月29日二诊：患者服药2周后病情有所缓解，偶有新发皮疹，但数量减少，瘙痒减轻，怕冷风症状明显缓解。仍有口干，舌脉无明显变化。根据上述症状，前方去茵陈，加麦冬10g。7剂，水煎服，日1剂，早晚饭后半小时温服。

2019年12月6日三诊：患者服药后症状明显好转，皮疹发作频率减少，面积减小，已无瘙痒，舌淡红、苔薄白，脉细数。根据舌脉，辨证治法同前，考虑患者症状已有明显好转，嘱其续服上方2周后停药，不适随诊。

【按语】荨麻疹多因平素体虚，卫表不固，复感风热或风寒之邪，郁于皮毛肌腠之间而发病。风邪多中表虚之人，初起皮肤作痒，次发扁疙瘩，形如豆瓣，堆累成片，且反复发作，瘙痒难忍。此案属风寒束表，肺卫不宣，故治应宣肺散寒，方用麻黄汤加减。

四、清热利湿、活血祛风治疗银屑病3例

例1：

白某，男，50岁，虎林人。2019年12月24日初诊。

周身起红斑、鳞屑，伴瘙痒1年半。患者头部及四肢斑疹脱屑较重，自述常自外用药膏治疗（具体不详），曾在小诊所注射药物治疗（具体不详），用药好转，停药反复。患者食纳可，眠尚佳，二便可。时有口干口苦，心烦易怒。舌质淡紫、苔薄黄，脉弦滑稍数。

诊断：银屑病。

治则：清热利湿，活血祛风。

方药：土茯苓30g，白鲜皮20g，苦参15g，黄芩10g，茵陈20g，炒薏苡仁30g，陈皮15g，当归15g，川芎15g，防风15g，刺蒺藜30g，牡丹皮30g，栀子15g，金银花20g，连翘15g，蒲公英20g，地肤子30g，丹参30g，桃仁15g，红花15g，白芍20g，泽泻20g。21剂，水煎服，每日1剂，早晚饭后温服。嘱忌辛辣刺激、海鲜、羊肉、狗肉等食物。

2020年2月1日二诊：患者服药后病情有所好转，皮疹变薄，颜色变淡，有少量新发红色点状皮疹，瘙痒有所减轻。大便日1~2行，不成形。仍心烦易怒，平素怕冷。舌质淡紫，舌尖稍红，苔薄黄，脉弦滑稍数。上方去黄芩、蒲公英，加枇杷叶15g、苍术15g、黄柏10g、赤芍20g。14剂，水煎服，每日1剂，早晚饭后温服。

2020年2月18日三诊：患者服药后病情持续好转，口苦消失，基本已无瘙痒，但仍有少量新发皮疹。大便稀有好转。上方去茵陈，加徐长卿15g。14剂，每日1剂，水煎服。

2020年3月1日四诊：患者服药后症状继续好转，皮疹持续消退，脱屑减少，偶有新发皮疹但已消退。上方去枇杷叶、徐长卿，加莪术15g、荆芥15g、车前子15g。14剂，每日1剂，水煎服。

2020年3月21日五诊：患者病情持续好转，已无新发皮疹，周身原有皮疹仅留色素沉着，头皮部仍有皮疹，但脱屑明显减少。心烦易怒症状明显缓解。大便偶不成形，日1~2行。上方去泽泻、荆芥、莪术，加半枝莲15g、

炒白术15g。14剂，水煎服，每日1剂，早晚饭后温服。同时注意休息，调节饮食，畅情志，随诊。

【按语】本案银屑病，辨证为湿热内蕴、血虚风燥证，治当清热利湿，活血祛风。患者患病时间较长，久病必累及血分，而"血虚生风"，秉承"治风先治血，血行风自灭"的理论，方中大量运用凉血、活血、养血之药。方中重用牡丹皮、丹参，凉血活血祛瘀；当归、川芎、白芍、桃仁、红花养血活血；后又加入莪术增强破血行气之功。诸药合用，养血活血润肤，配合防风、刺蒺藜、荆芥、白鲜皮祛风止痒，土茯苓、地肤子、苦参、金银花、连翘清热利湿止痒，全方共奏清热利湿、活血祛风之效，取得良好效果。

例2：

刘某，男，59岁，哈尔滨人。2019年12月14日初诊。

主诉及现病史：腰背部、头部出现多个钱币状斑疹，脱屑伴瘙痒，近日加重。该患者患银屑病10年余，曾服用过中西药，并常自用外用药治疗，症状逐渐加重。诊见：腰背部、头部有多个小圆斑疹，基底色紫红，表面有灰褐色肥厚呈蛎壳状鳞屑，质坚硬、干燥，伴有瘙痒，患者全身状况尚可，二便调，自觉瘙痒、遇热加重。舌质淡紫，舌边尖稍红，苔薄白。脉弦滑稍数。

诊断：银屑病（血瘀型）。

治则：活血软坚，祛湿解毒，祛风止痒。

方药：桃红四物汤加减。桃仁15g，红花15g，当归20g，川芎20g，牡丹皮15g，赤芍20g，土茯苓30g，白鲜皮30g，苦参15g，黄芩10g，茵陈20g，炒薏苡仁30g，栀子15g，金银花20g，连翘20g，防风15g，刺蒺藜30g，丹参30g，地肤子30g，徐长卿15g，地骨皮15g。14剂，水煎服，日1剂，早晚饭后半小时温服。嘱其停用其他药物。忌食辛辣、生冷、海鲜等荤腥动风之物，调情志，慎起居。

2019年12月28日二诊：患者服药后自觉瘙痒减轻，皮疹稍有变薄，未见新发皮疹。二便调，舌脉无明显变化。上方加陈皮15g。14剂，水煎服，日1剂，早晚饭后半小时温服。

2020年1月18日三诊：患者服上方14剂后，自觉皮疹变软、变薄，瘙痒明显减轻，大便正常，舌脉无明显变化。上方继续服用。21剂，水煎服，日1剂，早晚饭后半小时温服。

2020年3月21日四诊：患者自述病情持续好转。背部蛎壳状鳞屑逐步脱落，无新发皮疹。偶有瘙痒，食眠可，二便调。舌质淡紫、尖红、体大、苔薄白，脉弦滑。上方去泽泻，加白芍15g。14剂，水煎服，日1剂，早晚饭后半小时温服。

2020年4月18日五诊：患者服药后自觉症状继续好转，蛎壳状鳞屑大部分脱落，时有轻微瘙痒。易出汗，二便正常。舌质淡紫、尖红，苔薄白，脉弦滑稍数。上方去茵陈，加生地黄15g。14剂，水煎服，日1剂，早晚饭后半小时温服。随诊。

【按语】本案患者患银屑病多年，虽经多方求医，但久治不愈。该患身体健壮，较胖，易怒，好饮酒，多汗出，属于湿热型体质。中医认为此类型银屑病多与血瘀湿热有关。本患素体偏热，阳胜化火，入舍于血，血热互结，致血行不畅，久而形成血瘀。如《医林改错·积块》所云："血受热则煎熬成块。"方用桃红四物汤养血活血、化瘀软坚，同时兼施祛湿解毒、祛风止痒之品，使瘀血行、湿热清，则皮疹消，取得显著疗效。

例3:

鞠某，男，29岁，黑龙江省方正县人。2019年9月10日初诊。

主诉及现病史：周身泛发性红色斑疹，伴脱屑、瘙痒10年余。患者患银屑病多年，现周身出现散在红色斑疹，上有鳞屑，以腹部、胁肋部为重。曾在省医院诊断为银屑病，未系统治疗。一直使用空军总医院所开"自配药水"，无明显效果。食纳可，眠尚佳。大便日3行以上，质稀。自述感冒后食辛辣、饮酒、睡眠不佳及情绪低落时皮疹加重。舌质淡、舌尖红、苔白，脉弦滑稍数。

诊断：银屑病。

治则：清热利湿，凉血解毒，祛风止痒。

方药：土茯苓30g，白鲜皮20g，苦参15g，桑白皮15g，茵陈20g，防风15g，刺蒺藜30g，当归20g，川芎20g，金银花20g，连翘15g，蒲公英30g，牡丹皮30g，栀子15g，徐长卿15g，赤芍20g，炒薏苡仁30g，陈皮15g，泽泻

20g，车前子15g。14剂，水煎服，每日1剂，早晚饭后温服。嘱其忌辛辣刺激、海鲜、羊肉、狗肉等食物。

2019年10月7日二诊：患者服药后病情无明显变化。现周身红色片状斑疹，上有鳞屑，偶有瘙痒。大便日3～4行，不成形。心烦易怒，不易出汗。舌质淡、紫苔薄白，脉弦滑稍数。上方去桑白皮、泽泻、车前子，加黄芩10g、地肤子30g、丹参30g。14剂，水煎服，每日1剂，早晚饭后温服。

2019年10月22日三诊：患者服药后症状有所好转，皮疹变平、变薄，但仍有少量新发皮疹，瘙痒遇热加重。大便日3～4行，不成形。手心易汗出。上方去黄芩，加枇杷叶15g、地骨皮20g、半枝莲15g。21剂，水煎服，每日1剂，早晚饭后温服。

2019年11月26日四诊：患者服药后病情持续好转，改用中药膏方治疗。

基本方药：土黄芪30g，土大黄20g，土茯苓30g，白鲜皮30g，苦参15g，黄芩15g，茵陈20g，紫草15g，炒薏苡仁30g，陈皮20g，炒白术20g，茯苓20g，金银花30g，连翘20g，蒲公英30g，半枝莲15g，防风15g，荆芥15g，刺蒺藜30g，当归20g，川芎20g，桃仁20g，红花20g，莪术15g，牡丹皮30g，赤芍20g，栀子15g，地骨皮20g，地肤子30g，马齿苋30g，泽泻20g，车前子20g，徐长卿20g，虎杖30g，生地黄30g，白茅根30g，苍术20g，黄柏15g，知母20g，牛膝20g，威灵仙15g，僵蚕15g，丹参30g，鸡血藤30g，乌蛇20g，郁金20g，枳壳20g，白芍20g，炙甘草10g。制成膏，每日服2次，每次10～15g，连服3个月。

2020年4月7日就诊于哈尔滨市济仁中医医院，患者膏方服毕，原有症状明显好转，斑疹消退，腹部皮肤已基本正常，头部有少量皮疹。改下方治疗。

方药：土黄芪30g，土大黄20g，土茯苓20g，白鲜皮20g，枇杷叶15g，防风15g，刺蒺藜20g，牡丹皮20g，赤芍20g，栀子15g，金银花20g，连翘20g，苍术15g，黄柏10g，牛膝20g，丹参20g，地肤子20g，炒薏苡仁20g，炒白术15g，陈皮15g，车前子15g，徐长卿15g，生地黄20g。21剂，水煎服，以巩固疗效，随诊。

【按语】银屑病属于皮肤顽疾，病因病机复杂，涉及脏器多，症状多变，虚实相兼，缠绵难愈，有复发倾向，非一方一药所能奏效，且需长期坚持服药治疗。王老师经多年临床验证，以犀角地黄汤、桃红四物汤或清瘟败毒饮等化裁，兼施健脾利湿、祛风止痒之品，应用中药膏方治疗银屑病，实为最佳选择。中药膏方服用方便，药力持久，针对性强，治疗兼症多，可长久使用，且集治、调、养于一体之优势。因此，王老师经常应用中药膏方治疗银屑病而屡屡得手。

五、清热解毒利湿、祛风止痒治疗顽固性湿疹 1 例

郭某，男，60 岁，退休，哈尔滨人。2019 年 4 月 9 日初诊。

右上肢及左下肢起斑疹，色红，伴瘙痒 2 年余。曾就诊于哈尔滨某中医医院，诊断为湿疹，口服中药，外用中药水洗，效不佳，血常规提示淋巴细胞升高。后于另一家医院亦诊断为湿疹，口服盐酸奥洛他定片、派甘能，外用紫草当归擦剂、牛鲜皮肤抑菌液、皮肤康，瘙痒减轻，但皮疹未见消退。现来我院就诊。皮肤瘙痒较重，皮疹色红，有渗出。患者睡眠欠佳，二便调，手足心热。舌淡紫、边尖稍红、苔薄白、口干，脉弦细稍数。近日右踝部肿胀，原因不详。既往患窦性心律过缓。

诊断：湿疹。

治则：清热解毒利湿，祛风止痒。

方药：土茯苓 30g，白鲜皮 30g，苦参 15g，黄芩 10g，茵陈 20g，知母 15g，黄柏 10g，金银花 20g，连翘 15g，蒲公英 30g，当归 15g，川芎 15g，牡丹皮 30g，赤芍 15g，栀子 15g，防风 15g，刺蒺藜 30g，地肤子 30g，泽泻 20g，车前子 15g，炒薏苡仁 30g，陈皮 15g。7 剂，水煎服，日 1 剂，早晚饭后温服。

2019 年 4 月 16 日二诊：患者服上方 7 剂后，病情有所缓解，皮疹颜色变淡、面积变小、无渗出，但仍有瘙痒，夜间加重，瘙痒影响睡眠。左踝部肿胀明显消退，手足心热有缓解。饮食可，二便调，稍有口干。舌脉无明显变化。前方去陈皮，加入丹参 20g。7 剂，水煎服，日 1 剂，早晚饭后温服。

2019 年 4 月 23 日三诊：患者自述服药后瘙痒明显减轻，夜间稍有加重，皮疹颜色明显变淡，面积明显减少，手足心热缓解，二便调，睡眠有所改善。

前方加地骨皮15g。7剂，每日1剂，水煎，早晚饭后温服。嘱患者调情志，注意饮食，随诊。

【按语】本案湿疹，辨证为湿热浸淫证。患者年纪较大，饮食不节，伤及脾胃，脾失健运，湿热内生，复外感风湿热邪，阻于腠理，浸淫肌肤而发病。当以清热利湿祛风止痒为治则。方中重用土茯苓、白鲜皮、地肤子以清热利湿止痒，防风、刺蒺藜祛风止痒，由于久病必及血分，加入当归、川芎、牡丹皮、赤芍凉血活血，同时加入炒薏苡仁、陈皮健脾祛湿。诸药相配，共奏清热解毒、祛湿止痒之功。

六、疏风清热凉血、除湿止痒治疗过敏性皮炎1例

甄某，女，46岁。2019年3月23日初诊。

面部起红色皮疹，伴瘙痒1年。患者曾就诊于某医院，口服中药和物理治疗后无明显效果。初诊见：面部起红色皮疹，瘙痒，稍有脱皮，患者偶尔自觉面部发热，发红，发干，睡眠可，饮食可，二便调，偶有口干，口苦。舌质紫黯，有瘀斑，苔黄稍腻，脉弦滑稍数。

诊断：过敏性皮炎（外感风热，湿热内蕴证）。

治则：疏风清热凉血，除湿止痒。

方药：牡丹皮20g，赤芍15g，白茅根20g，生地黄20g，玄参20g，黄芩10g，茵陈20g，蒲公英20g，金银花20g，连翘15g，生石膏20g，知母15g，白鲜皮30g，地肤子30g，茜草10g，泽泻20g，车前子15g。7剂，水煎服，每日1剂，早晚饭后温服。

2019年3月30日二诊：服上方7剂后，患者自述症状明显好转，面部皮疹减少，色变淡，瘙痒减轻，原有灼热感明显缓解，饮食睡眠可，二便调，无口苦，时有口干，余症同前。上方去泽泻、车前子，加炒薏苡仁20g、陈皮15g，茜草10g改为15g。7剂，水煎服，每日1剂，早晚饭后温服，同时注意休息，忌食辛辣、海鲜，随诊。

【按语】本案过敏性皮炎辨证为湿热内蕴，外感风邪，所以治则为疏风清热、凉血除湿。中医讲"治风先治血，血行风自灭"，故方中用当归、川芎行

气活血；牡丹皮、赤芍、茅根、生地黄清热凉血，石膏、知母清气分实热，车前子、茵陈等清热利湿。

七、清上防风汤加减治疗痤疮1例

肖某，女，11岁。2019年3月30日初诊。

面额部及鼻翼两侧起皮疹、色红、痒3月余。该患于3个月前无明显诱因面额部及鼻翼两侧起红色皮疹，伴瘙痒，曾口服中药及外用药物治疗效不佳，来我院就诊。刻诊见：面额部及鼻翼两侧起红色皮疹，伴瘙痒，近日皮疹明显增多质硬，现患者饮食睡眠可，大便干，小便正常，偶有口干，有口臭，舌淡红、苔薄黄，脉弦细稍数。

诊断：粉刺（肺经风热证）。

治则：疏散风热，清肺消痤。

方药：清上防风汤加减。桔梗10g，薏苡仁20g，栀子10g，荆芥10g，防风10g，川芎10g，连翘10g，黄芩6g，黄连6g，金银花15g，蒲公英20g，紫花地丁20g，败酱草20g，陈皮10g，牡丹皮20g，大青叶20g，茵陈20g，泽泻15g，枳实10g。7剂，每日1剂，水煎，早晚饭后温服。

2019年4月6日二诊：患者母亲代诉服用上方1周后，皮疹变平，颜色变淡，偶有新起皮疹，色红伴有瘙痒，大便较前干燥减轻，诊其舌质淡紫、边尖红、苔薄白，脉弦细稍数。根据舌脉症，辨证治法同前。前方加夏枯草20g、当归15g，川芎由10g改为15g，加强活血散结之功。7剂，每日1剂，早晚饭后温服。

2019年4月13日三诊：患者母亲代诉服用上方1周后，皮疹已有消退，原皮疹颜色变淡，偶有新起皮疹，近期服药后大便一日两次、质稀，小便黄。诊其舌边尖红、苔薄白，脉弦细稍数。根据舌脉症，考虑患者大便稀，故前方去黄芩、黄连，加白芍15g、枇杷叶15g，白术改为炒白术以顾护脾胃。7剂，水煎服，日1剂，早晚饭后温服。

2019年4月20日四诊：患者母亲代诉服用上方1周后，基本无新起皮疹，原皮疹继续消退，患者近日自觉面部发干，原皮疹颜色变暗，饮食睡眠可，大便已正常。诊其舌质淡红，苔薄白，脉细数。根据舌脉症，辨证治法同前。考虑患者皮疹已有明显好转，嘱其再服用1周汤剂后停药，同时注意休息，忌辛辣饮食，畅情志，随诊。

【按语】本案痤疮辨证为肺经风热证，因感受风热之邪，侵袭于头面部发为痤疮。用清上防风汤治疗本案痤疮，以疏散风热、清肺消痤为目的。患者初诊时大便干，舌苔黄，加入金银花、连翘、蒲公英、黄芩、黄连等苦寒清热之品，经过治疗后，大便干燥好转，服药2周后大便变稀，遂去黄芩、黄连等苦寒之品，因青少年脾胃功能尚不完善，虽上焦有热但不宜过用苦寒，中病即止，以免苦寒伤正气。

八、清热解毒、活血止痛治疗红斑肢痛症1例

张某，男，50岁，黑龙江省饶河县人。2020年2月20日初诊。

小腿红肿伴表皮发热及疼痛5日，通过网络视频就诊。患者自述，左腿小腿红肿，小腿伸侧表皮发热疼痛，皮肤紫红，站立活动后加重，局部有压痛，食纳可，眠尚佳，二便可。时有口苦，舌质淡红，苔薄白。

治则：清热解毒，活血止痛。

方药：金银花20g，连翘20g，蒲公英30g，紫花地丁30g，木瓜15g，牡丹皮30g，赤芍20g，栀子15g，丹参20g，鸡血藤30g，牛膝20g，黄柏15g，乳香10g，没药10g，泽泻20g，车前子15g，炒薏苡仁30g，陈皮15g。5剂，水煎服，每日1剂，早晚饭后温服。嘱其忌辛辣刺激、海鲜、羊肉狗肉等食物。

2020年2月26日二诊：服用上方5日后，小腿肿胀消退，皮肤颜色变浅，疼痛明显减轻，可站立短时间行走，小腿局部仍有按压疼痛敏感。二便调，舌苔无明显变化，辨证同前。嘱其继续服用原方5剂，水煎服，每日1剂，早晚饭后温服。

2020年3月3日三诊：腿部肿胀明显消退，皮肤颜色明显变浅，疼痛和腿部压痛明显缓解，行走时仍有痛感，食眠尚可，二便调。舌脉无明显变化。辨证治法同前，酌加行气消瘀药，上方加枳壳15g。7剂，每日1剂，水煎早

晚饭后温服。同时注意休息，调节饮食，畅情志，随诊。

【按语】红斑肢痛病是一种少见的血管性皮肤病，祖国医学文献中尚未查到对本病的记载。临床被称为湿热羁绊症，其病因病机多为脾运失职，湿热内生，蕴久生毒，湿毒热邪下注，阻隔经络，气血凝滞，不能通达四末，致使手足气血失和而发病。治以清热解毒、活血止痛。

九、小儿湿疹治验1例

王某，女，5岁，方正县人。2020年3月21日初诊。

面部、四肢片状红色斑丘疹，伴瘙痒，近日加重。家属代述：该患自婴幼儿期即患有湿疹，长年反复发作，曾在当地诊所治疗（具体治疗经过不详），疗效不佳，故来求诊。诊见：患者面部、四肢出现红色斑丘疹，有少量渗出结痂，伴瘙痒。饮食尚可，大便干。尖红，苔薄。

诊断：湿疹。

治则：祛湿解毒，清热凉血，祛风止痒。

方药：土茯苓20g，白鲜皮20g，苦参10g，枇杷叶15g，炒薏苡仁20g，茯苓15g，陈皮15g，金银花15g，连翘15g，蒲公英20g，牡丹皮20g，赤芍15g，栀子10g，地肤子20g，泽泻15g，车前子15g，防风15g，荆芥15g。7剂，水煎服，每日半剂，早晚饭后半小时温服。嘱其停用其他药物，同时忌食辛辣、生冷、海鲜等荤腥动风之物，调情志，慎起居。

2020年4月4日二诊：患者家属代述，服药后病情有所好转，皮疹颜色变淡，瘙痒减轻，无新发皮疹，食眠尚可，二便调。上方去泽泻，加生地黄15g、徐长卿15g、炒白术15g。14剂，水煎服，每日半剂，早晚饭后半小时温服。

2020年5月9日三诊：服药后病情持续好转，原有皮疹明显消退、变干，已无渗出，面部皮疹也有所好转，但仍时有瘙痒。余正常。

方药：土茯苓20g，白鲜皮20g，苦参10g，枇杷叶15g，茵陈15g，炒薏苡仁20g，陈皮10g，防风10g，刺蒺藜15g，金银花15g，连翘15g，当归15g，川芎15g，牡丹皮20g，栀子15g，地肤子20g，泽泻15g，车前子15g，生地黄

15g。7剂，水煎服，每日半剂，早晚饭后半小时温服。

2020年5月30日四诊：患者面部皮疹逐渐消退，好转明显，腿部皮疹偶有瘙痒。余均正常。上方去刺蒺藜、泽泻，加荆芥10g、丹参15g。14剂，水煎服，每日半剂，早晚饭后半小时温服。

2020年7月11日五诊：患者病情明显好转，面部及上肢皮疹已基本消退，小腿皮疹大部分消退，瘙痒明显减轻。舌质淡，苔薄白。

方药：土茯苓20g，白鲜皮20g，苦参10g，防风10g，刺蒺藜20g，当归15g，川芎15g，金银花15g，连翘15g，蒲公英20g，炒薏苡仁20g，陈皮15g，牡丹皮20g，赤芍15g，地肤子20g，生地黄15g，丹参15g，泽泻15g，车前子15g。7剂，水煎服，每日半剂，早晚饭后半小时温服。随诊。

【按语】本案小儿湿疹，是由婴儿湿疹久治不愈迁延而来。婴儿湿疹，是一种婴儿中常见的过敏性疾病，若治疗不当，长期反复发作，可继续发展至儿童期甚至成人期。中医称之为"奶癣""乳癣"。病因病机为怀胎时母食五辛，遗热于儿；母亲怀孕时多食膏粱厚味、鱼腥海味等发物；或因母亲情志内伤，易于发怒，肝火内动，遗热于儿；或因产后哺乳失当，饮食不节，脾胃薄弱，过食肥甘，以致脾失健运，湿热内生，湿性重浊黏腻，易耗血伤阴，化燥生风，故缠绵不愈，反复发作。治疗用犀角地黄汤与止痒合剂加减，同时用土茯苓以祛湿解毒，兼施清热凉血、祛风止痒、健脾利湿之品，标本兼治，取得满意疗效。

十、小儿银屑病1例

周某，女，7岁，双鸭山人。2020年4月23日初诊。

四肢、臀部及头部皮肤出现泛发性斑疹，色淡红，伴脱屑、瘙痒，近日加重，视频就诊。家属代述：该患者患病半年余，曾在当地个人诊所内服及外用中药治疗（具体不详），症状逐渐加重，故来求诊。诊见：患者周身及头部出现红色泛发性斑疹，双腿尤为严重，上覆鳞屑，伴瘙痒。饮食尚可，大便干，平时易汗出。舌质淡红，苔白稍腻。

诊断：银屑病（血燥型）。

治则：养血润肤，祛湿解毒，祛风止痒。

方药：养血润肤饮加减。土茯苓20g，白鲜皮15g，苦参10g，黄芩6g，防风10g，刺蒺藜15g，金银花15g，连翘15g，地肤子20g，丹参15g，白芍15g，车前子15g，牡丹皮15g，赤芍15g，生地黄15g，当归15g，麦冬10g，蜂房10g。7剂，水煎服，每日半剂，早晚饭后半小时温服。嘱其停用其他药物，同时忌食辛辣、生冷、海鲜等荤腥动风之物，调情志，慎起居。

2020年5月6日二诊：患者家属代述，服药后病情有所好转，斑疹变薄，颜色变淡，瘙痒减轻，无新发皮疹，但瘙痒出汗后加重，食眠尚可，二便调。上方加地骨皮15g。7剂，水煎服，每日半剂，早晚饭后半小时温服。

2020年5月20日三诊：患者家属代述，服药后病情持续好转，皮疹明显变薄、颜色变淡，瘙痒明显减轻，无新发皮疹。平时仍易汗出，余正常。上方去黄芩，加桑白皮10g。7剂，水煎服，每日半剂，早晚饭后半小时温服。

2020年6月10日四诊：患者家属代述，皮疹明显消退，仅留色素沉着，基本已无瘙痒。余均正常。继续服用上方，以巩固疗效，随诊。

【按语】银屑病是临床常见的一种红斑鳞屑性皮肤病，病程较长，易复发，缠绵难遇，给患者的身心健康带来严重的不良影响。中医认为：银屑病多因情志内伤，气机壅滞，郁久化火，心火亢盛，致毒热伏于营血；或因饮食失节，过食腥发动风之物，湿热内蕴，郁久化热，复感风热毒邪而发病；或阴血亏虚，气血失和，化燥生风，肌肤失养而致。本案为小儿银屑病，辨证为血虚风燥。该患儿平时饮食较差，身体瘦弱，阴血亏虚，故斑疹颜色淡红，表面有脱屑，瘙痒，治当养血润肤、祛风止痒、祛湿解毒。方用养血润肤饮加减。方中运用凉血、活血、养血之牡丹皮、丹参、当归、川芎，配合防风、刺蒺藜、白鲜皮、苦参祛风止痒，兼施土茯苓、地肤子、金银花、连翘等祛湿解毒。全方共奏养血活血、祛湿解毒、祛风止痒之效，取得良好效果。

十一、急性湿疹治验1例

关某，女，52岁，哈尔滨人。2020年5月20日初诊。

主诉及现病史：背、腰部及上肢出现红色泛发性斑疹，伴瘙痒，近日加重。该患者患病半年余，因长期处于厨房潮湿闷热环境而发病。初诊见：患者腰背部及上肢出现红色泛发性斑疹，腰背部尤为严重，伴剧烈瘙痒。瘙痒遇热、遇风加重。饮食尚可，二便调，平时易汗出。性格急躁、易怒。舌质淡紫、体大、有齿痕、苔白，脉弦滑稍数。

诊断：急性湿疹。

治则：祛湿解毒，清热凉血，祛风止痒。

方药：土茯苓30g，白鲜皮30g，苦参15g，黄芩10g，茵陈20g，防风15g，刺蒺藜30g，当归15g，川芎15g，金银花20g，连翘20g，蒲公英30g，牡丹皮30g，赤芍20g，栀子15g，地骨皮15g，泽泻20g，丹参30g，地肤子30g，生地黄20g。7剂，水煎服，每日1剂，早晚饭后半小时温服。嘱其停用其他药物，同时忌食辛辣、生冷、海鲜等荤腥动风之物，调情志，慎起居。

2020年5月27日二诊：患者服药后病情有所好转，皮疹颜色变淡，瘙痒减轻，但仍有新发皮疹，瘙痒遇热加重。上方去茵陈，加玄参20g。14剂，水煎服，日1剂，早晚饭后半小时温服。

2020年6月10日三诊：患者服药后病情明显好转，皮疹基本消退，瘙痒明显减轻。继续服用上方，以巩固疗效，随诊。

【按语】 湿疹是一种常见的过敏性炎症性皮肤病，与祖国医学文献中记载的"湿疮""浸淫疮"相类似。多因饮食失节或过食腥发动风之品，伤及脾胃，脾失健运，致使湿热内蕴，脾为湿热所困，复感风、湿、热邪，内外相搏，充于腠理，浸淫肌肤，发为本病。湿性重浊黏腻，易耗血伤阴，化燥生风，故缠绵不愈，反复发作。本患长时间处于潮湿闷热环境，同时因疫情原因心烦急躁，加之饮食失节，共同导致本病的发生。治疗用犀角地黄汤加减，同时重用土茯苓以祛湿解毒，兼施清热凉血、祛风止痒之品，标本兼治，取得满意疗效。

【生平传略】马林（1954—），男，汉族，吉林省榆树县人，中共党员。黑龙江省中医药科学院主任医师，硕士研究生导师，国家临床重点专科、国家中医药重点学科及国家中医药重点专科负责人。第七批全国老中医药专家学术经验继承人指导老师。1978年毕业于黑龙江省卫生学校，毕业后分配到黑龙江省中医研究院，从事医学检验。1986年本科毕业于黑龙江中医学院中医学专业，至黑龙江省中医研究院从事中医皮肤病工作。1996年任皮肤科主任。曾任中国民族医药学会皮肤科分会副会长，中华中医药学会外科分会常务委员兼副秘书长，黑龙江省中医药学会皮肤美容分会名誉主任委员，黑龙江省中医药学会皮肤专业委员会名誉副主任委员。2008年获评黑龙江省中青年名中医，2013年获批享受黑龙江省政府特殊津贴，2018年获评首届省级"龙江名医"。1994年研制出丹萍皮炎丸，2018年研制出双黄消痤丸及冰黄止痒搽剂。曾作为主要人员参与国家科技部"十二五"科技支撑项目、国家中医药管理局科研专项，先后获省部级一等奖1项、二等奖1项、三等奖2项，中华中医药学会科学技术三等奖1项，黑龙江省医药行业科技进步二等奖1项；获厅局级一等奖3项、二等奖3项、三等奖1项，省部级成果2项，地厅级成果3项。发表论文30余篇。

马林主任医师在临床、科研及教学一线工作30余年，一直从事皮肤、疮疡的临床治疗及科研工作，他熟读经典，系统整理、研究先人治疗皮肤、疮疡病的经验，勇于实践。多年来，在治疗皮肤病方面积累很多好方法及经验，取得诸多科研成果。

马林医案

一、清热凉血、解毒消斑法治疗银屑病1例

吴某，男，20岁。2007年5月13日初诊。

主诉：头部、四肢起红斑、鳞屑2周。

现病史：患者2周前因患感冒、咽喉疼痛继而发现头部、四肢起红色丘疹，上覆少许鳞屑，无瘙痒，未治疗，后发现皮疹逐渐增多，鳞屑逐渐增厚，为求系统中医药治疗，遂来求诊。现患者头身起红斑、鳞屑、无瘙痒，口干口苦，小便黄，纳眠可，大便正常。

既往史：否认。

专科情况：头皮、四肢、胸背及腰腹可见播散性鲜红色丘疹，上覆少许银白色皮屑，薄膜现象（+），筛状出血（+），舌质红、苔薄黄，脉弦滑。

西医诊断：寻常性银屑病。

中医诊断：白疕。

辨证：血热证。

治法：清热凉血，解毒消斑。

方药：当归15g，生地黄20g，牡丹皮15g，赤芍15g，牛蒡子15g，蝉蜕10g，白鲜皮15g，苦参10g，金银花25g，水牛角10g，青黛3g，黄连15g，甘草10g。14剂，每日1剂，水煎，分早晚温服。

二诊：服药14剂，头皮、躯干及四肢皮损颜色转淡，上覆少许鳞屑，无新皮损出现，舌质红、苔薄黄，脉弦。前方去水牛角、青黛，加知母10g、玄参15g、麦冬15g、鸡血藤20g。继服14剂。

三诊：服药14剂，头皮皮疹大部分消失，躯干及四肢皮疹色淡，鳞屑消失。前方去鸡血藤，加土茯苓20g，继服14剂。守方治疗1个月痊愈。

【按语】银屑病相当于中医的"白疕"，祖国医学记载的"干癣""顽癣""松皮癣""疕风""蛇风""白壳疮""银钱疯"等病，与该病有一定相关性。关于本病的最早记载首见于隋代的《诸病源候论》："干癣，但有匡郭，皮

枯索，痒，搔之白屑出是也。"《外科大成》首次提出："白疕，肤如疹疥，色白而痒，搔起白疕，俗呼蛇风。由风邪客于皮肤，血燥不能荣养所致。"本病多发生于青壮年，男性略多于女性，因为青壮年素体阳盛，血中蕴热，复感风热毒邪，或食腥发动风之物，或情志内伤，五志化火，两阳相合，内不能疏泄，外不得透发，燔灼血液，充斥体肤，怫郁肌肤，阻于肌表而发。日久则耗伤阴血，而致阴虚血燥，肌肤失养；经脉闭塞，血瘀脉络。可见血热存在于白疕的各期。马林教授认为血分有热为该病的主要病机。治病必求于本，故而治疗的关键在于治疗血热证，针对其病因病机，治以清热凉血、解毒消斑，选用自拟消银汤加减。方中水牛角"治热毒风并壮热"，用以清热解毒、凉血消斑，寒而不遏，且能散瘀；生地黄专于凉血滋阴；牡丹皮清热凉血，活血散瘀，可收化斑之效；赤芍性散而泄，善走血分，能清肝火，除血分郁热，清热凉血、活血、散瘀化斑，既能泻肝降火、清血分实热，又能散瘀血留滞而通脉止痛。另外水牛角、生地黄、赤芍、牡丹皮即犀角地黄汤主要组成，直取其清热凉血解毒之功。麦冬清热养阴生津、润肺清心，牡丹皮辛苦性寒，苦寒以清血热，辛散以行瘀血，功善凉血祛斑除蒸，具有凉血不留瘀、活血而不动血之特点。二方药配对，相须为用，清热泻火、凉血活血之力倍增，共成清热凉血解毒、凉血散瘀化斑之剂。金银花入气分和血分，功善清热解毒，疏散风热；牛蒡子疏散风热，透疹解毒；青黛清热解毒，凉血消斑；蝉蜕疏风清热，透疹止痒；苦参清热燥湿，杀虫止痒；当归补血和血，活血，润肠通便；白鲜皮清热解毒，除湿止痒；金银花、牛蒡子、青黛助各药以清热凉血，解毒消斑；甘草清热解毒，调和诸药。诸药合用，共奏清热凉血、解毒消斑之功。若热盛大便燥结者，可加大黄、栀子以清利肠热；咽干咽痛者，可加大青叶、板蓝根、连翘以助清热解毒；痒甚者，可加蒺藜、僵蚕以祛风止痒。

二、清热解毒、活血化瘀治疗银屑病1例

陈某，男，55岁。2014年8月11日初诊。

主诉：头身起红斑，鳞屑，痒30年，加重15天。

现病史：患者于30年前发现头部、四肢、胸背及腰腹起红色斑疹、鳞屑，

瘙痒，曾至多家医院（具体不详）诊治，均诊为"银屑病"，分别予口服、外用药物（具体药名不详）治疗，多年来反复发作，时轻时重。2014年7月26日发现皮疹逐渐增多，鳞屑逐渐增厚，瘙痒程度加重，遂来诊。现患者头身起红斑、鳞屑，瘙痒甚，但不影响睡眠，纳可，二便正常。

既往史：否认。

专科情况：头部、四肢、胸背、腰腹及臀部可见播散性暗红色斑疹，部分融合成片，上覆银白色皮屑，皮屑肥厚。舌质紫暗、可见瘀斑，脉涩。

西医诊断：寻常性银屑病。

中医诊断：白疕。

辨证：气滞血瘀证。

治法：清热解毒，活血化瘀。

方药：当归15g，生地黄15g，赤芍15g，牡丹皮15g，丹参15g，桃仁15g，鸡血藤15g，白鲜皮20g，麦冬20g，土茯苓15g，苦参10g，金银花20g，玄参15g，浮萍15g，甘草10g。14剂，每日1剂，水煎，分早晚温服。

二诊：服上方14剂，皮损减轻，双下肢皮损色暗红，鳞屑变薄，瘙痒程度自觉略减轻，纳眠可，二便正常。舌质暗、苔白，脉弦涩。前方去玄参，加乌蛇10g、川牛膝20g。继服14剂。

三诊：服上方14剂，皮疹变平，色淡红，鳞屑减少，偶瘙痒，纳眠可，二便正常。舌质暗、苔白，脉弦涩。前方去桃仁，加天冬15g。继服14剂。

四诊：服上方14剂，头部皮疹淡红，四肢、躯干散在红色斑疹，鳞屑薄白，瘙痒症状消失，纳眠可，二便正常，舌质暗、苔白，脉弦。前方加防风、荆芥各15g。继服14剂。

五诊：服前方14剂，头部散在皮疹，少许鳞屑，四肢、躯干皮疹淡红，无瘙痒，纳眠可，二便正常，舌质红、苔白，脉弦。继服前方14剂。后随访双下肢散在淡红色斑疹。

【按语】本患者银屑病病史多年，皮疹暗红，肥厚浸润，密布鳞屑。马林教授认为此证病程较长，"久病必瘀""久病入络"，瘀血阻滞经络，气血不行，辨证为气滞血瘀证，但血分有热贯穿于银屑病整个病程，因此以清热解毒、活血化瘀为治则。方中当归、生地黄、赤芍清热凉血，活血；牡丹皮清热凉血，活血散瘀，丹参活血化瘀，祛瘀生新，兼祛瘀热，二药配伍使用，活血凉血，清透邪热之力增强；桃仁活血化瘀，逐瘀生新；鸡血藤凉血活血通络；白鲜皮、苦参清热解毒止痒；麦冬、玄参清热凉血、滋阴降火，解毒散结；土茯苓解毒除湿；金银花清热解毒；浮萍宣散风热、透疹；甘草调和诸药。诸药合用，共奏清热解毒、活血化瘀之功。皮损肥厚者，可加三棱、莪术破血逐瘀；痒甚者，可加白蒺藜以祛风止痒；大便燥结者，可加大黄以通便。

三、清肝泻火、活血止痛法治疗带状疱疹1例

张某，女，45岁。2010年4月13日初诊。

主诉：右腰腹部起丘疱疹，疼痛1周。

现病史：患者于2010年4月6日发现右侧腰腹部起红色丘疱疹，疼痛，未治疗。近日发现丘疱疹逐渐增多，疼痛程度逐渐加重，遂来就诊。现患者右侧腰腹部起丘疱疹，疼痛甚，夜间痛甚，痛甚难眠，口干口苦，大便略干，小便黄，纳眠尚可。

既往史：否认。

专科情况：右侧腰腹部可见红色丘疹、丘疱疹，水疱，疱壁紧张光亮，簇集性呈带状分布。舌质红、苔黄腻，脉弦数。

西医诊断：带状疱疹。

中医诊断：蛇串疮。

辨证：肝经湿热证。

治法：清肝泻火，活血止痛。

方药：柴胡15g，龙胆15g，栀子15g，黄连15g，当归15g，生地黄15g，延胡索15g，郁金15g，车前子15g，金银花20g，板蓝根15g，桃仁15g，红花10g，瓜蒌仁15g，丝瓜络15g，甘草10g。7剂，每日1剂，水煎，早晚分服。

二诊：服药7剂，右腰腹部皮疹部分吸收，疱壁松弛，时疼痛，但不影响睡眠，无口干口苦，二便正常，舌质红、苔薄黄，脉弦。前方去黄连、郁

金，加大青叶15g、川楝子10g、川芎15g。继服7剂。

三诊：服药7剂，右腰腹部皮疹损脱皮，可见色素沉着，偶有疼痛，无口干口苦，纳眠可，二便正常，舌质淡红、苔薄黄，脉弦。前方去蓝根、大青叶、车前子，加丹参15g、蜈蚣1条、全蝎5g。继服7剂。后随访患者痊愈。

【按语】带状疱疹是现代医学病名，相当于中医学的"蛇串疮""缠腰火丹""火带疮"等。中医对此病的认识，最早记载于隋代巢元方《诸病源候论》："甑带疮者缠腰生，状如甑带，因以为名"。因皮损状如蛇行，清代祁坤《外科大成》将其称为"蛇串疮"，描述为："名蛇串疮，初生于腰，紫赤如疹，或起水疱，痛如火燎。"清代《医宗金鉴·外科心法要诀》提出本病的病因病机："缠腰火丹，此证俗名称蛇串疮，有干湿不同、红黄之异，皆如累累珠形。干者色红赤，形如云片，上起风粟，发痒作热，此属肝心二经风火，治宜龙胆泻肝汤；湿者色黄白，水疱大小不等，作烂流水，较干者多疼，此属脾肺二经湿热，治宜除湿胃等汤；若腰生之，系肝火妄动，宜用柴胡清肝汤治之……"马林教授认为本病大多因情志所伤，肝气久郁，克脾化湿，又复感风热邪毒，湿、热、风、火蕴结而成。火热邪毒溢于肌表，流窜经络，使气血郁闭，则见红斑、丘疱疹、痒痛等症；湿热火毒损伤经络，经气不宣，气滞血瘀，不通则痛，常致疼痛不休或刺痛不断。根据祖国医学"不通则痛、通则不痛、气行则血行"的理论，马林教授指出活血化瘀法应该贯穿本病治疗的全过程，并根据"方从法立，法随证出"的组方原则，创立了清肝泻火、活血止痛的治疗本病的基本法则。方选龙胆泻肝汤加减。方中龙胆配栀子，既泻肝胆实火，又清下焦湿热；板蓝根、金银花、黄柏清热解毒；车前子利水行湿而不伤正；郁金、延胡索疏肝理气止痛；当归活血、补血；生地黄清热凉血解毒，兼以滋阴，以防伤正太过，从而使全方泻中有补，疏中有养；桃仁、红花、瓜蒌仁及丝瓜络理气活血以助止痛；甘草调和诸药。全方共奏清肝泻火、活血止痛之效。加减：发于头面部者加菊花；发于上肢者加姜黄；发于下肢者加川牛膝；血热明显，出现血疱坏死者加牡丹皮、白茅根；疼痛甚者加制乳香、没药、全蝎、蜈蚣。

四、活血化瘀、通络止痛治疗带状疱疹1例

陈某，男，65岁。2014年3月10日初诊。

主诉：右臀部、下肢起丘疱疹，疼痛3个月。

现病史：患者于2012年12月末发现右侧臀部、右大腿及右小腿起红色丘疹、丘疱疹，水疱，疼痛，曾至多家医院（具体不详）治疗，均诊为"带状疱疹"，予外用、口服及静点药物（具体药名不详）治疗，皮疹不显，色素沉着，仍自觉疼痛。阴天疼痛程度加重，遂来诊。现患者右侧臀部、右下肢疼痛，自觉每1小时发作1次，夜间痛甚，痛甚难眠，纳尚可，二便正常。

既往史：高血压。

专科情况：右侧臀部、右大腿及右小腿可见色素沉着，呈带状分布。舌质暗、苔白，脉弦涩。

西医诊断：带状疱疹后遗神经痛。

中医诊断：蛇串疮。

辨证：气滞血瘀证。

治法：活血化瘀，通络止痛。

方药：

1.桃仁15g，红花10g，当归15g，生地黄15g，川芎15g，牡丹皮15g，柴胡15g，延胡索15g，瓜蒌仁15g，丝瓜络15g，丹参15g，乳香6g，没药6g，枳壳12g，川楝子10g，白芍15g，川牛膝20g，甘草10g。7剂，每日1剂，水煎，早晚温服。

2.大黄30g，黄柏40g，黄连30g，姜黄40g，五倍子20g，地龙20g，冰片8g。水煎，外用，日2次。

二诊：服药7剂，疼痛程度自觉略减轻，疼痛每2～3小时发作1次，睡眠改善，舌质暗、苔白，脉弦。前方去赤芍、川楝子，加全蝎5g。继服7剂。外用中药不变。

三诊：服药7剂，疼痛偶作，疼痛每日发作2～3次，不影响睡眠，舌质暗、苔白，脉弦。前方去白芍，加郁金15g，继服7剂。外用中药不变。

四诊：服药7剂，色素沉着，疼痛不显，纳眠均可，二便正常，舌质淡

红、苔薄白，脉弦。继服前方14剂，以巩固疗效。

【按语】带状疱疹是临床常见的皮肤病，神经疼痛是该病最常见的临床表现，发病部位灼痛、刺痛，且常向邻近皮肤发射，严重者疼痛难忍，影响正常的工作和生活。马林教授认为带状疱疹后遗神经痛着眼点在一个"痛"字，经络不通，不通则痛乃其病机关键所在。该病多发于老年人，因老年人脏腑功能衰退，正气本虚，气血不足，血虚则血行不畅而致血滞不通，不通则痛；且本病多经多处治疗，治疗效果不佳才遗留疼痛，因此一般病程较长，"久病必瘀""久病入络"，瘀血阻滞经络，气血不行，不通则痛。另《外科证治全书》曰："诸痛皆由气血瘀滞不通而致。"因此，治疗应以活血化瘀、通络止痛为治则。方中桃红四物汤（桃仁、红花、生地黄、川芎、当归）以祛瘀为中心，辅以养血、行气；柴胡、延胡索、川楝子疏肝解郁，理气止痛；芍药、甘草以养血柔肝，缓急止痛；枳壳理气行滞；瓜蒌仁、丝瓜络、丹参活血化瘀，行气止痛；乳香、没药活血行气止痛，消肿生肌；川牛膝活血化瘀，引药归经。诸药共用，共奏活血化瘀、通络止痛之效。

《医学源流》载："外科之证，最重外治。"外用药物直接作用于患处，药物可直达病所，内外合治，双管齐下，可收奇效。方中大黄清热祛瘀，黄柏、黄连清热燥湿，姜黄、五倍子及地龙活血化瘀，冰片清热凉血止痛。诸药合用，可达清热利湿、活血化瘀止痛之效。

五、清热凉血、疏风止痒法治疗荨麻疹1例

李某，女，34岁。2013年5月6日初诊。

主诉：身上起风团，瘙痒半月。

现病史：患者于2013年4月21日因家中装修后发现四肢、胸背及腰腹起红色风团，时起时消，瘙痒，曾自予口服扑尔敏，未见明显好转，且发现风团逐渐增多，瘙痒程度逐渐加重，遂来诊。现患者周身起风团，时起时消，自觉遇热加重，遇凉缓解，瘙痒剧烈，夜间痒甚，痒甚难眠，口干口苦，心烦，大便干，纳可，小便正常。

既往史：否认。

专科情况：四肢、胸背及腰腹可见红色风块疹，部分融合成片，抓痕，血痂。舌质红、苔黄，脉浮数。

西医诊断：荨麻疹。

中医诊断：瘾疹。

辨证：风热证。

治法：清热凉血，疏风止痒。

方药：牡丹皮15g，生地黄15g，地肤子20g，黄连15g，黄柏15g，苍术15g，苦参15g，石膏30g，白鲜皮20g，防风15g，蝉蜕15g，蒺藜20g，当归15g，牛蒡子15g，甘草10g。7剂，每日1剂，水煎，早晚温服。

二诊：服药7剂，四肢、胸背及腰腹部散在少许淡红色风块疹，皮疹偶有新起，持续时间缩短，无口渴、口干、心烦，大便正常，时瘙痒，不影响睡眠。舌质淡红、苔薄黄，脉浮数。前方去蒺藜，加浮萍15g、荆芥15g，继服7剂。

三诊：服药7剂，周身皮疹不显，色如常，无瘙痒，纳眠可，二便正常，舌质淡红、苔薄白、脉浮。继服7剂。后随访患者痊愈。

【按语】荨麻疹属于中医"瘾疹"范畴，是一种临床上常见的皮肤病，以皮肤出现红色风团，时隐时现，剧烈瘙痒为特征。《金匮要略》云："风气相搏，风强则为瘾疹，身体为痒。"《诸病源候论》曰："汗出当风，风气博于肌肉，与热气并，则生瘾疹。"《诸病源候论·风瘙隐疹候》云："风入腠理，与血气相搏，结聚起，相连成隐疹。"《证治准绳·疡医·卷之五》曰："赤白游风，属脾肺气虚，腠理不密，风热相搏……"祖国医学认为风寒、风热之邪侵犯机体，客于肌肤与血脉，内不得疏泄，外不得透达，遇时则发为风团，风胜则痒。赵炳南认为风邪为本病的发病关键，且"风为百病之长，善行而数变"，与热邪结合为风热之邪，侵袭腠理，客于肌肤，在一定的条件下则引发"瘾疹"。马林教授针对风热型荨麻疹以清热凉血、疏风止痒为则。本方牡丹皮清热凉血为君药，以凉血热、行血滞，治疗血热炽盛，皮肤发斑。生地黄清热凉血、解毒散瘀，专清血分之热；黄柏、黄连清热燥湿，泻火解毒；苍术健脾祛湿，祛风湿；地肤子、苦参清热利湿止痒；石膏清热泻火，除烦止渴，清肺胃之热；上七味共奏清热凉血、燥湿止痒之功以助君药。白鲜皮祛风燥湿、清热解毒，可治疗肺经风热毒气攻皮肤而致的皮肤瘙痒，《药性论》谓其"治一切热毒风，恶风，风疮、疥癣赤烂，眉发脱脆，皮肌急，壮热恶寒……"防风取其祛风胜湿之功，以达止痛止痒之效。蝉蜕祛风宣肺，定痛止痒，《医学纲目》谓其"治头风眩晕，皮肤风热，痘疹作痒，破伤风及疗肿毒疮……"蒺藜活血祛风止痒，当归养血润肤以止痒，牛蒡子清热透散以疏散风热。上六味辅佐君臣共奏祛风止痒之效，为佐药。甘草调和诸药为使药。诸药共用，以奏清热凉血、疏风止痒之功。

六、清热解毒、消瘀散结法治疗痤疮1例

赵某，女，22岁。2013年6月17日初诊。

主诉：颜面、胸背起丘疹，偶疼3个月。

现病史：患者于2013年3月份发现额头、面颊起红色丘疹，部分白头，偶疼痛，自予外用红霉素软膏，口服药物治疗，具体药名不详，未见好转，且发现颜面部皮疹增多，胸背部新出红色丘疹，时痒痛，遂来诊治。现患者颜面及胸背起丘疹，脓疱，时痒痛，口苦，便秘，2~3天一次，小便黄，纳眠可。

既往史：否认。

专科情况：额头、面颊、下颌、胸部及背部可见红色丘疹、脓疱，部分白头。舌质红、苔黄腻，脉弦。

西医诊断：痤疮。

中医诊断：粉刺。

辨证：肺经风热证。

治法：清热解毒，消瘀散结。

方药：金银花25g，野菊花15g，紫花地丁12g，黄连15g，黄柏15g，黄芩15g，栀子15g，丹参15g，牡丹皮15g，虎杖15g，柴胡15g，夏枯草15g，赤芍15g，玄参15g，甘草10g。7剂，每日1剂，水煎，早晚温服。

二诊：服药7剂，颜面及胸背丘疹、脓疱部分吸收，色淡红，偶有疼痛，口干、口苦，便秘略改善，纳可，小便正常，舌质红、苔黄，脉弦数。前方去赤芍、虎杖，加石膏30g、知母15g、生地黄15g。继服7剂。

三诊：服药7剂，颜面部及胸背散在少许淡红色丘疹、脓疱，偶疼痛，无口干、口苦，二便正常，纳眠可，舌质红、苔薄黄，脉弦。前方去石膏、知母，加蒲公英15g、皂角刺15g。继服7剂。

四诊：颜面散在少许淡红丘疹，胸背皮疹不显，无疼痛，纳眠可，二便正常，舌质淡红，苔薄黄，脉弦。前方去地骨皮、黄连，加桑白皮15g。继服7剂。

五诊：颜面及胸背皮疹消退，痘痕暗红，无疼痛，纳眠可，二便正常，舌质淡红，周身皮疹不显，色如常，无瘙痒，纳眠可，二便正常，舌质淡红、苔薄白，脉弦。继服前方7剂。后随访患者痊愈。

【按语】痤疮多见于青年男女，因此又被人们称之为"青春痘""粉刺"。《医宗金鉴》云"此证由肺经血热而成，每发于面鼻，起碎疙瘩，形如黏屑，色赤肿痛，破出白粉汁，日久皆成白屑，形如黏米白屑。宜内服枇杷清肺饮，外用颠倒散，缓缓自收功也"，对痤疮较为详细的描述，并认识到该病欲速则不达。肺主皮毛，肺与痤疮的发生密切相关，《素问·至真要大论》云："太阴之胜，火气内郁，疮疡于中，流散于外。"肺居人体上部，为娇脏，易受外邪侵袭，风、寒、湿、热之邪外客于肺，壅阻于肌肤，阳气阻遏，郁而发为痤疮。故马林教授认为患者过食辛辣肥甘厚味，肺胃蕴热，上蒸颜面、胸背，结合其舌脉，为肺经风热之征。故以清热解毒、消瘀散结为治则。方中金银花清热解毒、消痈散结，《本草正》谓其"善于化毒，毒未成者能散，毒已成者能溃"，为外科之疮痈圣药，且甘寒轻浮，善清上焦，直达病所；野菊花、紫花地丁皆味苦性寒，苦能清泻，寒能清热，皆能清热解毒；黄芩、黄连、黄柏、栀子均能清热燥湿、泻火解毒，四味合用，取《外台秘要》"黄连解毒汤"热毒壅盛当苦寒直折之意，可清泻上、中、下三焦之火毒热盛；诸药配伍，更增君药清热泻火、解毒消肿之功，使内蕴热毒得解；赤芍可清热凉血、散瘀止痛，牡丹皮可凉血活血，丹参可活血化瘀、凉血消痈，虎杖既能清热解毒，又能活血祛瘀，四味合用，可清热凉血以解血分热毒，活血散瘀以通血脉瘀滞；一味玄参既能养阴凉血，兼可解毒散结，柴胡可舒肝行气，李东垣谓其"可散诸经血结气聚"，夏枯草能清热散结，三味药物合用，更增全方解毒散结之力；以上诸药配伍可有清热凉血、消瘀散结之效。方中以一味甘草调和诸药、护胃和中为使药。诸药合用，共奏清热解毒、消瘀散结之功。

七、养血润肤、祛风止痒治疗神经性皮炎1例

何某，男，39岁。2015年5月13日初诊。

主诉：颈项部、腰骶部起皮疹，痒半年余。

现病史：患者于2014年11月发现颈项部、骶尾部起增厚性片状红斑，瘙痒，曾自予外用药物（具体药名不详）治疗，时有好转，仍有反复。近日发现皮疹逐渐增多，肥厚程度加重，瘙痒程度加重，遂来诊治。现患者颈项部、腰骶部起皮疹，脱屑，瘙痒，纳可，二便正常。

既往史：否认。

专科情况：颈项、腰骶部可见片状多角形扁平丘疹，融合成片，质坚硬，表面覆有少量糠状皮屑，苔藓化。舌质淡红、苔薄黄，脉弦数。

西医诊断：神经性皮炎。

中医诊断：牛皮癣。

辨证：血虚风燥证。

治法：养血润肤，祛风止痒。

方药：当归15g，生地黄10g，赤芍15g，皂角刺15g，防风15g，荆芥15g，蝉蜕15g，白鲜皮20g，苦参15g，鸡血藤15g，僵蚕10g，蒺藜15g，全蝎5g，甘草10g。14剂，每日1剂，水煎，分早晚温服。

二诊：服药14剂，颈后、腰骶皮损中心部分吸收，边界有丘疹，苔藓化显著改善，肥厚增生改善，瘙痒时作，但影响睡眠，眠差，纳可，二便可舌质红、苔薄黄，脉弦细。前方加生龙牡各30g、麦冬15g。继服14剂。

三诊：服药14剂，皮损变薄，无脱屑，瘙痒明显缓解，入睡困难，舌边尖红、苔薄黄，脉弦细。前方去全蝎，加首乌藤15g、炒酸枣仁20g以安神。继服14剂。

四诊：皮损大部分消退，可见小面积淡褐色色素沉着，偶瘙痒，继服前方14剂。后随访患者皮损变薄，后至消退，无瘙痒，睡眠亦明显改善，无特殊不适。

【按语】神经性皮炎属于中医学"牛皮癣""摄领疮"范畴。《外科正宗·顽癣》言："牛皮癣如牛项之皮，顽硬且坚，抓之如朽木。"《诸病源候

论·摄领疮候》言："摄领疮，如癣之类，生于项上，痒痛，衣领拂着即剧，云是衣领揩所作，故名摄领疮也。"中医学认为，摄领疮多由于内外合邪引发，内因是指七情内伤之扰，情志不畅，郁闷不舒，以致气血运行失常，凝滞肌肤，日久耗血伤阴，致血虚化燥，肌肤失于濡养，故皮肤粗糙肥厚；外因指风邪外侵，风为阳邪，易伤津液，以致皮肤干燥、脱屑，风性善行而数变，故身体可出现皮损多处，风邪过盛，则皮肤明显瘙痒，风为百病之长，易夹热邪侵袭人体，故皮损色红。神经性皮炎多是内外相引，合而为病，故采用养血润肤、祛风止痒为治疗原则。方中当归养血润肤、活血止痛，生地黄清热凉血、养阴生津，两药合用切合养血润肤、祛风止痒之法；僵蚕、蒺藜、全蝎、皂角刺、防风、荆芥、蝉蜕、苦参、白鲜皮共奏祛风止痒之效，加强止痒之力，可打破病程中瘙痒—搔抓—瘙痒的恶性循环，是解决苔藓样变的重要方法；鸡血藤活血、补血、通络，赤芍活血散瘀，两药同助当归养血润肤，并寓"治风先治血，血行风自灭"之意，活血补血法以助止痒；蝉蜕疏散风热，赤芍清热凉血，苦参、白鲜皮清热燥湿，共清内外热邪，共为佐药。甘草调和诸药，为使药。全方标本同治，虚实兼顾，具有养血润肤、祛风止痒、活血通络、疏散风热、清热燥湿凉血之功，使得血虚得养，风邪得疏，热瘀得清。

八、清热养血润燥、祛风止痒、利湿健脾治疗皲裂性湿疹1例

李某，女，37岁。2015年10月10日初诊。

主诉：足跖起丘疱疹，脱皮，裂口，疼痛2个月，加重7天。

现病史：患者于2015年8月3日发现两足跟皮肤干燥，裂口，疼痛，自予外用复方蛇脂软膏治疗，略见好转，仍时有反复。近一周发现两足跖皮肤干燥加重，裂口加深，疼痛程度加重，遂来求治。现患者两足跟干燥，裂口，疼痛较甚，尚不影响睡眠，纳可，二便正常。

既往史：否认。

专科情况：两足跖皮损色淡红，干燥、脱皮，可见皮肤裂口。舌质红、苔白，脉弦。

西医诊断：皲裂性湿疹。

中医诊断：湿疮。

辨证：血虚风燥证。

治法：清热养血润燥，祛风止痒，利湿健脾。

方药：生地黄15g，牡丹皮15g，蝉蜕15g，苍术15g，黄柏15g，地肤子20g，麦冬15g，僵蚕10g，蒺藜15g，白鲜皮15g，苦参10g，防风15g，荆芥15g，泽泻15g，茯苓15g，甘草10g。7剂，每日1剂，水煎，早晚温服。

二诊：服药7剂，足跟干燥略改善，脱皮减少，裂口减小，疼痛程度减轻，舌质红、苔白，脉弦。前方加天冬15g。继服7剂。

三诊：服药7剂，足跟干燥面积减小，脱皮散在，裂口减小，疼痛程度较前减轻，舌质红、苔白，脉弦。前方去防风、荆芥，加当归15g。继服7剂。

四诊：服药7剂，两足跟皮肤干燥及脱皮不显，裂口明显变小，偶疼痛，舌质红、苔白，脉弦细。前方加熟地黄15g、白芍15g。继服7剂。

五诊：服药7剂，足跟皮肤如常，无裂口，无脱皮，无疼痛，舌质淡红、苔白，脉弦细。继服前方7剂。后随访患者无反复，无特殊不适。

【按语】手足皲裂性湿疹相当于祖国医学"湿疮""干裂疮"，是由内外综合因素等引起的迟发型变态反应性皮肤疾病，如日光、寒冷、紫外线、炎热、干燥、化学物质等外界刺激或失眠、精神紧张、过度疲劳等内在因素都可引起本病的发生及发展。病程缠绵，可迁延数年，甚至更久，其以手掌或足底中心为多发部位，故更容易反复发作。本病多以手足皮肤增厚、粗糙、皲裂为皮疹特征，伴有瘙痒、疼痛等症状。马林教授认为此病急性者以湿热为主，脾失健运，致使湿热内生，加之感风湿热之邪，两邪相抟于肌肤腠理，瘀阻于肌肤腠理，浸淫肌肤而发病；慢性者因湿热蕴久，病久伤血，血虚生风生燥，肌肤失去濡养而成。故本病治以清热养血润燥，祛风止痒，利湿健脾为主。

方中以生地黄、牡丹皮为君药，养血润肤；防风、荆芥、白鲜皮、地肤子、蝉蜕为臣药，祛风止痒；佐以黄柏、苦参、苍术、泽泻、茯苓、利水渗湿健脾。麦冬、生地黄清热凉血，养阴生津；牡丹皮清热凉血，活血散瘀；防风发表散风，胜湿止痛；黄柏清热燥湿，泻火解毒；地肤子清热利湿，止痒；蝉蜕疏散风热，透疹止痒；白鲜皮清热燥湿，祛风解毒，止痒；苦参清热燥湿，祛风止痒；苍术燥湿健脾，祛风湿；泽泻利水渗湿消肿，健脾安神；茯苓利水渗湿，泻热；荆芥发表散风，透疹消疮，僵蚕祛风息风，蒺藜活血祛风止痒，以增强方中祛风止痒之功效。诸药合用，共奏清热养血润燥、祛风止痒、利湿健脾的功效。

九、清热解毒、凉血止血治疗过敏性紫癜1例

赵某，男，15岁，学生。2007年3月28日初诊。

主诉：双下肢起紫红斑7天。

现病史：患者及家属述一周前自觉咽喉疼痛继而发现双下肢起紫红色瘀点、瘀斑，无腹痛，无关节痛，未予诊治。3月27日发现瘀点、瘀斑增多，色鲜红，遂来我院皮肤科就诊。现患者双下肢起紫红色瘀点、瘀斑，伴咽痛，无腹痛，无关节痛，纳眠可，二便正常。

既往史：否认。

专科情况：双下肢散播性紫红色瘀点、瘀斑，压之不褪色，咽红，咽部充血。舌质红、苔薄黄，脉弦。

西医诊断：过敏性紫癜。

中医诊断：肌衄。

辨证：风热伤络证。

治法：清热解毒，凉血止血。

方药：当归15g，生地黄15g，牡丹皮15g，蝉蜕15g，茅根20g，地肤子15g，白鲜皮15g，防风15g，紫草10g，地榆炭10g，侧柏炭10g，金银花20g，牛蒡子15g，甘草10g。7剂，每日1剂，水煎，早晚温服。

二诊：服药7剂，双下肢皮损颜色明显变淡，咽喉疼痛症状消失，大便溏，舌质红、苔白，脉弦。前方去牛蒡子，加白术10g。继服7剂。

三诊：服药7剂，双下肢紫红斑不显，舌质红、苔薄白，脉弦。处置：嘱其继服上方半月加以巩固。后随访治愈。

嘱其忌食辛辣刺激、牛羊肉及鱼虾海物等。

【按语】过敏性紫癜是一种侵犯皮肤及其他器官毛细血管与细小动脉的过敏性血管炎，其特征为非血小板减少性紫癜，以血液外渗至皮下、黏膜或浆膜下形成紫癜为主要表现，且常伴有胃肠、关节和肾脏的损害。其发病年龄多在2～20岁，儿童及青少年多见，四季均可发病，但以春秋两季发病多见。中医古代文献无紫癜之名，根据过敏性紫癜的症状与表现，中医学将过敏性紫癜纳为"紫癜""紫斑""紫癜风""葡萄疫""肌衄""血症""斑疹"等范畴。发斑性疾病最初记载于《金匮要略·百合狐惑阴阳毒病证治第三》："阳毒之病，面赤斑斑如锦纹。"祖国医学认为，过敏性紫癜为外感六淫之邪，内伤五脏之气，致热于内，蕴毒于中，蒸发肌肤而发病；或久热伤络，或劳倦过度，伤及脾胃，脾失统摄，以致血不循经，血溢脉外，肌肤出现紫癜。临床上宜采用清热解毒，凉血止血，兼以祛风的治则来治疗此病。方中当归凉血活血；生地黄清热凉血；牡丹皮凉血散瘀、清热，主治血热妄行、斑疹瘀血；紫草凉血活血，解毒透疹消斑；赤芍、牡丹皮、紫草清热凉血止血，清热之中以养阴，活血之中又能散瘀，使热清血止而无瘀血之弊；白鲜皮清热燥湿、祛风解毒；防风、白鲜皮、地肤子均擅长祛除在表之风；蝉蜕主升浮而走皮毛、腠理，能祛风止痒；白茅根、地榆炭、侧柏炭凉血止血。以上诸药清热解毒，凉血止血，兼以祛风。

十、清热凉血、疏风止痒治疗面部激素依赖性皮炎1例

李某，女，26岁。1996年3月12日初诊。

主诉：面部起斑疹、丘疹，热、痒2年。

现病史：患者颜面部起红色斑疹、丘疹，瘙痒，一直反复外用"肤轻松霜"治疗，用后好转甚至治愈，停药后立即反复。近日发现红色斑疹逐渐增多，自觉面部干、紧，发热，瘙痒程度逐渐加重，遂来诊治。现患者面部起斑疹、丘疹，自觉发热，干紧、瘙痒，夜间痒甚难眠，口苦口干，小便黄，纳可，大便正常。

既往史：否认。

专科情况：面颊可见粟粒大小潮红色斑疹、丘疹，部分融合成片，脱皮，皮温高。舌质红、苔黄，脉弦数。

西医诊断：面部激素依赖性皮炎。

中医诊断：串皮风毒。

辨证：热毒蕴结证。

治法：清热凉血，祛风止痒。

方药：当归15g，生地黄15g，牡丹皮15g，玄参15g，牛蒡子15g，黄连15g，白鲜皮15g，栀子15g，生石膏30g，浮萍15g，蝉蜕15g，桑叶15g，菊花15g，甘草10g。7剂，每日1剂，水煎，早晚温服。

二诊：服药7剂，面部皮疹明显消退，症状减轻，舌质红、苔薄黄，脉弦。前方加麦冬15g、知母15g以养阴。继服7剂。

三诊：服药7剂，面部散在少许淡红色斑疹，时瘙痒，无干紧及发热症状，纳眠可，二便正常，舌质淡红、苔薄黄，脉弦。继服前方7剂。

四诊：服药7剂，面部皮疹不显，色如常，偶瘙痒，纳眠可，二便正常，舌质淡红、苔薄白，脉弦。继服前方7剂。

后随访患者无反复，无特殊不适。

【按语】激素依赖性皮炎是近年来临床上常见的皮肤病，由于患者长期滥用激素软膏或搽含有激素成分化妆品引起的，多见于中青年，女性多见。一旦发病，痛苦难言，影响身体健康。因此，激素皮炎的防治，应予重视。

激素依赖性皮炎发病的主要因素是患者对激素软膏或含激素化妆品认识不够，激素软膏或含激素化妆品的基质中含有皮质类固醇的制剂，如肤轻松霜、丙酸倍氯美松乳膏及地塞米松霜等。激素软膏具有抗炎、抗毒、抗过敏作用，适用于治疗过敏性皮炎、神经性皮炎及婴儿湿疹等皮肤病。而另一些皮肤病如脂溢性皮炎、酒渣鼻及真菌感染性皮肤病等，则不宜用激素软膏，用后不但起不到治疗作用，反而会使病变加剧。

传统中医医籍中并无本病的记载。马林教授认为激素依赖性皮炎系是过量"药毒"侵入肌腠，壅于肌肤，郁久化热，热毒内蕴，血燥生风，肌失濡养而发，治宜清热凉血、祛风止痒。方中生地黄清热凉血、养阴生津，牡丹皮善清血分邪热，可凉血解毒散瘀，面部红、肿、热甚乃血分热胜之象，二者合用可凉血、养血、活血，共奏"治风先治血，血行风自灭"之效，共为君药；栀子泻火解毒，通泻三焦之火、导热下行，生石膏清气分热盛，菊花清热解毒，为面部引经药，黄连清热泻火，祛除头面热毒，共为臣药，助君药以清热解毒；桑叶、牛蒡子、蝉衣疏散风热而解毒，开发腠理，疏散风邪以止痒，浮萍解表透疹，白鲜皮清热解毒，祛风止痒除湿，助君药以祛风止痒；当归养血润燥，玄参益气清热养阴，助君药养阴润肤，防清解过度。诸药相伍，共奏清热凉血、祛风止痒、养血润燥之功，药性温和，直达病所，起效迅速，能有效改善面部红斑、肿胀、干燥、灼热、疹痒等症状。

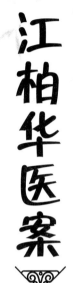

【生平传略】江柏华（1963—），男，汉族，黑龙江省中医研究院副院长，肺病科主任，主任医师，硕士研究生导师，祖研流派·高永祥肺病流派传承负责人，国务院特殊津贴专家，国家中医药管理局重点学科中医肺病学科学科带头人，国家中医药管理局重点专科肺病科学术带头人，黑龙江省中医药科学院学位委员会委员，黑龙江省卫生系统有突出贡献中青年专家，第二批全国中医优秀临床人才，第四批全国老中医药专家国医大师张琪教授学术经验继承人，第七批全国老中医药专家学术经验继承人指导老师，中华中医药学会肺系病专业委员会常务委员，世界中医药学会联合会络病专业委员会第一届理事会理事，中华医学会黑龙江省中医肺系疾病专业委员会副主任委员，黑龙江省中西医结合学会呼吸专业委员会常务委员、黑龙江省络病学会专业委员会常务理事，《黑龙江中医药》杂志编委，黑龙江省省委干部保健专家组成员。

主要研究领域：慢性支气管炎的中医药诊治与研究、间质性肺炎的中医药诊治与研究、中医药抗呼吸道病毒的诊治与研究、哮喘及过敏性鼻炎的中医药诊治与研究。曾获黑龙江省政府科技进步二等奖4项，黑龙江省中医药科技进步一等奖2项、三等奖2项。目前正主持黑龙江省科技攻关课题、黑龙江省中医药科研基金、哈尔滨市优秀学科带头人基金课题的研究工作。黑龙江省防治新冠中医药专家组组长。发表论文20余篇。

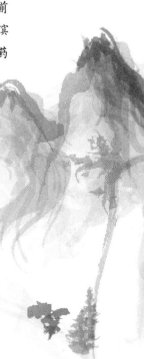

一、采用复法治疗弥漫性肺疾病验案1例

陈某，男，4岁半，湖北省人。2016年4月8日初诊。

主诉及病史：2年前开始反复咳嗽、咯痰，先后辗转于重庆、上海、北京、哈尔滨等地综合医院治疗，先后考虑"真菌性肺炎""双肺弥漫性改变""铁血红素沉着症""卡式肺囊虫病"，因患儿家属拒绝支气管镜检查，两年来未确诊，各医院均采取抗炎等对症治疗，后查胸部CT与前无明显改善。3周前，患儿无明显诱因出现咳嗽、咯痰加重，并伴低热（体温：37.1～37.5℃），于社区诊所静点头孢、阿奇霉素，2日后症状无缓解，随后就诊哈尔滨医科大学附属第一医院呼吸科，诊断为"弥漫性肺疾病、肺炎"，门诊静点消炎药后热退，口服"蒲地兰"2日后复发热，为求中医药治疗，遂来求治。刻下症：咳嗽、咯黄痰，低热，气急，喘促，乏力，纳差，便干。

诊查：面色晦暗无华，气短声低，口唇淡紫，舌质淡红、苔黄，脉细涩。双肺听诊可闻及干湿啰音；体温37.3℃；红细胞$3.5×10^{12}$/L，血红蛋白76g/L。

方药：金银花15g，连翘15g，桔梗15g，枳壳15g，玄参15g，知母10g，薄荷10g，僵蚕10g，炙百部10g，前胡10g，枇杷叶10g，麦冬15g，五味子15g，黄芪25g，太子参20g，炒白术15g，冬葵子20g，陈皮15g，焦三仙各10g，赤芍15g，莪术10g，甘草10g。3剂，每日1剂，水煎服。

2016年4月11日二诊：患儿咳嗽减轻，黄痰量减少，间断低热，食欲增强，舌质淡红、苔黄，脉细涩。

方药：连翘15g，桔梗15g，枳壳15g，浙贝母15g，红藤15g，海藻10g，夏枯草15g，炙百部15g，麦冬15g，五味子15g，黄芪20g，太子参10g，炒白术15g，冬葵子20g，薏苡仁20g，陈皮15g，赤芍15g，莪术15g，桂枝15g，白芍20g，皂角刺15g，鳖甲10g，地龙10g，甘草10g。7剂，每日1剂，水煎服。

2016年4月18日三诊：患儿咳嗽减轻，黄痰量减少，已无低热症状，舌

质淡红，苔薄黄，脉细涩。

方药：连翘15g，桔梗15g，枳壳15g，浙贝母15g，红藤15g，海藻10g，夏枯草15g，炙百部15g，麦冬15g，五味子15g，黄芪20g，太子参15g，炒白术15g，冬葵子20g，薏苡仁20g，陈皮15g，赤芍15g，莪术15g，皂角刺15g，鳖甲10g，地龙10g，甘草10g。7剂，每日1剂，水煎服。

2016年4月26日四诊：咳嗽减轻，咳少量黄痰，纳可，二便调，面色较前有华，患儿较前好动，口唇淡略紫，舌质淡红、苔薄黄，脉细涩。

方药：连翘10g，桔梗15g，枳壳15g，浙贝母15g，红藤15g，海藻10g，夏枯草15g，炙百部15g，麦冬15g，五味子15g，黄芪20g，太子参15g，炒白术15g，冬葵子20g，薏苡仁20g，陈皮15g，赤芍15g，莪术15g，皂角刺15g，鳖甲10g，地龙10g，补骨脂10g，甘草10g。7剂，每日1剂，水煎服。

2016年5月3日五诊：咳嗽、咯痰症状均减轻，面色有华，贫血症状明显改善，舌质淡红、苔薄黄，脉较前有力。复查肺CT示：双肺弥漫性病变，较前片比较病灶有明显吸收好转。红细胞 4.5×10^{12}/L，血红蛋白 105g/L。守上方不变，继续服用7剂，每日1剂，水煎服。

经过五诊治疗后，患儿咳嗽、咯痰等症状均减轻，面色有华，贫血症状明显改善，舌质淡红、苔薄黄，脉较前有力。通过比较2016-4-8与2016-5-3的CT影像检查可见病灶有明显吸收好转。

【按语】江柏华教授认为本例病患中医当诊断为肺痨，本虚标实，气阴不足，痰瘀阻于肺络，治疗上益气养阴、健脾利湿、止咳化痰、活血化瘀并用，标本兼治。患儿先天不足，后天久病，病情复杂而严重，非一方一法所能奏效，必须采用复方才能达到扶正祛邪、攻补兼施、各方面兼顾的多重作用。《内经》云"邪之所凑，其气必虚""正气存内，邪不可干"，患儿先天禀赋不足，正气亏虚，外邪侵肺，耗伤正气。肺主治节，朝百脉，助心脉而行血，若肺气虚衰，无力行血，则血凝于脉中，发为瘀血；又因失治误治，日久影响后天之本，导致脾胃失调，故痰瘀内生。概括本病病因，一是外感邪气入里而久留肺络，正气无力驱邪外出，瘀阻血脉；二是内生之痰瘀深伏于肺络，肺络瘀阻，肺气失于宣降，气机失调。本病属于本虚标实之候，本虚为气阴两虚，标实为痰热瘀浊痹阻肺络，故治则采用益气养阴、活血化瘀、清肺祛痰为法。小儿脏腑娇嫩，形气未充，加之患病日久，脏腑气血虚衰。肺气虚弱，卫外无力，感受外邪，故见咯黄痰，低热；痰热瘀浊痹阻肺络，肺失宣降，故咳嗽、喘促、气急；病程日久，损伤脾胃之气，脾虚则运化无力，故见纳差，便干；脾气虚弱，气血生化无源，故出现贫血，面色无华，唇淡无血色，脉细而涩。方中黄芪、太子参益气养阴，炒白术、冬葵子、薏苡仁、陈皮健脾利湿；桔梗、枳壳、浙贝母、五味子止咳化痰，红藤、海藻、夏枯草、赤芍、莪术、皂角刺、鳖甲、地龙活血化瘀通络。近年来，弥漫性肺疾病患者数量呈上升趋势，只要辨病、辨证精细，切中病机，处方用药有的放矢，治疗上都达到良好的效果。

【参考文献】王桂，潘广宇，江柏华，等.江柏华教授治疗弥漫性肺疾病验案1则［J］.黑龙江中医药，2017，46（4）：31-32.

二、应用射干麻黄汤治疗支气管哮喘1例

患者，女，48岁。

主诉及病史：反复喉中哮鸣30年，加重10天。18岁时因食海鲜突发呼吸困难，喉中哮鸣有声，不能平卧，经治疗缓解。后常因饮食不当或受凉而发作，不能自行缓解。10天前因受凉、劳累而出现呼吸困难，喉中哮鸣有声，痰鸣如吼，呼吸急促，胸闷，时有咳嗽咽痒，痰稀薄色白，咯吐不利，疲乏无力，口渴喜热饮，头痛。

诊查：面色晦滞带青，舌淡红、苔白稍腻，脉滑略数。体温36.5℃，心率100次/分，呼吸22次/分，血压135/85mmHg。营养均等，发育正常，双肺呼吸音粗，满布哮鸣音，尤以呼气时明显。胸腹反常运动。血常规：白细胞11×10^9/L，中性粒细胞80%，嗜酸性粒细胞7%。

胸片平片见双肺透亮度增加，肺纹理增多。动脉血气分析：PaO_2 80mmHg，$PaCO_2$ 30mmHg，pH 7.41。支气管激发试验阳性。

西医诊断：支气管哮喘合并感染。

中医诊断：哮病。

治则：温肺散寒，化痰平喘。

方药：射干麻黄汤加减。射干15g，麻黄10g，干姜10g，细辛5g，紫菀

10g，款冬花10g，陈皮15g，桂枝10g，白芍10g，党参20g，补骨脂15g，甘草10g。7剂，每日1剂，水煎，早晚分服。

服药1周后，患者已无哮鸣音，其余症状明显改善。上方加黄芪25g、山药20g、麦冬15g、五味子15g，继服2周。2周后查体均正常。随访1年，未再复发。

【按语】支气管哮喘应归属于中医的哮病、喘病。祖国医学对哮喘有几千年的记载，《内经》虽无哮喘之名，但在许多篇章里都有关于哮喘的记载，如《素问·阴阳别论》中所记载："阴争于内，阳扰于外，魄汗未藏，四逆而起，起则熏肺，使人喘鸣。"《金匮要略·肺痿肺痈咳嗽上气病脉证并治》："咳而上气，喉中水鸡声，射干麻黄汤主之。"明代虞抟《医学正传》更指出"哮以声响言，喘以气息言"。哮喘的发病，内因责之于肺、脾、肾三脏功能失调，水湿内聚为痰，伏藏于肺，此为哮喘之夙根。外因责之于气候骤变，寒温失调，感受外邪，接触异物、异味，以及过食生冷咸酸，活动过度，情绪激动等。内因是发病的根据，外因即诱因是发病的重要条件。江柏华教授分期论治如下：（一）急性期：（1）温阳除饮法（寒哮）。朱丹溪言"哮喘专主于痰"，痰饮是哮喘发作的宿根，伏痰遇感引触，痰随气升，气因痰阻，相互搏结，壅塞气道，肺管狭窄，通畅不利，肺气宣降失常，引动停积之痰，而致痰鸣如吼，气息喘促。临床证见喉中哮鸣，痰色白而多泡沫，形寒怕冷，天冷或受寒易发，舌苔白，脉弦紧或浮紧。医圣张仲景提出"病痰饮者，当以温药和之"，是痰饮的治疗大法。对于此证，临床治疗中善用射干麻黄汤或小青龙汤加减治疗此病。药用麻黄10g、桂枝15g、射干15g、干姜15g、细辛5g、半夏10g、紫菀10g、款冬花10g、五味子10g、桔梗12g、枳壳12g、甘草10g。面唇青紫，舌质淡暗者可加桃仁、红花、丹参、赤芍活血化瘀，阳虚甚者可加肉桂、补骨脂等温补肾阳。（2）清热定喘法（热哮）：痰邪瘀阻于肺，致使肺气宣降失常，气机郁闭，久而生热，痰热相互为邪，使患者表现为喉中痰鸣，喘息气粗，痰多色黄，口干口渴，或有身热汗出，甚者好发病于夏季，舌苔黄腻，脉象滑数。故方选用定喘汤加减治疗此证。药用麻黄10g、黄芩10g、桑白皮15g、杏仁10g、半夏10g、浙贝母10g、款冬花10g、苏子10g、白果15g、桔梗12g、枳壳12g、甘草10g。痰黄稠胶黏者可加知母、鱼腥草、枇杷叶等清泄痰热。（二）缓解期：（1）培土生金法。脾和肺在五行中是母子关系，脾为母，肺为子，脾胃虚弱，土不能生金，会累及肺气不足。肺主皮毛，外邪侵袭身体首先会侵犯皮肤和毛发，肺虚卫外不固，正气虚弱，就容易感受外邪，外邪与痰气相搏，自然会诱发哮喘。江教授认为，哮喘缓解期，应注意固本，以培补身体的元气，防止疾病复发，这时应侧重健脾，助其运化能力，以消除痰浊内生的根源。方用六君子汤加减。药用党参20g、黄芪25g、麦冬15g、白术15g、山药15g、浙贝母10g、薏苡仁20g、茯苓15g、法半夏10g、橘皮15g、五味子10g、甘草10g。若脾阳不振，形寒肢冷，便溏者加桂枝、干姜或合用理中丸以振奋脾阳。

（2）活血化瘀法。清代唐容川《血证论》说："盖人身气道，不可有塞滞，内有瘀血，则阻碍气道，不得升降……须知痰水之壅，由瘀血使然，但去瘀血，则痰水自消。"这段话说明活血化瘀法对治疗哮喘的重要性，开创了痰瘀同治先河。对内有瘀血、气道阻塞、不得升降而喘者，"久病入络""久病必瘀"，对病久不愈，缠绵反复，舌有瘀点，唇暗甚紫者，主张用自拟方活血平喘汤加减。药用炙麻黄10g、杏仁10g、厚朴10g、桔梗12g、枳壳12g、浙贝母15g、酒大黄3g、当归15g、白芍15g、桃仁15g、丹参15g、甘草10g。浮肿甚者可合用五皮饮利水消肿。

（3）培本固元法。《类证治裁》曰："肺为气之主，肾为气之根，肺主出气，肾主纳气，阴阳相交，呼吸乃和，若出入升降失常，斯喘作焉。"哮喘日久，反复迁延不愈，必将损耗元阴元阳，导致患者生活质量下降。肾虚必将导致患者病情反复不愈，补肾之法理应贯彻整个哮喘治疗过程。方用自拟方补肾止喘汤加减。药用生地黄15g、山萸肉15g、人参15g、黄芪30g、五味子15g、肉桂15g、当归20g、茯苓15g、半夏10g、龙骨25g、牡蛎25g、甘草10g。还可常服紫河车粉、冬虫夏草粉，以补肾元，养精血。

【参考文献】姜越，江柏华．江柏华教授治疗支气管哮喘经验［J］．黑龙江中医药，2012，41（5）：30-31．

三、自拟方治痰瘀阻络型咳嗽2例

例1：

王某，女，66岁。2015年11月20日初诊。

主诉及病史：反复咳喘2年余，加重5天。近2年无明显诱因出现喘咳，去医院就诊，肺CT示双肺间质性改变，口服激素后症状缓解，随着病情减轻，患者逐渐减量激素，之后病情时轻时重，5日前患者喘咳再次加重，自服止咳化痰平喘药后症状无缓解，故来就诊。现症见：咳嗽频剧，咯黄痰，喘促，活动后加重，胸闷，胸痛，气短，倦怠乏力，语声低怯，口干渴，舌质淡紫、苔黄腻，脉弦。

西医诊断：间质性肺炎。

中医诊断：内伤咳嗽，痰瘀阻络。

方药：连翘20g，射干15g，桔梗20g，枳壳20g，浙贝母15g，黄芪20g，太子参10g，茯苓20g，陈皮15g，赤芍20g，丹参20g，川芎20g，地龙10g，砂仁15g，甘草15g。7剂，每日1剂，水煎服。

二诊：服药后，咳嗽，咯痰减轻，上方去连翘、射干，黄芪改为30g，太子参改为20g，继续服用，服药方法同前。

三诊：咳嗽减轻，痰渐消，胸闷、胸痛、气短、乏力症状缓解，语声有力，纳差，前方加炒麦芽、焦神曲各15g，继续服用。经三诊调治，患者症状缓解，门诊随访未见复发。

【按语】该患年老平素体弱，肺气虚弱，卫外无力，肺失清肃，壅遏肺气，肺气失降，则咳嗽频剧，咯痰不爽；痰浊阻络，气滞血瘀，痰瘀互结，故胸闷，胸痛，气短；清阳不升，故倦怠乏力；舌质淡紫、苔黄腻，脉弦，亦为痰瘀阻络之征。其中连翘、射干清热解毒；桔梗、枳壳一升一降，舒畅气机；黄芪、太子参补益肺气，生津止渴；陈皮、浙贝母止咳化痰；茯苓、砂仁健脾化痰；赤芍、丹参、川芎、地龙活血化瘀，通络止痛；甘草味甘，调和诸药。

例2：

李某，男，55岁。2016年3月10日初诊。

主诉及病史：反复咳嗽4年，加重3天。反复咳嗽病史4年，每于气候寒冷、季节更替时反复发作，曾多次住院治疗，症状无明显改善，3日前感寒后咳嗽加重，故来就诊。现症见：咳嗽频作，咯白黏痰，胸闷，气短，倦怠乏力，面色少华，大便干硬，舌质淡紫、苔白腻，脉弦。

西医诊断：慢性支气管炎。

中医诊断：内伤咳嗽，痰瘀阻络。

方药：桔梗20g，枳壳20g，前胡15g，百部20g，白术20g，陈皮15g，黄芪20g，太子参10g，丹参20g，川芎20g，当归15g，莪术15g，桃仁15g，甘草15g。7剂，每日1剂，水煎服。

二诊：服药后，咳嗽、咯痰明显减轻，纳差，加焦神曲、炒麦芽各15g，黄芪改为35g，太子参改为20g，以益气扶正，嘱其勿受寒，继续服药。

三诊：大便正常，故去桃仁，继续服用。1周后，电话回访，患者自述咳嗽、咯痰症状缓解，胸闷、气短、乏力减轻，纳可，面色红润，精神尚可，未再复发。

【按语】内伤咳嗽，病理因素主要为"痰"与"火"，痰可郁而化火，火能炼液灼津成痰。因其常反复发作，迁延日久，脏器多虚，故可见邪实与正虚并见。湿困中焦，水谷不能化为精微上输以养肺，反聚生痰浊，上干于肺，久延则肺脾气虚，气不化津，痰浊滋生，久而成瘀，此即"脾为生痰之源，肺为贮痰之器"。甚则病及于肾，以致肺虚不能主气，肾虚不能纳气，由咳致喘。中医讲求久咳治瘀，久咳治虚，异病同治。《诸病源候论·久咳嗽候》曰："久咳嗽，是连滞岁月，经久不瘥者也。"上述两则病案，虽说西医诊断不同，但均有咳嗽、咯痰、胸闷、气短、舌淡紫、脉弦等久病多虚多瘀的症状。中医认为，久病咳嗽有外感、内伤之别，病因病机甚为复杂，有肺气虚损，风邪留恋，六淫未尽，痰浊、瘀血交错为患。唐容川在《血证论》中说："盖人身气道，不可有塞滞，内有瘀血，则阻碍气道，不得升降，是以壅而为咳……须知痰水之壅，由瘀血使然，但去瘀血，则痰水自消。……一切不治之证，总由不善祛瘀之故。"首开瘀血致病之先河，指出瘀血是咳嗽的重要病理因素，也首次指出久病咳嗽患者，气机阻滞，血行不畅，常有血瘀阻肺之症，为久病咳嗽患者中常存在血瘀证提供了理论依据。张觉人教授认为"重在调补五脏，着眼肺脾肾""兼顾调畅气机，注重化痰通络"是老年肺系病的基本治则。通过多年临床经验，年老体弱的久咳患者，多虚多瘀，虚实夹杂，病情复杂，提出年老"久咳多虚多瘀"的学术观点，法当调补五脏，补肾纳气，健脾利湿，宣肺化痰，随症加减。

本例患者慢支病史，多因外感诱发。该患年老平素体弱，肺气虚弱，卫外无力，肺失清肃，则咳嗽频剧，咯痰不爽；痰浊阻络，气滞血瘀，痰瘀互结，故胸闷，气短；清阳不升，故倦怠乏力；舌质淡紫、苔白腻，脉弦，亦为痰瘀阻络之征。其中桔梗、枳壳宣降肺气，调畅气机；前胡、百部化痰止咳，温润降逆；黄芪、太子参补益肺气；陈皮、白术宣肺止咳，健脾化痰；丹参、川芎活血化瘀；当归、莪术补血活血，瘀祛不滞；桃仁活血祛瘀，润肠通便；甘草调和诸药。诸药相合，可使血瘀祛，气血益，咳嗽止。

【参考文献】丁宁，江柏华，张碧海，等.江柏华教授自拟方治痰瘀阻络型咳嗽临床举隅［J］.黑龙江中医药，2016，45（5）：40–41.

四、中医辨证治疗自主神经功能紊乱临证经验3例

例1：

于某，男，49岁。2010年12月29日初诊。

主诉及病史：入睡困难2年，加重1个月。该患自述平素思虑过度，加之劳累，于近两年出现入睡困难，心悸，健忘，每天需睡前口服舒乐安定片2mg方能入睡。近1个月因工作琐事病情加重，伴头晕、乏力，自服舒乐安定片症状无明显改善，故今日来诊。现症见：入睡困难，心悸，健忘，头晕，倦怠乏力，盗汗，手足心热，舌质红、少苔，脉细数。

中医诊断：不寐（阴血不足，虚火内扰）。

治则：滋阴清热，益气养血安神。

方药：天王补心丹加减。生地黄25g，天冬、麦冬各15g，玄参15g，当归15g，太子参20g，丹参15g，酸枣仁20g，柏子仁15g，茯神15g，远志15g，五味子15g，桔梗15g，龙骨20g，牡蛎20g，首乌藤15g，炙甘草15g。7剂，每日1剂，水煎服。守方调治，月余获效。

【按语】本案系因患者思虑劳累太过，暗耗阴血，阴虚血少所致。心失所养，故入睡困难，心悸，神疲健忘；血虚不能上荣清窍，故头晕；筋脉失于濡养，故乏力；阴虚生内热，故手足心热，盗汗；舌质红，少苔，脉细数，为阴血不足，虚火内扰之征。综上所述，本案病机为阴血不足，虚火内扰。阴血不足，心失所养为病之本；虚火内扰为病之标，属本虚标实之证，以本虚为主。治宜滋阴清热，益气养血安神，标本兼顾。方用天王补心丹加减，该方出自

《摄生秘剖》，主治阴亏血少，神志不安证，恰和本案。方中重用生地黄滋阴清热，生津除烦，且入心能养血，入肾能滋阴，为君药。天冬、麦冬、玄参助生地黄滋阴清热降火，"壮水之主，以制阳光"，共为臣药。当归补血润燥；太子参益气健脾助气血生化之源；丹参清心活血，合补血药使补而不滞，心血易生；酸枣仁、柏子仁养心安神；茯神、远志交通心肾；五味子益气养阴，宁心安神，标本兼顾，共为佐药。桔梗为舟楫，载药上行，以使药力缓留于上部心经，为使药；炙甘草补脾益气，调和诸药，为佐使药。在此方基础上加龙骨、牡蛎重镇潜阳安神，加首乌藤清心养血安神。诸药合用，滋阴补血、养心安神以治本，清热降火以治标，标本兼治，以治本为主。全方共奏滋阴清热、益气养血安神之功，使阴血得补，虚火得清，心有所养，则诸症自愈。

例2：

迟某，女，59岁。2010年3月24日初诊。

主诉及病史：自汗4个月。该患自述于4个月前因感寒出现发热、汗出、头痛症状，自服感冒药、退热药后，发热、头痛症状明显缓解，但此后整日汗出不止，身寒畏冷，为求中医药治疗，故今日来诊。现症见：全身汗出不止，身寒畏冷，小腹凉，神疲乏力，舌质淡、苔薄白，脉沉弱。

中医诊断：汗证（阳虚不固，营卫失调）。

治则：调和营卫，复阳固表。

方药：桂枝加附子汤加减。桂枝15g，白芍15g，生姜15g，大枣5枚，炙甘草15g，附子10g，黄芪15g，麻黄根15g，五味子15g。7剂，每日1剂，水煎服。守方调治月余获效。

【按语】本案系因患者发汗太过，表证未解，更见阳虚漏汗，同时损伤阴液所致。表阳虚，卫外不固，腠理疏松，营不内守，营卫失调，故汗出不止；阳虚卫外不固，失于温煦，故身寒畏冷、小腹凉；阳虚不足以温煦，阴虚不足以濡润，筋脉失于温养，故乏力；脉沉弱为阳虚鼓动无力所致。综合分析，本案病机为阳虚不固，营卫失调，属本虚之证。治宜调和营卫，复阳固表，方用桂枝加附子汤加减。该方源自《伤寒论·太阳病脉证并治》："太阳病，发汗，遂漏不止，其人恶风，小便难，四肢微急，难以屈伸者，桂枝加附子汤主之。"恰合本案。方中桂枝解肌发表散寒，为君药。白芍益阴敛营，为臣药。桂、芍相合，调和营卫，解肌祛风。附子温经复阳，固表止汗，亦为臣药。生姜辛温，助桂枝解肌；大枣甘平，益气补中，滋脾生津；姜、枣相合，升腾脾胃生发之气而调和营卫，共为佐药。炙甘草益气和中，调和诸药，合桂枝辛甘化阳，合芍药酸甘化阴，三者相伍使阴阳调和，为佐使药。在此方基础上加黄芪益气固表止汗，麻黄根、五味子收敛固涩而止汗。诸药合用，使表里之阳气旺盛，阴阳营卫调和。全方共奏调和营卫、复阳固表之功，使阳气旺盛，卫外得固，寒邪得除，则汗自止，诸症自愈。

例3：

李某，女，41岁。2010年3月10日初诊。

主诉及病史：胸闷，气短半年，加重半个月。该患自述于半年前生气后出现胸闷，气短症状。曾到多家医院治疗，行各项检查均正常，服中西药治疗，症状无缓解，并于近半月加重，伴心烦，入睡困难，故今日就诊。现症见：胸中满闷，气短，善叹息，心烦易怒，乏力，入睡困难，舌质淡、苔薄白，脉缓。

中医辨证：胸中大气下陷证（肝气郁结，大气下陷）。

治则：益气升陷，佐以疏肝。

方药：升陷汤加减。黄芪30g，柴胡15g，升麻15g，知母15g，桔梗15g，党参20g，陈皮15g，麦冬15g，酸枣仁20g，五味子15g，生姜15g，大枣5枚，甘草15g。7剂，每日1剂，水煎服。守方调治月余获效。

【按语】本案系因患者生气后致肝气郁结，肝气上逆，致胸中之气下陷所致。"胸中为气之所宗，肝经循行之分野"，胸中气机阻滞，故胸闷，气短；肝气郁滞，气机不畅则善叹息；肝郁乘脾，运化功能失常，气血生化乏源，心失所养，则心烦易怒，入睡困难；筋脉失于濡养则乏力。综上分析，本案病机为肝气郁结，大气下陷。胸中之气下陷为病之本，肝气郁结为病之标，属本虚标实之证，以本虚为主。治宜益气升陷，佐以疏肝。方用升陷汤加减。该方源自《医学衷中参西录》，"治胸中大气下陷"证，恰合本案。方中重用黄芪甘温，既能补气，又能升气，益气升阳，为君药。柴胡、升麻升阳举陷，助君药以升提下陷之气，《本草纲目》谓"升麻引阳明清气上升，柴胡引少阳清气上升"，张锡纯亦云"柴胡为少阳之药，能引大气之下陷者自左上升。升麻为阳明之药，能引大气之陷者自右上升"。柴胡兼具疏肝理气之功，共为臣药。知母滋阴除烦，同时制黄芪之温，为佐药。桔梗载药上行，使诸药之力上达胸中，为使药。在此方基础上加党参助黄芪补益中气之功；加麦冬助知母滋阴润燥；加陈皮行气健脾和胃，升中有降，补而不滞；加酸枣仁、五味子养心安神，且二者均有一定的收敛作用，使升者不至复陷；加生姜、大枣补益脾胃，以助生化之源。诸药合用，共奏益气升陷、佐以疏肝、养心安神之功，使脾气得健，大气得升，肝气得疏，心有所养，则诸症自愈。

【参考文献】江柏华，金冠男.中医辨证治疗自主神经功能紊乱临证经验举隅［J］.黑龙江中医药，2012，41（2）：25-26.

五、从血不利则为水角度治疗妇人特发性水肿1例

韩某，女，40岁。2017年9月5日初诊。

主诉及病史：周身水肿6个月余，加重1周，双下肢水肿著，心烦易怒，乏力，夜寐可，营养均等，小便少，月经紊乱，痛经，经期短，经量少，色深有血块。既往有子宫结节病史，心脏无不适症状，也无既往病史。1周前体检，心电图、心脏彩超、肝功、肾功、甲功5项指标均在正常范围内。

诊查：舌质紫暗有瘀斑，苔薄白，脉涩。血压正常，其他无不适症状；自备彩超结果示：子宫肌壁可见9mm×7mm低回声团。尿常规检查结果示其值均在正常范围内。

诊断：妇人特发性水肿。

辨证：该患者平素心烦易怒，既往有子宫结节病史，平素月经不调，结合舌脉象辨证为气滞血瘀型，血不利则为水，是该病病因所在。

治则：活血行气利水。

方药：柴胡15g，桂枝15g，当归15g，香附15g，郁金20g，芦根30g，黄芪35g，党参25g，麸炒白术20g，茯苓20g，泽泻20g，金钱草30g，生薏苡仁30g，陈皮15g，丹参20g，桃仁15g，生牡蛎25g，王不留行30g，怀牛膝15g，甘草15g。14剂，日1剂，水煎服，早中晚饭后温服。

2017年9月20日二诊：患者服14剂药后水肿症状明显减轻，心情改善，痛经改善，月经经期仍短，纳差，恶心，舌质紫暗、苔薄白而干，脉缓，于前方基础上加竹茹15g、生姜15g、神曲15g，黄芪改为30g，芦根改25g。14剂，水煎服。脾胃为后天之本，脾主运化，胃主受纳腐熟水谷，患者纳差，恶心，胃气衰败，水谷不得以化，气不化则水肿越盛，故用生姜、竹茹顾护胃气以消水肿。

2017年10月5日三诊：患者水肿症状痊愈，纳可，复查彩超示子宫结节大小6mm×4mm，月经经期正常，经血颜色稍暗，舌质淡紫、苔薄白，脉弱。于前方基础上去利水渗湿之药，重用莪术、夏枯草、生牡蛎、猫爪草等软坚散结之药对症治疗，以化结节；经血颜色稍暗、舌质淡紫还属"瘀"留体内，尚未除净，仍配合桃仁、丹参、怀牛膝，加红花15g、红藤25g，活血调经以化瘀。

2017年10月30日四诊：该患者自述月经正常，心情佳，舌质红、苔薄白，脉浮缓，余皆无不适症状，复查彩超示子宫结节大小3mm×2mm。随诊1年，该患者未复发水肿，彩超复查子宫结节未见增大，月经正常，体质得到明显改善。

【按语】"血不利则为水"出自《金匮要略·水气病脉证并治第十四》："少阳脉卑，少阴脉细，男子则小便不利，妇人则经水不通。经为血，血不利则为水，名曰血分。"临证妇人多年水肿多需考虑气血水三者的关系，气为血之帅，血为气之母，气能摄血，血可载气，血不利则为水，气、血、水三者在妇人水肿中的辨证施治中极为关键，通过中医的辨证施治，绝大多数患者都取得了显著的疗效，复发率明显下降，患者体质得以明显改善，生活质量也得以提高。后世医家唐容川《血证论》开篇即言："人之一身，不外阴阳，而阴阳二字，即是水火，水火二字，即是气血。气着于物，复还为水，是明验也。"其也在《血证论》一书中对张仲景之论更加深入，明言"水即是气"，治水即治气；在唐容川阴阳水火气血论中，水、血、气三者之间更有着密不可分的关系。初诊方中柴胡味苦，能泻肝火；香附味甘，快气开郁，止痛调经；陈皮苦温，理气健脾，顺气宽膈，以上均为理气之药。郁金味苦，活血止痛，行气解郁；桃仁甘寒，通经破瘀；丹参味苦，破积调经，生新去恶；王不留行活血调经，利尿通淋，以上均为活血化瘀之药。当归甘温，补血调经、活血止痛。芦根除烦利尿；黄芪、党参补益肺气；麸炒白术、茯苓、泽泻、生薏苡仁、金钱草利水消肿；桂枝通阳利水，肺脾肾三脏同调。生牡蛎软坚散结，对症治疗以化结节，调护血水；怀牛膝活血调经，利水，引血下行；甘草调和诸药。纵观全方，行气活血，肺脾肾三脏同调，气血水同治以消水肿。嗣后随证加减获效。

【参考文献】马越，张碧海，李强，等．江柏华教授从"血不利则为水"角度治疗妇人特发性水肿验案一则［J］．黑龙江中医药，2018，47（6）：62-63.

六、应用朱砂安神丸治疗紧张型不寐验案1例

高某，男，37岁。2018年5月15日初诊。

主诉及病史：自述因工作压力大、心理紧张过度，而致不寐半年余，先后于多家医院就诊，诊断为"持续性失眠障碍"，服用艾司唑仑片2mg/次，日3次。现症：不寐多梦，甚则彻夜难眠，时常心悸，怔忡而慌，口干而苦，不思饮食，便秘。

诊查：舌尖红，脉弦细而数。实验室报告未见异常。

辨证：心火亢盛，灼伤阴液。心火扰神，阴血不足，心神失养，又肝气郁结乘脾，脾失运化。

治则：清心宁神，调和肝脾。

方药：朱砂安神丸加减治之。黄连20g，生地黄15g，当归15g，酸枣仁15g，黄芩15g，柴胡15g，陈皮15g，香附15g，郁金20g，焦栀子10g，生龙骨、生牡蛎各25g，炙甘草15g。6剂，水煎服，每日1剂，早晚温服。朱砂2g（研细末水飞，每日药汤送服1g）。嘱其避免刺激、情绪波动，调节饮食。

2018年5月24日二诊：服用上方后，病情有所好转，失眠多梦、心悸怔忡俱减，诊其舌质红、苔薄黄，脉细数。察其舌脉症，辨证及治法同前，效不改方，故续用前方，6剂，水煎服，每日1剂，早晚温服。

2018年6月2日三诊：服用上方1周后，患者自述近期因家事之扰，病情有所反复。不寐多梦，烦躁易怒，胸闷胁胀，头胀头晕，不欲饮食，舌质暗有瘀点，苔黄，脉弦滑。肝气郁结，肝郁化火，气滞血瘀，致心神失养。依

据"顽疾多瘀血"的观点，从瘀论治，调整如下：黄连15g，生地黄20g，当归15g，酸枣仁15g，黄芩15g，柴胡15g，陈皮15g，香附15g，郁金20g，桃仁15g，红花15g，焦栀子10g，川芎15g，赤芍20g，地龙15g，生龙骨、生牡蛎各25g，炙甘草15g。6剂，每日1剂，水煎服，早晚温服。嘱其服药后避免刺激及情绪波动。

2018年6月8日四诊：服用上方后，睡眠显著改善，烦躁、胸闷等症均改善。辨证治法同前，前方去黄连，加黄芪20g，太子参15g，以防祛邪伤正。6剂，每日1剂，水煎服，早晚温服。

2018年6月15日五诊：失眠症状明显好转，纳可，二便正常，余无不适，诊其舌质淡红，舌苔偏黄，嘱其停止用药，以自我调理及心理疏导为主，避免刺激，随诊。

2个月后随访，患者情绪稳定，失眠未反复。

【按语】本案不寐，系因长期精神压力过大，五志过极，心火亢盛，灼伤阴血，心神失养，肝脾不调所致。治当泻亢盛之火、补阴血不足，疏肝理脾而安神。一、二诊，方用朱砂甘寒质重，既能重镇安神，又可清心火，为君。黄连清心泻火除烦热为臣。君臣相伍，以收泻火安神之功。佐甘苦寒之地黄以滋阴清热，辛甘温之当归以补血。三诊，患者病情反复，究其原因，除外界情志刺激外，长期顽固性不寐，伴心烦、舌质偏暗有瘀点者，可从瘀论治，方中加用桃仁、红花、川芎、赤芍等活血化瘀，柴胡、香附疏肝理气，地龙活络宁神，生地黄养阴清心，共奏活血化瘀、通络宁神之功。四诊合参，用药切中病机，因此治疗效果显著。

失眠是临床上的常见疾病，西药效果不佳且依赖性强。在临床中要考虑各个方面的交错变化，辨证过程中需考虑到心理因素对整体的影响，"形恃神以立，神须形以存"；在紧张型不寐的施治过程中，使用清新宁神、调和肝脾的治法，依据"顽疾多瘀血"的古训，处方用药，调补阴阳，同时引导患者建立健康良好的心态，预防不寐的发生。四诊合参，病证结合，以提高临床疗效。

【参考文献】马梓茗，张碧海，金冠男，等.江柏华教授治疗紧张型不寐验案一则［J］.黑龙江中医药，2019，48（2）：23-24.

七、辨证治疗先天性白内障验案1例

李某，女，8岁，哈尔滨市人。2018年5月7日初诊。

自幼左眼视物不清，右眼远视，2013年于哈尔滨医科大学附属医院诊断为"左眼先天性白内障"。曾先后于北京、上海、哈尔滨等地专科医院治疗，因患者错过了手术的最佳时机，遂采取保守治疗，各地专科医院均采取头孢、青霉素等抗炎及糖皮质激素治疗，均未见明显好转。故来院就诊，患者本人及家属述：左眼视物不清8年。现症见：左眼视物不清，右眼远视，视远尚可，视近疲劳，双眼白色分泌物多，面色少华，口中异味，纳差，烦躁易怒，大便正常，小便黄，寐可；咳嗽，干咳，咽干，遇冷风、异味著；舌质红、苔薄黄，脉细数。查体见：左眼晶状体混浊，无注视能力及追随能力。

中医辨证：脾肾两虚，痰热阻络。

治则：补益脾肾，清热化痰，活血通络。

方药：黄芪、党参、桔梗、枳壳、陈皮、连翘、浙贝母、枇杷叶、红藤、夏枯草、天花粉、五味子、石斛、山药、莪术、焦三仙、莱菔子、密蒙花、青葙子、草决明、白蒺藜、甘草各1袋（免煎颗粒）。7剂，水冲服，早中晚温服。

2018年5月19日二诊：患者双眼症状基本同前，口中异味减轻，食欲渐佳，偶有咳嗽，咽干消失，手足心热，大便干燥，舌质红、苔薄黄，脉细数。

方药：黄芪、党参、桔梗、枳壳、陈皮、连翘、浙贝母、枇杷叶、红藤、夏枯草、五味子、茯苓、薏苡仁、山药、莪术、焦三仙、莱菔子、密蒙花、青葙子、草决明、白蒺藜、甘草、牡丹皮、杏仁各1袋（免煎颗粒）。10剂，水冲服，早中晚温服。

2018年6月2日三诊：患者自觉双眼清灵，分泌物减少，偶有咳嗽，口中无异味，心情舒畅，食欲尚可，手足心不热，二便调，舌质淡红、苔薄黄，脉细弱。

方药：黄芪、党参、白术、桔梗、枳壳、陈皮、连翘、浙贝母、枇杷叶、红藤、夏枯草、五味子、山药、莪术、焦三仙、莱菔子、密蒙花、青葙子、草决明、白蒺藜、甘草、菊花、枸杞子各1袋（免煎颗粒）。10剂，水冲服，早中晚温服。

2018年6月14日四诊：患者较前好动喜言，双眼无分泌物，家属诉其左眼视物较前清晰，可视物体大概轮廓，右眼远视减轻，面色较前红润，偶夜卧不宁，舌质淡红、苔薄白，脉缓。

方药：黄芪、党参、白术、桔梗、枳壳、陈皮、连翘、浙贝母、枇杷叶、红藤、夏枯草、五味子、山药、莪术、焦三仙、莱菔子、密蒙花、青葙子、草决明、白蒺藜、菊花、枸杞子、甘草、生牡蛎各1袋（免煎颗粒）。10剂，水冲服，早中晚温服。

2018年6月25日五诊：患者视物不清症状明显好转，面色有华，舌淡红、苔薄白，脉较前有力，继服前方巩固疗效。患者经过五诊治疗后，左眼视物不清、右眼远视症状明显改善，无咳嗽、咽干、易怒等症状，面色有华，二便调，纳食尚可，寐可，舌淡红、苔薄白，脉缓。随访半年，患者病情平稳，无明显不适，未见复发。

【按语】本例患者中医诊断为"胎患内障"，其病属本虚标实，本为脾肾两虚。肝藏血，目为肝之窍，心之使，为五脏六腑精气汇聚之地，即《灵枢·大惑论》所谓"五脏六腑之精气，皆上注于目而为之精"，肾为先天之本，脾为后天之本，患者先天不足，形气未充，后天失养，精血化源不足，双目失其濡养，导致双眼视物不清。标为痰热阻络。患者情志不畅，肝气郁结，水液运行障碍，日久生痰，蒙蔽清窍；情志不畅，气郁化火，气火循经上逆于头面，痰热阻络，而致双眼视物不清。痰饮致病广泛，变幻多端，且易于兼邪致病，内而五脏六腑，外而四肢百骸、肌肤腠理，可停滞而致多种疾病。

江柏华教授认为此病当"标本兼治""攻补兼施"，以"扶正兼祛邪"为治则，治宜补益脾肾、清热化痰、活血通络。方中黄芪甘温，入脾经，为补脾气之要药，且具有养血之功，通过补气又有助于生血；党参性甘味平，主归脾、肺二经，补脾益肺；白术补气健脾除湿；三者同用，益气健脾，气血双补，固护其本。山药甘平，既补肺脾肾之气，又补肺脾肾之阴，补其脾肾之虚的同时，逐其痰热之邪。桔梗辛散苦泄，开宣肺气，祛痰利咽，为治疗肺经气分病之要药；枳壳较枳实作用和缓，理气宽中、行滞消肿；陈皮辛香走窜，温通苦燥，入脾肺经，长于燥湿化痰，又能理气宽中，为治湿痰、寒痰之要药；连翘苦寒，长于清心火，解疮毒，又能消散痈肿积聚，有"疮家之圣药"之称，四者合用，清热解毒，理气健脾，燥湿化痰。红藤苦降开泄，能清热解毒，活血散瘀，消肿止痛；夏枯草苦降辛散，清肝火明目散结，二者共奏清热解毒明目、通络散结之功。天花粉甘微苦微寒，既能清肺胃二经实热，又能生津止渴；石斛甘而微寒，入胃经，长于滋养胃阴，生津止渴，兼能清热；五味子味酸收敛，甘温而润，能上敛肺气，下滋肾阴，为治疗肺肾两虚久咳虚喘之要药，且能宁心安神，三者共用，清热止咳，生津止渴，宁心安神。莪术辛散苦泄，能行气止痛，消食化积，与焦三仙、莱菔子共用，增强健脾消食导滞之功。密蒙花甘寒质润，入肝经能清泄肝火，明目退翳，又能养肝明目，治肝虚有热所致目暗不明，视物昏花；青葙子苦寒清降，功专清泄肝火，明目退翳；草决明主入肝经，功善清肝明目；白蒺藜苦降辛散，能疏散肝经风热而明目退翳，为祛风明目之要药，诸药共用，取其明目退翳之用。甘草调和诸药，缓和药性。二诊患者咽干消失，口中异味减轻，手足心热，大便干燥，故前方去益胃生津止渴之天花粉、石斛，加牡丹皮清虚热，茯苓、薏苡仁、杏仁利水渗湿，润肠通便。三诊患者诸症均减轻，故去利水渗湿、润肠通便之茯苓、生薏苡仁、杏仁，清虚热之牡丹皮；患者先天不足，体弱易感受外邪，故加白术补气健脾，菊花、枸杞子补肝明目，二者共用扶助正气，固护其本，巩固疗效。四诊患者症状明显好转，但偶有夜卧不宁，故加生牡蛎重镇安神。五诊继服前方巩固疗效。

【参考文献】易传萱，江柏华，张碧海，等.江柏华教授治疗先天性白内障验案一则［J］.黑龙江中医药，2020，49（2）：45-46.

八、发作性睡病治验1例

张某，女，49岁，哈尔滨市人。2018年10月30日初诊。

主诉嗜睡6天。患者长期焦虑抑郁，心情紧张，胆怯易惊，兼有头晕头痛，偶发心悸，月经后期半个月，经量多，乏力，口干苦，纳差，面色少华，舌质红、苔薄黄而干，脉弦细。方用柴桂汤合六君子汤加减。

方药：柴胡15g，黄芩10g，桂枝15g，白芍20g，香附15g，郁金15g，丹参15g，五味子20g，麦冬15g，黄芪25g，党参15g，麸炒白术20g，茯苓15g，陈皮15g，清半夏15g，川芎15g，石菖蒲20g，炙甘草15g。5剂，每日1剂，水煎，早晚温服。嘱其调节情志，勤外出活动。

2018年11月7日二诊：患者嗜睡明显减轻，仍有体倦乏力之症，舌质淡有齿痕，苔薄黄，脉濡缓。

方药：以祛湿行气活血为主。柴胡15g，黄芩10g，桂枝15g，白芍15g，香附15g，郁金15g，党参20g，麸炒白术20g，茯苓15g，陈皮15g，清半夏15g，生薏苡仁20g，茵陈20g，川芎15g，赤芍20g，红花15g，丹参15g，炙甘草15g。6剂，每日1剂，水煎，早晚温服。

二诊后随访，患者基本痊愈。

【按语】心者，君主之官，神明出焉，心火旺而六神明，该患心气亏虚，气虚而胆怯易惊，时作心悸，心火不旺，神明不清，故嗜睡；心者，生之本，神之变也，其华在面，心气不足，不能推行血液荣养头面而致面色少华，头晕头痛；患者月经后期，为肝肾亏虚，水不涵木，水不足肝火亢，肝为将军之官，相旺而君弱，故头晕头痛，口干苦，心神易动；且患者长期焦虑，肝木不伸，横克脾土，致脾虚不运，湿浊内生，进而导致清阳上升受阻，不荣清窍，加重嗜睡及头晕乏力症状；脾虚不能统血，导致月经量多，使气血进一步流失，形成恶性循环，虚者更虚，亏者更亏。一诊时患者心气不足，故用党参、五味子、麦冬、炙甘草气阴同补。肝脾不调致气血失和，少阳枢机不利，脾虚湿生，气血不通。方中柴胡苦辛平，得春初生发之气，主入肝胆，黄芩苦寒，亦入肝胆经，辛寒升降，调少阳枢机，疏利肝胆郁结；取桂枝、白芍调和营卫，白芍量大于桂枝，重在酸收使药物入营阴；香附气中血药、郁金血中气药，共奏行气活血之功；六君子汤、黄芪，燥湿健脾，补气宁心；丹参、川芎活血补血，引药入心脑；石菖蒲化湿开窍，醒神益智。二诊患者气虚仍在，以脾虚为主，体倦乏力，脉濡缓；此时心气得缓，故嗜睡头晕症状缓解，心神气足，肝木调达，神志症状减轻，故重在健脾祛湿，兼以活血。党参、麸炒白术、茯苓健脾，加生薏苡仁、茵陈清利湿热，加赤芍、红花活血补血。两次组方用药，布局严谨，多方兼顾，11剂而效。

【参考文献】冀添宝，江柏华，张碧海，等.江柏华教授论治发作性睡病浅析［J］.黑龙江中医药，2020，49（2）：52-53.

【生平传略】徐惠梅（1959—），1983年毕业于黑龙江中医学院（今黑龙江中医药大学）中医系，医学博士，主任医师，教授，硕士研究生导师，享受国务院特殊津贴专家，国家中医重点专科心血管科学术带头人，黑龙江省名中医，黑龙江省中医药科学院学位评定委员会委员，全国中医药学会委员，黑龙江省中医药学会理事，全国中医心病重点专科学术带头人，全国第三批老中医经验学术继承人，第六、七批全国老中医药专家学术经验继承人指导老师。现任黑龙江省中医药科学院心血管科主任。曾参加"参乌冠心冲剂治疗冠心病心绞痛的临床观察与实验研究"，获1997年黑龙江省科委科技进步三等奖。2000年承担了黑龙江省科委"九五"攻关课题"安律胶囊治疗期前收缩的新药开发研究"，该课题于2003年获省中医管理局科技进步二等奖、黑龙江省科技进步三等奖（第一完成人）；承担的"复脉康胶囊治疗冠心病缓慢型心律失常的实验研究"2006年获黑龙江省中医药管理局科技进步一等奖，获黑龙江省科技进步三等奖。目前，还承担着黑龙江省科委自然基金课题"安律胶囊抗期前收缩最佳靶点的研究"和黑龙江省中医管理局课题"复脉康胶囊治疗冠心病缓慢型心律失常的临床研究"。在钻研医术的同时，她笔耕不辍，主编《心脑血管疾病保健大全》。近年来在各种国家级和省级报刊上发表学术论文30余篇。

多年来，徐惠梅教授一直从事心脑血管疾病的临床、科研和教学工作，在继承名老中医宝贵经验的基础上，刻苦钻研中医古典医籍。继承为主，尊古不泥古，不断探索，大胆创新，中西医结合治疗临床各种心血管疑难杂症，包括冠心病、心肌梗死、高血压、高血压心脏病、扩张性心肌病、风湿性心脏病、肺心病，尤其是对各种顽固性心律失常，如室早、房早、房颤、病态窦房结综合征、房室传导阻滞等，疗效甚佳，对脑血管疾病的治疗也颇有良效，为中医药在心脑血管领域的发展开辟了新路。

一、疏肝解郁、益气活血治疗胸痹1例

杨某，女，50岁。2017年11月8日初诊。

主诉：胸闷心慌气短伴心烦、焦虑1年，加重1周。

病史：该患由于平时工作压力较大，1年前开始时常出现胸闷心慌、气短，伴心烦、焦虑、夜寐不宁、食欲欠佳等症，1周前因工作繁忙，上述症状加重，遂来求诊。现患者心烦焦虑，自诉心悸、胸闷、气短，头昏，少寐多梦，心烦不宁。舌质红、苔薄黄，脉弦数。

辅助检查：心电图示：窦性心律，ST段下移。血脂检查示：甘油三酯偏高。心脏彩超示：左室顺应性减低。冠脉CT示：前降支狭窄60%。

西医诊断：冠心病，自主神经功能紊乱（双心病）。

中医诊断：胸痹，不寐（肝气郁结，气虚血瘀）。

治法：疏肝解郁，益气活血。

方药：柴胡20g，黄芩15g，龙骨20g，牡蛎20g，瓜蒌20g，桂枝20g，珍珠母20g，茯苓15g，远志15g，炒酸枣仁20g，地龙20g，当归20g，赤芍15g，川芎20g，黄芪20g，甘草10g。14剂，每日1剂，水煎分两次温服。

2017年11月22日二诊：服上方14剂，胸闷心慌气短减轻，能入睡，易醒，仍心烦、焦虑、口苦、大便干，舌淡、苔薄黄，脉弦。在前方基础上加栀子10g、槟榔片10g以清热除烦通便。14剂，每日1剂，水煎，分两次温服。

患者先后服28剂，病情明显好转，继服成药宁神灵颗粒及活血化瘀中成药脉络通胶囊，2周余便临床痊愈。

【按语】本患由于工作压力过大，时常出现胸闷、心慌、气短、头昏、少寐多梦、心烦不宁等一系列症状。证属肝气郁结，气滞血瘀。血行不畅，心失所养则出现胸闷、心慌、气短等一系列心血不足之症；肝气郁滞，气机不畅，郁而化火，热扰心神，神不守舍，则见少寐多梦、心悸不宁等一系列神

志症状，日久耗伤心气，气虚导致血瘀加重，使病情进展。治疗当以疏肝理气化瘀为主，使肝气条达通畅，气畅血行，兼补心气之虚使其神有所主，故用柴胡加龙骨牡蛎汤加减治疗。方中柴胡、黄芩疏肝胆之郁而清泄热邪，升清降浊，解郁退热，调和表里。本患此次病情变化与情志改变联系密切，属双心病的范畴，舌脉也符合病情判断，故而选用柴胡、黄芩来清泻肝胆之火，缓解焦虑情绪以减缓病症；龙骨、牡蛎、珍珠母以安神定悸，摄纳心神，提高睡眠质量。牡蛎性味咸寒，具平肝潜阳、安神助眠之功，且牡蛎提取物牡蛎多糖有降血脂、抗凝及提高机体免疫等作用，适用于本患。龙骨、牡蛎为常用药对，改善身体疲劳状态；柴胡加龙骨牡蛎汤现代临床常用于神经官能症的治疗，徐教授不拘泥于既定功用，利用本方加减治疗心脏神经官能症，临床疗效显著。瓜蒌宽胸理气、清热，现代药理研究证明瓜蒌有抗心律失常、扩冠、改善微循环的作用，本患双心病除心烦焦虑紧张的精神症状之外，还有胸闷、心慌、气短的表现，瓜蒌宽胸理气用以缓解上述症状。酸枣仁、远志养心安神，酸枣仁有宁心安神、养肝降血脂的功效，常用于心肝血虚型失眠多梦、心悸怔忡之症；远志性温味苦，具有安神益智、祛痰开窍之效，与酸枣仁共同治疗心神不安、惊悸失眠之症。当归、赤芍、川芎以养血柔肝，当归味甘、辛，性温，归心肝脾经，具有补血活血、润肠通便的功效，且患者冠脉CT表明患者确有血淤斑块，故用活血药改善心脏供血，且当归亦可用于治疗血虚引起的诸多病症，包括血虚不能濡养心神引起的失眠心悸等症；赤芍性苦微寒，属肝经，功可清热凉血、活血祛瘀，改善心脏微循环，预防冠心病；川芎行气开郁、通脉，其所含的生物碱可增加心肌血流，降低心肌耗氧量，用以缓解患者心悸、胸闷气短之症。配以黄芪，补气固表，现代医学证明黄芪具有降低血液黏稠度、保护心脏、抗自由基损伤的作用，且黄芪可补中益气，本患由瘀致虚，方用黄芪可减轻患者因气虚导致的运化不力，减轻患者运化不力、食少之症。地龙，通经活络、清热定惊；桂枝性味辛甘温，归心肺膀胱经，可温经通络，助阳化气；甘草调和诸药。二诊时患者诸症较前缓解，但仍有心烦、焦虑、口苦、便干、苔黄，说明郁热未除，故加栀子、槟榔片增强清泄郁热之力，起到除烦宁心的作用。诸药配伍，散与敛、通与补、温与清共融于一方之中，使肝气调达，气血和顺，诸症自愈。

二、滋阴清热、养血除烦治疗心悸1例

刘某，女，31岁。2019年5月31日初诊。

主诉：失眠、心慌，胸闷气短、乏力，阵作2个月，加重1周。

病史：患者于2个月前因情志不遂及熬夜而出现失眠、心慌、胸闷气短、乏力，每晚服用舒乐安定方可入睡，但只能睡3个小时左右，且多梦易醒，上述症状每因情绪激动或劳累后加重。近1周因劳累上述症状明显加重，同时伴有心烦易怒，五心烦热，咽干口苦，小便正常，大便干。为求中医治疗，遂来我科门诊就医。现患者失眠、心慌胸闷气短乏力，伴多梦易醒、眠不解乏，心烦易怒，口干口苦，舌红少苔，脉弦数。

辅助检查：心电图示：窦性心律，室性期前收缩，二联律。24小时holter示：室性期前收缩总数7965次，二联律6阵共36次。

西医诊断：心律失常，室性期前收缩，自主神经功能紊乱（双心病）。

中医诊断：心悸，不寐（阴虚火旺，邪热扰心）。

治法：滋阴清热，养血除烦。

方药：酸枣仁30g，茯苓20g，知母20g，川芎20g，百合20g，生地黄20g，白芍20g，当归20g，远志15g，首乌藤30g，甘松20g，苦参20g，麦冬20g，黄芪20g，甘草10g。14剂，每日1剂，水煎，分两次温服。

2019年6月14日二诊：服前方14剂，病情有所好转，失眠，心慌，心烦等症较前减轻，食欲差，腹胀，反酸。前方加鸡内金15g、太子参10g、瓦楞子20g、香橼20g。14剂，每日1剂，水煎，分两次温服。

2019年6月28日三诊：患者自述无明显不适，病情好转。继服百乐眠胶囊3周巩固疗效。随访患者24小时holter示窦性心律，室性期前收缩3个，无二联律，病情痊愈。

【按语】该患者是典型的室性期前收缩患者。近期因情志不遂及作息、饮食不规律，肝郁脾虚，营血不足，阴液亏虚，从而阴虚火旺，上扰心神，故出现心神不宁、失眠多梦、心烦易怒等一系列神志症状。肝郁气滞，血行不畅，心脉失养，久则出现心慌、胸闷、乏力等一系列心脏症状。本病治疗当以滋阴清热、养血安神为主，同时兼以理气活血。方中以酸枣仁养阴血，敛

心阴，其酸收之性也可收敛浮越之虚火，同时还具有宁心安神、养肝降血脂的功效，常用于心肝血虚型失眠多梦、心悸怔忡之症。知母、麦冬滋阴补血，清心除烦，知母味甘性寒，归肺、脾、肾经，具有清热泻火、滋阴润燥的功效；麦冬微苦微寒，归心肺胃经，有润肺养阴、益胃生津的功效。二者皆可泻火养阴，合用可通便，对应患者便干之症。百合清心安神，生地黄益心阴，清血热，二者合奏甘寒清热养阴之功，心神不宁之症皆可化裁用之。黄芪味甘性温，归脾、肺经，是常用的补气药，其有效成分可以明显降低脑血管、外周血管、冠状动脉的阻力，对这些部位的血管有一定的扩张作用。当归、川芎、白芍益气活血，甘松行气止痛，开郁醒脾，并有抗心律失常作用，在现代临床应用上表现出了良好的治疗效果。苦参清热燥湿，安神定志，现代药理学研究显示苦参的提取物苦参碱可对抗乌头碱、氯化钡等诱发的实验性心律失常，其作用与减慢心率、延长心肌细胞兴奋性周期等有关。现代临床常用于快速性心律失常的治疗。鸡内金消积滞、健脾胃；太子参味甘微苦，性平，归脾、肺经，体润性和，补气生津，主治脾虚食少、倦怠乏力、心悸自汗、津亏口渴等症。久病、体弱之人脾胃虚弱，故而出现饮食减少、乏力等症，本患者疲倦乏力、食欲减退，太子参与黄芪配伍，增强补气之功。香橼气味辛散，可升可降，具有疏肝理气、除湿和中的功效；瓦楞子能制酸止痛，但其属贝类，成分不易煎出来，煎煮汤药时需注意先煎，因为瓦楞子的主要成分是碳酸钙，呈弱碱性，因而能起到中和胃酸、收敛制酸止痛的作用。甘草性味甘平，有补脾益气、缓急止痛的作用，可抑制胃酸和胃蛋白酶活性，增强胃黏膜防御能力，与瓦楞子合用，可以制酸、化瘀、止痛。远志功专心肾，可镇心止惊安梦；首乌藤养血安神，祛风通络，二药相配，共达养血安神之功效。诸药共用，使患者症状减轻，进而心情愉悦。

三、豁痰化瘀、镇惊安神治疗心悸1例

于某，男，63岁。2019年6月20日初诊。

主诉：心慌、胸闷气短阵作10年，加重2个月。

现病史：患者于10年前无明显诱因经常出现心慌、胸闷气短乏力，心烦

易怒，曾于当地医院就诊，诊断为"冠心病心律失常，室性期前收缩"，口服硝酸酯类药物及胺碘酮、美西律维持病情，但时好时坏，停药即发。2个月前情绪波动后上述症状加重，再次于当地医院就诊，建议行射频消融术，患者拒绝，遂来我科求诊。现患者心慌、胸闷气短乏力，时有心烦，夜寐欠佳，饮食可，二便可。舌紫黯、苔腻，脉沉滑。

心电图示：窦性心律，ST段下移。24小时holter示：主导节律为窦性。室上性期前收缩总数45次，室性期前收缩总数13326次，二联律724阵共4562次，三联律208阵共1165次，成对24阵。

西医诊断：冠心病，室性期前收缩。

中医诊断：心悸（痰瘀互结）。

治法：豁痰化瘀，镇惊安神。

方药：青礞石20g，红花15g，赤芍15g，川芎15g，地龙20g，茯苓15g，白术15g，柴胡15g，生龙骨20g，生牡蛎20g，珍珠母20g，酸枣仁20g，瓜蒌15g，郁金15g，黄芪20g，苦参15g，甘松15g。14剂，每日1剂，水煎分两次温服。

2019年7月4日二诊：服上方14剂，心慌阵作减少，胃脘部稍有不适。在前方基础上加瓦楞子15g以顾护脾胃。14剂，每日1剂，水煎，分两次温服。

患者先后服上方28剂，病情明显好转，继服院内制剂安律胶囊，及活血化瘀中成药脉络通胶囊，2周余临床基本痊愈。24小时holter示：主导节律为窦性。室上性期前收缩总数15次，室性期前收缩总数88次，成对1阵。

【按语】该患者时常出现心慌、胸闷气短乏力之症，舌紫黯、苔腻，脉沉滑，是为痰瘀互结之象。且病情反复，迁延难愈。在选方用药时，以豁痰化瘀为原则，在礞石滚痰丸和血府逐瘀汤的基础上加减化裁。患者心慌胸闷久治不愈，是因顽痰不化，故以青礞石坠痰下气，平肝镇惊，尤善于攻逐陈积伏匿之老痰；地龙、川芎、红花、赤芍活血化瘀，瘀化则痰自消；茯苓、白术健脾除湿，脾为生痰之源，脾健则痰除；瓜蒌宽胸涤痰；柴胡、郁金活血行气止痛；龙骨、牡蛎、珍珠母重镇安神，缓解患者心慌症状；久病多虚，且恐重坠之药下气伤正，故加黄芪以顾护正气；酸枣仁宁心除烦，敛神魂而就寐；佐以苦参、甘松清热燥湿，理气健脾。苦参含有苦参碱，有良好的抗心律失常作用，其机制主要体现在对迷走神经、心肌细胞动作电位、离子通道功能及其蛋白表达的影响等方面。甘松归心经，性辛甘温，理气止痛，开郁醒脾，其所含有的甘松挥发油能够抑制触发机制的心律失常，所含缬草酮和挥发油可以显著提高心肌的耐缺氧能力，明显有效地消除心律失常的各种症状。症状减轻之后改服安律胶囊等，以巩固疗效。

四、益气养心、重镇安神治疗心悸1例

李某，女，35岁。2019年8月13日初诊。

主诉：心慌气短乏力阵作半年，加重5天。

现病史：患者半年前分娩后出现心慌气短阵作，偶见胸痛后背痛。现心烦较明显，偶作头晕头痛，胃脘部不适。

初诊：夜寐欠佳，饮食欠佳，大便稀，小便可。近2月血压不稳，头晕头痛阵作，血压126/94 mmHg，舌红、苔薄白，脉细乏力。

心电图示：窦性心律，ST段压低。

西医诊断：自主神经功能紊乱，心脏神经官能症。

中医诊断：心悸（气虚，心神失养）。

治法：益气养心，重镇安神。

方药：柴胡20g，生龙骨20g，生牡蛎20g，珍珠母30g，黄芪30g，川芎20g，葛根20g，羌活15g，当归20g，白芍15g，狗脊20g，白芷20g，藁本20g，香橼20g，酸枣仁20g，合欢皮20g，远志15g，首乌藤20g，甘松20g，柏子仁20g，焦栀子10g，甘草10g，桂枝20g。14剂，每日1剂，水煎分两次温服。

2019年8月27日二诊：自述心前区不适症状较前好转，头痛减轻，现夜寐欠佳，偶作胃脘部不适，小便正常，大便不成形，舌红苔白，脉沉无力。听诊心率齐，肺部听诊无杂音。

方药：柴胡20g，生龙骨20g，生牡蛎20g，珍珠母30g，黄芪30g，川芎20g，葛根20g，羌活15g，白芍15g，狗脊20g，白芷20g，酸枣仁20g，合欢

皮20g，远志15g，首乌藤20g，甘松20g，柏子仁20g，焦栀子10g，甘草10g，桂枝20g，薏苡仁20g，莲子15g，黄芩10g。14剂，每日1剂，水煎，分两次温服。

【按语】本患无明显器质改变，然心脏不适症状明显，患者于半年前分娩后出现心慌胸闷气短的症状，心烦明显，且有胸痛后背痛的症状，舌红苔薄白，脉细无力，诊断为心脏神经官能症，中医诊断为心悸。妊娠后激素水平波动，常有患者出现心慌乏力等症，且患者现在夜寐欠佳，饮食欠佳，大便不成形，虚象明显，黄芪30g以补气；桂枝温通经脉；藁本辛温香燥，性味俱升，善达巅顶，常用于巅顶头痛的治疗。栀子善宣心肺胸膈郁热而除烦，降泻三焦之火而利小便，利小便以实大便，应对患者大便不成形之症状。甘松味辛、甘，性温，具有行气止痛、开郁醒脾的功效，主治脘腹闷胀，思虑伤脾，不思饮食之症。且现代研究表明，甘松具有镇静、安定作用，其所含缬草酮有抗心律失常作用，而本患心慌症状明显，故而加用甘松以缓解症状。合欢皮性味甘、平，归心、肝、肺经，有解郁催眠、宁心安神的功效，治疗患者心神不安、忧郁失眠的症状。柴胡、黄芩是常用药对，柴胡解经邪，黄芩清腑热，针对少阳经腑同病的特点，两药合用，解郁清火，解决少阳病易气郁易化火的特点，缓解患者症状。重镇安神之药物龙骨、牡蛎、珍珠母等，用以改善患者睡眠，以及心慌不适之症。狗脊具有祛风湿、补肝肾、强腰膝的作用，以治肾虚腰痛。辅以葛根缓解病患项背强痛的症状。薏苡仁利水渗湿、健脾止泻；莲子味甘、涩，性平，有补脾止泻、益肾养心的功效，二药合用，顾护脾胃。最后以甘草调和诸药。

五、益气行水、安神定悸治心悸1例

秦某，女，32岁。2020年8月10日初诊。

主诉：腹胀，偶见心悸胸闷气短乏力阵作3个月。

现病史：患者肺动脉高压10余年，腹水3个月。现心悸易怒，口干口苦，夜寐欠佳，饮食可，小便频，大便不成形，舌质淡红、苔白腻，脉沉滑。双肺听诊正常，心率齐。

西医诊断：先天性心脏病。室间隔缺损修补术后，房间隔缺损，卵圆孔再开放。

中医诊断：心悸（水饮凌心）。

治法：益气行水，安神定悸。

方药：黄芪40g，太子参10g，当归15g，川芎15g，桂枝20g，茯苓20g，白术20g，猪苓20g，冬瓜皮30g，大腹皮20g，五倍子15g，柴胡15g，黄芩15g，生龙骨20g，生牡蛎20g，泽泻30g，甘草10g，薏苡仁20g，莲子15g。14剂，每日1剂，水煎，分两次温服。

2020年8月24日二诊：患者自述夜寐、二便较前好转，现仍有右胁肋胀痛，腹部胀满，舌质淡红，苔白腻，脉沉滑。在前方基础上加川楝子15g、香橼15g、香附15g。14剂，每日1剂，水煎，分两次温服。

【按语】本患是先天性心脏病患者，室间隔缺损修补术后，房间隔仍有缺损，现腹胀明显，心脏通路异常而致肺动脉高压，已十余年。中药虽然无法改变其器质损伤，但可针对其体质及症状进行体质调整和对症治疗。现患者腹部胀满，治用补气行水、定悸安神之法。黄芪、太子参补气养津，本患素来体弱，气不足则气短喘息，黄芪、太子参虽补益但温润平和，重用以治顽疾，补气行水，运化水湿，缓解患者腹部胀满不适，患者是因水气凌心故而心脏症状明显，水湿得以运化，故而心慌气短乏力等症较前好转。本患小便频多，但每次小便量少，方中桂枝温阳化气，化散阴霾，助患者排出水湿。茯苓、白术健脾利水，调整中焦水液代谢之枢纽。猪苓、泽泻利水消肿。大腹皮行气宽中，利水消肿，行气导滞，气行则水行。现代研究表明，大腹皮可兴奋胃肠道平滑肌，促进胃肠动力，脾胃为中焦枢纽，帮助运化水湿。五倍子酸涩收敛，薏苡仁利水渗湿，莲子为补养元气之珍品，既能补又能固，可强心安神，滋养补虚。患者服药之后，夜寐、二便较前好转，但仍有胁肋胀痛、腹部胀满之感，加川楝子以燥湿行气、止痛。香橼味辛微苦、酸，有疏肝理气、除湿和中之效，脾胃不和，饮食积滞，气滞湿阻常化裁用之。香附理气解郁。随访患者排便较前好转，腹部胀满减轻。

六、定惊安神、宽胸理气治疗心瘅1例

岳某，女，39岁。2019年9月10日初诊。

主诉：心慌气短伴乏力、自汗出阵作1个月。

现病史：有心肌炎病史，平素易外感，心慌气短阵作，未经系统治疗。近1个月来，患者心慌气短频发，并伴乏力、汗出。患者自述心烦易惊，经期头晕，偶作后背部不适。现患者心慌气短阵作，每逢情绪波动则加重，舌红苔白腻，脉沉滑。血压114/70mmHg，心电图示：窦性心动过速，ST段及T波改变。

西医诊断：心肌炎待排，自主神经功能紊乱。

中医诊断：心瘅（心胆气虚）。

治法：定惊安神，宽胸理气。

方药：柴胡20g，生龙骨20g，生牡蛎20g，珍珠母20g，瓜蒌20g，郁金20g，桂枝20g，黄芪30g，当归20g，地龙20g，葛根20g，羌活15g，白芍15g，川芎20g，酸枣仁20g，茯苓20g，白术20g，甘草10g。14剂，每日1剂，水煎分两次温服。

2020年3月30日二诊：患者自述上述14剂汤药之后，诸症好转。近期辅导孩子学习，情绪波动，又有时作心慌，夜寐欠佳，焦虑气短欲哭，食欲差，二便正常。舌红苔腻，脉细无力。

方药：柴胡20g，生龙骨20g，生牡蛎20g，珍珠母20g，黄芩10g，桂枝20g，茯苓15g，白术15g，远志15g，首乌藤20g，酸枣仁15g，黄芪30g，当归15g，白芍15g，川芎20g，合欢皮20g，狗脊15g，甘草10g。14剂，每日1剂，水煎分两次温服。

【按语】本患无高血压、高血脂、糖尿病等冠心病高危因素，整体身体状况较好，不支持冠心病诊断。患者平素易外感，且有心肌炎病史，近期患者心脏不适症状明显，心慌气短阵作，自述心烦易惊，病情逢情绪波动则加重，诊断为双心病，治疗除理气活血之外，还需宽胸理气、安神定志。故本患治疗以双心病常用方剂柴胡龙骨牡蛎汤为底，再加瓜蒌、郁金宽胸理气之品，缓解患者明显的情绪波动，又加茯苓、白术顾护脾胃。患

者自述有颈项僵痛，后背部麻木不适，因而辅以葛根、羌活。葛根性凉味甘、辛，对高血压颈项强痛疗效显著，而本患是因情绪波动，血压不稳定，故而出现项背强痛。羌活味辛、苦，性温，可利关节止痛。葛根、羌活合用，升疏清阳，缓解头晕、项背强痛之症状。患者服用14剂之后，疗效显著。后期自行服用中成药巩固疗效，病情稳定。但半年之后，患者因生气，病情波动，来门诊复诊，症见心慌振作，且焦虑较明显，悲伤欲哭，食欲差，故复诊时加用合欢皮，以解郁、宁心，治疗心神不安、忧郁失眠之症。本病案患者脉细无力，符合气虚血瘀之诊断，故而黄芪用量30g，气为血之母，补气以达气率血行，缓解患者不适症状。黄芩味苦性寒，清肺火，祛大肠湿热，配白芍益肝阴和血，共奏养正而布滞气之功，适用于妇女肝气横逆、脾胃失调之症状。疗效显著，患者用后即愈。

七、化痰逐瘀、益气活血治疗胸痹心痛1例

史某，女，65岁。2019年11月10日初诊。

主诉：胸闷胸痛阵作2年余，加重2天。

现病史：患者近2年来时作胸闷气短，憋闷疼痛症状明显，时有咳痰喘息。素饮食可，夜寐差，二便可，舌红质暗，苔白，脉沉细。既往有高血压病史2年，高脂血症。血压160/90mmHg，听诊心脏节律整齐。

辅助检查：冠脉CT示前降支狭窄。心电图示ST段改变。

西医诊断：冠心病，心绞痛。

中医诊断：胸痹心痛（痰瘀互结）

治法：化痰逐瘀，益气活血。

方药：瓜蒌20g，薤白15g，桂枝15g，红花15g，当归15g，赤芍20g，川芎20g，地龙15g，土鳖虫10g，黄芪30g，郁金20g，柏子仁20g，枳壳15g，柴胡15g，甘草10g。14剂，每日1剂，水煎，分两次温服。

2019年11月24日二诊：患者自述现心前区疼痛偶作，较前好转，遇寒加重，夜寐欠佳，二便正常。舌质淡红、苔薄白，脉沉。在前方基础上加酸枣仁15g、生龙骨20g、生牡蛎20g、珍珠母20g、僵蚕10g，改赤芍为白芍15g，

去当归。

方药：瓜蒌20g，薤白15g，桂枝15g，红花15g，白芍15g，川芎20g，地龙15g，土鳖虫10g，黄芪30g，郁金20g，柏子仁20g，枳壳15g，柴胡15g，甘草10g，酸枣仁15g，生龙骨20g，生牡蛎20g，珍珠母20g，僵蚕10g。14剂，每日1剂，水煎，分两次温服。

【按语】本患是典型的心绞痛患者，患者体质是气虚血瘀型，血脂高，血压高，睡眠差，以补阳还五汤打底，调理患者气虚血瘀之体质。瓜蒌甘寒清润，能够利气开郁，现代研究表明瓜蒌可以扩张冠状动脉，增加冠脉流量，较大剂量使用时，能够抑制心脏，降低心肌收缩力，减慢心率，瓜蒌所含的瓜蒌酸成分能够抑制血小板凝集，改善血液黏稠度。郁金味辛能行能散，既能活血又能行气，其中含有的姜黄提取液能够显著降低胆固醇，对降血脂有一定的疗效。薤白具有通阳散结、行气导滞的功效，主治胸痹心痛，配伍川芎、瓜蒌等用以治疗痰瘀胸痹。地龙通经活络，其提取物中的蚓激酶，可明显延长血小板血栓和纤维蛋白血栓形成时间，使血栓长度和干重减少，并降低血液黏度，具有溶解血栓和抗凝血的功效。土鳖虫破血逐瘀，抗凝血，提取液及水提醇沉液分别有抗血栓形成和溶解血栓的作用，提取物可抑制血小板聚集和黏附率，减少聚集数，总生物碱可提高心肌和脑对缺血的耐受力，并降低心、脑组织的耗氧量，水煎液具有调脂作用，能延缓动脉粥样硬化的形成。柏子仁养心安神，适宜虚烦失眠、心悸怔忡的患者。桂枝有助心阳的效能，配合瓜蒌、薤白、红花治疗心阳不振所致胸痹心痛。枳壳能行气化瘀，破气除满，治疗痰浊闭阻、胸阳不振之胸痹。胸中满闷、疼痛者，可加薤白、桂枝同用。患者服药14剂之后，效果明显，胸痹心痛之症较前减轻，夜寐仍欠佳，故而加酸枣仁15g，又加生龙骨、生牡蛎、珍珠母安神定悸。僵蚕的提取液在体内外均有较强的抗凝作用，含有血小板抑制剂，有抗凝血作用，可减少血管栓塞性并发症，并且能抑制体内胆固醇合成，促进胆固醇的排泄，提高磷脂合成，达到较好的降血脂效果。

八、利水消肿、理气调中治疗心衰病1例

郭某，男，81岁。2019年11月22日初诊。

主诉：心慌、气短、乏力阵作10年，加重2个月。

现病史：患者心慌气短阵作。体格检查：患者双下肢浮肿，四肢不明原因皮肤瘙痒，自述夜间憋气，咳嗽，咳泡沫痰，并见呃逆，畏寒，夜寐欠佳，饮食欠佳，小便不利，大便可。舌质淡红、苔厚白，脉沉无力。

既往史：患者于40年前行胃大部切除术（40%～50%），贫血。

辅助检查：心电图示：V_1–V_3导联QS波，ST–T改变。血压110/70mmHg，心脏彩超示：EF值为47%，听诊心脏节律齐。

西医诊断：冠心病，陈旧性心梗，心功能不全。

中医诊断：心悸，心衰病（脾虚失运）。

治法：利水消肿，理气调中。

方药：猪苓20g，冬瓜皮30g，葶苈子20g，太子参10g，蝉蜕15g，地肤子15g，甘草10g，当归15g，阿胶10g（烊化），车前子15g，赤芍20g，川芎20g，瓜蒌20g，郁金20g，地龙20g，黄芪40g，鸡内金20g，龙眼肉20g。14剂，每日1剂，水煎分两次温服。

2019年12月6日二诊：患者自述服药后小便量较前增多，现时有腹泻，下肢浮肿较前减轻，现仍有下肢乏力，活动后乏力气短的症状。在前方基础上加薏苡仁30g、莲子20g、茯苓20g、白术20g、瓦楞子20g。14剂，每日1剂，水煎，分两次温服。

【按语】本患冠心病史10余年，时有心慌气短乏力症状，5年前急性心梗入院，出院后心脏症状较前加重，心慌乏力气短加重，双下肢浮肿，口服螺内酯进行利尿，减轻心脏负担。但心脏衰竭进行性加重，就诊之前患者双下肢浮肿明显，且乏力气短症状并作，夜间症状加重，伴咳嗽，咳泡沫痰的肺循环淤血症状。为缓解气短乏力症状，以黄芪补气，瓜蒌涤痰利气宽胸，郁金解郁破瘀，缓气虚血瘀之症。另加服猪苓、冬瓜皮、葶苈子利水渗湿，治疗水肿胀满症状。患者饮食欠佳，鸡内金消食导滞、健脾胃，龙眼肉性甘平，入心、脾经，有补益心脾的功效，是滋补的良药，可用于治疗心悸怔忡、虚

劳等症。太子参为体虚之人常用滋补药品。蝉蜕味咸而甘，性寒，归肺、肝经；地肤子利小便，清湿热，入肾、膀胱经，二者合用，常用治皮肤瘙痒症状，蝉蜕抗过敏疗效好，与地肤子合用疏风止痒，临床疗效明显。车前子善于通利水道，清泄膀胱湿热，渗湿止泻，与猪苓同用，治疗水湿停滞之水肿。另外车前子还可入肺经，能清肺化痰止咳，适用于本类患者。薏苡仁、莲子、茯苓、白术是参苓白术散的主要成分，加入本方以利湿止泻，减轻患者食欲不振、乏力倦怠的症状；可以健脾益气，对应食少便溏的症状。调理中焦脾胃之后，水谷精微运化吸收，散布全身，发挥其营养滋润作用。只有中焦能够敷布水谷精微，才能更好地运化食物及药物，也才能够更好地运化水湿，减轻水肿症状，促进水液代谢，减轻心脏负担，同时缓解肺循环及体循环水湿症状，缓解咳嗽、腹部胀满等不适症状。

九、益气活血、疏肝解郁治疗期前收缩1例

于某，男，69岁。2018年11月22日初诊。

主诉：胸闷胸痛乏力阵作2年，加重5天。

现病史：患者两年前曾行甲状腺部分切除术，病理检查良性，术后出现阵作性胸闷气短等症，并于就诊1年前出现脑梗，时常出现心烦焦虑等症，近5天胸闷疼痛加重，并见头晕、颈部不适。

现患者自述胸闷气短胸痛阵作，夜寐欠佳，饮食可，小便可，大便稍干，舌红苔白，脉沉乏力。血压130/80mmHg，听诊双肺呼吸音正常。心电图结果示：ST段改变，阵发性室性期前收缩。

西医诊断：冠心病，心律失常（室性期前收缩），自主神经功能紊乱。

中医诊断：心悸，郁证（气虚血瘀）。

治法：益气活血，疏肝解郁。

方药：黄芪30g，太子参10g，当归20g，赤芍20g，瓜蒌20g，郁金20g，葛根20g，羌活20g，地龙20g，苦参20g，青礞石20g，远志15g，首乌藤20g，酸枣仁20g，甘草10g，茯苓20g，白术20g。14剂，每日1剂，水煎分两次温服。

2018年12月6日二诊：患者心前区疼痛减轻，偶作胸闷，大便稍干，夜寐较前好转，舌红苔腻，脉沉滑。血压120/70mmHg，听诊心率正常。在前方基础上加槟榔片20g、枳壳20g、生龙骨20g、生牡蛎20g。

方药：黄芪30g，太子参10g，当归20g，赤芍20g，瓜蒌20g，郁金20g，葛根20g，羌活20g，地龙20g，苦参20g，青礞石20g，远志15g，首乌藤20g，枣仁20g，甘草10g，茯苓20g，白术20g，槟榔片20g，枳壳20g，生龙骨20g，生牡蛎20g。14剂，每日1剂，水煎分两次温服。

2018年12月20日三诊：患者诸症较前好转，活动后偶见不适，夜寐、二便均正常，舌红苔腻，脉沉滑。前方加太子参10g，14剂，每日1剂，水煎，分两次温服。

2019年1月7日四诊：患者诸症较前减轻，服用中成药脉络通、脉血康、百乐眠以巩固疗效。

【按语】 本患以胸闷胸痛为主要症状，且血脂高，头晕头痛症状明显，治应活血降脂。患者于两年前行甲状腺手术，术后气血损伤，胸闷气短症状始发，也不能排除患者的心理因素，长期处于紧张的状态之中，胸闷气短的症状也会表现明显，因而缓解紧张焦虑的情绪也是治疗的重要方向。所以在方剂之中，除益气活血、宽胸理气之外，后续又增加了重镇安神之品。本方中的黄芪、太子参补而不腻；当归、赤芍活血补血；瓜蒌、郁金宽胸理气；患者头痛，项背强痛，故选用葛根、羌活以缓解症状；地龙通经活络，性味偏凉，对于血脉瘀阻、血络不通的患者，有逐瘀通络的作用；患者期前收缩明显，苦参在现代临床常被选取应用，不过因个体差异，部分患者在使用苦参时会有不同程度的过敏，出现呕恶、自汗、乏力等不适症状，可从小剂量开始应用；青礞石坠气下痰，平肝镇惊；远志、夜交藤养血安神益智；酸枣仁养心安神，常用于心肝血虚引起的心烦不安、心悸怔忡、失眠之症；茯苓、白术顾护脾胃；槟榔苦辛温，归胃、大肠经，善行胃肠之气，消积导滞，而枳壳可以增加肠道蠕动，缓解大便干燥的症状，龙骨、牡蛎是矿石类药物，重镇安神滋阴养心，镇心安神，加强本方的安神定志功效。方剂条理清晰，临床效果明显。

【生平传略】张雅丽（1960—），女，1983年毕业于黑龙江中医学院中医系，主任医师，医学博士，现任黑龙江省中医院消化内科主任，国家级著名中医消化病专家，享受国务院特殊津贴，全国优秀中医临床人才，全国名老中医学术经验继承工作指导教师，中华中医药学会消化病专业委员会副主任委员，黑龙江省中医药学会消化病专业委员会主任委员，国家二级专家，黑龙江省名中医，首届龙江名医，黑龙江省卫生系统"有突出贡献中青年专家"。

张雅丽教授从事临床工作30多年，具有扎实的中医基本功和丰富的临床及学术经验，治疗病毒性肝炎、自身免疫性肝病、萎缩性胃炎、肠易激综合征及功能性消化不良等消化病领域的疑难病有独到见解，取得显著成果，曾获黑龙江省科技进步二等奖3项（第一完成人），承担多项国家级和省部级重大科技攻关项目。不仅如此，她还擅长运用中药膏方治疗肝硬化、病毒性肝炎、胆囊疾病，消化道肿瘤手术和放化疗后康复，以及脑病内科疑难杂症，疗效显著。

擅长治疗：慢性肝病、病毒性肝炎、自身免疫性肝病、肝硬化、胃溃疡、溃疡性结肠炎、萎缩性胃炎、胆囊炎、胆石症、前列腺炎、痛风、失眠、便秘等内科疑难杂症，以及消化系统肿瘤手术和放化疗后的康复治疗。

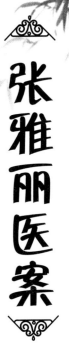

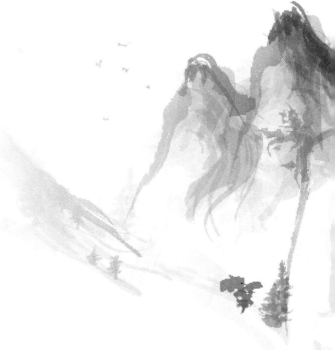

一、胃脘痛治验2例

例1:

沈某,男,72岁。2010年11月8日初诊。

主述及病史:胃痛10余天,胃痛隐隐,喜温喜按,口泛清水,流涎,疲倦乏力感,腹胀纳差,大便溏薄,小便调,夜寐欠安。

诊查:舌淡苔白,脉迟缓,血压110/80mmHg。

中医诊断:胃痛,脾胃虚寒证。

治法:温中健脾,和胃缓急止痛。

方药:黄芪30g,桂枝15g,干姜15g,吴茱萸15g,黄连15g,木香15g,白芍15g,延胡索20g,茯苓20g,白术15g,半夏20g,枳壳15g,砂仁15g,甘草15g,陈皮20g,公丁香15g。7剂,每日1剂,水煎服。

2010年11月15日二诊:药后胃部隐痛症状明显缓解,仍喜温喜按,疲倦乏力感消失,偶见反酸,舌淡苔白,脉沉细。前方加海螵蛸20g、煅瓦楞子20g、鸡内金20g。继服7剂。

2010年11月22日三诊:诸症状消失,前方去黄连、半夏、海螵蛸、煅瓦楞子。继服7剂巩固疗效。随访半年未复发。

【按语】胃痛,又称胃脘痛,最早记载于《内经》。胃为阳土,喜润恶燥,为五脏六腑之大源,主受纳腐熟水谷,其气以降为顺,不宜郁滞。本病例患者年老体衰,脾阳不足,脾胃虚寒,脾胃运化失调,胃失和降,不通则痛,故胃痛隐隐;寒得温而散,气得按而引,所以喜温喜按;脾胃虚寒,运化功能失常,故纳差腹胀,大便溏薄;舌质淡、苔白为中焦虚寒之象。方用辛温的桂枝、干姜、黄芪、吴茱萸温补阳气,白术、茯苓、陈皮益气健脾,木香、砂仁行气健脾,体现了治病求本的原则;白芍缓急止痛,延胡索行气止痛,又体现了急则治标原则;黄连、半夏、枳壳、公丁香清热燥湿,降逆消导;甘草调和诸药。诸药合用,既有辛甘化阳之功,又具酸甘化阴之用,共奏温中补虚、缓急止痛之效，健脾益气以补虚，温中和胃以散寒，降逆消导、理气除胀以治标。标本同治，组方有度，因此疗效显著。

例2：

杨某，女，52岁。2010年10月28日初诊。

主述及病史：胃胀打嗝2年，近日加重。患者自述平时喜食油炸、辛辣腌制食物，三餐不规律，工作压力大，烦躁易怒，爱生气。现症见：胃脘胀痛，伴反酸，嗳气，打嗝，口苦易饥饿，胸闷乏力，大便不成形，日3～4行，便中无黏液脓血。舌淡、苔薄白，脉沉弦细。

中医诊断：胃痛，肝气犯胃证。

西医：浅表萎缩性胃炎。

诊查：胃镜示浅表萎缩性胃炎。

治法：疏肝解郁，温胃健脾。

方药：柴胡20g，白芍20g，枳壳15g，党参20g，茯苓20g，陈皮20g，半夏20g，白花蛇舌草30g，木香15g，黄连15g，白术15g，砂仁15g，甘草15g，香附15g，莱菔子20g，川厚朴15g。7剂，每日1剂，水煎服。

2010年11月3日二诊：患者胃胀症状明显缓解，大便已基本成形，日2行，舌淡、苔薄白，脉细弱。前方加黄芩15g、丹参15g、干姜15g、肉桂10g、黄芪25g。继服7剂。

2010年11月19日三诊：患者自述服药2周后胃胀症状基本消失，仍有打嗝，大便已成形，香蕉便，日1～2次，舌淡、苔白，脉沉弦。前方加代赭石30g、竹茹20g、旋覆花20g、茜草15g。继服7剂。

2010年11月26日四诊：患者自述胃胀症状均已消失，嗳气、打嗝症状基本消失，舌淡、苔白，脉沉细。继服上方7剂后症状全部消失。嘱患者少吃凉辣油腻，多流质饮食，吃发面食物。

【按语】患者素有饮食不节的习惯，饮食伤及脾胃，脾胃阳虚而至虚寒，故便不成形，工作压力大，烦躁易怒，爱生气；肝气失于条达，肝气上逆，因此嗳气打嗝。治当暖脾温胃，散其寒邪，疏肝解郁，行其郁滞，通利气机而除胀。经初诊疏肝理气、温胃健脾治疗，气机条达，通则不痛，脾的运化功能逐渐恢复。二诊、三诊加大疏肝健脾力度，同时随症加减，用代赭石、旋覆花等降逆止呕，因此收到满意疗效。

二、参苓白术散合四神丸加减治疗脾肾阳虚型泄泻1例

陈某，女，19岁。2010年10月11日初诊。

主述及病史：自述过食寒凉食物，半年来大便不成形，腹泻，日行3次，遇寒遇冷加重，疲倦乏力感，腰膝酸软，腹胀纳差，小便调，夜寐欠佳。

诊查：舌红、苔薄白，脉沉细，血压120/80mmHg。

中医诊断：泄泻，脾肾阳虚证。

治法：温肾健脾，固涩止泻。

方药：黄芪30g，党参15g，白术20g，茯苓20g，陈皮20g，山药20g，砂仁20g，薏苡仁30g，补骨脂20g，五味子15g，延胡索20g，白花蛇舌草30g，木香15g，黄连15g，白芍20g，炒麦芽30g，甘草10g。7剂，每日1剂，水煎服。

2010年10月18日二诊：腹泻症状改善，疲倦乏力感明显缓解，大便日行2次，自述胸胁胀满，喜叹息，饮食尚可，舌淡、苔白，脉沉细。腹泻倦怠乏力症状改善，证明药后脾肾阳气渐复，但仍有虚弱，胸胁胀满，喜叹息，可见伴有肝郁气滞。因肝郁可乘脾，据抑木扶土之法，前方加柴胡20g、枳壳15g以疏肝理气，以助补脾肾之功，继服7剂。

2010年10月25日三诊：患者每日大便1～2次，基本成形、质软，胸胁胀满、倦怠乏力感消失，舌质淡红、苔薄白，脉沉弱。继服上方14剂，以固疗效。共服药28剂，药后患者腹泻症状消失，随诊半年，未复发。

【按语】该患者因过食寒凉食物，久之伤及脾阳，脾阳虚衰不能温煦肾阳，而致脾肾阳虚，故大便不成形，腹泻，遇寒遇冷加重，疲倦乏力感，腰膝酸软，腹胀纳差，舌淡、苔薄白，脉沉细。故以温肾健脾、固涩止泻为治疗大法。本病例方选黄芪、党参、白术、茯苓、陈皮、山药、砂仁、薏苡仁、炒麦芽、白花蛇舌草健脾益气，补骨脂、木香、五味子收敛固涩，健脾止泻，黄连燥湿以助健脾之功，延胡索、白芍缓急止痛，甘草调和诸药，共奏温肾健脾、固涩止泻之功，收到了满意的疗效。

三、运用自拟中药膏方治疗乙型病毒性肝炎1例

闫某，男，39岁，呼兰人。2018年12月26日初诊。

主诉：乏力，右上腹胀痛，口干口苦，大便稀，3月余。

现病史：患者近3个月无明显诱因出现乏力，右上腹胀痛，口干口苦，大便稀，手足凉。诊查见患者神清语利，形体偏瘦，舌红、苔白，脉沉弦细。血压130/90mmHg。实验室检查示：小三阳，DNA 6.09×10^6 IU/mL，天门冬氨酸氨基转移酶163 U/L，丙氨酸氨基转移酶187 U/L，谷氨酰基转移酶90 U/L，AFP 8ng/mL。

西医诊断：乙肝（小三阳），胆囊炎。

中医诊断：胁痛（脾虚气滞兼湿热）。

方药：黄芪20g，西洋参20g，熟地黄20g，山茱萸20g，枸杞子20g，女贞子20g，墨旱莲20g，菟丝子20g，制首乌20g，柴胡20g，黄芩15g，枳实20g，厚朴20g，茯苓20g，炒白术20g，土茯苓30g，白花蛇舌草30g，炒薏苡仁30g，茵陈5g，金钱草30g，猫爪草20g，焦三仙各30g，山药20g，虎杖20g，垂盆草20g，郁金30g，桑寄生20g，川续断20g，杜仲20g，牛膝20g，重楼20g，蒲公英30g，甘草15g，木香15g，香附15g，当归20g，川芎20g，苍术20g，半夏15g，砂仁15g，淫羊藿10g，陈皮20g，葛根20g，连翘20g，半边莲20g，半枝莲20g，牡丹皮20g，丹参20g，焦栀子15g，吴茱萸15g，莲子20g，甘草10g。

上方5剂，加入刺五加1000g、龟甲胶200g、阿胶20g、鹿角胶200g。加工为膏方，口服，一次10mL，1日2次。

2019年5月13日二诊：患者自述，服药2个多月后，症状明显好转，无明显不适感。前来复查，实验室检查示：小三阳，DNA 5.0×10^2 IU/mL，肝功正常，AFP 11.5ng/mL。诊其舌脉，舌淡红、苔薄白，脉沉弦细。嘱其续服膏方。予上方4剂，加工为膏方，口服，一次10mL，一日2次，随诊。

【按语】慢性乙型病毒性肝炎是外感湿热疫毒引发，要使病愈，首先驱逐外来病邪。湿热毒邪胶着，贯穿整个病程始终，故清热解毒利湿法须贯穿整个治疗始终，这是治疗之关键。引起乙肝的湿热毒邪也不同于一般的湿热病

邪，其性胶着顽固，驱邪务尽，要守方坚持治疗，提高患者依从性，延长病程以利驱邪。多用如溪黄草、鸡骨草以及白花蛇舌草、半枝莲、珍珠草（叶下珠）等甘淡微寒之品，以达清热解毒利湿驱邪之功。

四、脾胃虚寒型泄泻验案1例

文某，男，38岁。2016年11月18日初诊。

主诉：慢性腹泻半年余。患者自述大便次数多，遇寒、饮食不适易诱发腹泻，反复发作半年余。患者平日工作繁忙，精神压力大，进食不规律，素以快餐食品为主，偏冷食，腹部常感不适，腹痛时欲大便，大便泄泻，每日3~5次，食少，怕冷，易出汗，乏力，面色萎黄，神疲倦怠，舌质淡、苔白，脉沉细。

中医诊断：泄泻（脾胃虚寒）。

治则：补气健脾，利湿止泻。

方药：炒薏苡仁30g，党参20g，炒白术20g，茯苓20g，山药20g，肉豆蔻20g，白扁豆20g，防风20g，陈皮20g，枳实15g，吴茱萸15g，干姜15g，半夏15g，砂仁15g，炙甘草10g。7剂，每日1剂，水煎，早晚温服。嘱患者饮食清淡规律，忌生冷、油腻之品，注意保持心情舒畅。

2016年11月25日二诊：症状好转，效不更方，继服7剂。

2016年12月2日三诊：患者面色红润，精神明显改善，上方继服14剂。患者前后服药50余剂后，每日腹泻次数转为1~2次，食欲正常。半年后随访，未曾复发。

【按语】泄泻患者多以大便时溏时泻、迁延反复为主要表现，兼以食少、食后脘闷不舒、稍进腻食则大便次数明显增加为次要表现，面色萎黄，神疲倦怠，舌质淡、苔白，脉细弱。张雅丽教授在辨证论治、治病求本的理论指导下，通过大量的临床实践，指出治疗脾胃虚寒型泄泻应抓住主要矛盾，着眼于治以健脾理气，佐以温阳、清利、固涩。选药组方时考虑：脾胃居于中焦，主受纳运化水谷，胃主降浊、脾主升清共同完成饮食物的消化吸收，其功能特点以动为主，治疗应健脾运脾、醒脾开胃，正所谓"脾贵在运而不在补"。以炒薏苡仁30g、党参20g、炒白术20g、茯苓20g、山药20g、肉豆蔻20g、白扁豆20g、防风20g、陈皮20g、枳实15g、吴茱萸15g、干姜15g、半夏15g、砂仁15g、焦三仙各30g、炙甘草10g为治疗脾胃虚寒型泄泻的基础方。方中薏苡仁入脾胃经，利水渗湿，健脾止泻；党参性甘平，补中益气，和胃生津，二者共为君药。炒白术健脾燥湿，茯苓渗湿健脾，山药平补三阴，三药为臣，健脾利湿以治病本，配伍君药补气健脾。防风升清阳气；陈皮、枳实、半夏理气燥湿，使党参、白术补而不滞；砂仁芳香醒脾，理气开胃；肉豆蔻温中涩肠，扁豆健脾止泻，二者健脾固涩止泻；吴茱萸、干姜温补中阳；焦三仙健运脾胃；炙甘草益气调和诸药。治疗紧扣脾胃虚弱，不过用辛温、苦寒、淡渗、行气活血之品，因四者皆可耗散正气，虽标实暂缓，但脾胃虚弱更甚，反而加重病情。

本病发病率较高，因此张教授提出需防止复发：患者饮食要规律、宜清淡、易消化，忌生冷、油腻之品，如生啤、牛奶，注意调畅情志，不宜过怒和过于紧张。

【参考文献】张雅丽，张书研，张薇.张雅丽教授治疗脾胃虚寒型泄泻经验［J］.黑龙江中医药，2018，47（3）：63.

五、治疗非结石型胆囊炎1例

孔某，女，51岁。2018年5月22日初诊。

主诉：右上腹胀痛5年，近日加重。患者自述口干口苦，反酸烧心，厌食油腻，睡眠尚可，大便偏干，不易解出，小便微黄，舌质暗红、苔黄腻，脉弦滑。患者神疲乏力，形体略胖，墨菲征阴性，肝胆脾胰彩超提示：胆囊壁增厚（4.5mm）。

中医诊断：胆胀（肝胆湿热）。

治则：清利湿热。

方药：柴胡20g，黄芩15g，枳实20g，厚朴20g，土茯苓20g，茵陈20g，金钱草20g，川芎20g，黄连15，焦栀子15g，白芍15g，郁金15g。7剂，每日1剂，水煎，早晚温服。嘱患者饮食清淡规律，忌生冷，油腻之品，注意保持心情舒畅。

2018年6月1日二诊：症状好转，效不更方，继服7剂。

2018年6月9日三诊：患者面色红润，精神得到明显改善，复查消化系彩超提示胆囊壁欠光滑，上方继服14剂。患者前后服药半年，复查消化系彩超正常。后随访，未曾复发。

【按语】胆胀是由于胆腑通降失司，而导致右胁部位胀满疼痛，口苦、反酸，嗳气恶心，善太息，食后脘闷不舒，稍进肥腻食物则症状表现明显加重，神疲倦怠，舌质紫暗、苔厚腻，脉弦或弦涩。张雅丽教授在辨证论治、治病求本的理论指导下，通过大量的临床实践，指出本病患者多因嗜食甘肥油腻之味，伤及脾胃，湿热蕴结，阻遏中焦脾土，致使脾胃升降功能失常，而导致肝胆湿热。以柴胡20g、黄芩15g、枳实20g、厚朴20g、白芍15g、炒白术15g、生甘草10g、木香15g、半夏15g、郁金15g为治疗非结石型慢性胆囊炎的基础方。方中黄芩入肝胆经，专清肝胆湿热，柴胡疏肝利胆，开郁行气，二者共为君药；炒白术健脾燥湿；枳实、厚朴行气消积，破气除痞；半夏燥湿化痰，降逆止呕，具疏肝破气、消积化滞之效；白芍柔肝止痛；木香行气止痛，健脾消食；郁金行气解郁，利胆退黄，破血消瘀；甘草益气健脾，调和诸药。全方共奏清热利湿、疏肝利胆、通腑止痛之效。

本病发病率较高，因此张教授提出需防止复发：患者饮食要规律、宜清淡、易消化，忌生冷、油腻之品，如啤酒、牛奶，注意调畅情志，不宜过怒和过于紧张。

【参考文献】张雅丽，王瑶，马雪宁.张雅丽教授治疗非结石型胆囊炎经验［J］.黑龙江中医药，2020，49（4）：193.

六、非酒精性脂肪肝医案1例

张某，男，42岁。2017年10月18日初诊。

主诉：右胁肋疼痛3个月，加重伴腹胀便溏1个月。

病史：患者喜食肥甘厚味，平素急躁易怒，3个月前因琐事与家人争吵后觉胸闷不舒，两胁胀满，时有疼痛，嗳气后缓解，未予药物治疗，1个月前，右胁胀痛加重，伴有腹胀便溏，为寻求中医治疗，遂来就诊。刻见：右胁肋胀痛拒按，腹部胀满，不思饮食，时有恶心欲吐，善太息，口干口苦，小便调，大便溏。舌红稍暗，苔白稍腻，脉弦滑。消化系彩超示：脂肪肝，胆囊壁粗糙。

肝功能示：胆固醇、甘油三酯偏高，AST、ALT稍偏高，乙肝、丙肝检测示：未见异常。

中医诊断：胁痛（肝郁脾虚）。

治则：疏肝解郁，健脾止泻。

方药：柴胡20g，黄芩15g，川芎20g，川朴20g，香附15g，陈皮20g，焦三仙各10g，半夏15g，茯苓20g，炒白术20g，郁金20g，炙甘草10g。

7剂，每日1剂，水煎，早晚温服。嘱患者饮食清淡规律，忌生冷、油腻之品，注意保持心情舒畅。

2017年10月25日二诊：患者右胁胀满明显减轻，食欲佳，口干口苦缓解，大便恢复正常，但右胁时有疼痛。

处方：上方减焦三仙、川朴、炒白术，加三棱10g、莪术10g、赤芍10g。继服7剂。

2017年11月3日三诊：患者自诉右胁胀痛明显缓解，饮食佳。效不更方，继服7剂。

3个月后随访，患者心情舒畅，家庭和睦。

【按语】肝郁脾虚型非酒精性脂肪肝患者多以右胁肋胀满或走窜作痛，常因烦恼郁怒诱发或加重为主要表现，兼以食欲不振、腹胀、腹痛欲泻、便溏不爽、时欲太息、倦怠乏力为次要表现，舌淡边有齿痕，苔腻或薄白，脉弦或弦细。张雅丽教授通过大量的临床实践，在辨证论治、治病求本的理论指导下，指出治疗肝郁脾虚型非酒精性脂肪肝应标本兼治，治以疏肝健脾，兼以燥湿化痰、活血化瘀。以柴芩解郁汤（柴胡20g、黄芩15g、赤芍20g、枳实20g、川芎20g、川朴20g、香附15g、陈皮20g、焦三仙各30g、半夏15g、三棱20g、莪术20g、茯苓20g、炒白术20g、郁金20g、炙甘草10g）为治疗肝郁脾虚型非酒精性脂肪肝的基础方。方中柴胡苦平，入肝胆经，《神农本草经》言其主治心腹肠胃间结气、积聚，可疏泄气机之郁滞，黄芩苦寒，功能清热燥湿、泻火除烦；柴胡之升散，得黄芩之降泄，两者相配为君药，是疏肝解郁、清肝泻火的常用组合。香附、川芎、赤芍、枳实、川朴五药相配可疏肝行气，活血止痛，既能调气又能活血，既能上升又能下降，与柴胡、黄芩同用，疏肝理气，可助肝之调达，共为臣药。茯苓味甘，善入脾经，与炒白术、半夏、陈皮同用，既可燥湿健脾而化痰，又能健脾渗湿而止泻；三棱、莪术既入气分，又入血分，能破血散瘀，消癥化积，行气止痛；焦三仙即焦山楂、焦神曲、焦麦芽，可健胃消食以助脾之健运，共为佐药。炙甘草为使药，能补脾、祛痰、调和诸药。君臣佐使，诸药合用，既能疏肝健脾以治本，兼能化痰祛瘀治其标。

【参考文献】张雅丽，马雪宁.张雅丽教授治疗肝郁脾虚型非酒精性脂肪肝经验［J］.黑龙江中医药，2018，47（6）：65-66.

七、旋覆代赭汤合左金丸治疗反流性食管炎1例

患者，女，46岁。2015年8月11日初诊。

主诉：吞咽不适伴胸骨后闷痛，嗳气2个月。外院诊断"反流性食管炎"，治疗后病虽缓解而时有发作。半个月前因情绪激动，出现上腹痞满疼痛，泛酸，嗳气加重，胸骨后烧灼感伴吞咽不适，自行用药，无好转。刻诊：患者述证如前，伴口苦心烦，舌红、苔黄腻，脉弦滑。

中医诊断：反酸（胃失和降，气郁痰阻）。

证型：胃失和降，气郁痰阻。

治则：和胃化痰，镇肝降逆。

方药：旋覆花15g，人参10g，生姜20g，代赭石30g，炙甘草10g，半夏30g，全瓜蒌20g，黄连10g，吴茱萸5g，海螵蛸15g，煅瓦楞子20g，浙贝母10g，蒲公英20g。5剂，水煎服。

2015年8月16日二诊：上方服完3剂，患者感嗳气大减，胸骨后烧灼感消失，吞咽顺畅。5剂服完，除上腹稍感痞满外，其余已无不适，后守方加减，服至20剂，症状全消，用左金丸续服以善后。随访2年未复发。

【按语】张雅丽教授认为，本例反流性食管炎见上腹胀痛，嗳气泛酸，口苦心烦，舌红苔黄腻，脉弦滑，起病缘于情志不舒，肝失疏泄，木横乘土，致胃失和降，气郁痰阻。方选旋覆代赭汤和胃化痰，镇肝降逆；小陷胸汤合

左金丸、浙贝母、海螵蛸、煅瓦楞子清热化痰，畅膈宽胸，和胃止酸。由于药合证机，故服药20剂而愈。

八、气滞郁结型呕吐验案1例

患者，女，37岁。2005年7月28日初诊。

主诉：上腹胀痛伴呕吐不止3月余。患者因情绪影响，出现腹胀，继而上腹痛，伴呕吐。曾多方治疗无效，且日渐加重，食入即吐，痛苦不已。查：体温37.3℃，中上腹压痛明显，口不渴，舌红、苔微黄，脉弦细。血常规化验：白细胞11×10^9/L，中性粒细胞75%。胃镜示：胆汁反流性胃炎、慢性浅表性胃炎、十二指肠炎。

中医诊断：呕吐（气滞郁结）。

治则：清肝解郁，降逆止呕。

方药：四逆散合麦门冬汤加减。麦冬60g，法半夏15g，柴胡15g，白芍15g，枳壳10g，甘草10g，生姜10g，大枣3枚，粳米30g。3剂后患者腹胀减轻，呕吐停止。

二诊守原方再进5剂，诸症缓解，食纳改善，舌质转淡红，苔薄黄，脉和缓。

三诊继用上方加减调理，服5剂，诸症释然。

【按语】张雅丽教授认为，本案患者由于悲伤过度，肝气郁结，影响脾胃功能，导致呕吐不止，反复发生，致胃内阴津虚亏。临床上采用四逆散合麦门冬汤加减治疗本病，使肝郁得解，胃气和缓，故疗效满意。

九、健脾和胃治疗痞满1例

患者，男，69岁。2015年4月17日初诊。

患者因"反复心下痞满发作2年余，加重1个月"就诊。患者1个月前因进食肥甘厚腻之品，感心下痞满，饭后加重，呃逆频频，进食喜温喜热，口干口苦泛酸，欲饮，大便偏干，2日1行，小便正常，舌质微红、苔薄黄，脉细弦。外院诊断"功能性消化不良",治疗后症状稍有减轻,但药停症状即复。查胃镜示:胆汁反流性胃炎。刻下:胃脘部胀痛,泛酸,烧心,胸骨后有灼热感。

诊断:痞满(脾胃虚弱,寒热错杂)。

治则:健脾和胃消痞,寒热虚实并调。

方药:半夏泻心汤合枳术丸随症加减。姜半夏10g,干姜10g,黄芩15g,黄连5g,党参15g,炒枳实15g,生白术30g,瓦楞子15g,大枣10g,甘草5g。7剂,每日1剂,早晚温服。

2015年4月24日二诊:上方服用7剂后,心下痞满及呃逆症状明显减轻,大便不干,1日1行,但仍有泛酸。故将原方去瓦楞子,改海螵蛸30g,继进14剂。

2015年5月8日三诊:诸症消失,病告痊愈。

【按语】本案患者为老年男性,反复心下痞满发作2年余,考虑年龄体质,脾胃虚弱,病程日久,损伤脾阳则进食喜温喜热;再因进食肥甘厚腻,易生痰湿,痰湿困脾,进一步影响脾胃运化功能,致中焦气机升降不利、运化失司,出现心下痞满,饭后尤甚,呃逆频作;脾主升清,胃主降浊,脾胃为气机升降之枢,脾胃升降失调,痰湿蕴脾,郁而化热,导致口干口苦,欲饮,大便偏干,舌微红苔薄黄,脉细弦。证属脾胃虚弱,寒热互结,气机升降不利。故拟用半夏泻心汤合枳术丸化裁。方中姜半夏、干姜消痞散结;黄连、黄芩苦寒泄热;党参、生白术、大枣、甘草补中益气健脾;枳术丸理气健脾,消痞除满以助通便;瓦楞子制酸和胃。二诊时患者诸症明显减轻,唯觉有烧心感,因此上方去瓦楞子,加海螵蛸以增强其制酸和胃之功效。

十、运用自拟中药膏方治疗乳腺癌术后1例

郭某,女,53岁。2013年4月8日初诊。

主诉:便秘,眠差,伴口干口苦、潮热、目涩1年余。

现病史:患者近1年来出现便秘,大便2~3天1次,眠差,双手晨僵,伴口干口苦、潮热、目涩、怕热,舌红,苔薄白,边有齿痕,脉沉弦。血压

165/95mmHg。

既往史：乳腺癌术后，高血压。

西医诊断：乳腺癌术后，高血压。

中医诊断：乳岩（脾虚气滞兼湿热）。

方药：生地黄30g，熟地黄30g，山茱萸20g，枸杞子20g，麦冬20g，石斛20g，沙参20g，当归20g，川芎20g，白芍20g，牡丹皮20g，知母20g，黄柏10g，黄芩15g，黄连15g，干姜15g，赭石30g，牛膝20g，炒酸枣仁30g，制首乌20g，夜首乌30g，百合20g，合欢皮20g，远志20g，肉苁蓉30g，桑椹20g，黄精20g，茯苓20g，生白术20g，枳实20g，厚朴20g，郁李仁30g，白花蛇舌草30g，山药20g，半枝莲20g，半边莲20g，苦参30g，山慈菇20g，焦山楂30g，六神曲30g，炒麦芽30g，焦栀子15g，地骨皮20g，浮小麦75g，鳖甲20g，三棱15g，莪术15g，姜黄15g，泽兰15g，丹参20g，黑芝麻20g，槟榔30g，柏子仁20g，泽泻15g，伸筋草20g，黄芪30g，西洋参20g，半夏15g，砂仁15g，珍珠母30g，煅龙骨30g，煅牡蛎30g，葛根20g，桔梗20g，草决明30g，水蛭10g，地龙20g，甘草10g，川贝母10g。

上方5剂，加入刺五加1000g、龟甲胶200g、阿胶200g、鹿角胶200g、紫河车200g，加工为膏方，口服，一次10mL，一日2次。

2013年10月16日二诊：患者自述服药后症状有所减轻，但仍有便秘，2～3天1次，眠差，盗汗，怕热，口干口苦，白痰，目涩。乳腺癌术后，化疗6个周期，高血压（血压164/94mmHg）。诊其舌脉，舌红，苔薄白，边有齿痕，脉沉弦。嘱其续服膏方治疗。

方药：天竺黄20g，前胡20g，桑白皮20g，瓜蒌20g，木香15g，香附20g，白芥子20g，黄芪30g，西洋参30g，生地黄30g，熟地黄30g，山茱萸20g，枸杞子20g，女贞子15g，墨旱莲15g，菟丝子15g，石斛20g，黄精20g，百合20g，炒酸枣仁30g，黄芩15g，川贝母10g，猫爪草20g，石见穿20g，茵陈30g，黑芝麻20g，肉苁蓉30g，桑椹20g，茯苓20g，生白术20g，莱菔子20g，枳实20g，厚朴20g，桔梗20g，鸡内金20g，沙参20g，知母20g，黄柏10g，麦冬15g，杏仁20g，郁李仁30g，火麻仁20g，槟榔30g，焦三仙各30g，当归30g，川芎20g，牡丹皮20g，丹参20g，鳖甲20g，甘草10g，半夏15g，砂仁15g，合欢皮20g，郁金30g，远志20g，煅龙骨30g，煅牡蛎30g，珍珠母30g，草决明30g，代赭石30g，水蛭10g，地龙20g，赤芍20g，白芍20g，首乌藤30g，地骨皮20g，半枝莲20g，半边莲20g。

上方5剂，加入刺五加1000g、龟甲胶200g、阿胶200g、鹿角胶200g、紫河车200g、川贝母20袋（天江颗粒剂）、黑芝麻20袋（天江颗粒剂），加工为膏方，口服，一次10mL，一日2次。

2015年3月4日三诊：患者自述症状有好转，咳嗽，睡眠差，诊其舌脉，舌红，苔薄白，边有齿痕，脉沉弦。血压160/100mmHg。

上方加紫菀20g、款冬花20g。5剂，加工为膏方，口服，一次10mL，1日2次。

2016年4月11日四诊：患者自述近1年来睡眠差，便干，口干口苦，目涩，时咯吐白痰。诊其舌脉，舌红、苔薄白，脉沉弦。血压140/80mmHg。

上方：生白术改为100g，当归改为60g；加连翘20g、蒲公英30g、重楼20g、芡实20g、三七10g。5剂，加工为膏方，口服，一次10mL，一日2次。

2017年5月3日五诊：患者自述近1年来入睡困难，脱发，目涩，耳鸣，畏寒，诊其舌脉，舌红、苔薄白，脉沉弦细。血压130/80mmHg（药后）。

上方加桑寄生20g、续断20g、杜仲20g、鱼腥草30g、蝉蜕20g。5剂，加工为膏方，口服，一次10mL，一日2次。

2018年4月20日六诊：患者自述近一年来怕热，目涩，脱发，时咯吐白痰，二便正常。诊其舌脉，舌红、苔薄白，边有齿痕，脉沉弦细。血压130/70mmHg（药后）。

上方加芦根30g、马齿苋30g、土茯苓30g、土鳖虫15g、僵蚕15g。5剂，加工为膏方，口服，一次10mL，一日2次。

【按语】中医认为，恶性肿瘤是个正虚邪实的过程，脏腑阴阳气血失调，气滞血瘀，痰湿结聚，热毒内蕴，日久而成结块。正所谓"积之成也，正气不足，而后邪气踞之"，正气虚弱是恶性肿瘤形成和发展的根本条件，故扶正法是中医治疗恶性肿瘤的大法，其主要作用在于调节机体的阴阳、气血和脏腑经络的生理功能，以充分发挥机体内在的抗病能力，抑制肿瘤的生长，缓解病情，扶正之中寓以驱邪，扶正是根本，增强机体抗病能力，为驱邪创造条件，驱邪是目的，扶正驱邪相辅相成，贯穿治疗疾病的始终。根据膏方的特点及中医对肿瘤的认识，膏方在肿瘤疾病的应用非常广泛，可用于肿瘤治疗全过程，根据疾病所处的不同阶段及患者的先天禀赋辨证施膏。中医认为肿瘤系毒邪伤及气血，累及五脏，应补益气血，健脾和胃，滋养肝肾。手术、放疗及多程化疗导致患者免疫功能受到重创，免疫功能低下易感染，易复发转移，此时通过膏方补益气血，健脾和胃，滋养肝肾，少佐抗癌中药，既调节免疫功能，又防止肿瘤复发转移。

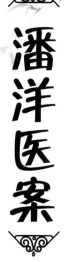

【生平传略】潘洋（1958—），女，博士，师从国医大师张琪教授，硕士研究生导师，黑龙江省名中医，享受国务院特殊津贴，第七批全国老中医药专家学术经验继承人指导老师，黑龙江省卫生系统有突出贡献中青年专家，黑龙江省政协委员，中华中医药学会脾胃病分会常务委员，中国中西医结合学会消化分会委员，世界中医药学会联合会消化学会常务理事，黑龙江省中西医结合医药学会肝病专业、消化专业副主任委员。

主持的黑龙江省科技厅攻关课题"青白栓治疗溃疡性结肠炎的新药研究"获黑龙江省科学技术奖二等奖、黑龙江省中医药科学技术奖一等奖，该成果填补了国内中成药外用治疗溃疡性结肠炎的空白；黑龙江省中医药管理局重点科研课题"酒肝清颗粒治疗酒精性脂肪肝的临床疗效评价"荣获黑龙江省科学技术奖二等奖、黑龙江省中医药科学技术一等奖，研究成果达到国内领先水平。目前承担国家中医药管理局"十二五"重点项目"中药灌肠剂治疗溃疡性结肠炎的临床研究"、黑龙江省自然基金项目"柴苓调肝颗粒对非酒精性脂肪肝大鼠相关基因表达影响的实验研究"等科研项目。多项科研成果转化创造了良好的社会及经济效益。

主要研究方向为中医药治疗慢性萎缩性胃炎、溃疡性结肠炎、脂肪肝、慢性肝炎、肝硬化腹水、胰腺炎等疾病的临床与实验研究，其研究处于国内本行业领先水平。

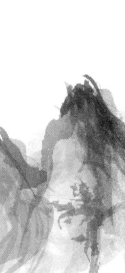

一、运用加味茵陈蒿汤治疗黄疸2例

例1：

患者，顾某，女性，47岁。2012年7月20日初诊。

主诉及现病史：双手发黄3月余。3个月前患者出现双手发黄，就诊于某西医院，检查生化、彩超、CT均无异常，口服一些保肝药物后，双手黄染并未减轻，今日来我院寻求中医治疗。现症见：双手色黄，鲜明如橘，巩膜无黄染，患者自述偶有腹胀，口干苦，饮食尚可，小便量少，大便黏腻不爽，急躁易怒。问诊患者未进食过多的胡萝卜、南瓜、番茄等易出现假性黄疸的蔬菜。舌红、苔黄腻，脉滑数。

辨证：证属肝胆湿热，乃湿热内蕴，熏蒸肝胆，胆汁外泄所致。

治则：清热通腑，利湿退黄。

方药：茵陈蒿汤加味。茵陈30g，栀子15g，生大黄10g，龙胆15g，黄柏15g，枳实15g，茯苓15g，陈皮10g，川楝子15g。7剂，每日1剂，水煎服。

2012年7月27日二诊：双手色黄明显减轻，腹胀消失，略有口苦，自述服药后小便增多、色黄，排气增多，舌红苔腻，脉弦滑。辨证治法如前，酌加金钱草15g、柴胡10g。10剂，每日1剂，水煎服。

2012年8月6日三诊：双手色黄消退，巩膜无黄染，无腹胀，无口干口苦，饮食正常，二便正常，舌淡红、苔薄白，脉细弦。原方将生大黄改为5g，去枳实、川楝子。5剂，水煎服，每日1剂，早晚温服以巩固疗效。

3个月后随访患者黄疸消失无复发，身体无其他不适。

【按语】《伤寒论·辨阳明病脉证并治》："伤寒七八日，身黄如橘子色，小便不利，腹微满者，茵陈蒿汤主之。"说明茵陈蒿汤主要适应证为"身黄如橘子色，小便不利，腹微满"。虽该患者仅双手色黄如橘，但伴随口干、口苦、腹微满等症，仍属湿热发黄。该患湿热熏蒸，胆汁瘀阻，故见双手色黄；湿热熏蒸肝胆，胆汁泛溢，故见口干口苦；湿与热合，郁积于里，腑气壅滞，故见腹满。治宜清热通腑，利湿退黄。方用茵陈蒿汤加减，具有清热通腑、利湿退黄的作用，是治疗湿热黄疸的主方。方中重用茵陈蒿为君药，以其最善清利湿热，利胆退黄，长于"通身发黄，小便不利"，且芳香舒脾而能透表畅气，是治疗黄疸之要药；臣以栀子清热燥湿，并利三焦，引湿热下行；大黄降瘀泄热，通利二便，以开湿热下行之道；龙胆清热燥湿，泄肝胆火；黄柏长于清下焦湿热，燥湿泻火；枳实破气除痞，化痰消积；茯苓健脾渗湿，利水消肿；陈皮健脾理气，燥湿化痰。诸药合用，共奏清热通腑、利湿退黄之功。

例2：

李某，女性，75岁。2011年11月3日初诊。

主诉及现病史：全身发黄两周。两周前患者出现右胁部间断性疼痛，随后出现巩膜及全身皮肤黄染，在当地医院静点保肝降酶药物（具体药物及用量不详）未得到满意疗效，故于今日来我院求诊。现症见：右胁部疼痛，可放射至右侧后背部，食肥甘厚味后疼痛加重，周身乏力，巩膜及全身皮肤黄染，时有恶心欲吐，口干口苦，气急腹胀，小便色黄如茶，大便正常，舌红、苔黄腻，脉弦滑。既往有胆囊炎、胆结石病史。彩超示胆囊炎、胆结石，肝功示总胆红素 158.3 μmol/L，直接胆红素 85.2 μmol/L，间接胆红素 10.1 μmol/L，谷丙转氨酶 82.3 U/L，肝炎系列检查均为阴性。

辨证：此乃湿邪与痰热瘀结，肝胆络脉阻滞。

治则：清热利湿，利胆退黄。

方药：茵陈蒿汤加减。茵陈30g，栀子20g，大黄10g，金钱草20g，龙胆20g，黄柏15g，泽泻10g，柴胡20g，郁金15g，鸡骨草15g，半夏12g，鸡内金15g，海金沙15g，甘草15g。7剂，每日1剂，水煎，早晚温服。

2011年11月11日二诊：患者周身皮肤色黄减轻，右胁部疼痛减轻，无恶心欲吐，仍有口干口苦，腹胀，乏力，小便量多，大便日1~2行，舌红苔腻，脉弦滑。辨证治法同前，上方加枳实15g、陈皮15g、虎杖15g，用于理气除胀，利胆退黄。15剂，每日1剂，水煎早晚温服。

2011年11月25日三诊：患者巩膜、皮肤色黄消退，右胁部疼痛明显减轻，偶有口苦，腹胀减轻，精神好转，饮食尚可，小便量多，颜色逐渐变清，大便日1～2行，舌淡红、苔白腻，脉弦细；肝功检查均正常。患者湿热症状明显消退，但仍有胁肋部隐痛、腹微胀等肝脾不调，疏运失职的表现，治宜调和肝脾，理气助运。

方药：方用茵陈蒿汤合香砂六君子汤加减。茵陈25g，栀子15g，大黄5g，龙胆15g，金钱草15g，香附15g，砂仁12g，党参12g，白术10g，茯苓15g，枳实12g，鸡内金15g。10剂，每日1剂，水煎，早晚温服。

3个月后随访，患者黄疸消退无复发，无其余明显不适。

【按语】《景岳全书·黄疸》："阳黄证多以脾湿不流，郁热所致，必须清火邪，利小水，火清则溺清，溺清则黄自退。"该患湿邪与痰热蕴结肝胆，热不得外越，湿不得下泄，胆石阻塞，胆汁不循常道而外溢，郁蒸于肌肤，上染于目，故一身面目俱黄；湿热郁于肝胆，肝气横逆犯脾胃，故见腹胀满，恶心欲吐；湿热内郁，下行之路不畅，则小便不利；苔黄腻、脉弦滑均为湿热内郁之象。综上所述，该患以湿热蕴结瘀滞，邪无出路为辨证要点，治宜清热除湿，利胆退黄，方用茵陈蒿汤加减。茵陈清热利湿，利肝胆，是治疗黄疸的首选药物，方中茵陈配栀子使湿热从小便而出；茵陈配大黄使瘀热从大便而解；金钱草、虎杖利湿退黄，利尿通淋；龙胆、黄柏清热燥湿，泄肝胆火；鸡骨草利湿退黄，清热解毒，疏肝止痛；柴胡疏肝解郁；郁金行气解郁，利胆退黄；泽泻利水渗湿泄热；鸡内金、海金沙利胆排石；枳实、陈皮理气除满；甘草调和诸药。全方共建清热利湿、利胆退黄之功。

湿热黄疸的发病，多因饮食不洁，病毒趁机而入，致使热与湿相合，郁结在内，不得泄越，从而引起黄疸。湿热发黄的特征是"身黄如橘子色"，形容黄色鲜明有光泽。典型的阳黄患者，甚至面若妆金，两目亦呈黄色，与由寒湿引起的阴黄证，身目黄色晦暗如烟熏者大不相同。茵陈蒿汤由茵陈、栀子、大黄三味药组成，总的功效是清热、利湿、退黄。方中以茵陈为君药，具有疏肝胆、利湿热的作用，是治疗黄疸的专药；栀子泻肝火、清湿热、通水道，可以导湿热从小便而去，用为臣药；大黄泄瘀热、通二便，既可以通大便以荡涤胃肠，又可以协助茵陈、栀子利小便以渗湿泄热，是为佐药。根据临床经验，热重于湿型可加黄柏、蒲公英、茯苓、连翘、垂盆草、滑石以清热利湿；湿重于热型可加藿香、陈皮、车前子、茯苓、薏苡仁、黄芩以健脾除湿；胆腑郁热型可加柴胡、黄芩、郁金、金钱草、甘草以清热利胆；砂石阻滞型可加金钱草、海金沙、鸡内金以利胆排石；疫毒炽盛型可加黄连、板蓝根、生地黄、牡丹皮、土茯苓以清热解毒，利胆退黄。茵陈蒿汤不仅是退黄的主方，且能预防黄疸的发生，两千年来，验之临床，确有实效，不愧为治疗黄疸的有效名方。

【参考文献】潘洋，冯洁，徐明.加味茵陈蒿汤治验二则［J］.黑龙江中医药，2013，42（2）：29-30.

二、运用大柴胡汤治疗黄疸、头痛验案各1例

例1：黄疸型肝炎

患者，女，45岁。2017年10月12日初诊。

主诉：右上腹肝区胀痛伴严重乏力，食欲减退2周，皮肤及巩膜黄染呈金黄色3日。现症：右上腹胀痛，查体可见肝脏轻度肿大，胸痞纳滞，厌油腻，泛恶欲吐，3日来出现严重呕吐2次，中度发热，皮肤瘙痒，口干口苦，小便短黄，大便干结，舌红、苔黄腻，脉弦滑数。血常规检查示：WBC 15.3×10^9/L。肝功能检查示：胆红素 54 μmol/L，ALT 137U，AST 113U，HBsAg（+），抗-HBc（+），凝血酶时间异常。超声检查提示：肝脏弥漫性改变，胆囊壁毛糙伴胆囊肿大。

西医诊断：急性乙型肝炎伴黄疸。

中医诊断：黄疸（属湿热蕴结）。

治则：清泻少阳，内泻热结。

方药：大柴胡汤合茵陈蒿汤加减。柴胡15g，黄芩20g，半夏15g，枳实15g，大黄（后下）15g，大枣3枚，生姜10g，白芍15g，赤芍15g，茵陈30g，栀子15g，金钱草30g，芒硝粉10g，甘草10g。

服上方1剂后泻下干结热臭大便2次，继续服用3剂后皮肤及巩膜黄染明显减轻，乏力恶心略有好转，服用7剂后体温正常，食欲大为改善。生化检查：胆红素 20.8μmol/L，AST 65U/L，ALT 70U/L，凝血酶原时间降至正常。

【按语】各种引起肝炎的病因都可因同时出现黄疸而被诊断为黄疸型肝炎。常见的病因包括以下几种：肝炎病毒（甲、乙、丙、丁、戊）的感染、其他嗜肝病毒（EB病毒、巨细胞病毒等）的感染、化学毒物的损伤、酒精损伤、药物损伤、自身免疫损伤、遗传代谢性疾病影响、血脂代谢异常（脂肪肝）等，这些原因都可导致肝细胞发生弥漫性损害而产生肝炎，同时出现黄疸，在临床上被诊断为黄疸型肝炎。急性病毒性肝炎一般不需抗病毒治疗。慢性病毒性肝炎则需要针对病毒进行抗病毒治疗。西医治疗黄疸性肝炎没有特效药物，而中医理论认为肝胆互为表里，当机体发生黄疸表现时，首先考虑肝胆病变。此时需要结合症状进行辨证论治。本例患者黄疸阳黄表现明显并伴有里实热证，急需通腹泻下，清利湿热，内泄热结，给湿热之邪以出路，使黄疸自消，食欲渐复。《金匮要略·腹满寒疝宿食病脉证治》云："按之心下满痛者，此为实也，当下之，宜大柴胡汤。"大柴胡汤是为少阳表邪未解又有里实之证所设，与本证的辨证相关契合。据现代临床研究证明，大柴胡汤能显著提高胆汁中胆汁酸含量，降低胆红素、糖蛋白含量，具有疏肝利胆作用。

例2：偏头痛

患者，女，36岁。

患有伴典型先兆的偏头痛2年余，服用麦角胺2年，月经前期发病频繁明显，或服用咖啡后发作，生气郁闷时加重，发作前有视物变形及恶心感。既往轻度高血压病史，就诊时血压150/95mmHg。平素怕热明显，大便时干时稀，小便短黄，偶有尿道刺痛感，月经量少、色暗红、质稠。现失眠严重，询其梦境中多打斗、愤怒之情，性格急躁，口干口苦，多食易饥，心率95次/分，舌质红、苔黄厚腻，脉象弦滑有力。实验室检查示促甲状腺激素稍低，三酰甘油偏高。

辨证：该患者偏头痛为肝郁生热，肝阳上亢，风阳上扰，导致清窍不升，浊阴不降所致。另外，该患者中焦湿热，胃火炽盛的表现亦尤为明显。治疗上应疏肝解郁配合清利中焦湿热，方用大柴胡汤配合川芎茶调散加减治疗。

方药：川芎15g，荆芥15g，白芷15g，羌活20g，甘草15g，细辛5g，防风15g，薄荷15g，柴胡20g，黄芩20g，芍药15g，半夏15g，枳实15g，大黄（后下）10g，酸枣仁15g，远志15g，何首乌20g，淮小麦25g，大枣3枚，生姜5g。

服用7剂后睡眠情况好转、烦躁易怒、多食易饥改善，大便调，效不更方，继服5剂后发作时恶心感消失，剧痛感亦有所减轻，小便转清，心境好转。

【按语】中医认为头为"诸阳之会""清阳之府"，五脏精华之血、六腑清阳之气皆上注于头。因其位置高属阳，在内、外因中以风邪和火邪最易引起头痛，所谓巅顶之上唯风可到，火性炎上。偏头痛是临床最常见的原发性头痛类型，临床以发作性中重度、搏动样头痛为主要表现，头痛多为偏侧，一般持续4～72小时，可伴有恶心、呕吐，光、声刺激或日常活动均可加重头痛，安静环境、休息可缓解头痛。偏头痛是一种常见的慢性神经血管性疾患，多起病于儿童和青春期，中青年期达发病高峰，女性多见。《灵枢·淫邪发梦》曰："阴气盛则梦涉大水而恐惧，阳气盛则梦大火燔灼，阴阳俱盛则梦相杀。"《素问·脉要精微论》亦曰："是知阴盛则梦涉大水恐惧，阳盛则梦大火燔灼，阴阳俱盛则梦相杀毁伤。"梦象有火，属阳证，可见于实证、热性病、身体上部的病变。《黄帝内经》的论述阐明了患者因肝脏阳气过胜而导致不正常梦境的原因，在治疗此例偏头痛的过程中，清中焦火盛是一个必不可少的手段，患者的肝经郁火以及炽盛胃火都是致病的重要病因，因此加大了黄芩、半夏、大黄的用量，实际效果显著。

【参考文献】刘美佳，潘洋.潘洋教授运用大柴胡汤验案举隅［J］.中医临床研究，2019，11（15）：136-137.

三、治疗慢性萎缩胃炎1例

赵某，男，44岁。2012年7月初诊。

自述曾于哈尔滨医科大学附属第一医院做胃镜检查诊断为慢性萎性胃炎伴黏膜糜烂，幽门螺杆菌检测（＋）。口服泮托拉唑40mg，每日1次；阿莫西林胶囊0.5g，每日2次。服用半月，疼痛缓解，遂停药。因和家人生气再次胃痛发作，继续服用前药疼痛不能缓解，遂求中医治疗。就诊时胃痛，胃胀，嗳气，大便不畅，舌边红、苔薄白，脉沉弦。

中医诊断：胃痛（肝气犯胃）。

治则：疏肝理气，和胃止痛。

方药：四逆散加减。柴胡15g，枳实15g，白芍20g，炙甘草20g，海螵蛸30g，瓦楞子20g，佛手15g，三七10g，白及10g，厚朴20g，代赭石20g，槟榔15g。14剂，水煎服，每次200mL，每日2次。

二诊：患者胃痛、胃胀减轻，食少纳差，便溏。前方去佛手，加炒麦芽20g、神曲20g、炒薏苡仁30g、鸡内金20g、山药30g。14剂，水煎服，每次200mL，每日2次。

三诊：患者胃部稍有不适，食欲增加，已无嗳气，大便正常。幽门螺杆菌检测（－）。嘱患者以我院制剂芪朴理气胶囊调理善后。注意合理饮食，调节情绪，饮食定时定量。

【按语】潘洋教授熟谙医理，对中药的性味、功效、配伍等有独到的见解，其用药虽多溯源于典籍，却遵古而不泥古，每多创意。在临床选方用药时常细心揣摩，以使虚实标本兼顾，寒温得宜。其根据多年的临床经验，从大量的中药中筛选出了治疗慢性萎缩胃炎有效中药，根据辨病与辨证相结合的理论，临床治疗慢性萎缩胃炎时，在准确辨证的基础上加用海螵蛸、瓦楞子、三七粉、白及粉等药物。据现代药理研究，海螵蛸中所含碳酸钙时，可中和胃酸，缓解呕酸及烧心症状，又可促进溃疡面炎症吸收，阻止出血，减轻局部疼痛，故可作制酸剂。瓦楞子内含碳酸钙等碱性物质，能中和胃酸，并能收敛制酸，故治胃痛有效，可止痛。三七具有良好的止血功效，有较强的镇痛、抗炎作用。白及收敛止血，消肿生肌，其含大量黏液质，其中有多种聚糖，还含挥发油、淀粉，有缩短凝血时间及抑制纤溶作用，能形成人工血栓而止血。潘洋教授用药讲究辨证用药，首先要清楚胃病属于中医辨证的寒、热、虚、实，然后选方用药治疗。经大样本临床观察显示，中药治疗慢性萎缩性胃炎，具有毒副作用小、疗效好、复发率低的优势。

【参考文献】潘洋，徐明，吴屹波，等.潘洋教授治疗慢性萎缩胃炎的临床经验［J］.黑龙江中医药，2014，43（1）：22-24.

四、从标本论治溃疡性结肠炎1例

患某，男，56岁。2018年2月1日初诊。

主诉：脓血便反复发作3年余，加重1周。

3年前因进食辛辣食物并劳累后出现腹痛、腹泻，伴有鲜血等症状，自服黄连素等止泻药病情缓解，其后症状反复出现，再服前药无效。检查肠镜示：溃疡性结肠炎。曾应用柳氮磺胺吡啶等药物，症状时常反复，1周前出现诸症加重。现症见泻下赤白，夹有黏液，日5～7次，乏力，口干苦，舌质红、苔黄腻，脉数略细。

中医诊断：泄泻（肠道湿热，血热妄行）。

治法：清热利湿，凉血止痢。

方药：白头翁20g，秦皮15g，黄连15g，黄柏20g，白芍20g，生甘草15g，生地榆20g，槐花20g，仙鹤草20g，木香10g，生薏苡仁20g，三七5g，太子参10g，炒白术20g。上方7剂，每日1剂，水煎早晚温服。

二诊：服药后大便中脓血减轻，时有黏液，每日3～5次，口苦减轻，乏力改善，舌质红、苔略黄腻，脉数略滑。上方白头翁、黄柏减至15g，加入鸡内金30g、神曲15g。15剂，每日1剂，水煎早晚温服。

三诊：服药后，大便脓血偶作，无黏液，日1～3次，不成形，无乏力，纳食较前增加，时有晨起口苦，舌质转淡，苔略黄，脉数。上方中加入茯苓10g、白扁豆15g。15剂，每日1剂，水煎早晚温服。

四诊：大便无脓血及黏液，大便每日1～2次，成形，纳可，精神佳，小便时黄。上方加入佩兰10g。30剂，每日1剂，水煎早晚温服，以巩固疗效。

【按语】本例患者发病之初由于劳累伤气，加之进食不适，致湿热之邪内陷大肠，兼有治疗失宜，而病作。经长期治疗，未能去除湿热之邪，病情由急转缓，湿热之邪盘踞难以速去，并见热迫血络之征。血去阴伤，脉数中略细，故参标本之主证，拟清热利湿、凉血止利之法，白头翁汤清热利湿止利，芍药甘草汤缓急止痛，地榆、槐花、仙鹤草凉血止血，三七、木香行气血之滞以止血，生薏苡仁、炒白术利湿，增强止利之功，太子参兼顾阴虚。二诊时湿热略轻，而积滞增，略减轻清热利湿之力，加入鸡内金、枳实以消导祛邪。三诊之后邪热渐攘，脾湿渐增，配伍茯苓、白扁豆、佩兰以健脾利湿。依法调整，随证治之，切中病机，可期佳效。

【参考文献】吴屹波，潘洋，陈铭佳，等.潘洋教授从标本论治溃疡性结肠炎临证经验［J］.中医药信息，2020，37（4）：110-112.

五、辨证治疗慢性乙型肝炎2例

例1：

陈某，男，40岁。2018年8月16日初诊。

主诉：右胁胀痛3月余。患者3个月前出现右胁胀痛不适，伴有乏力，腹胀，小便时黄，大便常，睡眠尚可。舌质暗红、苔薄黄，脉弦细。既往：乙肝小三阳5年。查肝功能提示：ALT 68 U/L，AST 54 U/L。

中医诊断：胁痛（肝郁脾虚）。

西医诊断：慢性乙型肝炎。

方药：经验方加减。柴胡15g，枳实20g，白芍15g，茵陈25g，栀子15g，丹参10g，黄芩15g，鳖甲5g，虎杖10g，垂盆草15g，郁金15g，金钱草30g，黄芪15g，太子参10g，炒白术30g，炒麦芽20g，炙甘草10g。7剂，水煎服，每日1剂，早晚温服。

2018年8月24日二诊：右胁胀痛明显减轻，大便乏力汗出，睡眠欠佳，舌质暗红、苔薄白，脉弦细。上方茵陈改15g，加木香。继续口服汤药14剂。

2018年9月14日三诊：患者腹胀，胁痛消失，无其他不适。复查肝功能提示：ALT 30 U/L，AST 27 U/L。继续口服汤药14剂。

2018年11月15日四诊：劳累后有两胁隐痛。上方，加延胡索20g、川楝子15g。后随访1年，患者定期体检，未见病毒复制及肝功能异常，无特殊不适症状。

例2：

郑某，男，43岁。2018年10月12日初诊。

主诉：胁痛2月加重5天，现肝区疼痛，口苦，乏力，纳差，小便黄，大便干，2日1行，腰膝酸软，舌质红、苔黄厚腻，脉弦滑。既往：乙肝大三阳6年，消化系彩超：肝回声改变，胆囊壁毛糙。肝功能提示：ALT 75 U/L，AST 59 U/L，TBIL 38 Umol/L，GGT 74 U/L。

中医诊断：胁痛（湿热蕴结）。

西医诊断：慢性乙型肝炎。

方药：经验方加减。柴胡20g，枳实15g，茵陈25g，栀子15g，大黄5g，黄芩15g，白芍15g，鳖甲5g，虎杖10g，垂盆草15g，鸡骨草15g，郁金15g，金钱草30g，黄芪10g，太子参10g，鸡内金15g，炒白术30g，炙甘草10g。7剂，每日1剂，水煎早晚温服。

2018年10月25日二诊：肝区疼痛时作，乏力明显减轻，口苦缓解，食欲佳，二便常。上方白芍改为25g，栀子改为10g，大黄改为3g，去黄芩，加川楝子15g、延胡索20g。继续口服14剂。

2018年11月10日三诊：患者已无明显不适，复查肝功正常。效不更方，再服1个月，复查肝功仍正常，患者病情平稳。

【按语】针对慢性乙型肝炎湿热毒瘀互结、本虚标实夹杂的病机特点，潘洋教授提出"清、活、疏、健"四法。"清"即清热解毒、清热利湿。湿热疫毒邪气是慢性乙型肝炎发生的重要原因之一，故治疗重视清热解毒，清热利湿。"活"即活血化瘀。肝藏血，主疏泄，肝病络脉瘀阻，疏泄不利，而出现各种瘀血现象。瘀血既是病情发展的病理产物，又是慢性乙型肝炎致病因素，故注重活血化瘀与软坚散结，选用赤芍、牡丹皮、丹参、三七等既活血又能养血而不破血动血之品，选用鳖甲、牡蛎、鸡内金等既能软坚散结而不耗伤正气之品。黄疸多见慢性乙型肝炎病毒活动期，"治黄必治血，血行黄自去"，重用利湿退黄药物的同时加用活血化瘀药物，常用茵陈、牡丹皮、栀子等，使湿除黄退。"疏"即疏泄肝胆。"健"即健脾和中。《金匮要略·脏腑经络先后病脉证》谓"见肝之病，知肝传脾，当先实脾也"，明确指出肝经病必传于脾，且影响其运化。潘洋教授同样认为肝与脾关系密切，二者同居中焦，肝气郁结，横犯脾胃，导致脾失健运；脾气虚弱，肝失所养，引起肝失疏泄。"肝无补法，顺其性而谓之补"。因此，在乙肝治疗中善用疏达之法与解郁之药，顺势引导，最终使肝得脾之运化疏泄有常，脾得肝之疏泄水液得以散。潘洋教授根据慢性乙型肝炎的病理特点及临床用药经验，潜心化裁经验方如下：柴胡15g、枳实20g、茵陈25g、栀子15g、丹参10g、黄芩15g、郁金15g、白芍15g、鳖甲5g、虎杖10g、板蓝根15g、炒麦芽20g、炒白术30g、炙甘草10g、金钱草30g、太子参10g、黄芪15g。柴胡疏泄肝胆有助湿运，枳实行气解郁，枳实与柴胡配伍，一升一降，加强舒畅气机之功；茵陈性苦微寒，苦泄下降，功善清湿热而退黄；栀子清肝胆湿热而退黄，且栀子具有通利小便的作用，使湿热之邪经由小便而出；丹参祛瘀止痛、通行血脉；黄芩清热燥湿退黄；郁金活血行气止痛、利胆退黄。白芍养血柔肝，大剂量使用苦寒之品可耗伤阴血，故配伍养血之品，全方利而不伤阴；鳖甲味咸微寒，软坚散结；虎杖、板蓝根清热解毒；炒麦芽、炒白术、炙甘草健脾补中，太子参、黄芪补虚。全方清热解毒化瘀，疏肝健脾。加减：两胁胀痛者，加川楝子、延胡索；纳差腹胀者，加鸡内金、砂仁；转氨酶高者，加五味子、垂盆草。

【参考文献】潘洋，李奕呈.潘洋教授运用四法治疗慢性乙型肝炎经验浅谈［J］.黑龙江中医药. 2020，49（3）：167.

六、加减清胰汤治疗肝郁气滞型急性水肿性胰腺炎1例

患者，李某，女，40岁。2018年6月12日就诊。

主诉：左下腹疼痛难忍伴发热1天。

患者因饮食不节出现左下腹疼痛，疼痛难忍，发热，乏力，恶心，呕吐、呕吐物为食物，纳差，口干口苦，小便短黄，大便干结，舌红、苔黄腻，脉弦滑数。查体：胃区压痛，左下腹压痛。血常规检查示：WBC 18.5×10^9/L，血淀粉酶589 U/L，尿淀粉酶5470 U/L。全腹CT示胰腺周围渗出，水肿，浑浊不清，提示：急性胰腺炎。

西医诊断：急性胰腺炎。

中医诊断：胁痛。

治则：疏肝理气，清热解毒，通里攻下。

方药：柴胡、白芍、大黄（后下）各15g，竹茹10g，代赭石30g，茵陈、栀子、龙胆各15g，黄芩、黄连、木香、延胡索、芒硝（后下）各10g。每日1剂，水煎取汁200mL，分4次从胃管注入。

服用7剂后体温降至正常，不呕吐，疼痛缓解，余症状继续改善。血常规检查示：WBC 9.2×10^9/L，血淀粉酶178 U/L，尿淀粉酶800 U/L。继续服用

7剂。

【按语】急性胰腺炎的中医病名，历代中医文献有不同的见解，如《灵枢·厥病》："厥心痛，腹胀胸满，心尤痛甚，胃心痛也。"《张氏医通·诸痛门》："胃心痛者，多由停滞。……滞则通之。"《杂病源流犀烛·心病源流》："腹胀胸满，胃脘当心痛，上支两胁，咽膈不通，胃心痛也。"从文献对胃心痛症状的陈述来看，与急性胰腺炎的临床表现是比较符合的。中医认为本病病因主要为饮食内伤，因饮食不节，过食生冷、油腻肥甘、醇酒厚味，致使脾胃损伤；或情志不舒，肝郁气滞，加之胆胰石积，蛔虫窜扰，阻滞津管，致使肝胆郁滞，横逆脾胃；或六淫外邪侵袭，其中以热邪、热毒、湿热之邪多见。病位主要在脾、胃、肝、胆、大肠，致使中下焦脏腑功能紊乱，最终引发本病。加减清胰汤遵循疏肝理气、清热解毒和通里攻下的原则，能明显促进胃肠道功能恢复，减轻急性炎症反应综合征，减轻胰腺损害，促进胰腺修复，从而提高疗效，缩短疗程。方中柴胡疏肝理气，解郁止痛；白芍养血敛阴，缓急止痛；黄芩、胡黄连清热解毒，燥湿止痛；延胡索、木香活血理气，化滞止痛，明显改善肠麻痹、肠胀气；大黄、芒硝通里攻下，泻热止痛，可加强肠蠕动，增加肠道排泄，缩短肠功能恢复时间；茵陈、栀子、龙胆清热利湿；竹茹、代赭石降逆止呕，兼能清热凉血，消除炎症；炒莱菔子、焦神曲、焦麦芽、焦山楂均为治疗食积要药；厚朴、枳实下气除满。诸药合用，有效治疗以肝郁气滞为主症的急性水肿性胰腺炎。

【参考文献】潘洋，白琬璇.加减清胰汤治疗肝郁气滞型急性水肿性胰腺炎60例临床观察 [J].黑龙江中医药，2020，49（2）：62-63.

【生平传略】安玉芳（1963—），女，黑龙江哈尔滨市人，中国农工民主党党员。1986年毕业于黑龙江中医学院，毕业后在黑龙江省中医医院工作至今，从事中医骨伤工作30余年。主任医师，硕士研究生导师，黑龙江省名中医，现为黑龙江省中医药科学院黑龙江省中医药管理局重点专科骨伤科学术带头人，中华中医药学会骨伤科分会委员，黑龙江省中医药学会中医骨伤专业委员会副主任委员，祖研流派·滕义和骨病流派传承负责人。先后跟随骨科大家黄殿栋教授及全国名老中医滕义和教授学习，并于积水潭医院、北京协和医院等多家医院学习进修。1996年带领黑龙江省中医研究院骨科成功地进行了第一例骨外科手术，到2004年为止成功地进行了上百例骨外科手术，病种包括骨髓炎、骨结核、骨肿瘤、骨不连、腰椎间盘突出症等。主持完成省市级科研项目4项，取得科研成果及奖项5项，发表论文30余篇，出版著作3部。

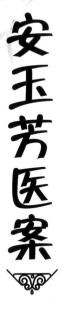

她热爱中医，勤求古训，博采众方，中医基础扎实，将中医骨伤科与现代医学骨科结合，以骨科安全疗法为核心思想，总结出一套行之有效的诊疗方案，擅长应用"中医药骨科安全疗法"治疗各种骨伤科常见病、多发病，并对疑难杂症及风湿科疾病有独到见解。擅长治疗骨髓炎、骨结核、骨不连、腰椎间盘突出症、颈椎病、骨性关节炎、痛风性关节炎、强直性脊柱炎、类风湿性关节炎及股骨头缺血性坏死等，以"标本兼治、扶正驱邪并举"为主要学术思想。

一、补肝肾、强筋骨、扶正祛邪法治疗腰痛病2例

例1:

王某,女,71岁。2016年2月1日初诊。

主诉:腰腿痛10余年,加重2个月,步行困难。10年前由于劳累,渐感腰酸腿痛,2个月前因闪腰后走路困难,间歇性跛行,右下肢放射性痛,活动后加重,休息后减轻。现患者腰痛,右下肢放射性痛,舌暗、苔薄白,脉沉细。

既往史:胆囊炎病史。

药物过敏史:无。

专科:腰生理前凸消失,功能受限,L_{3-5}棘间旁压痛(+),直腿抬高试验:左70°、右50°,右跟腱反射减弱,右小腿肌肉萎缩。

辅助检查:CT片示L_3—S_1间盘突出、骨质增生、椎管狭窄。

西医诊断:腰椎间盘突出症、腰椎管狭窄症。

中医诊断:腰痛,肝肾亏虚证。

治法:补益肝肾,通络止痛。

方药:熟地黄30g,山茱萸15g,怀山药25g,怀牛膝25g,杜仲15g,狗脊20g,桑寄生15g,伸筋草25g,鸡血藤30g,延胡索15g。7剂,每日1剂,水煎,早晚温服。

二诊:服药后腰痛迅速减轻,舌暗,脉细。上方加云苓15g、透骨草25g。14剂,每日1剂,水煎,早晚温服。

【按语】该患由于老年肝肾亏虚,加之腰闪伤,致使腰部气血不畅,经络不通,而致腰膝酸软无力,舌暗,脉沉细,证属肾虚腰痛兼经络痹阻。本病以肾虚为本,气滞血瘀导致的经脉不通为标。治疗当以补肝肾、强筋骨、通络止痛为法。方以六味地黄丸加减。方中用熟地黄配山茱萸、山药三补益肾滋阴为君药;配伍怀牛膝、杜仲、狗脊、桑寄生以加强补肝肾、强筋骨、祛

风除湿之功效，共为臣药；佐以伸筋草、鸡血藤、延胡索行气活血、舒筋止痛。腰椎间盘突出症属于中医学"痹证""腰痛"等范畴。《素问·刺腰痛》曰："衡络之脉令人腰痛，不可以俛仰，仰则恐仆，得之举重伤腰。"《普济方·身体门》言："夫足少阴肾之经也，属于腰脚而主于骨，足厥阴肝经也，内血而主于筋。若二脏俱虚，为风邪所乘，搏于经络，流于筋骨，故令腰脚疼痛，筋脉挛急，不得屈伸也。"可见，本病病位在肾，并且与肝有着密切的联系。中医学认为其病因病机多为感受风寒湿邪、跌扑闪挫瘀血阻滞、正气不足肝肾亏虚所致，治疗当扶正祛邪并举。

例2：

史某某，女，53岁。2016年11月8日初诊。

主诉：腰痛伴左下肢疼痛反复发作5年，加重1个月，活动困难。

现病史：5年前因腰痛伴左下肢疼痛，诊断为腰椎间盘突出症，间断口服中成药治疗，休息后可减轻。1个月前，因着凉后腰痛加重，活动困难，口服止痛药及外用风湿膏治疗，效果不佳，遂于今日来我院就诊。现患者腰部疼痛伴左下肢麻痛，自觉左下肢发凉无力，腰膝酸软，食少纳呆，睡眠欠佳，二便正常。舌淡、苔薄白，脉细弱。

既往史：高血压。

药物过敏史：无。

专科检查：腰生理前凸消失，功能活动受限，L_{4-5}棘间压痛（+）。直腿抬高试验：左65°，右80°。右拇指背伸肌力弱。

辅助检查：腰椎CT示L_{4-5}、L_5-S_1间盘偏左侧突出，压迫硬膜囊。

西医诊断：腰椎间盘突出症。

中医诊断：腰痛病，肝肾亏虚、风寒外侵证。

治法：扶正祛邪。

方药：独活15g，桑寄生15g，杜仲20g，牛膝25g，秦艽15g，云苓15g，桂枝15g，防风15g，川芎15g，党参15g，甘草15g，当归15g，白芍25g，地黄25g，黄芪30g。7剂，每日1剂，水煎，早晚温服。

二诊：服药后腰痛减轻，走路轻快，手足见温。效不更方，继服14剂。

三诊：病情明显好转，脉较前有力，嘱其勿劳累着凉，定期复查。

【按语】该患者长期腰部疼痛，腰膝酸软，肝肾亏虚，肝主筋，肾主骨，肝血不足，不能濡养筋骨，肾气不足，骨失所养，复加受风着凉，寒湿痹阻，致腰部气血不畅，经络不通，引起腰腿痛症状，治宜扶正祛邪。方用独活寄生汤加减。方中独活、秦艽、防风祛风除湿，散寒止痛；杜仲、牛膝、桑寄生补肝肾，强筋骨，祛风湿；当归、地黄、白芍、川芎养血和血；党参、黄芪、茯苓、甘草补气健脾；桂枝温通血脉。诸药合用，共奏祛风湿、止痹痛、补肝肾、益气血之功。

二、葛根汤加减治疗颈椎病2例

例1：

朱某，女，51岁。2015年9月10日初诊。

主诉：颈部疼痛反复发作6年，加重1个月，时有心慌心悸。

现病史：长期低头伏案工作，6年前出现颈肩不适，疼痛反复发作，休息后缓解，劳累后加重，有时手麻，耳鸣失眠，心悸气短。1月前，着凉后症状反复并加重，遂来我院就诊。现患者颈肩部酸痛，气短乏力，纳差便溏，睡眠欠佳，时有心慌心悸。舌淡红、苔薄白，脉沉细。

既往史：否认。

药物过敏史：无。

专科检查：颈椎生理曲度消失，功能活动受限，C_{5-6}棘突间压痛（＋），颈肩部肌肉僵硬，压痛（＋），压头试验（＋），旋颈试验（－），椎间孔挤压试验（－），臂丛神经牵拉试验（－），感觉及反射正常。

实验室检查：CT片示颈椎生理曲度消失，C_{5-6}间盘轻度突出。心电图：未见异常。

西医诊断：颈椎病（交感型）。

中医诊断：项痹病，气血两虚证。

治法：益气补血，通络止痛。

方药：葛根25g，桂枝15g，白芍15g，黄芪20g，白术15g，当归20g，茯苓15g，远志15g，酸枣仁20g，川芎15g，伸筋草25g，鸡血藤25g，石菖蒲25g，首乌藤25g，炙甘草10g。7剂，每日1剂，水煎，早晚温服。

二诊：服药后症状好转，脉细无力，舌淡无苔，予上方7剂，水煎，分2次，早晚温服。

三诊：颈痛好转，尚有轻度不适，失眠改善，继服前方7剂。

【按语】患者素体自虚，气血生化不足，复外感风寒，风寒邪气痹阻经脉，气血运行不畅，加之长期低头伏案工作，而致颈部关节、筋脉、肌肉失养，舌淡红、苔薄白而润，脉沉细无力为气血两虚之征。本方为桂枝加葛根汤合归脾汤加减，方中葛根升津液，濡筋脉；桂枝疏散风寒，温通经脉；伸筋草祛风除湿，舒筋活络；芍药、甘草生津养液，缓急止痛；芪、术、茯苓、甘草温补气健脾；当归、酸枣仁、首乌藤、远志、石菖蒲补血养心凝神定志；首乌藤养血活血；川芎活血行气。诸药共用，可达益气补血、通络止痛之功效。

例2：

刘某，男，48岁。2015年1月8日初诊。

主诉：颈肩部疼痛伴右上肢麻痛1月余，加重1周。

现病史：患者长期伏案工作，自述1月前提拿重物后出现颈肩部疼痛伴右上肢麻痛症状，口服止痛药及休息后可减轻。1周前，因劳累症状反复并加重，疼痛剧烈，难以忍受，遂来我院就诊。现患者颈肩部疼痛伴右上肢麻痛，疼痛剧烈，夜间痛甚难以入睡，饮食二便正常。舌暗、苔白，脉涩。

既往史：否认。

药物过敏史：无。

专科检查：颈部僵硬，转侧不理，C_{5-7}棘突压痛（+），拒按，右臂丛神经牵拉试验（+），右手拇指皮肤感觉减退，肱二头肌腱反射减弱，右手肌力差

辅助检查：DR片示颈椎生理前凸变平，C_{5-6}间隙变窄，边缘有增生。

西医诊断：颈椎病（神经根型）。

中医诊断：项痹病，气滞血瘀证。

治法：活血化瘀，通经止痛。

方药：郁金25g，木香15g，葛根25g，桂枝15g，白芍30g，延胡索15g，伸筋草30g，透骨草30g，三棱15g，莪术15g，当归15g，川芎15g。7剂，每日1剂，水煎，早晚温服。

二诊：服药后症状减轻，颈部压痛减轻，活动改善，舌淡紫，脉弦细。上方加鸡血藤25g，7剂，服法同上。

【按语】患者长期伏案，慢性劳损，外加拎提重物，局部筋骨损伤，经络阻滞不通，气机不得流畅，不通则痛，故有颈臂疼痛，拒按。颈部转侧不利、舌质紫、脉涩均提示为气血瘀滞之证。方用葛根汤合木金汤加减。方中葛根配伍桂枝并重用白芍，以生津养液、濡养筋脉、温通气血、缓急止痛，共为君药；郁金、木香配伍三棱、莪术、川芎，以行气活血、通络止痛，为臣药；延胡索、伸筋草、透骨草共用，以加强止痛之功，共为佐药；当归、白芍同用，补养阴血，防止行气活血力大而耗伤阴血。

三、补益肝肾治疗膝痹病2例

例1：

赵某，女，56岁。2014年4月18日初诊。

主诉：右膝关节肿痛4月余。

现病史：患者自述4个月前登山后出现膝关节疼痛，继而肿胀，步履艰难，经封闭、理疗及口服止痛药治疗，效果不明显，遂于今日来我院就诊。现患者右膝关节肿胀，关节疼痛，步行困难，饮食、二便正常，舌淡有齿痕，脉沉细。

既往史：否认。

药物过敏史：无。

专科：右膝关节肿胀（++），屈伸受限，浮髌试验（++），麦氏征（－），右股四头肌萎缩（髌骨上缘10cm）约1cm。

辅助检查：自带CT示右膝关节腔内有大量积液，踝间嵴退变，半月板未见异常。

西医诊断：膝关节骨性关节炎、滑膜炎。

中医诊断：膝痹病（肝肾亏虚，湿浊下注证）。

治法：补益肝肾，利湿消肿。

方药：熟地黄30g，山茱萸15g，山药25g，杜仲15g，怀牛膝25g，伸筋草25g，鸡血藤30g，黄芪30g，白术15g，五加皮15g，薏苡仁25g，茯苓15g，泽泻15g。7剂，每日1剂，水煎，早晚温服。

二诊：经过1周治疗后，症状明显好转，膝关节肿痛见轻，活动改善，脉较前有力，舌齿痕见小。效不更方，继服上方7剂。

三诊：明显好转，可上下楼，蹲起不困难。继服7剂。

四诊：肿胀全消，浮髌试验（－），走路轻快，基本治愈。

【按语】患者老年女性，肝肾渐虚，正气不足，复加内伤劳损，气血运行不畅，阻滞经脉，水湿不化，故有肿胀疼痛。本方以六味地黄丸加减，方中用熟地黄配山茱萸、山药三补益肾滋阴为君药；配伍怀牛膝、杜仲以加强补肝肾、强筋骨、祛风除湿之功效；黄芪、白术健脾利水，五加皮、薏苡仁、茯苓、泽泻以利水消肿；佐以伸筋草、鸡血藤行气活血、舒筋止痛。

例2：

王某，女，69岁。2015年11月7日初诊。

主诉：双膝关节肿胀疼痛5年余，加重1个月，步行困难。

现病史：患者自述双膝关节肿胀疼痛反复发作5年余，间断口服氨糖治疗，休息后减轻，活动后加重。1个月前，因着凉后双膝关节肿痛加剧，步行困难。现患者关节酸胀疼痛、屈伸不利，畏风寒，得温则舒，腰膝酸软无力，舌暗、苔薄白、脉沉细。

既往史：否认。

药物过敏史：无。

专科检查：双膝关节肿胀（＋），屈伸受限（＋），关节周围压痛（＋），关节摩擦音（＋），髌骨研磨征（＋），浮髌试验（＋），麦氏征（－）。

辅助检查：DR示双膝关节退变。

西医诊断：膝关节骨性关节液。

中医诊断：膝痹病（肝肾亏虚，风寒湿痹证）。

治法：补益肝肾，祛风除湿。

方药：熟地黄30g，山茱萸15g，山药25g，杜仲15g，怀牛膝25g，淫羊藿25g，补骨脂20g，伸筋草25g，鸡血藤30g，木瓜15g，黄芪20g，防风15g，威灵仙15g，秦艽15g，羌活15g，独活15g，防己15g。7剂，每日1剂，水煎，早晚温服。

二诊：经过治疗后，患者症状有所减轻，效不更方，7剂，服法同上。

【按语】该患老年女性，肝肾亏虚，感受风寒之邪后发病。本方为六味地黄汤合防风汤加减，方中用熟地黄配山茱萸、山药三补益肾滋阴为君药，配伍怀牛膝、杜仲、淫羊藿、补骨脂以加强补肝肾、强筋骨、祛风除湿之功效；羌活、独活、秦艽、威灵仙共用，祛风湿，利关节；黄芪、防风益气固表；防己、木瓜、伸筋草舒筋活络，化湿利水；鸡血藤养血活血。膝关节炎属于中医"痹证""骨痹""膝痹"范围，其病因主要由于年老体虚，加以外邪侵袭而发病，外邪指的是风、寒、湿、热等自然界的气候变化。女子七七，肝肾气血衰少，而肝主筋、肾主骨，与筋骨的关系非常密切，肝血不能养筋、肾精不能充骨，加以正气虚弱，不能抵抗风、寒、湿等外邪，风寒湿三气夹杂乘虚而入侵，就可以发病，治疗当扶正祛邪并举。

四、四妙丸加减治疗痛风2例

例1：

张某，男，41岁。2018年5月10日初诊。

主诉：右踝关节肿胀疼痛3天，步行困难。

现病史：患者1周前饮酒后出现右踝关节肿胀疼痛，口服双氯芬酸钠治疗，缓解不明显，今患者疼痛剧烈，难以忍受，遂来我院就诊。现患者右踝关节红、肿、热痛，疼痛剧烈，活动困难，口苦咽干，大便秘结，疼痛夜间加剧，难以入睡，舌红、苔黄腻，脉滑数。

既往史：痛风性关节炎。

药物过敏史：无。

专科检查：右踝关节肿胀（++），关节活动受限，关节压痛（+++），皮肤颜色发红，皮温高。

辅助检查：右踝DR未见异常；血清尿酸586mmol/L。

西医诊断：急性痛风性关节炎。

中医诊断：痛风（湿热蕴结证）。

治法：清热养阴，解毒散结。

方药：黄柏25g，苍术15g，薏苡仁25g，川牛膝15g，金银花20g，连翘15g，玄参15g，生地黄20g，麦冬15g，赤芍15g，土茯苓15g，龙胆15g，威灵仙15g。7剂，每日1剂，水煎，早晚温服。

二诊：患者服药后，关节肿胀消失，疼痛好转，嘱患者忌酒，低嘌呤饮食，多饮水，定期复查血清尿酸。

【按语】患者素体阳盛，内有蕴热，饮食肥甘厚腻后，湿热交蒸而致病。故症见关节红肿热痛，病势较急，局部灼热，得凉则舒，伴发热、口渴、心烦、小便短黄，舌质红，苔黄腻，脉滑数。本方为四妙散加减，方中以黄柏、土茯苓为君，其中黄柏清热燥湿，泻火解毒；土茯苓清热利湿，泻浊解毒。以金银花、连翘、玄参、生地黄、麦冬养阴清热，解毒散结，为臣。佐以炒苍术、龙胆清热燥湿健脾；以威灵仙祛风除湿，通络止痛，通宣五脏，亦治风痰之疾；以赤芍清热凉血，散瘀止痛。川牛膝逐瘀通经，通利关节，利尿通淋，引药下行为使。全方共奏清热养阴、解毒散结之效。

例2：

周某，男，54岁。2017年6月9日初诊。

主诉：左腕关节肿胀疼痛1月余，活动受限。

现病史：痛风性关节炎病史10余年，周身多关节肿胀疼痛反复发作，发作时口服秋水仙碱治疗可缓解。1个月前，患者无明显诱因出现左腕关节肿痛，自行服用秋水仙碱后可缓解，但关节疼痛仍反复发作。现患者左腕关节红肿热痛，双手近端指间、左手第一掌指关节、右足跖趾关节可见痛风石，饮食、二便正常，舌质暗，舌下有瘀点，苔白腻，脉细涩。

既往史：痛风性关节炎。

药物过敏史：无。

专科检查：左腕关节肿胀（++），关节活动受限，关节压痛（+++），皮肤颜色暗红，皮温略高。

辅助检查：血清尿酸 680mmol/L。

西医诊断：痛风性关节炎。

中医诊断：痛风（痰瘀阻滞证）。

治法：化痰散结，活血通络。

方药：黄柏25g，苍术15g，薏苡仁25g，川牛膝15g，浙贝母15g，萆薢15g，土茯苓25g，虎杖15g，垂盆草25g，半枝莲25g，鳖甲15g，赤芍15g，豆蔻25g，延胡索15g。7剂，每日1剂，水煎，早晚温服。

二诊：患者服药后，左腕疼痛好转，痛风石未见明显变化，嘱患者忌酒，低嘌呤饮食，多饮水，应用降尿酸药物，定期复查血清尿酸。

【按语】该患由于痛风日久，正气虚耗，痹阻经络，气血不通，痰瘀交结于关节而致。症见关节肿痛，反复发作，时轻时重，局部硬节，可见痛风石形成，伴关节畸形，屈伸不利，局部皮色暗红，面色青暗，舌质暗红有瘀点，苔白腻，脉细涩。治宜化痰散结，活血通络。本方为四妙散加减，方中以黄柏、土茯苓、萆薢为君，其中黄柏清热燥湿，泻火解毒；土茯苓清热利湿，泻浊解毒；萆薢利湿降浊，祛风除湿。以浙贝母、垂盆草、半枝莲、虎杖、川牛膝祛湿化痰，解毒散结，消瘀定痛，为臣。佐以鳖甲软坚散结；白豆蔻温中化湿，开胃消食；赤芍、延胡索散瘀止痛。全方共奏化痰散结、活血通络之效。

五、益气养血、散寒除湿治疗风湿骨病1例

刘某，女，42岁。2015年5月22日初诊。

主诉：双手掌指关节肿胀、疼痛2个月。

现病史：患类风湿关节炎病史3年，现口服来氟米特片治疗。2个月前因遇冷水，双手指关节肿胀疼痛症状加重，伴双肩、双足酸痛，晨僵，畏寒肢冷，得温则舒，夜间疼痛加重，睡眠欠佳，二便正常。舌淡、苔薄白，脉沉细无力。

既往史：类风湿性关节炎。

药物过敏史：无。

专科检查：双手掌指关节、指间关节肿胀（++），关节屈伸不利，压痛（+）；双膝踝关节肿胀（+），关节压痛（+）。

辅助检查：类风湿因子（+），抗CCP抗体（+），C-反应蛋白68mg/L。

西医诊断：类风湿性关节炎。

中医诊断：痹病（风寒湿痹证）。

治法：益气养血，散寒除湿。

方药：淫羊藿25g，秦艽15g，防风15g，羌活15g，威灵仙25g，青风藤25g，海风藤25g，鸡血藤25g，伸筋草25g，透骨草25g，桑枝15g，桂枝15g，黄芪25g，当归20g，白芍30g，川芎15g，首乌藤25g，蜈蚣2条。14剂，每日1剂，水煎，早晚温服。

二诊：自觉症状减轻，精神好转，关节肿胀略减轻。原方加茯苓15g、白术15g。14剂，每日1剂，水煎，早晚温服。

三诊：膝关节肿痛治愈，手指关节肿痛明显减轻，嘱患者规律用药。

【按语】患者素体亏虚，卫阳不固，复因接触冷水，寒湿之邪乘虚而入，滞留筋脉，流注关节，阻于经络，气血不畅，病久不愈，关节肿胀变形，屈伸不利，畏寒肢冷，故属风寒湿痹证。方用黄芪桂枝五物汤加减。方中黄芪补气、桂枝通阳为君；当归、白芍养血除痹为臣；佐以秦艽、防风、羌活、威灵仙、青风藤、海风藤祛风湿、止痹痛，伸筋草、透骨草舒筋止痛；鸡血藤、川芎行气活血，淫羊藿补肾阳、祛风湿，首乌藤兼顾养心安神、祛风通络之功效；蜈蚣善于走窜，通络止痛，引药入经为使。全方共奏益气养血、散寒除湿之效。本以正气内虚、元气不足为致病的基础，复因起居失常，劳累过度，产后体虚等因素，导致卫阳不固，腠理疏松，寒湿邪乘虚而入，搏结于筋骨、经络、关节、肌肉、痹阻不通，不通则痛，乃成痹证。治疗当扶正祛邪并举。

本部分医案为黑龙江省中医药科学院10余位专家1965—2020年间所发表，体现了专家精湛的辨治诊疗思路和遣方用药特色，具有较高的学术价值，值得学习和研究。在此章节予以选刊，并记录所参考文献，特此说明。

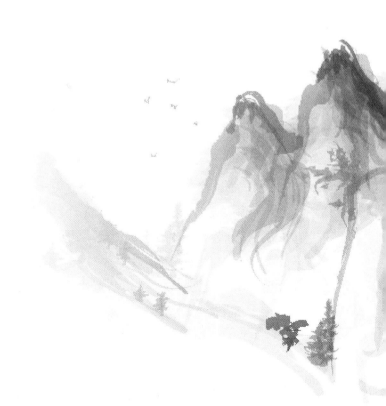

医案选记

一、张业儒老中医经验4例

例1：严重失精案

王某，男，17岁，克山县学生。

某日参加球赛后，夜里失精。追问有无损伤史，回忆不清，虽经医治无效。每夜三四次无梦失精，先后用药百余剂，疗效不显。延余诊治，其脉为革，精神呆滞，颊赤不泽，舌质紫暗。检其所用诸方，多为参茸海马之类。

辨证：虚中夹实，有血瘀致病之症。

方药：朝鲜参25g，赤芍15g，生地黄20g，当归15g，桃仁10g，红花7.5g，枳壳15g，甘草15g，柴胡15g，川芎25g，桔梗15g，牛膝15g。水煎服，1剂病减，2剂后失精停止。连服5剂失精痊愈。

【按语】治虚，有受补不受补者，此患即虚不受补。舌质紫暗，颊赤不泽，脉革神呆。知非实热，乃为虚瘀并存，故治法于活血寓补之中。消补并行，数剂获奇效。张老治疗此类患者60余例，补而不应者，多以此法获效。

例2：中指痛案

患者，刘某，男，40岁，兰西县人。

患者素日健康，发现右手中指痛，日渐加重，求诊中有兼风寒，有兼热者，更有兼疼痛者，张老查其脉弦，舌质红而紫，患指虽红暗不肿，扣之稍凉。

辨证：气滞血瘀。

方药：血府逐瘀汤加桂枝，气血并理。桂枝7.5g，桃仁25g，当归25g，川芎7.5g，生地黄10g，枳壳10g，柴胡20g，赤芍15g，牛膝15g，红花7.5g，甘草10g。水煎服，服15剂痊愈。

【按语】指病除全身疾病呈现局部外，确多兼外伤或疔疮者。患者素日健康，今独指病，风寒风热实属妄论。张老见红暗不肿，扣之稍凉，舌红紫，知是为气滞血瘀，尚未化热，此乃痛者不通。当活血祛瘀，以期脉络通达。辨证准确，故投药痛消病解，疗效甚奇。

例3：不寐案

林某，男，50岁，呼兰县人。

该患者失眠，逐日加重。诊时已10余日未能安静入睡。表情异常疲惫。其子延医，用西药安眠镇静均无效果，转用中药治疗。观其目赤如血，脉弦略数，舌质赤暗，薄白苔，无明显寒热。

辨证：系血瘀致病，亦当活血治之。

方药：当归25g，生地黄20g，红花20g，枳壳20g，柴胡15g，川芎20g，赤芍15g，牛膝15g，桔梗10g，生甘草10g。水煎服，1剂即效，19剂痊愈。

【按语】失眠者，病因甚多，多与心肾肝脾有关。临床多用安神镇静之品，唯瘀血上攻，心烦彻夜不眠者少见。口赤如血，脉弦略数，舌赤暗，无明显寒热，当属血瘀无疑，故用血府逐瘀汤加减确为一矢中的。

例4：产后善悲案

王张氏，女，30岁。

该患者病产后大哭不止，劝慰无效，多方求治，终不见愈。张老诊之，神情悲切异常，舌质紫暗、白腻苔，脉弦。

辨证：此乃产后瘀血未去，伤及肺气，故投血府逐瘀汤与参苏饮化裁之。

方药：当归15g，川芎10g，苏木15g，白参10g，桃仁15g，甘草15g，醋炒二地20g，红花15g，枳壳10g，赤芍15g，牛膝15g，柴胡15g。水煎服，5剂而愈。

【按语】中医"五志"，即心藏神，肝藏魂，肺藏魄……，本患产后瘀血当尽，自无余患。今瘀血未去，伤及肺气，而失其肃降布散之功，劝慰难去瘀血实邪，非用活血疏肝宣肺法，难愈此疾。

【参考文献】付多茹，刘殿生，张国屏.张业儒老中医经验四则［J］.黑龙江中医药，1993，（2）：1-2.

二、高桂郁癫狂治验2例

例1：

李某，女，21岁，化验员。1985年9月10日初诊。

3年前因受刺激，盛怒之后，精神失常，经治疗后已恢复正常。今年7月31日，因逢喜事过度兴奋而前证复发。患者精神亢奋，面色丰润，自言多语，喋喋不休，面带嬉笑，手动不停，整夜不寐，多食，大便干燥，脉沉细。

辨证：心志为喜，喜助心火，转并阳明，热盛于内化为痰火。

治则：清热涤痰宁神。

方药：礞石滚痰汤加味。礞石20g，大黄5g，黄芩15g，沉香5g，生龙牡各25g。6剂。水煎服。

1985年9月16日二诊：前方服尽5剂来诊，略见溏便，已能安寐，神志复常，舌淡红，脉细。以安神灵冲剂与补心丹交替服善后，以后未见复发。

例2：

魏某，男，23岁，工人。1985年9月24日初诊。

本月初因高热之后，神志异常，医者以滋阴清心火重剂治疗，旬日而愈。因操办婚事，劳累过度，前症复发，现症略有发热，不能安坐，语言失常错乱，躁动不安，面黄消瘦，大便干，舌红无苔少津，脉滑。

辨证：前病心阴大伤，未能复原，今因操办自己婚事，精神过用，使心火复炽，乃致神明之乱。

治则：滋心阴，清热泻火，佐以安神。

方药：大黄5g，黄芩25g，麦冬20g，川连15g，山栀15g，知母25g，牡丹皮15g，生龙骨30g，天冬20g，生地黄30g，大青叶25g，板蓝根25g，生牡蛎30g。水煎服。

前药服3剂后未见效，即加大黄至10g，羚羊角5g，又投药6剂，服至4剂后，即能安寐，意识清晰，反应略迟钝，大便正常，舌仍红无苔，脉弦滑较前柔和，继以前方去大黄。

1985年10月3日二诊：患者康复，已结婚。现精神清爽喜悦，但大便仍干，舌质绛，苔生未全，脉弦，继前方又服9剂。

1985年10月19日三诊：多寐困乏，舌红苔白，脉弦细。

前因阴亏，精神过用，此刻正气正待恢复，故有多寐困乏之症；舌色红而不绛，乃阴液恢复之兆；上生白苔，此胃气初萌；困乏乃气虚待复。拟逍遥汤加减：当归20g，白芍15g，柴胡15g，茯苓20g，苍术15g，薄荷10g，党参20g，半夏10g，陈皮15g，麦冬15g，甘草10g。3剂善后，至今未见复发。

【按语】以上2例，例1始于七情所伤，例2由于热邪伤心，起因不同，但皆导致神明之乱，《内经》云"心藏神"，又为"五脏六腑之大主"，可见治疗神志病，其根本在于恢复心主神明之功能。

【参考文献】高桂郁.癫狂二例治验［J］.黑龙江中医药，1991，（1）：34.

三、高桂郁健脾益气以滋化源、促生机治愈扁平苔藓1例

岳某，女，49岁，工人。

现病史：1983年9月中旬两颊黏膜始觉疼痛，出现溃疡。随后又出现舌溃疡，疼痛，进食受限，曾在本单位医院治疗，用过维生素 B_1、B_2 等，并服过中药，未见好转。

抄录某医院口腔科病历：1983年11月15日检查示两颊及舌均见病变，左颊黏膜可见白色网状病变，间有红色充血的黏膜，白色网状病变呈珠光色，约3cm×4cm×6cm，可见糜烂溃疡区，边缘红晕，质地较柔软，右颊黏膜可见白色网状病变，呈珠光色，网织交叉处可见小丘疹，间有红色充血黏膜，约2cm×2cm×5cm，可见糜烂面，边缘有红晕，舌体右侧边缘及舌腹均可见白色网状病变，红白相间，溃疡面上有渗出，约2cm×3cm×4cm大小，下唇部同时可见白色、过度的黏膜病损。

诊断：颊舌糜烂型扁平苔藓。

处置：

1. 克霉素250mg，日2次口服。

2. 维生素 B_1、B_2、C、PP、E等口服。

3. 中药含漱剂：细辛3g，黄连15g，丁香15g，生地黄20g。3剂。

自1983年12月5日至12月末又去某院治疗，做病检仍为扁平苔藓，除用维生素类药物，又口服氯化奎宁及注射强的松龙等。病变未见好转，且有扩大。

1984年1月末转请中医治疗，前医多用苦寒之味，病情有增无减。

1983年3月26日延余诊治：患者消瘦异常，面色枯槁，颧突骨高，语声低怯，身弱欲倾，进食甚少，口内破溃如前，张口即觉疼痛异常，妨碍咀嚼及进食。望舌：未破溃处色淡白，脉细如丝。

辨证论治：病变以两颊及舌为主，无实热见症，且显气阴两虚、生化不足之象。如以经络络属关系辨证，舌和颊部与介多经脉相连，难以确定属何脏腑之病。但脾胃为后天之本，生化不足当责之脾胃。各脏之金均可由化源匮乏所致，又有脾开窍于口之说。故治从脾胃入手，仿张锡纯调治脾胃治阴虚之法，变资生汤为治气阴两虚之方，滋化源以促生机。

方药：生白术25g，玄参25g，生鸡内金15g，党参25g，陈皮15g，生山药30g，当归25g，丹参10g，生黄芪25g，茯苓20g，麦芽15g。6剂，二诊后加入海螵蛸、天花粉、白及。

1984年5月4日：以上方出入每日1剂，偶因药配不齐停服1~2日。体虚渐复，面容转胖有神，两颊及舌溃疡面变小、变浅。食欲增加，脉细无力。仍服前方。

1984年5月18日：两颊及舌尚有未愈合的溃疡面。舌体略充，上罩白苔，舌边有紫气，脉细。仍以前方出入续服。

1984年5月29日：口内溃疡面均已平复，新生黏膜色略红于固有黏膜，已无痛。再投3剂巩固疗效。

1984年6月20日：患者因咳嗽来诊，前症未复发，精神爽快，体重由原来的70多斤增至90多斤。与从前判若两人。

【按语】扁平苔藓为难治之症，且有癌变的可能，据笔者所见病例、多有湿、热、毒的见症，但治疗时收效较难，自治此例后，略有所悟，是否在治疗有湿、热、毒的病例时也当掺入健脾胃、滋化源之品。是否确切，还待今后更多的病例证实。

【参考文献】高桂郁.健脾益气以滋化源、促生机治愈扁平苔藓1例［J］.黑龙江中医药，1984，（6）：42.

四、高桂郁辨证治疗泄泻4例

例1：

肖某，男，29岁。1999年8月11日初诊。

主诉：发热，泄泻，每日15次以上，汗出如洗，乏力，气短，行动困难。望诊：面白无华，舌淡红，白干苔。切诊：濡脉。治疗过程，患者服阿莫西林、黄连素、泻痢停均未效。

诊断：外感寒湿，入里化热之泄泻。

治法：清热利湿，敛汗固脱，健脾升阳。

方药：生黄芪50g，生牡蛎、生龙骨各30g，白茅根、芦根各25g，大青叶、板蓝根各20g，甘草、白术、麦冬、黄连各15g，竹叶10g，升麻5g。3剂。

1999年8月15日二诊：微汗出，排便2～3次/日，发热症状消失。前方生黄芪改为20g，去黄连，3剂。3日后来电话告知已痊愈。

例2：

滕某，男，70岁。1999年10月10日初诊。

主诉：外感风寒，自汗，腹泻，周身酸疼。望诊：舌色红绛，光亮无苔。切诊：沉迟无力。治疗过程：患病1周，静脉滴注环丙沙星7日，未效。

诊断：外感寒湿之泄泻。

治法：逆流挽舟，健脾清暑。

方药：生黄芪50g，党参20g，茯苓、桔梗、白术、黄连、黄芩、薏苡仁、白扁豆各15g，柴胡10g，防风、羌活各5g。3剂即愈。

例3：

胡某，男，40岁。2000年7月9日初诊。

主诉：感冒后腹泻，泻下清稀，1日数次，呃逆，腹胀，食后胀甚。望诊：舌淡红，白苔。切诊：脉微滑。治疗过程：静脉点滴抗生素5日，发热症状消失，腹泻依旧。

治法：健脾利湿，祛寒湿，降逆气。

方药：茯苓20g，人参、白术、广藿香、半夏、陈皮、干姜、猪苓、泽泻、滑石各15g，甘草10g。3剂即愈。

例4：

张某，男，29岁。2000年4月12日初诊。

主诉：腹泻4年，每日数次，食后即泻，尤以食油腻辛辣之品更甚，食后腹胀，嗳气。望诊：舌体胖大，舌色暗红，舌苔光润。切诊：脉滑、缓。

诊断：脾胃虚弱，脾失健运，水湿不化之泄泻。

治法：健脾利湿。

方药：党参、白术、山药各20g，茯苓、陈皮、白扁豆、泽泻、半夏、砂仁、莲子肉、薏苡仁、猪苓各15g，甘草、焦三仙各10g，5剂。复诊：主诉：每日排便2次，腹胀减轻。嘱其服参苓白术散2周，痊愈。

【按语】泄泻一证病变在于脾胃与大小肠，且多与湿邪并见，或外感暑湿之邪，或湿从内生，亦或两者并见。因此，治疗此证应健脾益胃，升脾胃之清阳，并佐以渗湿、利湿之法，辨证施治，恰当用药，病自能愈。

【参考文献】高桂郁，高幼溟.中医治疗泄泻四则［J］.中医药信息，2001，（2）：43.

五、何秀芬治疗继发性胆汁性肝硬化1例

姚某，男，65岁。

主诉及病史：黄疸呕吐7月余，腹水2个月。该患者素善怒，情志不遂，于1985年2月，右上腹经常阵发性绞痛，继而出现寒战发热，两目及周身发黄，在某医院经胆囊造影检查诊为胆总管结石，伴阻塞性黄疸。同年4月在某医院行胆结石摘除术，术后胆绞痛消失，但黄疸仍未见消。7月又出现发热、呕吐，食不下，右上腹疼痛并出现腹水。经B超及CT检查发现胆结石呈泥沙样，伴肝硬化腹水。患者经中西药多方治疗不见好转，日渐消瘦，腹水黄疸日趋加重。于1985年9月18日由某医院出院后入我院诊治。症见寒热往来，

呕吐食不下，口干不欲饮，右胁下痛，时腹胀痛，皮肤疹痒。

诊查：大便干燥呈灰白色，尿少深黄，形体瘦削，两目发黄，眶陷无神，少气懒言，身黄晦暗，腹满有水，青筋略露。下肢及足肿，按之如泥。唇焦暗紫，舌红苔黄燥起刺，脉弦数。血压 100/70mmHg，体温 37.5℃，脉搏 96 次/分，心肺未见异常，肝在肋下 1.5cm，质硬，脾在肋下 3cm，胆囊未见肿大，腹水（++）。

实验室检查：肝功能：碘反应阴性。射浊 6 单位，锌浊 12 单位。谷丙转氨酶 60 单位，凡登白实验：直接反应阳性，黄疸指数 170 单位。澳抗 1∶15。尿三胆：尿胆红素阳性，尿胆原、尿胆素阴性。粪胆原阴性。

西医诊断：继发性胆汁性肝硬化，阻塞性黄疸。

中医诊断：黄疸、胁痛、虚劳范畴。

辨证：邪郁半表半里，内蕴湿热、湿浊痰阻，癥积胁下，胆汁外溢，浊邪上逆胃失和降所致。

治疗（分三个阶段）：

（1）和解表里，和胃利湿降浊小柴胡汤合茵陈蒿汤加减。方药：柴胡、半夏、党参、黄芩、枇杷叶、郁金、生姜各 15g，大枣 4 枚，茵陈（后下）、金钱草各 50g，大黄 5g，甘草 10g。水煎、每少量频服。1 剂后呕吐减，3 剂后呕吐止。稍恶心，能进食。6 剂后寒热解，尿量增多，大便通、欲食，食后不吐。CT 检查示泥沙样结石消失。但面目及身发黄，口干，舌燥起刺，大便干，腹水如故。

（2）益气生津兼利湿热，增液汤合茵陈蒿汤加减。方药：生地黄、焦山楂各 20g，麦冬 25g，玄参、红参、竹茹、柴胡、郁金各 15g，茵陈（后下）、金钱草、大腹皮各 50g，大黄 5g，甘草 10g。连服 20 剂腹水及黄疸消失，口舌干减，但气短乏力，食后作胀。

（3）健脾生津，兼利湿热，活血化瘀用四君子汤合增液汤加减。方药：人参、白术、陈皮、玄参、麦冬、郁金、生地黄、甘草各 15g，茵陈 20g，丹参 30g，土茯苓、焦山楂各 25g。10 剂后，食纳增，嗜肉食，大便常，小便淡黄，患者能下地自理，肝大肋下 1cm，质地较前稍软，脾大肋下 1cm。肝功能正常，黄疸指数 15 个单位。上方加鳖甲、白芍各 20g，以软坚化结，酸敛柔肝，继服10剂后而愈。黄疸指数6个单位。

【按语】本病例系因胆总管结石，胆道梗阻，胆汁外溢，出现阻塞性黄疸。久之发展为继发性胆汁性肝硬化、腹水形成。祖国医学对黄疸病虽分为阳黄、阴黄两大类，但临证错综复杂，本例阳黄、阴黄证并不典型，故治疗必须针对病情，综合分析，辨证施治，方能收效。第一阶段邪郁少阳，湿浊上逆，呕吐为甚，故治疗必先和解表里，降浊止呕，待寒热、呕吐得解，才能得治。

《金匮要略》述："黄家所得，从湿得之。"又说"诸病黄家，但利其小便"。"利湿"是治疗关键。本例虽小便不利，腹水，呈湿热之象，但因湿热蕴久，热灼伤津，病患口燥，其舌红干起刺，大便秘结，阴亏液脱甚，曾用过茵陈五苓汤、茵陈蒿汤未效，故不能以清利湿热为主，而应养阴生津为主，兼清利湿热，黄疸、腹水消退较快。可见治病必须因病因人辨证施治，才能丝丝入扣。一候黄疸消退后，即应转入第三阶段，健脾、养肝、活血化瘀，施治以收捷效。

如呕吐不能服药者，则采用少量须服，方能使药得进。

【参考文献】何秀芬.继发性胆汁性肝硬化1例治愈报告［J］.新中医，1987，（2）：37.

六、何秀芬以温经活络法治疗雷诺氏病1例

李某，女，32岁。1977年5月21日初诊。

患者于1977年2月因着凉发现两手小指及无名指尖发凉、苍白，继而发绀、潮红、酸胀麻痛，浸入温水后缓解，每天发作2~3次，渐至加重，半月后除拇指外其他四指受累，发作频繁，进而指端持续性青紫，时达指掌，针刺样疼痛，在他院多次药物熏洗并中西药综合治疗不见好转，于5月21日来诊。查：两手四指呈对称性发绀、冰凉、指端淤肿，舌苔白、质暗紫，脉弦，其他查体未见异常。证属寒凝血瘀，宜温经散寒、活血化瘀。

方药：桂枝25g，柴胡15g，姜黄20g，当归15g，丹参20g，赤芍15g，王不留行50g，鸡血藤50g，钩藤20g，玄参15g，甘草10g。水煎服。服药6剂后

次指、无名指见温，9剂，中指亦见温，麻痛好转，继服30剂，手指温度及皮肤颜色恢复正常，疼痛消失，遇凉或其他诱因未再发作。

【按语】祖国医学文献中对本病尚未见到记载，从临证分析可能属于痹证范围。多为素体血虚或阳气不足，每感寒凉刺激则寒邪乘虚侵袭，流走于血脉经络，气血运行失畅，痹而手足逆冷；或情志所伤，肝气郁结，气滞血瘀，闭阻不通，闭阻不利或阳郁不达所致。临床上常见于神经过敏者，遇寒或精神刺激后则发。一般冬季发作多，夏季发作少或停止发作。故寒凝血瘀，气血运行失调，乃是本病发病的主要病机。从临证所见，初起多为血虚偏寒，指端呈白色或淡红色，冰冷，遇凉则发，舌苔薄白，舌质淡红，脉沉，进而寒凝血瘀，指端呈青紫色，发凉胀痛，指端瘀肿，舌质暗紫或边有瘀斑，脉弦，再发展为寒郁化热呈湿热之象，手指或足趾发生溃疡、坏疽、发红、肿胀、疼痛，舌苔黄腻质红，临证所见主要是"寒""瘀"所致。如初起或中期得以温经活络及时治疗，是不至于进一步恶化为寒郁化热致指（趾）溃疡或坏疽。因此温经活络法是治疗本病的主要法则。

【参考文献】何秀芬.以温经活络法治疗雷诺氏病［J］.中医药学报，1982，（4）：35-36.

七、何秀芬治疗慢性肾炎顽固水肿1例

王某，女，33岁。1978年11月28日初诊。

患浮肿2年余。1977年11月因生气饭后即睡，醒后发现眼睑浮肿，未加注意，后劳累浮肿加重，全身高度浮肿，在某西医院诊为慢性肾炎混合型、伴肾功中度受损。用多种西药利尿剂、人体白蛋白、激素、环磷酰胺、中药等治疗4个月，未见效，肿势益甚。

入院时症见：全身高度浮肿，腹部及下肢尤甚，尿闭点滴，胸腹痞闷，食少恶心，身重而倦，不得转侧，头晕气短、闭经4个月，头发脱落、稀少，面色萎黄，面颊青紫，面目浮肿，舌体伴大，舌边暗紫，舌苔白滑，腹高度膨隆，下肢肿按之如泥，足肿如靴，皮肤呈裂纹光亮，时时渗水，脉沉滑。血压160/100mmHg。实验室检查：尿蛋白（++++），红细胞满视野，白细胞

5～10个，颗粒管型1～2个，血色素10g%，红细胞343万/立方毫米。血浆总蛋38g/L，白蛋白13g/L，球蛋白25g/L，胆固醇339mg，尿素氮40mg，二氧化碳结合力46%，血肌酐4.0g，肝功能正常。

入院时按脾肾虚损、三焦气化不利、水湿泛滥论治。曾用过通阳利水、分利湿热、健脾利水、温肾利水等法治疗无效，又配合西药利尿合剂静点消炎等法，水肿如故。后从病因综合分析改用理气活血、通阳利水、佐益气之品施治。

方药：白术20g，泽泻50g，茯苓50g，桂枝10g，泽兰20g，益母草50g，香附20g，防己20g，冬瓜皮50g，大腹皮50g，小蓟50g，薏苡仁50g。服上方2剂尿量增加至1000mL，服4剂药后尿量6000mL，服14个月后腹水消退，上方去大腹皮加怀牛膝，共服45剂，浮肿全消，肿消后予以活血化瘀为主，佐益气健脾之方药：当归15g，赤芍15g，川芎15g，生黄芪20g，益母草50g，香附15g，杜仲15g，薏苡仁50g，茯苓15g。经用上方10剂，月经来潮，40剂后，尿蛋白（±），血浆总蛋白73g/L，白蛋白43g/L，球蛋白30g/L，肾功能恢复正常。

【按语】水肿形成虽与肺脾肾三脏有关，笔者认为与肝脏亦有密切关系。临床上发现有些肾炎水肿患者常因恼怒、情志不遂而发病或致水肿反复发作、甚至恶化。本病例发病系因恼怒伤肝、气机不达，影响三焦气化不利导致水肿形成，气滞血行不畅而致经闭，血行不利则为水，也是形成水肿的重要因素，且肝失疏泄会导致脾胃升降失常，加之过劳，伤损脾胃、脾虚不能制水、肾虚不能行水、三焦停滞、经络壅塞致肿势益甚，不得泄越。由于病初治疗未能从病因综合分析，而是着重从肺脾肾多方治疗故无效，后予以调达气此、理气活血、通阳利水，佐以益气健脾之品治疗获得治愈。由此可见，对水肿病者，应审证求因，如因情绪波动、肝郁不达所致者，利水药中宜加调达气机、理气活血之品，只有随证加减，方可收效。

【参考文献】何秀芬.慢性肾炎顽固水肿1例治验［J］.黑龙江中医药，1985，（3）：38.

八、丰秀菊疑难病治验2例

例1：蛔厥案

高某，女，4岁。

1988年7月患儿出水痘，痊愈后，经常心烦，以腹痛为主，要闹不止，尤其在三餐进食时，即喊腹痛。更奇怪的是进甜食后腹痛哭闹更甚，伴有呕吐，数周之后，患儿面黄肌瘦，外貌呈营养不良状态，患儿家长甚急，先后去市内几家医院，结果诊断不一，服用治胃药及驱虫灵等均未见效。本人曾数次目睹其患儿发作时状，查其腹部，脐周围痛，胃脘部拒按，别无他征。《伤寒论》338条云："今病者静，而复时烦者……蛔上入其膈，故烦，须臾复止，得食而呕又烦者，蛔闻食臭出……乌梅丸主之。"尤其在进食或食甜物后即发的情景，符合"蛔得甘则动"之说。投乌梅丸加减1剂：乌梅10g，黄连2.5g，川椒子2.5g，党参10g，黄柏10g，当归10g，白芍5g，川楝子5g，使君子3g，槟榔片3g。次日便出死蛔虫数条，又嘱常服王氏保赤丸，调理脾胃，以善其后，追访前证悉除。

【按语】 临床很少见到食入即腹痛、呕吐、烦乱的病例，此病例用中药乌梅丸加减，效如桴鼓，下死蛔数条，证明乌梅丸的驱蛔之力优于驱虫灵。此例符合"蛔得甘则动，得苦则安，闻酸则静，得辛则止"的说法。

例2：产后癃闭案

陈某，女，25岁。

1986年8月第一胎足月产一女婴，因在家中分娩当时滞产，产后当晚开始小腹胀痛，小便不通，每日以导尿维持达1周之久，曾用青霉素、中药五苓散、补中益气丸等无效，请余诊治。自述产程长，会阴Ⅱ°裂伤，产后基本无恶露，但一周来尿闭，近日发热，体温38.5℃左右，查其小腹急结硬满，疼痛拒按，面色苍白，神疲乏力，舌质淡紫、苔黄，脉沉涩。观其舌、脉、证，又知其前诊已用中药无效，当属产后瘀血闭阻膀胱，阻碍气机，发为癃闭。试投少腹逐瘀合益气导尿汤加减：赤芍15g，大黄5g，桂枝5g，延胡索15g，党参10g，桔梗10g，川芎10g，当归10g，生黄芪15g，五灵脂

15g，云苓15g。水煎2剂服下，恶露行，癃闭通，发热止，诸症悉除。

【按语】产后癃闭是指排尿困难，小腹胀急，小便闭塞不通。《素问·灵兰秘典论》云："三焦者，决渎之官，水道出焉。膀胱者，州都之官，津液藏焉，气化则能出矣。"本病例的病因病机是瘀血蓄结膀胱阻碍气机，膀胱气化失司，可能与滞产或产程中创伤有关。本方用益气导尿汤、少腹逐瘀汤加减，以黄芪、当归补气生血，川芎、五灵脂活血化瘀，茯苓、桂枝化气制水，以振膀胱之气机，通利小便，迅速达到治愈。

【参考文献】丰秀菊，隋淑娟.疑难病例辨治2则［J］.黑龙江中医药，1990，（5）：28，35.

九、孙振芳运用平胃散治胃病4例

例1：慢性胃炎

刘某，男，38岁，干部。

主证：右上腹痛半年余，饭后及夜间持续性隐痛，每次持续半小时左右，遇寒即发，喜热饮，嗳气腹胀，身倦乏力，肢冷便溏，舌苔白腻，舌体胖大，边有齿痕，脉沉缓无力。

辨证：中气亏虚，寒湿阻滞。

治则：补气健脾，温中和胃。

方药：黄芪50g，苍术30g，厚朴20g，陈皮20g，高良姜15g，甘草15g。4剂，水煎服。

二诊：胃痛减轻，间日偶有发作，精神好转，纳食渐增，口淡乏味。原方再进4剂。

三诊：腹胀明显减轻，自觉身轻有力，大便转为正常，唯下肢轻度浮肿。前方加防己20g，后继服10剂告愈。

【按语】该患夜间持续性隐痛，痞满，喜热饮，乏力。此为久病中虚，寒湿中阻之证。故投黄芪大补元气，以平胃散燥湿健脾除满，高良姜温中散寒，连服18剂，直至胃功能复健。本例在治疗中出现下肢浮肿，此为湿浊下注之证，方中加入防己利湿而收效满意。

例2：胃、十二指肠溃疡

刘某，男，34岁，干部。

主证：胃中痞满作痛，累及两胁，口中淡腻，善怒，不思饮食，便解不爽，头晕目眩，身倦乏力，脉沉弦无力，苔薄稍腻，舌体胖大、边有齿痕。

辨证：肝郁脾虚，寒湿内生，胃失和降。

治则：疏肝理气，温中健脾。

方药：陈皮20g，苍术30g，厚朴20g，甘草15g，黄芪50g，青皮20g，香附15g，高良姜15g。4剂，水煎服。

二诊：服上方4剂后，脘腹痞满顿减，大便通畅，唯头晕目眩之症仍在，上方加升麻10g，4剂，水煎服。

三诊：诸证明显好转，后继服6剂善后。

【按语】该患平素性急，易动肝火，致脘腹郁闷，胸胁不舒，身倦乏力，久之肝郁脾虚，痞满，口渴不欲饮，证见里虚湿阻已成，故投平胃散燥湿健脾，以青皮、香附疏肝解郁理气，用黄芪、甘草补益中气。头晕目眩乃为清阳失宣之候，故用升麻升阳，余证悉除。

例3：肥厚性胃炎

李某，男，51岁，工人。

主证：2年前因食生冷而后胃脘作痛，腹满时胀，得温则舒，口泛清水，四末不温，倦怠无力，舌苔薄白，舌体胖大、边有齿痕，脉沉迟。

辨证：中气亏虚，脾阳不振。

治则：益气温中，健脾燥湿。

方药：黄芪50g，陈皮20g，苍术30g，厚朴20g，儿茶5g，高良姜10g，甘草10g，草果仁20g。3剂，水煎服。

二诊：服上方6剂后，诸证减轻，继服前方化裁10剂，腹满胀痛之症至今未作。

【按语】此患两年前因食生冷致脾胃不和，脾失健运，寒湿内生，湿与脾搏，中满可知。久之脾阳愈衰，生化无权，而致中气亏虚。故投平胃散燥湿健脾，黄芪补益元气，加儿茶去腐生肌，前后共进20剂，诸证告愈。

例4：胃溃疡

张某，女，42岁，工人。

主证：脘腹胀满作痛，少食纳呆，不欲饮，头晕目眩，心烦少寐，恶心泛酸，身倦乏力，口苦，尿少而黄。舌苔黄腻，舌体胖大，脉濡数无力。

辨证：中气亏虚，胃热湿阻。

治则：补益中气，清热利湿。

方药：黄芪50g，厚朴20g，陈皮30g，甘草20g，苍术20g，茵陈30g，滑石30g。4剂，水煎服。

二诊：服上方10剂后，腹胀减轻，身觉有力，食纳转好，继服前方6剂。

三诊：诸证明显减轻，唯便干不解，前方加当归30g、生地黄20g，继服6剂而愈。

【按语】该患素体胃弱，中气亏虚。半年前曾因食不洁之物而致脾胃不和，湿热蕴结，屡治不效，近1个月症状转重来诊。方中以黄芪补益中气，平胃散燥湿健脾除满，茵陈、滑石清热利湿，口服12剂后出现大便干燥之症，此因热灼津枯，浊气不降所致。考虑患者体虚，不宜选用苦寒泻下之药，以防复伤元气，故用当归润下，同时加入生地黄以养胃阴后大便通畅。在治疗中就不寐一证，没入兼治之药，此为"胃不和则卧不安"之故，脾胃康复，睡眠自然转好。

【参考文献】孙振芳，李奇虹.平胃散治胃病举隅［J］.中医药信息，1992，（4）：37-38.

十、孙振芳应用清热泻火、辛开苦降法治疗胃脘痛1例

李某，女，22岁。2005年10月8日就诊。

患者自述半年前开始出现胃部不适，烧心。1个月前胃脘痛，有灼热感，畏食辛辣刺激食物，舌淡红、苔白，脉微数。胃镜示：贲门口溃疡，边缘色红、充血。

方药：焦栀子20g，桂枝15g，白芍15g，佛手15g，黄连10g，干姜10g，川芎15g，姜黄15g，砂仁15g，甘草15g。7剂，每日1剂，水煎，早晚服。调

治1月余，复查胃镜贲门口溃疡已愈合，诸症悉除。改以香砂养胃丸善后。

【按语】《黄帝内经》云："诸痛痒疮，皆属于热；诸呕吐酸，暴注下迫，皆属于热。"孙振芳老师认为胃十二指肠溃疡多胃热之证，选用栀子清热、泻火、凉血，对于疮疡热毒之证有卓效，同时考虑患者年龄小，多饮食不节，贪凉饮冷等，合用桂枝汤以通阳和中止痛。黄连干姜配伍，辛开苦降，有寒热并调之功。该药对应用关键在于黄连、干姜配伍比例：若胃热重，黄连干姜之比为6：1；若胃热不甚，可调整为3：1；若胃寒明显，二者剂量可为1：1。经治疗缓解，同时配合规律饮食，最后用香砂养胃善后。

【参考文献】吕波.胃病辨证之——辨痛、胀、酸［J］.新中医，2010，42（4）：116-117.

十一、于泗海治疗肾虚脱发1例

丁某，男，49岁，哈尔滨针织厂职工。1979年7月5日初诊。

该患自1961年以来，因精神刺激长期郁闷，昼夜思虑不解，以致失眠多梦，不欲食，眩晕健忘，面色萎黄，耳鸣，双目干涩，腰酸膝软，头项麻木，手足心热，严重时曾三昼夜不能入睡，继之头发开始脱落，仅数十日头发全部脱光。血压 100/55mmHg。血红蛋白10g以下。既往曾患肺炎及神经衰弱。舌质淡红，脉细数。

诊断：肾虚脱发。

治则：滋肾养血。

方药：何首乌25g，枸杞子50g，怀牛膝50g，肉苁蓉25g，白芍50g，柴胡20g，石斛20g，当归20g，川芎20g，麦冬15g，生地黄20g。

连服20余剂诸症减轻。

1979年8月2日二诊：沙参15g，玄参15g，丹参15g，麦冬15g，五味子15g，何首乌15g，生地黄20g，枸杞子50g，怀牛膝25g，肉苁蓉25g，白芍50g，当归50g，柴胡20g，茯苓25g，菟丝子20g，菊花15g，川芎15g。

追踪观察：1980年11月，患者又来治疗感冒，自述吃上方40多剂，4个月后头发全部长齐，诸症消失。经检查头发生长齐满，乌黑光泽。

【按语】本案之脱发属于肾虚所致。肾主骨生髓，其华在发。《素问·五脏生成篇》说："肾之合骨也，其荣发也。"发之营养，来源于血，故发入药有"血余"之称。但发之生机，根源于肾气，故发为肾之外华。而发之生长状态是肾气盛衰的反映。肾气充盛则发柔润光泽，肾气衰则齿摇发落。例如，青壮年肾气充盛，其发光泽；年老之人，因肾气衰，其发也就斑白而容易脱落。《素问·上古天真论》说："丈夫八岁，肾气实，发长齿更""八八……肾藏衰，形体皆极，则齿发去。"可见发之生长情况，可以反映肾气的强弱。说明了古代对肾气与发的密切关系已有深刻认识。精血可以互相资生，精亏则血不足，血虚则脉不充实，故脉细，阴虚发热则脉数。血虚不荣于面，故色萎黄、舌质淡红。血虚不能润养筋肉则头项麻木。肾阴虚则不足以制约肝阳，肝阳亢则眩晕、目干涩、耳鸣。肾阴虚不足以制约心阳，心阳亢，故五心烦热、少寐健忘。腰为肾之府，故肾虚则腰膝酸软。方中何首乌、枸杞子、怀牛膝、肉苁蓉、菟丝子滋肝肾，益精血；麦冬、生地黄、沙参、菊花滋阴清热养血；当归补血和血；白芍补血养阴；川芎行气活血，使当归、白芍、生地黄三者补而不滞，营血得和。二诊方中加茯苓，配合滋阴药，对阴虚火旺，思虑过度，不寐等症，有较好疗效。诸药共奏滋阴、养血、安神之功。本例患者因久病伤肾，思虑耗伤精血，致精血虚，发失所养而脱落。此方重用补肾气、养精血之药，故肾气得复，精血得化，发乃得生，而收显效。

【参考文献】于泗海.肾虚脱发［J］.黑龙江中医药，1981，（2）：32-33.

十二、高式国治疗崩漏验案1例

王某，45岁。

患崩漏4年余，迁延难愈，反复更作，始发经行量多数日不止，需注射止血药，经血方止。数次后，用止血药无效，又经多次服中药，血止。血止后又不按时行经，甚或数月行经1次，但血量多，10余日不止，又需服中药血止，如此反复数次。现又闭经半年，阴道流血半月余。月经量多、色紫暗、有块，面色萎黄，周身乏力，五心烦热，精神倦怠，少气懒言，头晕，素常便秘，大便4～5日1行，口渴不欲饮，舌红而干，脉沉细。

高老认为，该患者经血不调，时而下血不止，时而闭经数月，气虚血瘀兼内热也。气虚血不得摄，瘀而不行。新血不归正经，内热又致妄行，故反复阴道流血。治以益气祛瘀法为主，佐养阴清热之品。瘀祛则血行无阻，新血得以归经，阴复则瘀祛，内热亦随之消。

方药：党参30g，桃仁25g，生地黄25g，柴胡7.5g，赤芍10g，枳壳10g，红花7.5g，延胡索15g，玄参20g，生白术16g，甘草10g。3剂，水煎服。后学见方惧桃仁、红花有破血之虞。高老曰"妙在其中"，并嘱服药时勿用其他药物。

二诊：流血量不减，瘀块见少，头晕略减，便解1次，他症如前，舌红而干，脉沉细，此瘀渐去也。前方去甘草、柴胡，增大黄10g、海螵蛸10g、红花10g、地骨皮15g。6剂，水煎服。

三诊：血量见少，大便畅然。虚热之候略失。上方去党参、海螵蛸，增黄芪50g、茯苓15g。服10剂，血止，病去其半，神情俱爽矣。20日后更服6剂补气行经之剂，经血来潮，一周经净。嘱其经前用药6剂，历半年，月经正常。

【按语】高老认为该患属气虚血瘀兼内热也，症较复杂，以活血行血为先，兼投补气之品。瘀祛后，当以补气为重，滋阴清热辅之，少佐行血之品，稗使滋而不腻，补而无滞之虞，而病愈。

综观先生治疗崩漏一症，尤重辨证要点，认为辨证不明，主次乖舛，见血即止，无功有过矣。强调虚象不可蛮补、蛮涩。辨其因病致虚或因虚致病，凡因病致虚者当去其病，因虚致病者，方可补其虚，此乃宗《内经》"治病必求其本也"。

【参考文献】高家艾.老中医高式国治疗崩漏经验略识［J］.中医药信息，1993，（4）：32-33.

十三、孙恩泽治疗咯血验案3例

例1：

张某，男，27岁。1999年12月30日初诊。

干性支气管扩张已反复发作3年。近日天气骤凉，干咳又作并咯血，每日达10mL，咳声呛急，喉中燥痒，痰少、黏，舌净苔薄，脉弦。查体：体温37.5℃，脉搏89次/分，呼吸20次/分，双侧肺野呼吸音粗。

辨证：凉燥咳嗽。

治则：辛润理肺，养阴止血。

方药：杏仁20g，紫苏20g，半夏15g，橘红10g，茯苓10g，当归15g，陈皮10g，桔梗10g，生姜1片，百部10g，阿胶10g，三七粉5g。此方辛以清之，润以降之；外散秋凉，内润肺气。5剂后血量减少，喉已不痒，咳亦大减。后仍守上方随证略有化裁，治疗两周而诸证消失。

例2：

杨某，女，36岁。1997年6月20日初诊。

肺浸润型结核病史5年。经多次抗结核治疗后病情仍有反复。本次因情志不畅而致大咯血发作，每日咯鲜血量40mL以上，并有低热胸痛咳嗽，舌质红，苔少黄，脉弦细数。查体：体温37.8℃，脉搏96次/分，呼吸18次/分，唇有轻度发绀，双肺野湿啰音以左侧重。辨证为肝火上炎，灼伤肺络，治以平肝降逆、佐金平木。

方药：柴胡20g，枳实25g，黄芩15g，栀子15g，瓜蒌25g，枇杷叶15g，沙参15g，麦冬15g，杏仁15g，当归15g，青黛15g，白及10g。服药5剂，每日仅咯少许紫色血块，体温降至正常。7剂后咯血、咳嗽、胸闷等症状消失，宗法调理而愈。

例3：

郑某，女性，47岁。1999年1月20日初诊。

原发性肺癌反复咯血2个月，经西药保守治疗血时有时止，近日咯血加重，每日咯淡红色血100mL左右，头晕、心烦、少寐、气短、乏力，舌质暗淡、苔黄，脉沉细涩。查体：体温37.1℃，脉搏90次/分，呼吸20次/分，双侧肺野可闻及湿啰音。

辨证：气虚血瘀，溢于脉外。

治则：标本兼顾，益气活血祛瘀。

方药：党参20g，当归15g，阿胶10g，沙参15g，麦冬15g，半枝莲15g，重楼15g，杜仲炭20g，蜂房15g。服药5剂，咯少许血块，后服10剂血止。

【按语】孙恩泽主任医师治疗咯血，急则治标，以清肺、平肝、祛瘀为主，兼顾扶正。但又主次分明，法度森严，周到缜密。即使其案例有止血之品也不过一二味而已，不止而止。孙老师多年临证经验在此可见一斑。

【参考文献】杨质秀，吴心力.孙恩泽治疗咯血的经验［J］.黑龙江中医药，2000，（1）：24-26.

十四、刘香云应用旋覆代赭汤临证治验5例

例1：呃逆

张某，男，49岁，工人。

该患者因患胃癌，于1978年曾在哈尔滨市某医院行切除术，术后由于胃虚气逆而患呃逆症。经某医院确诊为"胃神经官能症"，屡治罔效，遂转求中医治疗。诊见：呃逆连声，时有小歇，脘腹痞满，食欲不振，神疲乏力，苔薄淡黄，脉弦而虚。观此脉症乃属脾胃虚弱，胃气上逆。治以益脾和胃，降逆止呃。

方药：以旋覆代赭汤加白术、茯苓。旋覆花15g，代赭石15g，人参15g，半夏15g，白术10g，茯苓10g，甘草10g，生姜5g，大枣5枚。水煎服。服药2剂后，呃逆稍止，效不更方，续服4剂诸症悉除，其后追访1年未复发。

【按语】本方加白术、茯苓，与方中之人参、甘草相合则为四君子汤，旨在补中气益脾胃，脾气得升，胃气得降，则呃逆自除。

例2：恶阻

隋某，女，26岁，干部。

1982年2月孕后而患恶阻症，曾在某医院住院治疗，诊为重度妊娠呕吐，用补液和止吐药物治疗数日罔效，遂转请中医诊治。自述停经8个月，呕吐1个月，其症恶闻食臭，食入即吐，口燥咽干，渴不多饮而喜凉浆，目眶微陷，舌红少苔，脉象滑细数。

辨证：胃经虚热，气阴两伤。

治则：养阴清热，和胃止呕。

方药：旋覆花15g，代赭石15g，人参10g，半夏10g，甘草10g，生姜5g，大枣5枚，黄芩10g，陈皮15g，竹茹10g，玄参10g，麦冬10g。水煎服。服此方3剂后，呕吐已止，唯恶心未除，又续服3剂病愈，经随访未复发。

【按语】《胎产心法》云："恶阻者，谓有胎气，恶心阻其饮食也。"方书虽记载代赭石、半夏为妊娠禁忌药物，但据张赞臣《本草概要》记载，半夏与参术并行，但有开胃之功而不损胎元；代赭石具有安胎健脾、镇逆止呕之效。刘香云认为半夏、代赭石为降逆止呕圣药，屡用于治疗妊娠呕吐，无纤毫不爽者，正《黄帝内经》所谓"有故无陨亦无陨也"。

例3：噎膈

黄某，女，38岁，干部。

1983年秋患噎膈症，于某医院住院治疗2周，病仍如故，遂返其家，邀余门诊中药治疗。余查该患吞咽困难，食入即吐，胸膈痞满，抑郁不乐，怒后加剧，舌红苔黄，脉弦细滑。

辨证：痰气郁结，清浊不分，胃气上逆。

治则：降逆利痰，疏肝解郁。

方药：旋覆花15g，代赭石15g，人参10g，半夏10g，柴胡10g，郁金10g，炙枇杷叶10g，甘草10g，生姜5g，大枣5枚。水煎服。服此方4剂后呕吐停止，余症未除，继用3剂，噎塞若失，诸证好转，后用本方调理而瘥，未曾复发。

【按语】"噎者，咽喉噎塞不通，饮易人而食难入也""隔者，胃口隔截而不受，食虽暂下，少顷复吐出也"。本案属痰气郁结，清浊不分，胃气上逆，故治以降逆利痰、疏肝解郁，以旋覆代赭汤加柴胡、郁金、炙枇杷叶治疗而愈。

例4：反胃

李某，男，64岁，工人。

1986年冬患反胃症，经数医诊治罔效，后经某医院确诊为幽门狭窄，治疗三旬，病情日剧而转求余诊治。

现症：脘腹胀满，朝食暮吐，饮食不化，面色萎黄，舌淡苔薄，脉象沉细而缓。

辨证：脾胃虚寒，胃气上逆。

治则：温中健脾，降逆和胃。

方药：旋覆花15g，代赭石15g，半夏15g，人参10g，白术15g，丁香15g，甘草10g，生姜5g，大枣5枚。水煎服。该患服此方5剂，其病告愈，后经追访未见复发。

【按语】方中加白术、丁香，内含理中之意，丁香则能温胃止呕，脾胃虚寒者最宜服用。合而用之，共奏温中健脾、降逆和胃、镇吐止呕之效，则反胃自除。

例5：梅核气

孙某，女，35岁，干部。1984年4月20日初诊。

咽喉部似有物阻塞已数月，吐之不出，咽之不下，伴胸闷窒塞，恐惧不安，喘息痰鸣，喉头部抽动不止，表情痛苦，形体消瘦，面色萎黄，舌质淡、苔白腻，脉象沉弦。

辨证：肝木侮肺金，痰气交阻。

治则：降逆消痰，理气开郁。

方药：以旋覆代赭汤加减。旋覆花20g，党参15g，半夏15g，川朴15g，代赭石50g（包煎），桔梗15g，紫苏子10g，甘草10g，生姜5g，大枣5枚。3剂，每日1剂，水煎服。

1984年4月24日二诊：服上方3剂，咽部异物感消失，喉部痉挛感亦除，喘息大愈。既中病机，毋庸更张，续服前方6剂，诸恙悉除。

【按语】本案为梅核气之重证，乃属情志不遂，肝郁犯脾，脾失健运，则痰湿内生，痰气交阻，逆攻于肺，阻塞咽喉而致。治以旋覆代赭汤加味，以降逆消痰、行气开郁，伸郁解气顺痰消，则诸证若失。

【参考文献】刘香云.旋覆代赭汤临证治验举隅［J］.黑龙江中医药，1988，（3）：23-24，36.

十五、李宝祺治疗慢性前列腺炎、精囊炎举隅3例

例1：

刘某，男，47岁。1988年8月5日初诊。

患前列腺炎1年余。现症排尿不畅，尿道痛，自诉阴茎中段痛较剧难忍，曾用抗生素治疗无明显效果，服中药百余剂，大多为八正散等类，亦无明显效果，舌苔白燥，脉沉。

辨证：肾中阴阳亏耗，湿热蕴结。

治则：调补肾中阴阳，清热利湿。

方药：方用滋肾丸合八味肾气丸加清热利湿之品。知母15g，黄柏20g，肉桂5g，熟地黄20g，山茱萸15g，山药15g，茯苓15g，牡丹皮15g，泽泻15g，蒲公英30g，瞿麦20g，石韦15g。服药6剂，阴茎痛大减，下移至龟头包皮处痛感，外观无红肿，排尿通畅，此为湿热下移之兆，嘱继服此方。连服10余剂，尿痛消失，排尿通畅，舌苔转润，后以此方配成丸剂服用月余，随访半年未复发。

例2：

朱某，男，20岁，学生。1989年1月2日初诊。

患前列腺炎1年余，前列腺液检查白细胞充满，会阴部胀痛，睾丸发凉，腰酸痛，畏寒，舌苔白，脉沉。曾用过大量抗生素及中药清热解毒之药均未效，来门诊求治。余按肾阳虚、膀胱湿热辨证，投薏苡附子败酱散方加味主治。

方药：附子15g，薏苡仁30g，败酱草50g，蒲公英30g，金银花25g，竹叶15g，瞿麦20g，甘草15g，熟地黄20g，山茱萸15g。每日1剂，水煎早晚分2次服。患者连用上方30余剂，诸症均消失，前列腺液3次检查，第一次白细胞10～15个/HP，第二次及第三次检查均转阴，从而痊愈。随访3年未复发。

例3：

吕某，男，57岁，干部。1991年10月15日初诊。

发病1年余，会阴部及睾丸胀痛，肉眼血精，腰酸不耐久坐，畏寒，诸治

不效，来门诊求治，舌苔干，脉象沉。始以温肾寒、清热解毒之剂治疗，睾丸及会阴部胀痛有好转，但血精不见减轻，尿色如浓茶，舌苔干，脉象沉滑，改用温补肾气、清热凉血化瘀法治疗。

方药：熟地黄20g，枸杞子15g，菟丝子15g，女贞子15g，知母15g，黄柏15g，肉桂10g，茴香15g，茜草20g，鬼见愁30g，桃仁25g，大黄5g，重楼30g，白花蛇舌草50g。每日1剂，水煎服。服上方14剂，会阴部及睾丸胀痛已明显减轻，血精好转，镜下红细胞10个左右，药已对症，嘱继服上方。继服14剂，会阴部及睾丸胀痛已除，腰部仍稍有酸痛，精液常规红细胞3～4个/HP，前方加龙骨20g、牡蛎20g。继服14剂后，于1991年12月1日复诊时，精液检查红细胞已转阴，仅腰部久坐仍觉酸痛外，其他症状基本消除，嘱停药观察。

【按语】精囊炎常与前列腺炎同时发生，因此辨证治疗基本同前列腺炎，但有部分患者精液带血（包括镜下及肉眼），相当于中医血精病，多因精囊素有湿热，又感受寒邪，为外寒内热之证。对本病的治疗，采用清热凉血化瘀与温肾补肾法合用效果颇佳。前列腺炎及精囊炎皆隶属于足少阴经，其之所以缠绵不愈，乃因病机错综复杂，肾虚而膀胱湿热，本虚标实，虚实寒热错杂，故治疗棘手。对此病治疗，宜补肾气，包括调整肾中阴阳之偏，即偏于肾阴虚者，多用滋肾阴之品，稍加助阳以反佐；偏于肾阳虚者，重用温肾阳之品，佐以滋补肾阴之剂。补肾之同时，再用清热凉血化瘀之剂，尤以用少量大黄化瘀泄热止血，与桃仁活血化瘀合用，止血效果更佳，其他清热解毒之品选而用之，如重楼、白花蛇舌草、茜草、蒲公英等酌加应用，相辅相成，效果尤佳。

【参考文献】李宝祺，张佩青，张玉梅.中医治疗慢性前列腺炎、精囊炎举隅［J］.中医药学报，1996，（2）：15.

十六、隋淑梅治疗痛风性肾病验案1例

吴某，男，48岁。2015年3月15日初诊。

原有痛风病史15年，手指、跖趾关节多发痛风结节，关节屈伸不利，多年来口服别嘌呤醇、秋水仙碱、非甾体消炎药等西药治疗，疗效不甚明显，

继而出现蛋白尿。初诊时，查血肌酐160.0μmol/L，尿酸550mmol/L。尿蛋白（++），尿蛋白24小时定量850mg。患者面色萎黄，腰酸痛，倦怠乏力，食少纳差，夜尿频数，舌质淡、苔薄黄，脉弦带数。

辨证：脾肾亏虚，湿热内蕴。

治则：健脾益肾，清热利湿。

方药：黄芪50g，山药30g，党参30g，土茯苓30g，白术15g，生地黄15g，山茱萸15g，萆薢30g，威灵仙15g，姜黄30g，丹参15g，泽泻15g，首乌20g，虎杖30g，制大黄15g，草决明15g，白花蛇舌草30g，薏苡仁15g，黄柏15g，苍术15g。14剂，每日1剂，水煎服。

二诊：乏力明显缓解，食纳正常。继服上方，加川牛膝15g、萆薢15g。

三诊：诸证兼有缓解，化验：血肌酐106.0μ/L，尿酸433.0mmol/L，尿蛋白（+），尿蛋白24小时定量170mg。

【按语】本方的药味选取，在治法的指导下，选取具有相应功效的药味并确保诸药君、臣、佐、使配伍精严。方中生黄芪大补元气，气行血亦行，气畅湿易祛，使湿浊得祛而瘀得活化。山药补脾养肺，养阴生津，益肾固精，与生黄芪共为方中之君药，以治病之本虚。大黄苦寒，通肠解毒，逐瘀通经，通大便利小便，使邪有出路；姜黄苦温，其力辛苦，破血除风热，入脾，气血兼理，与大黄相伍，活血之力倍增。土茯苓降利水湿，令邪从下除；威灵仙祛众风，通十二经脉，治痛之要药也，二药相合，燥湿化浊而津液归清，解毒利湿而下通水道。此四药为臣，化湿泄浊，活血逐瘀。君臣相配，使经脉畅达而湿浊消利，切合本病病机之关键。丹参、泽兰活血调经；地龙助威灵仙通络，与补肾之品相随，入肾络，祛肾络之瘀浊；湿浊郁久易化热，故以白花蛇舌草、薏苡仁二药偏寒清利湿热；薏苡仁又可助黄芪山药补脾之功。牛膝活血祛瘀，又助君药补养肾气。牛膝性善下行，可引诸药下行，兼为使药。另外，方中土茯苓、威灵仙、姜黄、薏苡仁又兼有祛风除湿、通利关节之效，可治本病关节痹痛之次证。全方补虚泻实，标本同治，主次兼顾，以补脾益肾祛瘀化浊为主，兼以疏经通络，通利关节。

【参考文献】王新伟，隋淑梅，李丽琦.隋淑梅教授治疗痛风性肾病经验撷精【J】.世界最新医学信息文摘，2015，15（54）：256，40.

十七、隋淑梅辨证论治肾性血尿1例

张某，女，45岁。2013年6月15日初诊。

主诉及病史：反复血尿3年。3年前感冒后出现肉眼血尿，腰痛，化验尿常规：尿蛋白（＋），尿红细胞50以上/HPF。给予抗炎治疗2周后肉眼血尿消失，腰痛缓解，化验尿常规：尿蛋白阴性，尿红细胞15～20个/HPF。之后间断口服中药汤剂治疗，尿红细胞始终未恢复正常。诊见：腰酸痛，周身乏力，口干眼干，手足心热，眼睑四肢轻度浮肿，饮食正常，不喜饮冷，睡眠正常，舌质暗淡有瘀斑，苔白，尺脉细数。辅助检查：尿常规示尿蛋白阴性，尿隐血（＋＋＋），尿红细胞20～25个/HPF。

西医诊断：慢性肾小球肾炎。

中医诊断：慢肾风（腰痛），气阴两虚，瘀血阻络证。

治则：益气养阴，化瘀止血。

方药：黄芪30g，党参15g，熟地黄20g，山茱萸20g，生山药20g，茯苓15g，泽泻15g，女贞子15g，墨旱莲15g，芡实15g，益母草30g，白茅根30g，仙鹤草30g。7剂，每日1剂，水煎服。

2013年6月24日二诊：患者腰酸痛，乏力好转，眼睑四肢浮肿消退，查尿常规：尿隐血（＋＋），尿红细胞10～15个/HPF。原方继续服用15剂，水煎服。

2013年7月15日三诊：患者仍觉腰酸痛，双下肢浮肿，无手足心热，无口干眼干，化验尿常规：隐血（＋），尿红细胞4～6个/HPF。该患者尿化验结果好转，仍腰酸痛，下肢浮肿考虑患者肾阳不足，不能蒸腾汽化，水湿泛溢肌肤所致；脾肾气虚不能摄血，故尿隐血阳性。原方改为：黄芪30g，党参15g，熟地黄20g，山茱萸20g，生山药20g，茯苓15g，泽泻15，补骨脂20g，巴戟天20g，杜仲20g，炮附子6g，芡实15g，益母草30g，白茅根30g，仙鹤草30g。10剂，每日1剂，水煎服。

2013年8月1日四诊：患者腰酸痛明显好转，双下肢无浮肿，尿常规：尿隐血（＋＋），尿红细胞15～20个/HPF。该患者临床症状明显好转，但患者尿化验结果较前加重，考虑附子辛热动火损伤血络，上方停附子，其余同前，继服15剂。

2013年9月15日五诊：患者自诉上方服用15剂后腰酸痛消失，无下肢浮肿，尿化验：尿隐血（+），尿红细胞3～5个/HPF，8月1日方前后自行共服45剂。今日门诊化验尿常规：尿隐血阴性，尿红细胞正常。嘱患者继服此方15剂。

2014年4月15日六诊：患者无不良主诉，尿化验正常，患者自诉9月15就诊后自服此方3个月，多次化验尿常规均正常。

【按语】该患者病机复杂，血尿之病机有二：其一，脾肾两虚，气不摄血；其二，阴虚火旺灼伤血络。累及脾肾两脏，虚实夹杂。治疗贵在平和，调节脏腑功能，偏热偏寒均会加重病情，故此病反复缠绵难愈。

【参考文献】薛丕良，蒋鹏娜，王新伟，等.隋淑梅老中医五脏辨证论治肾性血尿的经验总结［J］.中医药信息，2015，32（6）：59-60.

十八、隋淑梅辨证治疗肾病综合征医案1例

张某，男，33岁。2014年11月6日初诊。

患者双下肢浮肿伴乏力6个月，加重1周。患者6个月前感冒后出现双下肢浮肿，伴乏力，就诊于哈尔滨医科大学附属第一医院，查尿蛋白（+++），尿蛋白24小时定量6.2g，白蛋白22g/L，诊断为肾病综合征，行肾活检术示Ⅱ期膜性肾病，予泼尼松40mg，日1次口服，及环孢素A 100mg，日2次口服，症状缓解不明显，为求进一步治疗前来我院。患者双下肢浮肿，倦怠乏力，胸闷脘痞，食欲不振，呕恶，大便秘结，小便短赤，舌质暗有瘀点，苔黄腻，脉沉细。查体示双下肢凹陷性水肿，查尿蛋白24小时定量4.88g。口服泼尼松30mg，日1次口服，环孢素A 75mg，日2次口服。

西医诊断：肾病综合征。

中医诊断：水肿（脾肾两虚，湿浊瘀血）。

治则：补脾固肾，清利湿热，活血化瘀。

方药：黄芪30g，党参20g，苍术20g，白术15g，茯苓15g，泽泻15g，薏苡仁20g，车前子20g，桃仁15g，红花15g，水蛭10g，当归15g，菟丝子15g，

山茱萸15g，牛地黄15g，虎杖20g。20剂，每日1剂，水煎服。

2014年11月27日二诊：复查尿蛋白（+），尿蛋白24小时定量3.35g，白蛋白24g/L。症见双下肢浮肿大减，乏力减轻，精神佳，食欲欠佳，胸闷脘痞减轻，二便调，舌红、苔微黄，脉细数。查体双下肢轻度水肿。于前方加陈皮15g、焦山楂15g，继续巩固治疗。

2014年12月15日三诊：查尿蛋白（+），尿蛋白24小时定量1.36g，白蛋白28g/L。症见双下肢浮肿消失，未觉乏力，无胸闷脘痞，饮食、二便正常，舌质淡、苔白，脉沉细。查体双下肢无水肿。于前方加巴戟天10g、淫羊藿10g，继续用药治疗。

2015年1月5日四诊：复查尿蛋白转阴，尿蛋白24小时定量0.10g，白蛋白35g/L。继续调理近1年，复查均无异常表现，病情稳定。后继续随访未复发。

【参考文献】王新伟，米娜，隋淑梅.隋淑梅教授辨证治疗肾病综合征经验［J］.中国中西医结合肾病杂志，2017，18（12）：1097-1099.

十九、杨质秀运用疏风散寒、敛肺止咳治疗感冒后咳嗽经验1例

王某，女，28岁。2017年11月20日初诊。

主诉及病史：患者自述1个月前感冒后，咳嗽不止，自服复方甘草片，咳嗽稍缓解，3天前受凉后咳嗽即发，服用复方甘草片后不缓解。现症见：咳嗽频发，干咳或咳少量白黏痰，遇冷风或异味后感咽痒难忍，随后作咳，咳时左侧胸痛，夜晚咳嗽加重，难以入眠，纳呆，二便调。

诊查：舌质淡、苔白，脉浮细。双侧胸部呼吸音粗糙。实验室检查：血常规、支原体及胸部CT均未见异常。

中医诊断：咳嗽（风寒犯肺）。

治则：疏风散寒，敛肺止咳。

方药：拟麻杏石甘汤和止嗽散加减。蜜麻黄9g，杏仁12g，生石膏15g，百部12g，紫菀12g，白前12g，桔梗12g，荆芥穗10g，陈皮6g，金银花10g，连翘10g，海浮石12g，紫苏叶6g，蝉蜕12g，浙贝母10g，诃子10g，白果6g，

生甘草6g。7剂，每日1剂，水煎，早晚分服。

2017年11月27日二诊：患者服药后，咳嗽、咳痰明显缓解，口稍干而渴，食欲佳但大便稍溏，舌红、苔薄白，脉细。

方药：杏仁12g，百部12g，紫菀12g，桔梗12g，荆芥穗10g，陈皮6g，金银花10g，连翘10g，海浮石12g，蝉蜕12g，浙贝母10g，诃子10g，白果6g，太子参10g，山药10g，白术10g，天花粉10g，沙参10g，麦冬10g，甘草6g。继服7剂而愈。

【按语】风寒犯肺，肺失宣降，肺气上逆故咳嗽，无风不作痒，风邪偏盛，故咽痒难忍。治宜疏风散寒，敛肺止咳。此方将疏法、敛法和清法合用，方中麻黄配杏仁，一宣肺平喘一降气止咳，为宣降肺气的常用组合，石膏的剂量只是稍高于麻黄，佐麻黄之辛散，恐发散太过；用止嗽散加紫苏叶、蝉蜕，增强宣利肺气、疏风止痒之功；患者咳嗽剧烈，用诃子，白果敛肺止咳以治其标；用金银花、连翘增强散邪之功，并能解毒；用甘草调和诸药并能祛痰止咳。二诊，外邪已解，故减蜜麻黄、石膏、白前、苏叶，加入太子参、山药、白术，取其培土生金之意，加入沙参、麦冬、天花粉养阴润肺生津以治其渴。

【参考文献】张君成，杨质秀，许宏连，等.杨质秀教授治疗感冒后咳嗽经验［J］.中国中医药现代远程教育，2018，16（14）：70-72.

二十、杨质秀治疗慢性阻塞性肺疾病经验2例

例1：

王某，女，57岁。

主诉及病史：咳嗽、咯痰伴胸闷气短1年，加重1周。既往有高血压病史，自行口服降压药治疗，慢性阻塞性肺疾病病史，舒利迭吸入治疗。现症见：咳嗽、咯痰，痰色黄黏稠，难咯，喘息，伴口干，饮水量少，便干。

诊查：舌红、苔黄腻，脉滑数略涩。体温37.8℃，血压145/80mmHg。双肺听诊可闻及哮鸣音并散在湿啰音；肺CT示左肺中叶炎症，慢性支气管炎并肺气肿，右肺下叶支气管扩张。肺功示：通气功能障碍，气道阻力增高。

诊断：肺胀（痰热郁肺兼瘀证）。

方药：瓜蒌20g，川贝母10g，姜半夏15g，焦栀子10g，桑白皮20g，黄芩15g，杏仁20g，地龙15g，水蛭10g，大黄10g，生石膏30g，黄连10g，陈皮15g，枳实15g，竹沥30mL。7剂，每日1剂，水煎服。

二诊：服药后患者体温下降，大便通畅，咳嗽、咯痰症状明显减轻，胸闷气短好转，舌红苔黄，脉滑略涩。前方减大黄5g，去石膏，7剂，水煎服。

三诊：患者咳嗽、咯痰、胸闷气短症状明显减轻，舌红、苔薄，脉滑，双肺听诊：未闻及明显哮鸣音，右肺下叶散在湿啰音，嘱患者继服益气化瘀消痰汤14剂以善其后，随访1年未见复发。

【按语】该患者就诊主症为咳嗽、咯痰、喘息，根据其四诊及体格检查、辅助诊断，确诊为慢性阻塞性肺疾病急性加重期，中医分型为痰热郁肺兼瘀证。肺与大肠相表里，泻下通便能够明显缓解急性期之喘息的症状，黄连、瓜蒌、姜半夏合小陷胸汤之意，通降胃气。水蛭、地龙解痉、平喘、化瘀之功效尤为突出，特别对于气道痉挛引起的哮鸣音。二诊患者热退，大便通畅，故去石膏，减大黄用量，小量的大黄配合水蛭、地龙、川贝母，有消痰、化瘀之功效。此方药物寒凉峻猛，故不宜久服，三诊患者症、舌、脉均好转，故嘱其停用此方，改用益气化瘀消痰汤以断其根。

例2：

赵某，男，72岁。

主诉及病史：间断性咳嗽伴胸闷气短5年。既往慢性阻塞性肺疾病病史，舒立迭吸入治疗；多发腔隙性脑梗死病史，冠心病病史。现症见：间断性咳嗽，痰少难咯，动则喘促，伴小便失禁。

诊查：舌紫暗，花裂少苔，脉细数。神志清楚，语言缓慢，双肺听诊可闻及散在哮鸣音及湿啰音；肺CT示慢性支气管炎并肺气肿，心影增大。

中医诊断：肺胀（肺肾亏虚，痰瘀互结）。

方药：人参20g，麦冬25g，五味子20g，陈皮15g，姜半夏15g，杏仁20g，瓜蒌20g，肉桂10g，巴戟天15g，浙贝母20g，桃仁15g，红花15g，甘草15g，白果20g，蛤蚧1对，茯苓20g，生白术15g。7剂，每日1剂，水煎服。

二诊：患者喘促好转，仍小便失禁，舌紫暗，苔薄、中间苔，脉稍弦滑。上方加附子10g、龙骨20g、牡蛎20g，14剂，水煎服。

三诊：咳嗽、喘促明显好转，小便失禁好转，舌暗、苔薄白，脉滑，继服上方21剂，水煎服。随访1年，未见明显复发。

【按语】该患者就诊主症咳嗽、咯痰、喘促，伴小便失禁，根据四诊及体格检查、辅助诊断，确诊为慢性阻塞性肺疾病缓解期，中医分型为肺肾亏虚，痰瘀互结。以气阴两虚，故方中人参、麦冬、五味子益气养阴，肉桂、巴戟天、蛤蚧温肾纳气，茯苓、肉桂、生白术、甘草合苓桂术甘汤之意。二诊患者咳、喘症状好转，加附子、龙骨、牡蛎温肾。三诊小便失禁好转，故嘱其继服以求巩固疗效。

【参考文献】孙志东，杨质秀. 杨质秀教授治疗慢性阻塞性肺疾病经验 [J]. 中国中医药现代远程教育，2015，13（15）：47—48，50。

二十一、杨质秀治疗特发性间质性肺炎经验1例

宋某，女，53岁。2015年12月10日初诊。

主诉及病史：2015年11月5日因受凉后出现发热，体温37.8℃，同时伴有干咳，无痰，咽痒，于社区医院静点抗生素1周，体温已正常，然仍咳嗽并无缓解，遂于2015年12月2日就诊于哈尔滨医科大学附属第一医院。肺CT示双肺下叶间质性改变，诊断为间质性肺炎。经人介绍，该患来我院就诊。现症见：干咳无痰，夜间加重，咽痒，伴胸闷气短，大便不畅。

诊查：形体略瘦，咽赤，舌红、苔薄黄，脉浮数，双肺下叶闻及Velcro啰音。

辨证：风邪犯肺。

治则：疏风宣肺止咳。

方药：百部20g，紫菀20g，白前20g，桔梗15g，甘草10g，荆芥15g，炙麻黄15g，诃子20g，款冬花20g，杏仁20g，蝉蜕20g，生石膏30g。7剂，每日1剂，水煎服。

二诊：咳嗽减轻，咽无不适，仍有胸闷气短，大便正常，舌红、苔薄白，脉浮，遂减生石膏20g，加厚朴20g。7剂，每日1剂，水煎服。

三诊：偶有咳嗽，胸闷气短减轻，二便调。上方续服。7剂，每日1剂，水煎服。

四诊：已无咳嗽，略有气短，二便调。上方加白术20g，山药20g。7剂，每日1剂，水煎服，巩固疗效。

【按语】该患者初期因受凉发热，使用抗生素后外感已解，然仍干咳，无痰，咽痒，此属风邪犯肺，遂予止嗽散加味疏风宣肺止咳；患者胸闷气短，大便干燥，肺与大肠相表里，遂予麻杏石甘汤平喘，重用生石膏泻下通便。二诊患者咳嗽减轻，仍有胸闷气短，大便正常，遂减石膏，更加厚朴以增强平喘之功。三诊效不更方，续服。四诊患者诸症已除，原方加白术、山药以益气健脾善后，取其培土生金之意。

【参考文献】刘光胜，杨质秀.杨质秀教授治疗特发性间质性肺炎经验[J].中国中医药现代远程教育，2016，14（20）：64—65.

二十二、杨质秀治疗支气管扩张症经验1例

陈某，男，34岁。2016年10月24日初诊。

主诉及病史：自述1个月前无明显诱因出现发热，咳嗽，咳痰，自服头孢克洛后症状缓解。1周前症状突然加重。现症见：咳嗽，咳痰不爽，痰中带血，每于傍晚时分发热汗出，自觉口渴而口中黏腻喜冷饮，纳可，平时喜食辛辣之品。二便可，寐差多梦。

诊查：舌质红、苔黄腻而干，脉浮数。

中医辨证：咳血（燥热犯肺，灼伤脉络）。

治则：清热润燥，和降止血。

方药：麦冬20g，茵陈20g，青蒿20g，薄荷20g，清半夏15g，陈皮15g，莱菔子15g，桔梗10g，杏仁10g，黄芩10g，白及10g。7剂，每日1剂，水煎服。

二诊：服上药5剂后，发热汗出缓解，口渴黏腻大减，舌苔转薄而少津。

方药：沙参20g，麦冬20g，杏仁20g，桑叶15g，白芍15g，甘草15g，瓜

蒌10g，浙贝母25g，陈皮20g，紫苏子10g，前胡10g，蝉蜕10g，三七粉5g。7剂，每日1剂，水煎服。

三诊：上药7剂后，发热咳血基本消失，唯觉痰量增多。

方药：清半夏15g，陈皮20g，甘草15g，茯苓15g，白术20g，黄精15g，白芍15g，川贝母5g，三七粉5g。7剂，每日1剂，水煎服。

【按语】肺本娇脏，肺金非叩不鸣，此患者平素阳明湿热内蕴，正值秋季，感受外邪内而化热，则燥热伤肺，损伤脉络，血溢脉外。初诊舌黄腻，傍晚发热出汗，故为阳明湿热兼有外感燥邪，若只考虑润燥，则恐郁热更甚，遂先以茵陈蒿汤加减清除阳明湿热，二诊再投以沙参麦冬汤合桑杏汤，佐以杏仁、紫苏子等通降润养之品。三诊予二陈汤加健脾益肾之品收功。

【参考文献】陆旭之，杨质秀，韩迪，等.杨质秀教授治疗支气管扩张症经验［J］.中国中医药现代远程教育，2017，15（16）：75-77.

二十三、迟继铭运用升阳益胃汤联合糖皮质激素治疗肾病综合征1例

某男，14岁。2014年1月12日初诊。

主诉及病史：反复眼睑及双下肢浮肿4年，加重7天。肾病综合征病史4年。4年前出现眼睑及双下肢浮肿，尿量减少，尿蛋白（+++），血浆白蛋白21g/L，于哈尔滨某医院住院治疗，诊断为肾病综合征，予常规醋酸泼尼松40mg，每日晨起顿服，患者病情缓解，激素常规减量，疗程持续9个月。后患者因感冒病情反复2次，每次服用醋酸泼尼松。病情临床缓解，建议加用免疫抑制剂雷公藤多苷片，患者及家属拒绝，7天前患者咽痛咳嗽，流涕，自行口服抗感冒药（具体药物不详），感冒症状好转，眼睑及双下肢浮肿，遂来就医。症见眼睑及双下肢浮肿，按之凹陷不起，腰酸乏力，肢体倦怠，纳呆，尿量较前减少，24小时约800mL，大便不成形。

诊查：舌质淡，苔白，脉濡缓。血压 100/70mmHg，咽不红，双肺呼吸音粗，未闻及干、湿啰音，眼睑及双下肢浮肿。尿检示：尿蛋白（+++）；血生化示：血浆白蛋白19g/L，总胆固醇9mmol/L。肝炎系列、抗核抗体均阴性。

西医诊断：肾病综合征。

中医诊断：水肿（脾虚湿盛）。

治则：补气健脾，升阳祛湿。

方药：升阳益胃汤加减。黄芪30g，人参、甘草各15g，白芍10g，防风，羌活、独活各10g，陈皮10g，茯苓20g，泽泻、白术各15g，柴胡10g，桑白皮15g，桂枝10g，大腹皮15g，茯苓皮15g。14剂，每日1剂，水煎取400mL，早晚温服。

调节免疫反应：醋酸泼尼松（国药准字H3021207，浙江仙据制药股份有限公司，5mg/片）50mg，晨起顿服；预防骨质疏松：骨化三醇、碳酸钙口服；利尿消肿，呋塞米片、螺内酯片口服；抗血小板凝集：双密达莫片口服；控制饮水，低盐饮食。

2014年1月26日二诊：治疗2周，浮肿减轻，腰酸乏力，肢体倦怠，纳可，尿量增多，24小时约1200mL，大便正常，舌质淡，苔白腻，脉濡数。查体：血压100/70mmHg。尿检示：尿蛋白（+）；血生化示：血浆白蛋白27g/L。上方去大腹皮，人参改用太子参15g以补气养阴，加白花蛇舌草20g以增加解毒祛湿之力，每日1剂，水煎取400mL，早晚温服，服用2周。

2014年2月12日三诊：无浮肿，尿蛋白阴性，血浆白蛋白45g/L，醋酸泼尼松改为50mg，隔日口服，其他继用。继服升阳益胃汤加减，至激素减量完毕。随访至今未复发。

【按语】患者久病脾气亏虚，脾主运化，脾胃亏虚，升降失司，运化水液功能障碍，水液外溢皮肤，发为水肿。风药可助脾阳升发，用风药升发脾胃清阳，重用炒白术、防风、羌活、独活、防风，可使清阳得升，浊阴得降，升降相调，则脾胃健运，水湿渐消。

【参考文献】苑天彤，迟继铭.迟继铭升阳益胃汤联合糖皮质激素治疗脾虚湿盛肾病综合征［J］.实用中医内科杂志，2016，30（3）：16—17.

二十四、张晓昀治疗甲状腺功能减退症验案1例

卢某，女，46岁。2016年6月6日初诊。

主诉及病史：患者自述甲减1年。近1个月来出现倦怠乏力，胸闷气短，

腿软，畏寒，大便不成形，睡眠差，心烦易怒，口干口苦，月经量少，舌淡红、胖大有齿痕，脉沉迟。血、尿常规正常，血糖、血脂、肝功、肾功正常。甲功五项：FT3 4.51pmol/L，FT4 10.38pmol/L，TSH 10.58mu/L，A-TPO 55.00，A-TG >1000.0。甲状腺彩超示：双侧甲状腺弥漫性回声改变。西药给予左甲状腺素钠片（优甲乐）37.5μg，qd。

中医诊断：虚劳（脾肾阳虚证）。

方药：黄芪50g，党参20g，肉桂15g，茯神30g，山药30g，薏苡仁30g，枸杞子、生地黄、熟地黄、山茱萸、女贞子各20g，益母草30g，川芎20g，柴胡20g，白芍20g，黄芩15g，百合20g，郁金15g，甘草15g。水煎服，早晚温服。

2016年7月20日二诊：上方用药1月余，倦怠乏力，胸闷气短，腿软，畏寒，大便不成形，心烦易怒等症状明显缓解，口干、口苦、睡眠差仍有症状，小便利，舌暗红苔白，脉沉细。仍用上方，加麦冬15g、天花粉15g、远志15g。

调治1个月，患者主症消失。查FT3 3.54pmol/L，FT4 20.74pmol/L，TSH 5.0mu/L。随访半年未复发。

【按语】甲减属中医"虚劳"范畴。此患者甲减病因主要与情志内伤、饮食因素有关，病变部位主要在肝脾肾，与心有关。现患者倦怠乏力，胸闷气短，腿软，畏寒，大便不成形，睡眠差，心烦易怒，口干口苦，月经量少，考虑为元气亏虚，肾阳不足，久及伤脾，导致脾肾阳虚。脾肾阳虚，温煦、运化、固摄作用减弱，则乏力、畏寒、大便不成形；脾阳不足，气血生化无源，则月经量少，肾阳不足，膀胱气化失司，则腰膝酸软，心神失养，则睡眠差；肝郁气滞，则心烦易怒。故在治则上益气温阳补肾，活血化瘀兼滋阴疏肝。方中黄芪、党参、肉桂益气温阳，山药、生地黄、熟地黄、枸杞子、山茱萸、薏苡仁、女贞子滋阴健脾补肾，柴胡、白芍、黄芩滋阴疏肝，川芎理气活血，百合、郁金、茯神安神，益母草调经。

【参考文献】郜旭亮，张晓昀. 张晓昀教授治疗甲状腺功能减退症经验[J].黑龙江中医药，2018，47（2）：58-59.

二十五、刘桂兰治疗多囊卵巢综合征医案1例

孙某，女，22岁，未婚，否认性生活史。2016年9月6日初诊。

主诉：停经40天。该患者近8年月经不规律，2～3个月一行，6～7天净，经色暗、无块，经行腹痛，连及腰骶酸痛，经行易泄泻，痛则腹泻，泻后痛减，喜温，按后不减，平素情绪急躁心烦，少寐多梦，入睡困难，眼干，口干，皮肤干，面色晦暗，畏寒，手足凉，小便正常，大便稀不成形。舌质稍红，苔稍干，有裂纹，有齿痕，脉沉弦缓。近3个月体重增加5kg，末次月经为2016年7月27日。

盆腔彩超：三径44mm×35mm×40mm，内膜11mm，左卵巢25mm×14mm，右卵巢31mm×23mm，其内可见十余个无回声，较大为7.3mm×3.8mm。右侧卵巢呈多囊样改变。

性激素六项：LH 22.44mIU/mL，FSH 9.28mIU/mL，PRL 24.80ng/mL，PROG 1.04ng/mL，TESTO 0.53ng/mL，E2 29.02pg/mL。

雄激素三项：雄烯二酮（AD）4.78ng/mL↑，性激素结合球蛋白（SHBG）40.54nmol/L，硫酸去氢表雄酮（DHS）539.80μg/dL↑。

血清胰岛素：30.26mU/L↑。

体格检查：身高165cm，体重68kg，体重指数24.98，腰臀围比0.85。

中医诊断：月经后期（肝肾不足、脾肾阳虚型）。

西医诊断：月经不调、多囊卵巢综合征。

辨证：肝肾亏虚、脾肾阳虚，精血匮乏，气血化生之源不足，久之阴阳两虚所致。

治则：滋补肝肾，温肾助阳，健脾益气。

方药：固元汤加减。茯苓15g，山药15g，炒白术15g，当归15g，白芍15g，熟地黄30g，山茱萸15g，炙黄芪30g，苍术15g，五味子15g，天冬15g，仙茅15g，女贞子15g，墨旱莲15g，黄精15g，煅磁石15g，煅龙骨15g，煅牡蛎15g。

加：炒白术10g、首乌藤15g、炒酸枣仁15g、茯神15g、蒲公英15g。7剂，每日1剂，水煎，早晚温服。

2016年9月13日二诊：未行经，服药后情志改善，仍多梦，入睡困难减，眼干稍，口干减，皮肤干减，面色晦暗，畏寒不减，手足凉不减，大便稍稀成形。舌质稍红，苔稍干，有齿痕，左脉沉弦细，右脉略沉滑。上方加石斛20g、龟甲15g、荆芥15g。7剂，每日1剂，水煎，早晚温服。

2016年9月20日三诊：停经54天，未行经，情志尚可，梦减，眼干无，口干减，皮肤干减，面色晦暗减，畏寒不减，手足凉减，大便成形。舌质稍红，苔稍干，有齿痕，左脉沉弦细，右脉略沉滑。上方加枸杞子15g、鸡内金20g、菟丝子15g，去炒酸枣仁。7剂，每日1剂，水煎，早晚温服。

2016年9月27日四诊：停经61天，未行经，情志可，少梦，口干减，皮肤仍干，面色好转，畏寒减，手足凉减，二便调。舌质稍红、苔薄、齿痕少，左脉沉弦细，右脉沉。处方：上方加肉桂15g、炒酸枣仁15g，去枸杞子、鸡内金、菟丝子。7剂，每日1剂，水煎，早晚温服。

2016年10月11日五诊：停经75天，未行经，情志可，梦明显减少，口干无，皮肤干减，面色好转，畏寒明显减轻，手足凉减，二便调。舌质稍红，苔薄白，齿痕少，左脉沉弦细，右脉沉。上方加艾叶15g、生山楂15g。7剂，每日1剂，水煎，早晚温服。

2016年10月17日六诊：10月14日行经，现月经第4日，量可，无块，色可，经行腹痛较以往减80%，喜热饮，情志可，梦减80%，皮肤干减90%，面色晦暗减70%，畏寒减80%，手足温，二便调。舌质稍红，苔薄白，齿痕少，脉沉。遂复查盆腔彩超、性激素六项、雄激素三项以及血清胰岛素，均恢复正常，体重减轻4kg。

实验室检查如下：

盆腔彩超：三径40mm×36mm×45mm，内膜7mm，左卵巢26mm×15mm，右卵巢28mm×21mm，子宫、附件未见明显异常。

性激素六项：LH 5.43mIU/mL，FSH 4.28mIU/mL，PRL 4.90ng/mL，PROG 0.24ng/mL，TESTO 0.66ng/mL，E2 34.96pg/mL。

雄激素三项：雄烯二酮（AD）2.78ng/mL，性激素结合球蛋白（SHBG）29.30nmol/L，硫酸去氢表雄酮（DHS）298.26µg/dL。

血清胰岛素：16.37mU/L。

体格检查：身高165cm，体重64kg，体重指数23.5，腰臀围比0.80。

处方：上方加远志15g、小茴香15g、炙甘草15g，去炒酸枣仁、蒲公英、艾叶。7剂，每日1剂，水煎，早晚温服。

2016年10月25日七诊：末次月经10月14日，共行经7日，情志可，眠可，皮肤不干，面色尚可，畏寒减90%，手足温，二便调。舌淡红，苔薄白，齿痕少，脉沉。上方去远志、小茴香。7剂，每日1剂，水煎，早晚温服。

【按语】该患平素性情急躁，肝郁化热，热伤阴津，肝肾同源，日久肝肾不足，故口干，眼干涩，皮肤干，舌质红，苔稍干，有裂纹，脉沉弦细；由于情志不舒，肝失疏泄，以致气滞，气为血帅，气滞则血亦滞，血滞则瘀积，故经期腹痛；肝郁犯脾，则经行易泄泻，痛则腹泻，泻后痛减。脾虚气血生化不足，不能"受气取汁，变化而赤"，则无以充养先天之肾，而肝肾同源，日久肝肾不足，无以下注于冲任，冲为血海，血海空虚，而致月经错后；该患素喜食生冷辛辣之品，久之损伤脾胃，脾阳不足进而损伤肾阳，肾阳亏损导致脏腑失于温养，精血化生之源不足，冲任气血不足，阳气不布，故形寒肢冷；肾在色为黑，肾阳虚，故面色晦暗，目眶暗黑。肾阳虚不能温运脾阳，脾虚，水湿内停，患者3个月内体重增加5kg；大便稀不成形，舌有齿痕，右脉沉滑，也是脾虚之征。

本病脾已受伤，肾失所养，肝脾肾三脏皆不足，则阴血亏虚。而阴阳相互为用，无阴则阳无以生，无阳则阴无以化，所谓孤阴不生，孤阳不长，日久则阴阳两虚。

自拟固元汤组成：茯苓、山药、炒白术、当归、白芍、熟地黄、山茱萸、炙黄芪、苍术、五味子、天冬、仙茅、女贞子、墨旱莲、黄精、锻磁石、煅龙骨、煅牡蛎。方中黄芪、炒白术、茯苓补气健脾，以生化气血之源；当归、白芍养血柔肝；熟地黄、山茱萸、女贞子、墨旱莲滋肾阴而填精血，益肝肾而安五脏，四药共奏滋补肝肾之功；仙茅温肾壮阳，壮火益土。黄精、山药均为气阴双补之药，然黄精滋肾之力强于山药，而山药长于健脾，两药共用以达滋先天以温后天、补后天以养先天之效。五味子、天冬养阴生津，宁心安神，三药相须为用，功效益彰；茯苓利水渗湿，又能健脾宁心，而苍术燥湿健脾，两药共用健脾以祛水湿痰浊；煅磁石、煅龙骨、煅牡蛎滋阴潜阳，镇心安神。全方使用温肾健脾益气之药，合滋养肝肾精血之药，补后天以利先天，佐以补肾益气，进一步充养先天。方中既有补阳之药，又有滋阴之品，阴阳双补的同时，又有阳中求阴，阴中求阳，阴得阳助则生化无穷，阳得阴助则源泉不竭之意，从而达到气血充足，阴阳即济，则任冲通盛，月事以时下，诸症除。

现代研究多认为本病应以补肾、健脾、疏肝、活血化瘀为主要治疗大法。刘桂兰教授用自拟固元汤，以补肾健脾、滋养精血为主，又加少量化瘀通经之品，使先后天气血调达而经行恢复正常。本患仅经一个半月的治疗即已转经，下个周期月经又如期而至，复查彩超多囊结构消失不见，性激素六项、雄激素三项以及血清胰岛素均恢复正常，体重减轻4kg，诸症消失，而获彻底治愈。配丸药二剂巩固疗效。

【参考文献】陈倩，刘桂兰.刘桂兰教授自拟方加减治疗多囊卵巢综合征医案一则［J］.黑龙江中医药，2017，46（4）：33-34.

二十六、刘桂兰运用自拟芪苓抑瘤方治疗宫颈上皮内瘤样病变1例

汪某，女，50岁。2012年3月9日初诊。

主诉：合房出血半年，带下量多，有异味。妇科检查：外阴发育正常，阴道畅，分泌物量多，色黄，脓性，宫颈柱状，Ⅱ度糜烂，接触出血阳性，上唇见增生物如小指指甲大小，宫口可见豆粒样小赘生物，子宫前位，常大，无压痛，双附件未见异常压痛。查宫颈自动DNA倍体分析：＞5C细胞77个，最大为10.3；报告为：可见大量DNA倍体异常。于月经干净后第三天行阴道镜下活检术并送病理检查，报告为：子宫颈上皮内肿瘤形成（CINⅡ-Ⅲ）。于03月13日沟通后患者开始保守治疗。带下量多、色黄、有异味，腰酸较轻微，时觉乏力，口时黏腻，睡眠欠佳，情绪尚可，小便黄赤时涩痛，大便黏腻不爽。舌暗红、苔黄腻，脉弦滑数。

中医诊断：带下病（湿毒型）。

方药：芪苓抑瘤方加减。黄芪50g，人参15g，土茯苓30g，白花蛇舌草

25g，半夏15g，重楼15g，三棱10g，莪术20g，鳖甲15g，败酱草20g，补骨脂10g，茯神20g。每日1剂，水煎400mL，分早，中，晚三次空腹温服。嘱注意饮食，月经来潮后复诊。

二诊：患者于2012年4月6日月经干净后复查宫颈自动DNA倍体分析，>5C细胞37个，最大为10.09；报告为：可见大量DNA倍体异常。患者带下量减少、色秽浊、如米泔样、无异味，无腰酸，乏力好转，口黏腻缓解，睡眠好，情绪好，小便色黄，大便偏稀，仍觉不爽。舌红、苔黄，脉滑数。前方去补骨脂、茯神，加薏苡仁10g，服法同上。嘱患者注意饮食，月经来潮后继续复诊。

2012年5月10日三诊：月经干净后复查自动DNA倍体分析，>5C细胞1个，最大为6.70；报告为：可见少量DNA倍体异常。患者自述无不适症状，精力较好，带下量不多、稍黄，睡眠好，情绪好，大便尚可，小便黄。舌红、苔黄稍干，脉滑数。继服上方，服法同前。嘱患者注意饮食，月经来潮后继续复诊。

2012年6月14日四诊：月经干净后复查自动DNA倍体分析，>5C细胞0个，报告为：未见DNA倍体异常。患者自述带下量正常、色白，无腰酸，无乏力，睡眠好，情绪好，无口干口黏腻，二便调。舌淡红、苔薄黄，脉滑。继服上方，服法同前。嘱患者注意饮食，连服4个月后复诊进行阴道镜下行病理检查。

2012年10月15日五诊：月经干净后查自动DNA倍体分析，报告为：未见异常细胞。

病理检查结果为：轻度鳞状上皮内病变。嘱患者每年定期复查。

【按语】此患者西医诊断为宫颈上皮内瘤样病变（CINⅡ－Ⅲ），中医诊断为带下病（湿毒型）。经辨证施治，中药给予芪苓抑瘤方加败酱草、薏苡仁以益气扶正，清热利湿解毒，散结化瘀以扶助正气，促邪外出，整体调节患者体质。通过观察实验室指标及患者临床表现灵活用药，疗效显著，同时也使患者的生活质量有所提高。

【参考文献】王亚丽，刘桂兰.刘桂兰教授治疗宫颈上皮内瘤样病变经验浅谈［J］.黑龙江中医药，2013，42（2）：35－37.

二十七、董志军治疗舌疮、失音医案各1例

例1：舌疮

王某，男，33岁。1996年5月3日初诊。

病史：口舌生疮20余日、曾在省医院诊为口腔糜烂，口服维生素B2、草珊瑚含片，静点青霉素，均无好转且逐日加重，吞咽时刺痛难当，伴口干而渴，胸中烦热，小便短赤，两腮见肿，张口困难。查见口腔舌体红肿糜烂，舌尖尤甚，舌质绛，苔老黄，脉寸数而弦大。

辨证：心火上炎兼胃热熏蒸。

治则：清心泄热降火。

方药：生地黄15g，白芷15g，木通10g，薄荷10g，淡竹叶12g，黄连10g，栀子25g，玄参20g，大黄4.5g，蒲公英35g，金银花35g，连翘20g，夏枯草15g，天花粉15g。6剂，每日1剂，水煎，早晚分2次温服。服2剂后肿胀消失，疼痛明显减轻。6剂后诸症尽愈。

复诊：舌尖红，脉弦滑稍数，口苦眼干，睡眠不佳，投龙胆泻肝丸合杞菊地黄丸，早晚各1丸，1周后痊愈。

【按语】舌疮，分心火、胃热、血亏阴虚、气虚兼热、肾阳虚损等型。本例系由嗜食酒肉肥甘，加以劳逸不适、情志过极所致，心火上炎兼胃热炽盛。辨证确切，用药直捣病所而速愈。

例2：失音

刘某，女，19岁。1996年6月27日初诊。

病史：声嘶音哑，鼻燥咽干，吞咽困难2个月余，曾服用中西药而无效。现伴有眩晕，头痛，左侧重，口苦。查见咽赤，舌质红、苔薄黄而干，脉细数。辨证属热壅肺金兼肝火刑金。

治则：解毒清咽，化痰泄火。

方药：蝉蜕25g，青黛10g，浙贝母25g，硼砂10g，冰片2g，黄芩15g，栀子15g。上药共为细末，分20包，每服一包用胖大海水冲服，（将胖大海六枚用开水浸泡15分钟）。服药6包（3天）自觉咽痛消失，声音明亮柔润，诸症尽除而愈。

【按语】声音嘶哑，重则声息，此为失音，其致病原因虽多，但不外乎外感内伤两类。《医学衷中参西录》云："蝉声清脆，又善医音哑。"故方中重用蝉蜕以利咽解毒息风，收到立竿见影的效果。

【参考文献】董志军，孙绍国.医案二则［J］.黑龙江中医药，1997，（1）：35.

二十八、董志军运用温经止血法治愈月经过多症1例

赵某，女，32岁。1987年6月15日初诊。

自诉月经量多，色淡夹块，少腹绵绵作痛，喜温喜按，畏寒怯冷，腰膝酸软无力，平素带下量多，脉沉细而迟，舌质淡、苔薄白。

辨证：阳虚宫寒，冲任失固。

治则：温经散寒，固摄冲任。

方药：以温经汤化裁。吴茱萸10g，干姜炭10g，炒茴香10g，炒白芍15g，炒当归15g，炒麦冬15g，炒党参15g，肉桂5g，艾叶炭10g，川芎7.5g，炙甘草7.5g。3剂，水煎，早晚服之。

二诊：经行3日，量减，仍夹有血块，色紫暗，腹痛明显好转，口淡不渴，稍感胸闷，少寐，舌质淡，苔微腻，脉沉缓。遂将上方炒白芍改为生白芍，加炒白术、茯神各15g，减川芎，加阿胶15g，3剂。

三诊：服药后经净，腹痛消失，无畏寒，口微渴，腰酸无力，腹微胀感，舌淡白，舌根微黄，脉沉细。继以上方加熟地黄15g、生地黄15g、菟丝子20g、牛膝10g、枳壳10g，3剂。诸症若失，其证遂愈，后嘱其常服金匮肾气丸以善其后。

【按语】妇科血证的病因病机错综复杂，且范围较广，诸如月经过多、崩漏、经行吐衄、经前便血及恶露不绝等，皆为血不循经而溢于脉外的出血性疾患。在临床治疗方面，有清热凉血止血、补气摄血止血、调气止血、养血止血、逐瘀止血、温经止血等几个大法。而温经止血法在临床上应用较少，适用治疗阳虚寒盛、冲任不固的月经过多症。由于辨证准确，药中肯綮，故有桴鼓之效。

【参考文献】董志军.温经止血法治愈月经过多症1例［J］.黑龙江中医药，1989，（6）：30-31.

二十九、赵子明治愈皮肤发甜症1例

张某，男，37岁。1975年7月14日初诊。

患者自诉于1974年秋某日，在劳动中偶然发现皮肤有甜味。该患除平素喜饮酒外，并无其他异常征象，误认为有糖粘于局部皮肤上，遂不以为然。至1975年春节，家人发现他吸过烟蒂发甜，周身皮肤都发甜，且经常腹泻，心中烦乱，身倦乏力，方知有病。辗转经各医院系统检查化验，排除了糖尿病及其他可疑的疾病，但却难以确诊，且无良好的治疗方法。嗣后求中医治疗半年，皆以其有腹泻而施以补药，均未收效，而邀余诊治。余诊见患者面黄肌瘦，皮肤干涩，舌干苔白，言烦语躁，性情刚暴，切其六脉和缓。

辨证分析：该患素日嗜酒无度，酒热熏蒸，脾土阴精不能内守，阴热迫令甘甜之味，溢散营血及阴津之中，土精外泄，泛诸皮肤肌肉，故令皮肤肌肉发甜；阴热泛诸肠间，迫令泄泻；阴热耗血，面黄肌瘦，舌干苔白，性躁言烦。诊为皮肤发甜症。

治则：急下存阴，泻热养血。

方药：川朴25g，枳实25g，川大黄15g，芒硝15g，当归15g，生白芍15g，生地黄25g，川芎15g。1剂，水煎服。

1975年7月17日二诊：服药后腹泻频频，皮肤发甜立刻解除，仍有些少眠性躁，治宜宁神育阴。

方药：陈皮15g，半夏15g，茯苓15g，甘草10g，枳实15g，竹茹15g，知母25g，百合25g，珍珠母50g。3剂，水煎服。

1985年2月27日追访：经1975年7月治疗后，皮肤发甜症当即解除，原有病疾常年腹泻症亦随之痊愈，至今未复发。

【参考文献】赵子明.治愈一例皮肤发甜症［J］.黑龙江中医药，1985，（5）：43.

三十、王萍妇科（痛经、闭经、经漏）临证验案3例

例1：痛经

李某，女，18岁，学生。1986年5月15日初诊。

该患于16岁月经初潮，后则经期如常，近半年以来，每于经前2日开始小腹疼痛下坠，甚至剧痛难忍，经血量少，淋漓不断，血色紫暗，胀甚于痛，伴有胸胁乳房胀痛，善太息，时引一息为快，烦躁易怒，不思饮食，舌质紫暗无苔，脉象沉涩。

中医辨证：属气滞血瘀型痛经症，治以疏肝理气、活血化瘀之法。

方药：以逍遥散加味。柴胡10g，当归15g，白芍15g，茯苓15g，白术15g，桃仁10g，红花10g，丹参15g，川楝子15g，香附15g，延胡索15g，甘草10g，大枣5枚。3剂，水煎服。

1986年5月18日二诊：服药后，胁胀痛、善太息诸症均减，脉象沉细，舌质淡红，续服前方3剂以巩固疗效。

1986年5月25日三诊：服上药后，诸症均减，月经于昨日如期来潮，两胁及小腹均无不适感，嘱其常服逍遥丸以善其后。追踪观察数月，月经均按期来潮，无痛经现象。

【按语】 该患为室女，性情急躁易怒，善太息，肝气不舒，情志抑郁，气机不畅，导致气滞，遂见胸胁乳房胀痛，血色紫暗，小腹胀甚于痛等症；血赖气行，气滞则血瘀，冲任经脉受阻，血行不畅，阻滞胞宫作痛，乃为痛经。以逍遥散加减为治，药中肯綮故卓效。

例2：经闭

朱某，女，21岁，农民。

该患者为室女，自月经于17岁初潮，后尚如期来潮，现已经闭6个月之久，胸满胁痛，不思饮食，日渐消瘦，面色紫红，唇舌干乏津，舌边有紫点，脉象弦涩。

中医辨证：气结血滞之经闭。

治则：行气活血，祛瘀通经。

因其偏于血瘀，故以膈下逐瘀汤加减。乌药15g，延胡索15g，枳壳10g，当归15g，川芎15g，香附15g，赤芍15g，桃仁10g，红花15g，牡丹皮15g，五灵脂15g，川楝子15g，甘草10g。3剂，水煎服。

二诊：服上药后，小腹痛减，唯五心烦热，脉象沉涩，前方加生地黄15g，3剂。

三诊：胁满、小腹痛及烦热症均减，脉沉涩，唯小腹有轻微下坠感，此乃月经欲来潮的先兆，继以前方增损治疗，连服6剂。

四诊：月经已来潮，小腹剧痛，血量多，经色紫红有块，经行5日后净止，诸症消失，嗣后遂按月行经，观察1年余未曾复发。

【按语】气为血之帅，血赖气以行，气滞失宣则必致精神抑郁、烦躁易怒、胁胀痛诸症。气滞血行不畅则为血瘀，冲任经脉不通，胞宫阻滞，故少腹疼痛，舌有紫点及脉弦涩，均为气滞血瘀之象。以行气活血祛瘀通经的膈下逐瘀汤治疗，方证相符，终获痊愈。

例3：经漏

肖某，女，34岁，干部。1987年7月26日初诊。

该患阴道流血淋漓不断1年余，血量较少，色呈淡红，时有血块，质稀不黏稠，头晕耳鸣，腰痛如折，轻度腹痛，周身无力，手足心热，日暮潮热，舌红而干无苔，脉弦细而数。

中医辨证：肝肾阴虚型经漏症。

治则：滋补肝肾，固冲止血。

方药：生地黄20g，山药15g，白芍15g，白术15g，煅龙骨15g，煅牡蛎15g，杜仲15g，阿胶15g（烊化），桑寄生10g，海螵蛸15g，山茱萸15g，炒蒲黄15g，炒地榆15g。3剂，水煎服。

1987年7月29日二诊：阴道流血减少，色呈淡红，无血块，腰酸腿痛减，效不更方，连服上方12剂而愈。

【按语】《医宗金鉴·妇科心法要诀》云："淋漓不断名为漏，忽然大下谓之崩。"本例属肝肾阴虚型的经漏症，故治宜滋肝肾，固冲止血。方中生地黄、白芍、阿胶、山茱萸滋补肝肾；山药、杜仲、桑寄生强腰壮骨，固冲任；

海螵蛸、煅龙骨、煅牡蛎育阴止血；白术健脾以助统血；炒地榆、炒蒲黄凉血止血。

【参考文献】王萍.妇科临证治验三则［J］.黑龙江中医药，1991，（3）：31-32.

三十一、刘学慧应用柴胡桂枝汤治疗杂病（胸膜炎、感冒等）3例

例1：胸膜炎

李某某，男，28岁。2009年12月11日初诊。

右侧胸部针刺样疼痛3天，伴有微热，咽干口苦，干咳少痰，胸闷，深吸气时胸痛加重，并向右肩部放射，心下痞硬，四肢酸痛，大便秘结，舌质淡，脉弦滑数。听诊：两肺叩诊清音，呼吸音低，可闻及胸膜摩擦音。化验室检查：血常规正常，血沉增快，结核菌素试验阳性。胸部透视见透明度减低，横膈活动受限。

辨证：少阳枢机不利，疫邪与停饮相搏。

治则：燮理阴阳，调达枢机，和解宣利。

方药：柴胡桂枝汤加减。柴胡20g，黄芩15g，半夏10g，党参20g，桂枝10g，白芍15g，金银花15g，连翘15g，大黄10g，猫爪草20g，甘草10g。14剂，水煎服，每日1剂，早晚服用。

2009年12月18日二诊：热退痛减，心下痞满亦减轻，大便调，仍干咳，舌质淡，脉弦数。前方去大黄，加枳实10g、百部15g，继服14剂，诸症悉平。

【按语】胸膜炎属于中医学"悬饮""支饮""支结"之范畴。多因邪气外侵，肺失通调，水道不通；饮食伤脾，运化无权；久病体虚，劳欲过度，阳气受损，伤及脾肾，使三焦气化不利而发生饮停胸胁，络道被阻，气机升降不利，胸胁胀痛，咳唾、转侧、呼吸时疼痛加重，气短息促等症。临床报道应用十枣汤、控涎丹等攻逐水饮剂者居多，但由于病因不同，若病位在少阳，而太阳证未罢，非柴胡桂枝汤莫属。本病重在兼顾太少两经之经气运行，和

解宣利，通则不痛。张琪教授认为，治疗干性胸膜炎亦可以小柴胡汤为主，酌加金银花、连翘之品，且痰饮非温不化，投以桂枝汤和营卫，主治全身酸痛。若外感后高热，则可加大生石膏剂量，不仅治外感高热，亦治伏邪发热，以期清热。

例2：系统性红斑狼疮胸膜炎

汤某某，女，45岁。2010年7月15日初诊。

面部蝶形红斑3年，有多形皮损呈对称分布，伴不规则发热，关节酸痛，干咳少痰，胸胁疼痛，胸闷不适，咽干口燥，疲乏纳差，舌质淡红，苔薄白，脉细涩。胸片示胸部表现为间质性、支气管肺炎，渗出性胸膜炎，胸液单侧渗出，心电及彩超示心脏及肾脏受累，穿刺胸腔积液无血性，化验血中可找到狼疮细胞，抗核抗体阳性。

辨证：伏邪不解，外邪复侵，素体虚弱，饮邪不化，郁久化热。

治则：疏解邪气，清热化饮。

方药：柴胡桂枝汤化裁。柴胡20g，黄芩15g，半夏15g，太子参20g，桂枝10g，赤芍15g，银柴胡15g，炙鳖甲15g，青蒿15g，甘遂粉0.2g（装胶囊灌服），生姜6片，大枣6枚（擘）。7剂。

二诊：体温36.3℃左右，胸腔积液见少，胸胁痛有所减轻，疲乏纳差，关节仍疼痛，舌质淡，脉细涩。前方去甘遂，加天花粉20g、百部20g、秦艽20g、葶苈子10g、甘草5g，又服10剂。

三诊：体力渐佳，咳嗽咽干均减轻，面部红斑变暗，胸胁痛减，舌质淡红，脉细。依二诊方加雷公藤10g、鬼箭羽10g、菝葜10g，炙甘草改为15g，继服15剂。后随访，胸腔积液消退，红斑减轻。

【按语】渗出性胸膜炎系原发感染后机体过敏反应增强，使原来散播于胸膜下的病灶极易发炎破溃到胸膜腔产生变态反应引起胸膜渗出，或肺部病灶直接蔓延到胸膜引起胸膜浆液纤维蛋白渗出。多为单侧，当血行散播时可为双侧性胸腔积液。积液量多，长期不吸收或治疗不当可出现胸膜增厚及粘连，尤其是系统性红斑狼疮性胸膜炎治疗上更为棘手，必须培补正气。桂枝汤作为小建中汤的母方，用于虚弱体质，与小柴胡汤合用是治疗虚人迁延性疾病的常用方剂。本病"发热，支节烦疼"乃典型太少合病，以小柴胡汤和解少阳经之邪，以桂枝汤解肌调营卫，以解太阳经之邪。此证属疫邪不解，伏而发热，宜用柴桂解肌，调整处方力争把握逐饮不伤正、固本不留邪这一原则。张琪教授言"治疗渗出性胸膜炎可加甘遂粉2分泻水逐饮"，经临床证明效佳。

例3：更年期体虚感冒

柳某，女，50岁。2010年8月23日初诊。

该患经常感冒发热，烘热，有时恶心烧心，心下似有物撑，食欲减退，全身乏力，头昏沉，犯困，鼻孔干涩发火，舌质淡、苔薄白，间有裂痕，脉弦细。

辨证：肝肾不足，素体亏虚，邪犯少阳，气机不畅。

方药：柴胡桂枝汤加减。柴胡、黄芩、桂枝、白芍各15g，半夏10g，太子参、女贞子、生地黄、枸杞子、何首乌各20g，生姜5片，大枣6枚（擘）。7剂后发热减轻，饮食增加，继服10剂，感冒已愈，随访未复发。

【按语】柴胡桂枝汤治疗妇女更年期综合征屡见不鲜，而用此方治疗体虚反复感冒且伴有更年期诸症者效果同样显著。女子以阴血为本，肝主藏血，肝肾亏虚，气血不足；肝气郁滞，气机不畅，阴阳失衡；体质虚弱，邪气伤正，感冒频发。故以柴胡桂枝汤调理阴阳，疏泄肝胆，健运脾胃，补益气血，扶正祛邪。总之，柴胡桂枝汤既治外感病又治内伤病，只要抓住该方主证，掌握法则，定会广泛灵活运用经方。

【参考文献】刘学慧，赵有利.柴胡桂枝汤临床治验三则［J］.中医药信息，2011，28（2）：40-41.

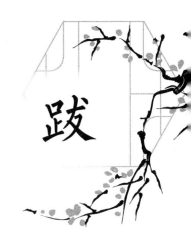

跋

以医案为载体，传承名师经验

名老中医经验传承是中医发展的主要方向。多年的跟师，我整理了几十万字的跟师心得。随着年龄的增长，越发感到把老师们的经验保留下来传承下去的迫切。从最开始的整理发表跟师心得的文章，感觉自己写的东西并不能完全反应出老师的思路。思来想去，感觉医案是最佳的载体。医案是名医真实的案例，反应了整个诊疗思路原貌，通过复诊的反馈、调方，同时辅以按语，完整地展现老师们的辨证思路。我们的《名医医案百例精选》因此而诞生。

在我跟师学习的早期，当时我刚毕业实习，而王克勤老师都已经退休出门诊。王克勤老师是我国最早一批硕士研究生，曾师从方药中教授、全国名中医王德光老先生，无论是基础理论还是临床，都有极高的造诣。老师整理和研究《内经》几十年，我们近期出版的《王克勤学术经验集·内经病名研究》和《王克勤内经读书随笔》就是王老有关《内经》的感悟。王老师教导我们几个学生："学习中医要沉下心来，必须溯本求源，研究《内经》"。临床看病，"应以《伤寒》经方为基础，由证的变化，调整方药的加减"。这些话我一直牢记在心。

我的硕士导师是全国名中医张佩青教授，张老师在继承国医大师张琪教授经验的基础上，临床多有发挥。他又结合现代中医临床肾病的发病特点，不仅对成人肾病、内科杂病有丰富的临床经验，而且对儿童肾病也有极其丰富的经验。她处方简、便、廉、验，在患者中口碑极好。把张老师的经验传承和记录下来，我感到任务既光荣又艰巨。幸好我们有很多同门都在整理，有关张老师的经验整理的文章也有近百余篇，未来还要整理张老师的个人医案专著，本书仅收录几篇代表医案。

2018年，我作为第六批全国老中医药专家学术经验继承人，拜师全国名老中医王铁良教授。王老数十年扎根临床，培养了大批博士，硕士、学术继承人。在我跟师之初，王老师就告诫我："年轻中医要能坐冷板凳，不要着急要那么多病人，来一个患者就仔细看好，自然找你的病人就多了。"跟师三年，在我将出师考核记录给老师审阅时，作为方剂学的博士研究生，我自信地将我写的东垣合剂的方解给老师审阅。老师提笔给我写了一个方解，我记录于本书中。老师的方解既简洁、精练，又旁引"古人用辛散必用酸收，犹兵家之节制也"，使我不仅感叹老师的文采，内心又无比钦佩老师博大精深的理论功底。

本书中还有很多老师的医案，骨科的滕义和教授，治疗风湿骨病有着丰富的经验。我当医生以后治疗的第一个病人就是我在农村老家的邻居，他得了滑膜炎，是用滕老师的四妙散加减方治好的。本书还收录了名老中医郭文勤教授、高永祥教授、王孝莹教授等祖研流派名医名师、传承负责人、知名专家。消化科孙振芳老师，他淡泊名利，我曾写过一篇整理孙老师学术经验的文章《胃病辨证之——辨痛、胀、酸》发表在《新中医杂志》，孙老师看后告诫我："不仅要多看书，还要多看病，多临证。"

为弟子者，感恩我们老师的同时，将导师经验保留下来，传承下去，并一一付梓，以报师恩于万一，这是我们本书所有编委、学术继承人，作为弟子的共同心声。祝老专家们身体康健，留下更多宝贵经验传世。

吕波

2023年12月